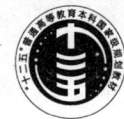

"十二五"普通高等教育本科国家级规划教材

"十三五"高等医学院校本科规划教材

供基础、临床、护理、预防、口腔、中医、药学、医学技术类等专业用

# 病理生理学
## Pathophysiology
### （第4版）

主　编　吴立玲　刘志跃

副主编　刘永年　张丽君　商战平　门秀丽　赵士弟

编　委　（按姓名汉语拼音排序）

| | |
|---|---|
| 丛　馨（北京大学医学部） | 商战平（山东第一医科大学） |
| 康毅敏（内蒙古医科大学） | 石　磊（滨州医学院） |
| 李　青（兰州大学基础医学院） | 王　麟（哈尔滨医科大学大庆校区） |
| 林　岩（齐齐哈尔医学院） | 吴立玲（北京大学医学部） |
| 刘辉琦（青海大学医学院） | 邢　嵘（大连医科大学） |
| 刘录山（南华大学衡阳医学院） | 徐　海（北京大学医学部） |
| 刘永年（青海大学医学院） | 张丽君（天津医科大学） |
| 刘志跃（内蒙古医科大学） | 张伟华（哈尔滨医科大学） |
| 卢彦珍（长治医学院） | 赵　娟（承德医学院） |
| 门秀丽（华北理工大学基础医学院） | 赵士弟（蚌埠医学院） |
| 乔俊红（河北工程大学医学院） | 邹　平（西南医科大学） |

秘　书　康毅敏（内蒙古医科大学）

北京大学医学出版社

BINGLI SHENGLIXUE

图书在版编目（CIP）数据

病理生理学 / 吴立玲，刘志跃主编．—4 版．
—北京：北京大学医学出版社，2019.1（2023.8 重印）
ISBN 978-7-5659-1907-7

Ⅰ．①病⋯　Ⅱ．①吴⋯　②刘⋯　Ⅲ．①病理生理学－医学院校－教材　Ⅳ．①R363

中国版本图书馆 CIP 数据核字（2018）第 264225 号

### 病理生理学（第 4 版）

主　　编：吴立玲　刘志跃
出版发行：北京大学医学出版社
地　　址：（100191）北京市海淀区学院路 38 号　北京大学医学部内
电　　话：发行部 010-82802230；图书邮购 010-82802495
网　　址：http://www.pumpress.com.cn
E-mail：booksale@bjmu.edu.cn
印　　刷：北京瑞达方舟印务有限公司
经　　销：新华书店
责任编辑：韩忠刚　郭　颖　　责任校对：靳新强　　责任印制：李　啸
开　　本：850 mm×1168 mm　1/16　印张：16.75　字数：480 千字
版　　次：2019 年 1 月第 4 版　2023 年 8 月第 6 次印刷
书　　号：ISBN 978-7-5659-1907-7
定　　价：36.00 元

版权所有，违者必究

（凡属质量问题请与本社发行部联系退换）

# 修订说明

国务院办公厅颁布《关于深化医教协同进一步推进医学教育改革与发展的意见》、以"5+3"为主体的临床医学人才培养体系改革、教育部本科临床医学专业认证等一系列重要举措，对新时期高等医学教育人才培养提出了新的要求，也为教材建设指明了方向。

北京大学医学出版社出版的临床医学专业本科教材，从2001年开始，历经3轮修订、17年的锤炼，各轮次教材都高比例入选了教育部"十五""十一五""十二五"国家级规划教材。为了顺应医教协同和医学教育改革与发展的要求，北京大学医学出版社在教育部、国家卫生健康委员会和中国高等教育学会医学教育专业委员会指导下，经过前期的广泛调研、综合论证，启动了第4轮教材的修订再版。

本轮教材基于学科制课程体系，在院校申报和作者遴选、编写指导思想、临床能力培养、教材体系架构、知识内容更新、数字资源建设等方面做了优化和创新。共启动46种教材，其中包含新增的《基础医学概论》《临床医学概论》《诊断学》《医患沟通艺术》4种。《基础医学概论》和《临床医学概论》虽然主要用于非临床医学类专业学生的学习，但须依托于临床医学的优秀师资才能高质量完成，故一并纳入本轮教材中。《诊断学》与《物理诊断学》《实验诊断学》教材并存，以满足不同院校课程设置差异。第4轮教材修订的主要特点如下：

1. 为更好地服务于全国高等院校的医学教育改革，对参与院校和作者的遴选精益求精。教材建设的骨干院校结合了研究型与教学型院校，并注重不同地区的院校代表性；由各学科的委员会主任委员或理事长和知名专家等担纲主编，由教学经验丰富的专家教授担任编委，为教材内容的权威性、院校普适性奠定了坚实基础。

2. 以"符合人才培养需求、体现教育改革成果、教材形式新颖创新"为指导思想，以深化岗位胜任力培养为导向，坚持"三基、五性、三特定"原则，密切结合国家执业医师资格考试、全国硕士研究生入学考试大纲。

3．部分教材加入了联系临床的基础科学案例、临床实践应用案例，使教材更贴近基于案例的学习、以问题为导向的学习等启发式和研讨式教学模式，着力提升医学生的临床思维能力和解决临床实际问题的能力；适当加入知识拓展，引导学生自学。

4．为体现教育信息化对医学教育的促进作用，将纸质教材与二维码技术、网络教学平台相结合，教材与微课、案例、习题、知识拓展、图片、临床影像资料等融为一体，实现了以纸质教材为核心、配套数字教学资源的融媒体教材建设。

在本轮教材修订编写时，各院校对教材建设提出了很好的修订建议，为第4轮教材建设的顶层设计和编写理念提供了详实可信的数据储备。第3轮教材的部分主编由于年事已高，此次不再担任主编，但他们对改版工作提出了很多宝贵的意见。前3轮教材的作者为本轮教材的日臻完善打下了坚实的基础。对他们的贡献，我们一并表示衷心的感谢。

尽管本轮教材的编委都是多年工作在教学一线的教师，但囿于现有水平，书中难免有不当之处。欢迎广大师生多提宝贵意见，反馈使用信息，以臻完善教材的内容，提高教材的质量。

# "十三五"高等医学院校本科规划教材评审委员会

顾　　问　王德炳
主任委员　柯　杨　詹启敏
副主任委员　吕兆丰　王维民
秘 书 长　王凤廷
委　　员　（按姓名汉语拼音排序）
　　　　　蔡景一　曹德品　崔慧先　邓峰美　丁元林
　　　　　管又飞　黄爱民　黄元华　姜志胜　井西学
　　　　　黎孟枫　李春江　李春鸣　李　燕　刘传勇
　　　　　刘永年　刘志跃　罗自强　雒保军　宋晓亮
　　　　　宋焱峰　宋印利　唐世英　陶仪声　王　滨
　　　　　王鹏程　王松灵　温小军　文民刚　肖纯凌
　　　　　尹思源　于春水　袁聚祥　张晓杰　朱望东

# 序

国务院办公厅《关于深化医教协同进一步推进医学教育改革与发展的意见》（以下简称《意见》）指出，医教协同推进医学教育改革与发展，加强医学人才培养，是提高医疗卫生服务水平的基础工程，是深化医药卫生体制改革的重要任务，是推进健康中国建设的重要保障。《意见》明确要求加快构建标准化、规范化医学人才培养体系，全面提升人才培养质量。要求夯实5年制临床医学教育的基础地位，推动基础与临床融合、临床与预防融合，提升医学生解决临床实际问题的能力，推进信息技术与医学教育融合。从国家高度就推动医学教育改革发展作出了部署、明确了方向。

高质量的医学教材是满足医学教育改革、培养优秀医学人才的核心要素，与医学教育改革相辅相成。北京大学医学出版社出版的临床医学专业本科教材，立足于岗位胜任力的培养，促进自主学习能力建设，成为临床医学专业本科教学的精品教材，为全国高等医学院校教育教学与人才培养工作发挥了重要作用。

在医教协同的大背景下，北京大学医学出版社启动了第4轮教材的修订再版工作。全国医学院校一大批活跃在教学一线的专家教授，以无私奉献的敬业精神和严谨治学的科学态度，积极参与到本轮教材的修订和建设工作当中。相信在全国高等医学院校的大力支持下，有广大专家教授的热情奉献，新一轮教材的出版将为我国高等医学院校人才培养质量的提高和医学教育改革的发展发挥积极的推动作用。

# 前　言

病理生理学是一门以患病人体为研究对象，以功能与代谢变化为研究重点，研究疾病发生、发展和转归规律及其机制的基础医学学科。在医学教育体系中，病理生理学是将基础医学与临床医学各学科密切联系在一起的一门重要的桥梁学科。学习病理生理学有助于帮助学生系统分析和深入理解疾病发生和发展的机制，解释患病过程中各种临床表现产生的原理，从而更好地认识疾病的本质，并为进一步学习疾病的预防、诊断和治疗奠定基础。

作为主要面对五年制本科医学教育的教材，《病理生理学》已历经3次修订，第3版作为"十二五"普通高等教育本科国家级规划教材，受到了广大读者的欢迎和关注。为顺应国际医学教育的发展趋势，紧密结合我国医学教育"5+3"一体化人才培养模式的改革，我们在第4版教材的编写中更加注重体现病理生理学的内在规律和特色，重点突出基础与临床之间承前启后的紧密联系。具体反映在：①教材内容整合优化，选取与教学大纲相适应的经典病理生理学章节，在内容上保持了第3版的基本架构，新增了与慢性非感染性疾病密切相关的糖、脂质代谢紊乱的章节。②章内设置了知识拓展的链接，引进基础医学和临床医学近年来取得的最新进展以及基础医学研究向临床应用转化方面的成果。③增加临床案例，突出了病理生理学的基础知识在临床上的应用，以便学生尽早地将基础理论和临床实践相结合。案例分析的参考答案可扫描二维码获得，既给读者提供了独立分析案例的空间，又方便读者快速寻求解答的思路。④增加相关图表，便于读者对内容的理解，也为教师授课提供参考。⑤增加数字化网络教学资源，采取纸质教材、数字教学平台加二维码的方式，并为部分章节制作了微课，以加强对教学重点与难点的学习。⑥以数字化题库取代纸质版应试习题集，关注执业医师资格考试的变化，在数字题库中增加以临床场景为先导的病例型选择题，以加强对学生分析与解决问题能力的培养。本书是高等医学院校本科生的教材及专科生的参考教材，也可以为基础医学和临床医学的教师与医师提供参考。

鉴于使用本教材的院校遍及全国，本版教材编委会的组成更加注重广泛性，这次再版是来自全国18所院校的22位编委通力合作的结果。在教材编写和定稿过程中，内蒙古医科大学病理生理学教研室及所在单位领导给予了大力支持，北京大学医学出版社为本书的编辑出版给予了极大的关注，特别是参与本书前3版编写工作的各位编者为本书做出了重要的贡献，在此一并致以衷心的感谢！相信各位编委的辛勤劳动将使得新版教材的质量和学术水平得到进一步提高，使其更符合读者的需要。

本教材内容虽经多次审校和修改，但由于水平和时间有限，缺点错误在所难免，敬请各位读者不吝赐教和指正，以使教材质量不断提高。

吴立玲　刘志跃

# 二维码资源索引

| 资源名称 | 资源类型 | 页码 |
| --- | --- | --- |
| 学习目标 | 下载资源 | 1 |
| 知识拓展 基因工程动物 | 下载资源 | 3 |
| 知识拓展 精准医学 | 下载资源 | 3 |
| Summary | 下载资源 | 4 |
| 思考题参考答案 | 下载资源 | 4 |
| 学习目标 | 下载资源 | 5 |
| 知识拓展 疾病谱 | 下载资源 | 7 |
| 机制动画 疾病发生发展的一般规律 | 视频 | 7 |
| 知识拓展 临终关怀和安乐死 | 下载资源 | 11 |
| 案例分析 | 下载资源 | 11 |
| Summary | 下载资源 | 11 |
| 思考题参考答案 | 下载资源 | 12 |
| 学习目标 | 下载资源 | 13 |
| 机制动画 脱水的发生机制 | 视频 | 19 |
| 案例分析 | 下载资源 | 21 |
| 机制动画 水肿的发生机制 | 视频 | 26 |
| 案例分析 | 下载资源 | 30 |
| 知识拓展 心源性肺水肿 | 下载资源 | 30 |
| 机制动画 低钾血症对神经肌肉的影响 | 视频 | 34 |
| 知识拓展 低钾血症引起心肌反常性去极化的机制 | 下载资源 | 35 |
| 机制动画 高钾血症对神经肌肉的影响 | 视频 | 38 |
| 案例分析 | 下载资源 | 40 |
| 知识拓展 重组PTH用于治疗骨质疏松症 | 下载资源 | 42 |
| 知识拓展 面神经叩击征和束臂加压征 | 下载资源 | 43 |
| 知识拓展 肾性骨病 | 下载资源 | 44 |
| 机制动画 肾功能下降时钙磷代谢紊乱对机体的影响 | 视频 | 46 |
| 案例分析 | 下载资源 | 46 |

续表

| 资源名称 | 资源类型 | 页码 |
| --- | --- | --- |
| Summary | 下载资源 | 47 |
| 思考题参考答案 | 下载资源 | 47 |
| 学习目标 | 下载资源 | 48 |
| 机制动画 代谢性酸中毒发生的病因及机制 | 视频 | 54 |
| 案例分析 | 下载资源 | 56 |
| 知识拓展 慢性肾脏病患者的碱剂治疗和碱性饮食 | 下载资源 | 57 |
| 机制动画 代谢性碱中毒发生的病因及机制 | 视频 | 57 |
| 案例分析 | 下载资源 | 59 |
| 机制动画 呼吸性酸中毒发生的病因及机制 | 视频 | 59 |
| 案例分析 | 下载资源 | 60 |
| 机制动画 呼吸性碱中毒发生的病因及机制 | 视频 | 61 |
| 案例分析 | 下载资源 | 62 |
| Summary | 下载资源 | 64 |
| 思考题参考答案 | 下载资源 | 65 |
| 学习目标 | 下载资源 | 66 |
| 机制动画 胰岛素抵抗的发生机制 | 视频 | 67 |
| 知识拓展 内质网应激与胰岛素抵抗 | 下载资源 | 68 |
| 案例分析 | 下载资源 | 70 |
| 机制动画 胰岛素缺乏对机体代谢的影响 | 视频 | 71 |
| 知识拓展 足细胞与糖尿病肾病 | 下载资源 | 71 |
| 案例分析 | 下载资源 | 74 |
| Summary | 下载资源 | 75 |
| 思考题参考答案 | 下载资源 | 75 |
| 学习目标 | 下载资源 | 76 |
| 机制动画 脂蛋白代谢过程示意图 | 视频 | 78 |
| 机制动画 高脂血症的发生机制 | 视频 | 80 |
| 知识拓展 PCSK9：脂代谢转化医学研究的范例 | 下载资源 | 82 |
| 案例分析 | 下载资源 | 82 |
| 知识拓展 "高"脂饮食新认识 | 下载资源 | 83 |
| Summary | 下载资源 | 86 |
| 思考题参考答案 | 下载资源 | 86 |

续表

| 资源名称 | 资源类型 | 页码 |
| --- | --- | --- |
| 学习目标 | 下载资源 | 87 |
| 机制动画 低张性缺氧的发生机制 | 视频 | 89 |
| 机制动画 血液性缺氧的发生机制 | 视频 | 90 |
| 案例分析 | 下载资源 | 92 |
| 机制动画 循环性缺氧的发生机制 | 视频 | 92 |
| 机制动画 组织性缺氧的发生机制 | 视频 | 93 |
| 知识拓展 高原的分类 | 下载资源 | 100 |
| 知识拓展 急进高原的注意事项 | 下载资源 | 101 |
| 知识拓展 高原适应与高原习服 | 下载资源 | 102 |
| Summary | 下载资源 | 103 |
| 思考题参考答案 | 下载资源 | 104 |
| 学习目标 | 下载资源 | 105 |
| 知识拓展 孕激素升高体温的作用 | 下载资源 | 106 |
| 机制动画 发热的发生机制 | 视频 | 106 |
| 知识拓展 发热待查的诊断思路和步骤 | 下载资源 | 115 |
| 案例分析 | 下载资源 | 116 |
| Summary | 下载资源 | 117 |
| 思考题参考答案 | 下载资源 | 117 |
| 学习目标 | 下载资源 | 118 |
| 知识拓展 全身适应综合征 | 下载资源 | 123 |
| 机制动画 应激性溃疡的发生机制 | 视频 | 128 |
| 案例分析 | 下载资源 | 129 |
| Summary | 下载资源 | 131 |
| 思考题参考答案 | 下载资源 | 132 |
| 学习目标 | 下载资源 | 133 |
| 知识扩展 休克患者血压的监测 | 下载资源 | 138 |
| 机制动画 休克的发生机制 | 视频 | 140 |
| 知识扩展 低血容量性休克的诊断标准 | 下载资源 | 141 |
| 案例分析 | 下载资源 | 141 |
| 知识扩展 血管扩张药的临床应用 | 下载资源 | 145 |
| 案例分析 | 下载资源 | 146 |

续表

| 资源名称 | 资源类型 | 页码 |
| --- | --- | --- |
| Summary | 下载资源 | 146 |
| 思考题参考答案 | 下载资源 | 146 |
| 学习目标 | 下载资源 | 147 |
| 知识拓展 凝血系统简介 | 下载资源 | 149 |
| 知识拓展 抗凝血系统简介 | 下载资源 | 149 |
| 知识拓展 纤维蛋白溶解系统简介 | 下载资源 | 150 |
| 知识拓展 免疫微血栓简介 | 下载资源 | 150 |
| 机制动画 DIC的临床表现及其机制 | 视频 | 152 |
| 案例分析 | 下载资源 | 155 |
| Summary | 下载资源 | 156 |
| 思考题参考答案 | 下载资源 | 156 |
| 学习目标 | 下载资源 | 157 |
| 知识拓展 缺血-再灌注损伤的认识简史 | 下载资源 | 157 |
| 知识拓展 活性氧诱发细胞凋亡的基本机制 | 下载资源 | 161 |
| 机制动画 钙超载引起再灌注损伤的机制 | 视频 | 162 |
| 案例分析 | 下载资源 | 164 |
| Summary | 下载资源 | 168 |
| 思考题参考答案 | 下载资源 | 168 |
| 学习目标 | 下载资源 | 169 |
| 案例分析 | 下载资源 | 170 |
| 机制动画 呼吸功能不全的发生机制 | 视频 | 170 |
| 知识拓展 睡眠呼吸疾病 | 下载资源 | 173 |
| 知识拓展 临床常用肺通气功能评价指标 | 下载资源 | 179 |
| 案例分析 | 下载资源 | 179 |
| Summary | 下载资源 | 183 |
| 思考题参考答案 | 下载资源 | 184 |
| 学习目标 | 下载资源 | 185 |
| 机制动画 心功能不全的发生机制 | 视频 | 188 |
| 机制动画 心肌收缩性减弱的发生机制 | 视频 | 190 |
| 机制动画 心室舒张功能障碍的发生机制 | 视频 | 191 |
| 知识扩展 钠尿肽与心功能不全 | 下载资源 | 194 |

| 资源名称 | 资源类型 | 页码 |
| --- | --- | --- |
| 案例分析 | 下载资源 | 200 |
| 案例分析 | 下载资源 | 202 |
| Summary | 下载资源 | 203 |
| 思考题参考答案 | 下载资源 | 203 |
| 学习目标 | 下载资源 | 204 |
| 知识拓展 急性肾损伤 | 下载资源 | 207 |
| 机制动画 急性肾损伤的发生机制 | 视频 | 208 |
| 案例分析 | 下载资源 | 211 |
| 知识拓展 透析简介 | 下载资源 | 212 |
| 知识拓展 肾小球滤过率的测定 | 下载资源 | 213 |
| 机制动画 慢性肾衰竭钙磷紊乱的发生机制 | 视频 | 216 |
| 知识拓展 肾移植 | 下载资源 | 220 |
| 案例分析 | 下载资源 | 220 |
| Summary | 下载资源 | 221 |
| 思考题参考答案 | 下载资源 | 221 |
| 学习目标 | 下载资源 | 222 |
| 知识拓展 轻微肝性脑病（MHE） | 下载资源 | 225 |
| 案例分析 | 下载资源 | 226 |
| 机制动画 血氨升高干扰脑能量代谢及神经递质平衡的可能环节 | 视频 | 228 |
| 知识拓展 肝性脑病机制的研究进展 | 下载资源 | 229 |
| 机制动画 假性神经递质的产生及对脑功能的影响 | 视频 | 230 |
| 机制动画 血浆氨基酸失衡导致肝性脑病的机制 | 视频 | 232 |
| 案例分析 | 下载资源 | 233 |
| Summary | 下载资源 | 235 |
| 思考题参考答案 | 下载资源 | 235 |
| 学习目标 | 下载资源 | 236 |
| 知识拓展 MODS命名的历史回顾 | 下载资源 | 236 |
| 机制动画 多器官功能障碍综合征的发生机制 | 视频 | 237 |
| 知识拓展 脓毒症概念的进展 | 下载资源 | 238 |
| 案例分析 | 下载资源 | 243 |

续表

| 资源名称 | 资源类型 | 页码 |
| --- | --- | --- |
| Summary | 下载资源 | 244 |
| 思考题参考答案 | 下载资源 | 245 |

# 目 录

第1章 绪论……………………………1
 第一节 病理生理学的学科性质及特点…………………………1
 第二节 病理生理学的研究内容与方法…………………………2
 第三节 病理生理学的发展简史……3

第2章 疾病概论………………………5
 第一节 健康与疾病…………………5
 第二节 病因学………………………6
 第三节 发病学………………………7
 第四节 疾病的转归…………………10

第3章 水、电解质代谢紊乱…………13
 第一节 水、电解质正常代谢………13
 第二节 水、钠代谢紊乱……………19
 第三节 水肿…………………………25
 第四节 钾代谢障碍…………………30
 第五节 钙磷代谢紊乱………………40

第4章 酸碱平衡和酸碱平衡紊乱……48
 第一节 人体酸碱物质的来源及平衡调节…………………………48
 第二节 酸碱平衡紊乱的概念及分类…………………………51
 第三节 反映酸碱平衡的检测指标…52
 第四节 单纯型酸碱平衡紊乱………54
 第五节 混合型酸碱平衡紊乱………62
 第六节 判断酸碱平衡紊乱的病理生理基础……………………63

第5章 糖代谢紊乱……………………66
 第一节 高血糖症……………………66
 第二节 低血糖症……………………73

第6章 脂代谢紊乱……………………76
 第一节 概述…………………………76
 第二节 高脂血症……………………78
 第三节 低脂血症……………………84

第7章 缺氧……………………………87
 第一节 常用的血氧指标……………87
 第二节 缺氧的类型、原因和发病机制………………………88
 第三节 缺氧对机体的影响…………94
 第四节 缺氧与疾病…………………100
 第五节 影响机体缺氧耐受性的因素…………………………102
 第六节 缺氧治疗的病理生理基础…102

第8章 发热……………………………105
 第一节 概述…………………………105
 第二节 发热的原因和机制…………106
 第三节 发热的时相及其热代谢特点…………………………112
 第四节 发热时机体的代谢与功能变化…………………………113
 第五节 发热防治的病理生理基础…115

第9章 应激……………………………118
 第一节 概述…………………………118
 第二节 应激的全身反应……………119
 第三节 应激时机体的代谢及功能变化…………………………127
 第四节 应激与疾病…………………128
 第五节 应激性损伤防治的病理生理基础……………………130

第10章 休克…………………………133
 第一节 休克的病因和分类…………133
 第二节 休克的发病机制……………135
 第三节 休克对机体代谢和功能的影响…………………………142
 第四节 休克防治的病理生理基础…144

# 目 录

**第11章 弥散性血管内凝血** …………147
- 第一节 弥散性血管内凝血的病因与诱因 …………147
- 第二节 弥散性血管内凝血发生与发展的机制 …………149
- 第三节 弥散性血管内凝血的分期与分型 …………150
- 第四节 弥散性血管内凝血的主要临床表现 …………152
- 第五节 弥散性血管内凝血防治的病理生理基础 …………154

**第12章 缺血-再灌注损伤** …………157
- 第一节 概述 …………157
- 第二节 缺血-再灌注损伤的原因和影响因素 …………157
- 第三节 缺血-再灌注损伤的发生机制 …………158
- 第四节 主要器官缺血-再灌注损伤的特点 …………163
- 第五节 缺血-再灌注损伤防治的病理生理基础 …………166

**第13章 呼吸功能不全** …………169
- 第一节 呼吸功能不全的概念和分类 …………169
- 第二节 呼吸功能不全的原因和发病机制 …………170
- 第三节 呼吸功能不全时机体的主要功能和代谢变化 …………179
- 第四节 呼吸功能不全防治的病理生理基础 …………182

**第14章 心功能不全** …………185
- 第一节 心功能不全的原因、诱因和分类 …………185
- 第二节 心功能不全的发生机制 …………188
- 第三节 心功能不全时机体的代偿适应反应 …………193
- 第四节 心功能不全临床表现的病理生理基础 …………197
- 第五节 心功能不全防治的病理生理基础 …………201

**第15章 肾功能不全** …………204
- 第一节 肾功能不全的基本发病环节 …………204
- 第二节 急性肾衰竭 …………206
- 第三节 慢性肾衰竭 …………212
- 第四节 尿毒症 …………217

**第16章 肝功能不全** …………222
- 第一节 概述 …………222
- 第二节 肝性脑病 …………225
- 第三节 肝肾综合征 …………234

**第17章 多器官功能障碍综合征** …………236
- 第一节 病因和发病经过 …………236
- 第二节 多器官功能障碍综合征的发病机制 …………237
- 第三节 多器官功能障碍时机体的变化 …………240
- 第四节 多器官功能障碍综合征防治的病理生理基础 …………243

**中英文专业词汇索引** …………246

**主要参考文献** …………252

# 绪 论 第1章

随着现代科学与生物技术的飞速发展，关于人类健康与疾病的研究在宏观和微观两个方面不断向前推进。在医学教育体系中，医学生从学习正常人体的结构、功能与代谢入门，逐步向患病机体的病理变化及其产生机制深入，并从整体、细胞、分子和基因水平阐明疾病本质，最终为疾病的预防、诊断与治疗奠定基础。

学习目标

## 第一节 病理生理学的学科性质及特点

### 一、病理生理学的学科性质

病理生理学（pathophysiology）是基础医学学科之一，是一门研究疾病状态时人体生命活动的异常改变，特别是人体功能与代谢方面的动态变化及其发生机制，以阐明疾病本质的科学，其目的在于揭示疾病发生、发展和转归的规律，为疾病诊疗和预防提供坚实的理论基础和实验依据。

需要强调的是，虽然病理生理学所涉及的问题大多是生物学问题，但在现代医学实践中，对疾病的认识理念已不断从传统单一的"生物医学"模式向复合多因素的"生物 - 心理 - 社会 - 环境"医学模式转变，病理生理学学科的发展亦更加注重心理、社会、环境等多因素在疾病发生、发展、转归及防治中的作用。病理生理学知识已成为人们在认识疾病、战胜疾病过程中所依托的重要理论体系，是沟通基础医学理论与临床医学实践的重要桥梁学科。

### 二、病理生理学的学科特点

1．病理生理学是一门与多种学科密切联系的理论性较强的综合性学科。在对疾病的探索过程中，病理生理学以疾病为研究对象，逐步深化对疾病发病本质的认识，不断发展和丰富了以阐述疾病发生机制为主的病理生理学的理论体系。为了更为全面地认识疾病的本质及其发生机制的复杂性，病理生理学科需要对正常人体中形态、功能和代谢等多方面的有关知识加以综合、分析，再通过科学思维应用到患病机体，从而正确地认识疾病中出现的各种变化。为此，必须充分运用细胞生物学、遗传学、人体解剖学、生理学、生物化学、病理学、药理学、免疫学、分子生物学、微生物学、寄生虫学等多学科的理论、技术和方法，在不同领域以不同的视角去认真研究，从而丰富病理生理学的学科内涵。也只有如此，病理生理学的知识才能为临床医学的学习和发展奠定坚实的理论基础，并在基础医学与临床医学各学科间发挥承前启后的桥梁作用。

2．病理生理学又是一门实践性较强的学科。为了探索疾病发生的原因和条件，病理生理学研究者有时需要做一定的流行病学调查；为了研究疾病时功能与代谢的动态变化及其发生机制，除了必须做周密的临床观察之外，还应当在不损害患者的前提下，进行一些必要的临床试验研究。但是，从伦理道德角度考虑，大部分试验研究是不允许在人体上进行的。这就需要在动物体上复制人类疾病的模型，人为地控制各种条件，从各个方面对功能与代谢变化进行深入的动态观察，对复制的疾病模型进行治疗并探索其机制。动物实验的结果往往可以成为临床医学实践的重要借鉴和参考。病理生理学的大量研究结果主要来自实验研究，特别是来自动物实验研究，因此动物实验研究为人类健康做出了重大贡献。在进行动物实验时，必须遵循伦理和动物保护原则。由于开展病理生理学研究的实验特性，在病理生理学的教学内容中，也含有一些动物实验，通过实验设计和动手进行实验操作，对所得结果进行分析综合，培养学生独立思考和独立操作的能力，为临床学习和研究打下基础。

## 第二节　病理生理学的研究内容与方法

### 一、病理生理学的研究内容

人类疾病种类繁多，各种疾病均有其共性和个性的内在变化特点与发生发展规律，都会涉及病理生理学的问题，因此，病理生理学的研究范围非常广泛。依据病理生理学主要研究疾病发生、发展规律及其机制的学科特征，病理生理学教学体系一般包括三大部分，即疾病概论、基本病理过程以及各系统病理生理学。

**1. 疾病概论**　主要讨论各种疾病发生发展过程中带有普遍规律性的问题，如疾病的概念、疾病发生的原因和条件、疾病发生时机体自稳调节的紊乱及其基本规律，以及疾病的转归等。

**2. 基本病理过程**（fundamental pathological process）　主要讨论不同器官、系统在多种疾病中可能出现的共同的、一系列的功能与代谢变化，如水及电解质平衡、酸碱平衡、糖代谢、脂质代谢紊乱，以及缺氧、发热、应激、休克、缺血-再灌注损伤、弥散性血管内凝血等。基本病理过程不是独立的疾病，但与疾病密不可分。

**3. 各系统病理生理学**　其主要内容是各系统的多种疾病在其发展过程中出现的一些常见的、共同的病理生理变化，如心功能不全、呼吸功能不全、肝功能不全和肾功能不全等。每一种疾病的特殊变化和规律虽然也属于各系统病理生理学的范围，但由于疾病种类多，学时有限，故许多具体疾病的病理生理学问题将分别在临床学科有关教材中论及。

### 二、病理生理学的研究方法

为了深刻阐明疾病的发病机制，病理生理学常常采用多学科、多途径的方式设计实验，并在综合分析的基础上实现研究目标。在众多研究方法中，应用最多、最为经典和重要的是动物实验与临床研究。

**1. 动物实验**　建立人类疾病动物模型是病理生理学研究中最常采用的动物实验方法。常用的疾病模型包括整体动物、离体器官和细胞（株）模型。动物的依从性好，实验可重复性高，能够非常有效地人为控制疾病发生的条件并进行干预，系统地观察和研究疾病发生和发展过程中相关功能、代谢指标和各种生物分子的动态变化，全面体现临床疾病的特征，从而能够深入地探索疾病发生发展与转归的规律。在动物实验研究中，根据实验目的可建立急性或慢性疾病模型，复制方法有诱发性动物模型、自发性动物模型和基因工程动物模型。

诱发性动物模型多采用损伤性物理、化学或生物性致病因素（如药物、手术等）人工诱发形成，如休克、缺氧、应激和心力衰竭等动物模型；自发性动物模型是实验动物不经过任何有意识的人工处置，在自然生存状态下所发生的、与人类相应疾病非常类似的遗传性疾病及肿瘤等，这类自发性动物模型在病理生理学研究中应用广泛，如自发性高血压大鼠模型等。但上述动物模型的不足是自发性动物模型的种类和数量远远不能满足医学研究和应用的需要，常规诱发性动物模型与人类疾病在疾病的发生、发展、表现方面有较大出入，并不能全面反映人类疾病的本质，难以深入到分子水平进行研究。因此，其实验结果可供临床参考和借鉴，但是不能机械地、不经分析地直接应用于临床实践中。

21世纪以来，随着分子生物学技术的迅猛发展，研究者们为了更深入地从分子水平了解疾病的机制，借助基因工程技术通过外源基因导入或利用同源重组的方法构建了众多转基因及基因敲除动物的疾病模型，如阿尔茨海默病小鼠模型、侏儒症小鼠模型等。利用基因工程技术，迄今已有数百种基因缺陷小鼠应用于生命科学的诸多研究领域之中，为人类精确地研究基因功能、基因与疾病的关联提供了重要的实验依据。基因工程动物模型（genetic engineering animal model）克服了上述传统动物模型研究中的不足，能从动物整体、器官、细胞、分子水平多个层次研究目的基因的生物学特性，是研究人类疾病的理想动物模型。

**2. 临床研究**　　临床研究是以人体为研究对象，常用的方法主要有临床回顾性研究和临床前瞻性研究两类。临床研究的结果往往能够直接获取人体在疾病过程发生变化时的各种参数、指标或变化规律，深化和阐明相关病理过程以及疾病的理论知识。因而，临床研究在病理生理学研究中占有极其重要的地位。①临床回顾性研究：就是以现在为结果，回溯过去的研究方法，是一种由"果"至"因"的研究方法。这种研究是在已有病例资料的基础上进行总结与研究设计，被研究对象暴露与疾病或死亡均已既成事实，病例资料的完整性不受试验设计的控制，同时混杂因素及偏倚已经存在，所以只能通过巧妙的研究设计来避免或降低其影响。②临床前瞻性研究：是以正确而周密的前瞻性研究设计为指导，采用合适的方法和手段，对临床医学中未知或未全知的事物和现象进行探索的一种认识和实践，其中队列研究是经典的临床前瞻性研究。队列研究是从"因"到"果"，目的是验证某种暴露因素对某种疾病的发病率或死亡率的影响，研究者对暴露因素不能控制，分组是自然形成的，并有同期对照，是群体研究中常用的研究方法。相对于回顾性研究，临床前瞻性研究是一种对未知的试验性研究。这种临床试验不限于临床治疗药物、治疗方法的比较，也包括社区干预的人群试验。临床试验除了要遵循"重复、对照、随机化"的基本原则外，还要考虑到伦理、失访、依从性、主观感觉对研究结果的影响。因为人体是一个复杂的、开放的巨系统，各种影响因素复杂多变，需要从"生物-心理-社会-环境"医学模式的角度考虑其生物性和社会性，考虑其生理、病理、心理、社会和所处环境的影响以及个体间的差异，此外还要考虑到疾病的复杂性与不确定性。

知识拓展　基因工程动物

由于病理生理学是多学科的交汇，在其发展中综合了多个学科的研究成果与方法，所以，病理生理学的研究方法并不拘泥于上述动物实验与临床研究两个方面。事实上，在病理生理学研究中，还融入了流行病学调查以及细胞生物学、分子生物学的各种实验技术，这对阐明疾病的发病机制，尤其是疾病发生的分子机制起到了极大的推动作用。近年来，随着信息化大数据科学的迅猛推进，医疗健康大数据能够更好地建立健康描述和预测模型，通过医疗健康大数据的汇集、提炼与应用，通过这些数据与医学实践的深度结合，极大地促进了以证据为基础、以实践为核心的循证医学（evidence based medicine，EBM）的快速发展。可以预测，基于基因组测序、生物芯片、蛋白质组学、代谢组学等技术的发展与大数据分析工具应用的精准医学（precision medicine）时代的到来，会促使人们健康保障能力的进一步增强，对疾病机制认识的进一步深化，对疾病精确个体化治疗的进一步完善，从而造福全人类。

知识拓展　精准医学

## 第三节　病理生理学的发展简史

作为一门独立的学科，病理生理学是伴随医学发展需要，并随着人类对疾病认识的深入和多学科发展而逐步发展起来的。早在18世纪，意大利解剖学家Morgagni（1692—1771年）通过大量尸体解剖，发现不同的疾病由不同的器官病变引起，提出器官病理学（organ pathology）的概念。19世纪，德国病理学家Virchow（1821—1902年）等利用显微镜观察到疾病的关键是细胞病变，创立了细胞病理学（cell pathology）。与此同时，法国生理学家Bernard（1813—1878年）用动物实验方法复制人类疾病模型，研究疾病过程中的功能、代谢和形态的动态变化规律，从而创立了实验病理学（experimental pathology），这是病理生理学的前身。从1878年开始，俄国喀山大学首先成立了病理生理学教研室，此后，其他东欧国家也相继成立并开设了病理生理学课程。在西欧和北美情况有些差异，他们出版了多种病理生理学教材，也为医学生开设病理生理学课程，但未设立病理生理学教研室，有关病理生理学教学内容主要由生理学专家和相关临床医生讲授。

我国的病理生理学科创建于20世纪50年代初，在几代病理生理学工作者勤奋不懈的努力下，病理生理学在学科建设、人才培养、教学科研、学术成就以及学会、杂志和网站建设等诸多方面均取得了丰硕成果。目前，国内所有医学本科院校都建有病理生理学教研室，出版了多种病理生理学教科书和参考书，病理生理学已成为医学专业的主干课程。1961年，中国生理科学会病理生理学专业委员会筹委会成立，并同时召开了第一届全国病理生理学术会议。1985年中国病理生理学会（Chinese Association of Pathophysiology，CAP）正式成立，此后，随学科发展在病理生理学一级学会下相继成立了21个专业委员会；1986年《中国病理生理杂志》创刊；1991年中国成为国际病理生理学会（International Society for Pathophysiology，ISP）成员国和组建国；2010年建立了中国病理生理学网站。这些工作为病理生理学的学科发展、专业建设、人才培养以及国内外专业学术交流与合作奠定了良好的基础。

## 小　结

病理生理学是研究疾病发生、发展过程中患病机体功能与代谢的动态变化及其发生机制的基础医学学科，其主要任务在于揭示疾病的本质，为疾病诊疗和预防提供坚实的理论基础和实验依据。病理生理学已成为人们在认识疾病、战胜疾病过程中所依托的重要理论体系，是沟通基础医学理论与临床医学实践的重要桥梁，也是一门与多种学科密切联系、集理论与实践为一体的综合性学科。病理生理学的教学体系一般包括疾病概论、基本病理过程以及各系统病理生理学三大部分。病理生理学在科学研究中依托现代医学模式，采用多学科、多途径的多种方法设计实验，在综合分析的实证基础上实现研究目标。病理生理学正以其丰富的学术内涵，在学科发展、专业建设、人才培养以及国内外专业学术交流与合作方面展现了良好的发展态势和广阔的前景。

Summary

### 思考题

1. 结合病理生理学的学科性质与特点，简述学习病理生理学的重要性。
2. 举例说明基本病理过程的核心内容。

思考题参考答案

（吴立玲　刘志跃）

# 疾病概论 第2章

健康（health）与疾病（disease）是一组相对的概念，从健康到疾病是量变到质变的过程，两者之间存在中间状态，即亚健康（subhealth）状态。人类对健康与疾病的认识是伴随着科学技术的发展和社会文化的进步而不断更新和完善的。本章主要对健康、疾病及亚健康的概念，以及疾病发生发展的病因、条件、一般规律、基本机制和转归等问题进行探讨。

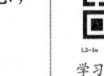

学习目标

## 第一节 健康与疾病

### 一、健康的概念

传统的健康观认为"无病即健康"，而现代人的健康观是整体健康。世界卫生组织（World Health Organization，WHO）提出：健康是指躯体上、精神上和社会上处于完好状态。即：健康至少包含强壮的体魄、健全的心理精神状态和良好的社会适应性。WHO关于健康的这一概念，把人的健康从生物学的意义，扩展到了心理精神和社会关系（社会适应性）方面，把人的身心、家庭和社会生活的健康状态均包括在内。健康的标准并不是固定的，它随经济发展、社会进步而变化，在不同地区、不同年龄的人群中健康的标准也会不同。为了达到健康和保持健康，必须从增强自我保健着手，并动员全社会共同参与卫生保健。

### 二、疾病的概念

人类对疾病的认识经历了从愚昧到科学的漫长过程。远古时期把疾病看作独立于人体之外而存在的东西，称作"中邪""神灵惩罚"等，是神灵主义医学模式的本体疾病观。古文明时期对疾病产生自然而朦胧的经验认识，形成古代朴素整体医学模式的自然哲学疾病观。中世纪特别是文艺复兴时期，把人仅仅看作生物个体，疾病是症状、体征、形态改变及一定病因的综合实体，这是生物医学模式的机械疾病观。

在科学技术高度发达的今天，人们对疾病有了更深入的了解和更科学的认识，认为疾病是机体在一定的条件下受病因损害作用后，因机体自稳调节紊乱而发生的异常生命活动过程。这一过程包括躯体疾病、精神疾病和社会适应性疾病。学习和探讨疾病的概念是为了正确、深刻认识疾病的本质，揭示其发病机制，制订正确的诊断和防治疾病的策略，明确与疾病做斗争的治疗方向。

### 三、亚健康的概念

亚健康是指机体介于健康与疾病之间的生理功能低下的状态，此时机体处于非病、非健康并有可能向疾病转化的状态。亚健康是一种临界状态。处于亚健康状态的人，虽然没有明确的疾病，但却出现精神活力、适应能力和反应能力的下降。如果这种状态不能得到及时纠正，非常容易引起心身疾病。因此，对于亚健康的人群应采取加强自我保健、开展体育锻炼、提高免疫功能、调节心理活动等措施，促进其从亚健康状态向健康状态发展，防止向疾病方向转化。

## 第二节 病因学

病因学（etiology）主要研究疾病发生的原因和条件。

### 一、疾病发生的原因

疾病发生的原因简称病因，又称致病因素。它是指作用于机体的众多因素中，能引起疾病并赋予该病特征的因素。病因种类很多，一般分为以下几大类：

#### （一）生物性因素

生物性因素包括细菌、病毒、真菌、立克次体和寄生虫等病原微生物。这类病因的致病作用主要与病原体致病力强弱和侵入宿主机体的数量、侵袭力、毒力以及其逃避或抵抗宿主攻击的能力有关。

生物性因素的致病特点：①有一定的感染途径；②病原体必须与机体相互作用才能引起疾病，如人对鸡瘟病毒无易感性，所以鸡瘟病毒对人无致病作用；③病原体可引起机体的免疫反应，同时病原体也可能发生变异，如致病微生物常可引起机体的免疫反应，有些致病微生物自身也可发生变异，产生抗药性，改变其遗传性。

#### （二）理化性因素

**1. 物理性因素** 包括机械力、高温、低温、电流、大气压、电离辐射及噪声等。物理性因素的致病特点是：①只发挥疾病的始动作用，在疾病的进一步发展中其本身不再继续起作用；②疾病一般潜伏期较短或者没有潜伏期；③对组织器官无明显选择性。

**2. 化学性因素** 包括强酸、强碱、化学毒物以及动植物毒性物质等。化学性因素的致病特点是：①对机体的组织器官有一定的选择性损伤作用，如四氯化碳主要引起肝细胞中毒；②在整个发病过程中都发挥作用；③化学性因素的致病作用与毒物本身的性质、剂量及机体部位均相关；④除慢性中毒外，化学性因素的致病作用潜伏期一般较短。

#### （三）营养性因素

机体的正常生命活动是依靠机体内、外环境中多种营养素和必需物质来维持的。如维持生命活动的糖、脂肪、蛋白质、维生素、无机盐等物质缺乏或过多，会导致疾病发生，严重时甚至引起死亡。如维生素 D 缺乏可引起佝偻病，而摄入过量又可导致中毒。

#### （四）遗传性因素

遗传性因素的直接致病主要是通过染色体畸变和基因突变发生的。染色体畸变是由染色体数目和结构发生改变所引起的疾病，目前已达数百种，如第 21 对染色体畸变导致的先天愚型等。基因突变是由基因结构发生改变引起的分子病，如血友病 A，其遗传基因位于 X 染色体上，基因突变后造成凝血因子Ⅷ缺失，导致凝血障碍，容易出血。此外，某些家族成员具有易患某种疾病的倾向，如精神分裂症、高血压和糖尿病等，此种现象称为遗传易感性。

#### （五）先天性因素

先天性因素是指妊娠期能损害胎儿生长发育的有害因素。例如，孕妇妊娠早期初次感染风疹病毒后，病毒可通过胎盘屏障进入胎儿，常可造成流产或死胎，也可导致胎儿发生先天性风疹综合征，引起胎儿畸形。

#### （六）免疫性因素

在某些机体中免疫系统对一些抗原刺激发生异常强烈的反应，从而导致组织、细胞的损伤和生理功能的障碍。这些异常的免疫反应称为变态反应或超敏反应。例如，某些食物（虾、蛋类）、花粉、药物（青霉素）可引起荨麻疹、支气管哮喘甚至过敏性休克等变态反应性疾病。某些机体对形成的自身抗原发生免疫反应并引起组织损伤，称自身免疫性疾病，如系统性红斑狼疮和类风湿关节炎等。机体的免疫功能严重不足或缺乏时，可引起免疫缺陷病，此时机体易伴发致病微生物的感染或易发生恶性肿瘤。

### （七）精神、心理和社会因素

人不仅是生物学领域内的动物，更重要的也是社会范畴里的生物。精神、心理、社会因素引起的疾病越来越受到重视，如应激性疾病、变态人格、身心疾病等逐渐增多。

除上述病因之外，还有诱因和危险因素可促进疾病的发生。诱因（precipitating factors）是指能加强病因作用或促进疾病发生的因素。危险因素（risk factors）是指与某种疾病明显相关，但分不清是病因还是诱因的因素。例如，肺部感染、发热、急性风湿热复发、感染性心内膜炎、各种变态反应性炎症和感染性疾病所致的心肌炎症等均可作为诱因或危险因素，促进心力衰竭的发生。

总之，病因是引起疾病必不可少的、决定疾病特异性的因素。目前医学领域中很多疾病的病因尚不清楚，相信随着医学科学的发展，这些疾病的病因将会得到阐明。

知识拓展 疾病谱

## 二、疾病发生的条件

条件是指在病因作用于机体的前提下，那些能够促进或阻碍疾病发生发展的各种因素。条件本身并不直接导致疾病，但它可影响疾病的发生。例如，结核杆菌是结核病发生的原因，但并不是所有感染了结核杆菌的个体都会发生结核病。过度劳累、营养不良、居住环境恶劣、长期忧郁等条件，均可削弱机体的抵抗能力，这时如结核杆菌进入机体，就可引起结核病；反之，充足的营养、良好的生活条件、适量的体育活动等条件，均能增强机体抵抗力，此时即使有结核杆菌的侵入，也可以不发生结核病。因此，在疾病的病因学中，考虑条件的作用是很重要的。

# 第三节 发 病 学

发病学（pathogenesis）主要研究疾病发生、发展过程中的一般规律和共同机制。

## 一、疾病发生发展的一般规律

疾病发生发展的一般规律主要是指各种疾病过程中一些普遍存在的、共同的基本规律。

### （一）损伤与抗损伤规律

损伤与抗损伤的斗争贯穿于疾病的始终，二者之间既是相互联系又是相互斗争的，这是构成疾病各种临床表现、推动疾病发展的基本动力。在疾病中损伤与抗损伤作用常常同时出现，不断变化（图 2-1）。

机制动画 疾病发生发展的一般规律

在不同的疾病中损伤和抗损伤的斗争是不相同的，这就构成了各种疾病的不同特征。在临床疾病的防治中，应尽量支持和加强抗损伤反应，减轻和消除损伤反应，从而使患者得到康复。

### （二）因果交替规律

在疾病的过程中，原始致病因素作用于机体后，机体产生一定的变化，这些变化在一定条件的作用下又会引起机体另外一些变化，如此因果不断交替，推动疾病发展，称为因果交替规律（图 2-1）。疾病中当损伤力量强于抗损伤的力量时，因果交替的发展常可形成恶性循环

（vicious cycle），使疾病不断恶化，直到死亡；但如果能在疾病发展的某一环节上及早采取措施，打断因果转化和恶性循环，就可使疾病朝有利于康复的方向发展。

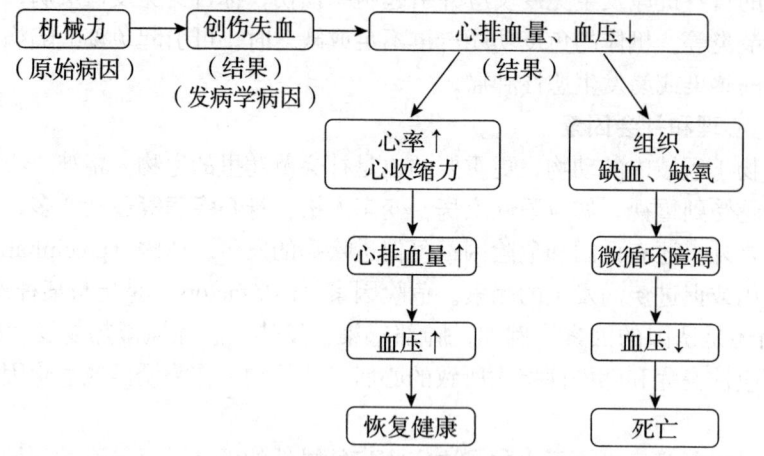

图 2-1　大失血患者的损伤与抗损伤规律和因果交替规律

### （三）局部和整体规律

任何疾病的局部表现既是某些器官、组织或细胞损伤的特征性反应，同时又是整体自稳调节紊乱的组成部分。例如，某部位的疖在局部引起充血和水肿等炎性反应，继发性感染后可引起白细胞升高、发热和寒战等全身性表现。而一个反复发生疖的患者，给予单纯的局部治疗，效果可能不佳；如仔细检查，局部的疖可能是全身代谢障碍性疾病——糖尿病的局部表现，只有治疗糖尿病后，局部疖才会得到控制。因此，只有正确认识疾病中局部与整体的关系，才能有的放矢地采取有效措施治疗疾病（图 2-2）。

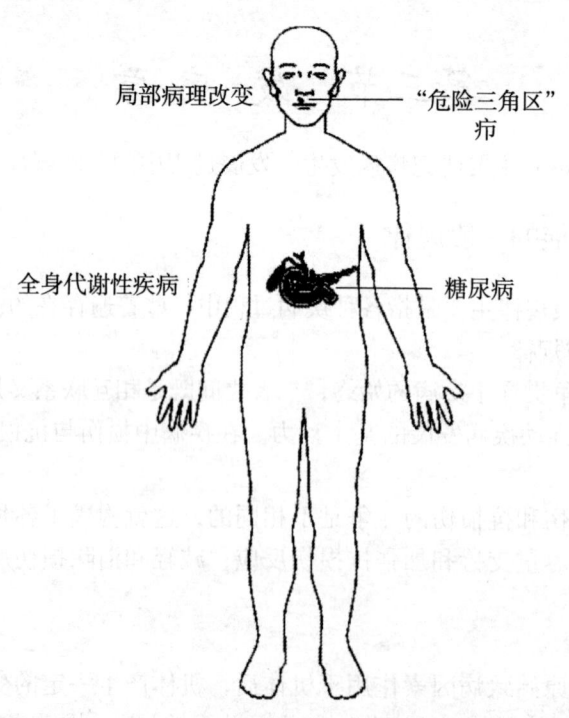

图 2-2　糖尿病患者的局部和整体规律

## 二、疾病发生的基本机制

疾病发生的基本机制（mechanism）是指参与很多疾病发生的共同机制，包括神经机制、体液机制、细胞机制和分子机制四个方面。

### （一）神经机制

神经系统在维持和调控人体生命活动中起主导作用，因此神经系统的变化与疾病的发生发展密切相关，疾病时也常有神经系统的变化。有些病因可直接损害神经系统，如流行性乙型脑炎病毒，此种病毒具有高度嗜神经的特性，可直接破坏神经组织；另一些病因可通过神经反射引起相应器官组织的功能代谢变化，如长期精神紧张、焦虑、烦恼引起大脑皮质功能紊乱，导致内脏器官功能障碍。

### （二）体液机制

疾病中的体液机制主要是指致病因素引起体液因子数量或活性发生变化，体液调节的紊乱造成内环境紊乱，以致疾病发生。体液因子（humoral factor）包括各种全身性作用的体液因子和局部作用的体液因子，通过内分泌、旁分泌和自分泌三种方式作用于靶细胞受体发挥生物学作用。

疾病发生发展中体液机制与神经机制常常同时发生，共同参与疾病的过程，故称其为神经-体液调节机制。例如，在经济高度发达的社会，部分人群受精神或心理的刺激可引起大脑皮质和皮质下中枢（主要是下丘脑）的功能紊乱，使调节血压的血管运动中枢的反应性增强，此时交感神经兴奋，去甲肾上腺素释放增加，导致小动脉紧张性收缩；同时，交感神经活动亢进，刺激肾上腺髓质兴奋而释放肾上腺素，使心率加快，心排血量增加，并且因肾小动脉收缩，促使肾素释放，血管紧张素-醛固酮系统激活，血压升高，这就是高血压发病中的神经-体液调节机制（图 2-3）。

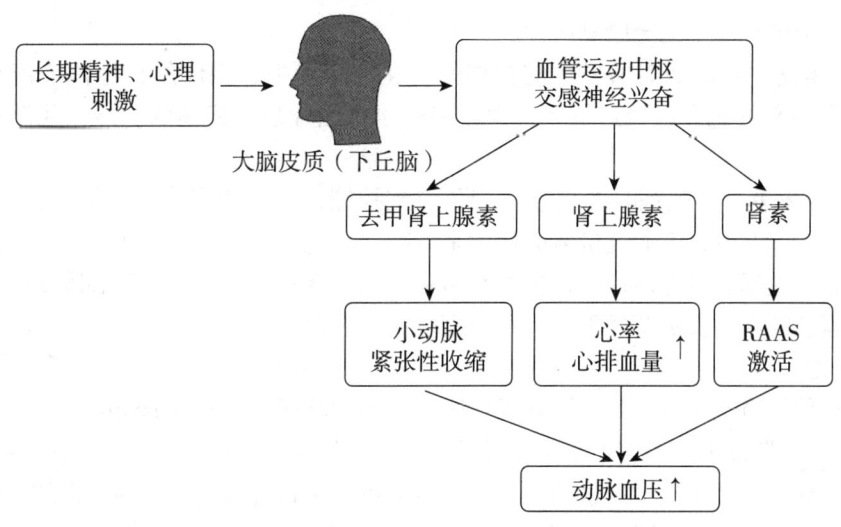

图 2-3　高血压患者的神经-体液调节机制
RAAS：肾素-血管紧张素-醛固酮系统

### （三）细胞机制

细胞机制是指致病因素作用于机体后可以直接或间接作用于细胞，造成某些细胞膜或细胞器的功能代谢障碍，从而引起细胞的自稳调节紊乱。细胞膜功能障碍表现为膜上的各种离子泵如钠泵（$Na^+$-$K^+$-ATP 酶）、钙泵（$Ca^{2+}$-$Mg^{2+}$-ATP 酶）等泵功能失调，造成细胞内 $Na^+$、$Ca^{2+}$ 大量积聚，导致细胞水肿，甚至死亡。细胞器的功能障碍表现为线粒体、内质网、高尔基体、核糖体等细胞器功能障碍，其中线粒体功能障碍对机体的影响最为突出。线粒体是真核生物进行氧化代谢的部位，是糖类、脂肪和氨基酸最终氧化释放能量的场所。在一些致病因素刺激下，线粒体功能障碍，氧化还原电位下降，辅酶Ⅱ不能再生，氧化磷酸化过程被抑制，能量生成不足，造成严重的细胞功能障碍。

### （四）分子机制

疾病的分子机制是一种狭义的概念，主要指大分子多聚体（蛋白质与核酸）在疾病发生和发展中的作用。各种致病因素无论通过何种途径引起疾病，在疾病过程中都会以各种形式表现出分子水平的异常；反之，分子水平的异常变化又会在不同程度上影响正常生命活动，引起疾病的发生，如镰状细胞贫血就是由于血红蛋白的分子合成异常所致的疾病。

近年来，随着基因研究的深入，人类基因组计划（human genome project，HGP）的完成，随之出现了基因病（gene disease）的新概念。所谓基因病主要是指基因本身突变、缺失或表达调控障碍引起的疾病。由一个致病基因引起的基因病称单基因病（single gene disease），如多囊肾。而由多个基因共同控制其表型性状的疾病称多基因病（multiple gene disease），高血压、冠状动脉粥样硬化性心脏病（冠心病）和糖尿病等均属此类疾病。

## 第四节　疾病的转归

疾病发展到一定阶段终将结束，这就是疾病的转归。疾病的转归有康复（rehabilitation）和死亡（death）两种形式。疾病的转归如何，主要取决于致病因素作用于机体后发生的损伤与抗损伤反应的力量对比，正确、及时的治疗可影响疾病的转归。

### 一、康复和死亡

#### （一）康复

康复有完全康复与不完全康复两种。

**1. 完全康复**　指疾病时所发生的损伤性变化完全消失，机体的自稳调节恢复正常。例如，流感病毒引起的感冒，经过机体代偿或者药物等治疗后，机体的功能、代谢与结构完全恢复正常。

**2. 不完全康复**　指疾病时的损伤性变化得到控制，主要的症状、体征或行为异常消失，但遗留有某些病理改变，需通过机体的代偿来维持内环境的相对稳定。例如，风湿性心脏瓣膜病变引起的心力衰竭患者经治疗后，虽然心力衰竭的症状和体征消失，但心脏瓣膜的病理改变依然存在。当感染或心脏负荷过重时，心力衰竭又会复发。

#### （二）死亡

死亡包括传统意义上的"死亡"和现代医学中的"脑死亡（brain death）"。

**1. 死亡**　长期以来，一直把心跳、呼吸的永久性停止作为死亡的标志。各国的临床医学、法学和社会传统观念，都是根据这心、肺死亡的概念来宣告和判定人的死亡的。然而，这种传统的心、肺死亡概念及标准在现实生活中却屡屡遇到尴尬和困惑。世界各地曾数次发生心跳、呼吸停止的"死人"从棺材中或坟墓中爬出复活的事例。这就使得传统的心、肺死亡概念成为一种过时的死亡概念。

**2. 脑死亡**　近年来，随着复苏技术的普及、提高与器官移植的开展，对死亡有了新的认识。1968年，在第22届世界医学大会上，美国哈佛医学院脑死亡定义审查特别委员会提出了一项报告，正式要求否定传统的心、肺死亡概念和标准，提出脑死亡的概念，即"全脑功能的不可逆性丧失"，并制定了脑死亡诊断标准。同年，由世界卫生组织建立的国际医学科学组织委员会也提出脑死亡标准。目前，国际上通用的脑死亡判定标准如下：

（1）自主呼吸停止：人工呼吸15 min后，仍无自主呼吸者。自主呼吸停止是临床脑死的首要指标。

(2) 不可逆性深昏迷：无自主性肌肉活动，对外界刺激毫无反应。

(3) 脑干神经反射消失：如瞳孔对光反射、角膜反射、咳嗽反射、吞咽反射等均消失。

(4) 脑电波消失，呈平直线。

(5) 脑血液循环完全停止：经脑血管造影或经颅脑多普勒超声诊断呈脑死亡图形。

脑死亡观作为一种全新的死亡观，在现代医学高度发展的今天具有极为重要的意义。脑死亡一旦确立，就意味着在法律上已经具备死亡的合法依据，它可协助医务人员判断患者死亡时间和确定终止复苏抢救的界线。此外，脑死亡也为器官移植创造了良好的时机和合法的根据。因为对脑死亡患者借助呼吸、循环辅助装置，在一定时间内维持器官组织低水平的血液循环，可以为器官移植提供良好的供者。因此，用脑死亡作为死亡的标准是社会发展的需要，与传统的死亡概念相比，脑死亡的概念更为科学和可靠。

知识拓展 临终关怀和安乐死

### 案例 2-1

患者男，61岁。因在看电视时突然感到头晕冒冷汗，不久昏迷而急诊入院。患者患高血压已有20年。经体检和CT诊断为脑干大出血，给予药物治疗。第2天，呼吸、心跳突然停止，深度昏迷，经用呼吸机和药物抢救后心跳恢复到65～80次/分，但瞳孔始终散大，经检查脑电波消失，脑血流停止。

问题：

该患者尚有心跳，是否发生了死亡？

案例分析

### 小 结

健康是指躯体上、精神上和社会上处于完好状态。疾病是指机体在一定的条件下受病因损害作用后，因机体自稳调节紊乱而发生的异常生命活动过程。

疾病的病因学是研究疾病发生的原因和条件。病因是指作用于机体的众多因素中，能引起疾病并赋予该病特征的因素。病因种类很多，一般分为以下几大类：生物性因素、理化性因素、营养性因素、遗传性因素、先天性因素、免疫性因素及精神、心理和社会因素。条件是指在病因作用于机体的前提下，那些能够促进或阻碍疾病发生发展的各种因素。条件本身并不直接导致疾病，但它可影响疾病的发生。

疾病的发病学主要研究疾病发生、发展过程中的一般规律和共同机制。疾病发生发展的一般规律主要是指各种疾病过程中一些普遍存在的、共同的基本规律，包括损伤与抗损伤规律、因果交替规律及局部和整体规律。疾病发生的基本机制是指参与很多疾病发生的共同机制，包括神经机制、体液机制、细胞机制和分子机制。

疾病发展到一定阶段终将结束，这就是疾病的转归。疾病的转归有康复和死亡两种形式。康复有完全康复与不完全康复。死亡包括传统意义上的"死亡"和现代医学中的"脑死亡"。脑死亡作为死亡的标准是社会发展的需要，与传统的死亡概念相比，脑死亡的概念更为科学和可靠。

Summary

## 思考题

1. 举例说明疾病过程中损伤与抗损伤规律。
2. 简述疾病发生的基本机制。
3. 什么是脑死亡？简述判断脑死亡的标准及其临床意义。

(赵 娟)

# 水、电解质代谢紊乱

第3章

水是机体的重要组成成分和生命活动的必需物质。机体内的水既有游离水又有结合水，主要以体液（body fluid）形式存在。体液是由水和溶解在其中的电解质、低分子有机化合物以及蛋白质等组成，广泛分布于组织细胞内外，是人体新陈代谢的场所。体液分布于细胞内外，位于细胞内的体液称细胞内液（intracellular fluid，ICF），与细胞的代谢和生理功能紧密关联；位于细胞周围的体液称组织间液（interstitial fluid，ISF），与血浆（血管内液）共同构成细胞外液（extracellular fluid，ECF），形成人体的内环境，是连通组织细胞间及机体与外界环境间的重要中介。体液的容量、化学成分、渗透压和分布保持相对恒定，称为水、电解质平衡（water and electrolyte balance）。

学习目标

疾病和外界环境的剧烈变化以及医源性因素常会引起机体发生或伴有水、电解质代谢紊乱，从而导致体液的容量、分布、电解质浓度和渗透压等的异常变化。这些紊乱如得不到及时纠正，会促发疾病的进程，甚至危及生命。

水和电解质紊乱在临床上较为常见，因此纠正水和电解质紊乱的输液治疗方法被经常使用并成为重要的临床治疗手段。

## 第一节 水、电解质正常代谢

### 一、体液的容量与分布

正常成人体液总量约占其体重的60%，细胞内液占40%，细胞外液占20%，细胞外液分为血浆（占体重的5%）和组织间液（占体重的15%）。组织间液中有极少一部分分布在密闭的腔隙中，如胃肠道消化液、颅腔脑脊液、胸膜腔液、腹膜腔液、关节囊液等，称第三间隙液。由于这部分体液是由上皮细胞消耗能量完成一定的化学反应分泌至细胞外，故又称透细胞液或跨细胞液（transcellular fluid）。虽然第三间隙液仅占细胞外液的极小一部分（占体重的1%~2%），但这部分体液大量丢失或形成也会引起细胞外液容量改变，如肠梗阻时体液在肠腔内淤积，以及胸腔积液、腹水等。此外，存在于结缔组织、软骨和骨质中的水也属于组织间液，但它们与细胞内液的交换十分缓慢，称为慢交换液，在生理情况下其变化不大，不容易引起水、电解质代谢障碍。

组织间液和细胞内液之间由细胞膜隔开，水可以通过渗透作用透过细胞膜从渗透压低的一侧向渗透压高的一侧扩散，其余物质不能通过。组织间液与血液之间由血管壁隔开，允许除蛋白质以外的其他小分子物质通过毛细血管壁上的孔隙进行扩散。

体液总量的分布因年龄、性别、胖瘦而不同（表3-1）。随年龄增长，体液量占体重的比例逐渐减少。新生儿体液量约占体重的80%，婴儿占70%，学龄儿童约占65%，成年人占60%，而老年人的体液量则仅占体重的40%~50%。婴幼儿细胞外液尤其是组织间液占的比重较大，且代谢旺盛、尿量多，水的交换率较高，每日水的交换量达细胞外液总量的50%，加之婴幼儿的神经、内分泌、呼吸、泌尿系统等发育尚不完善，调节功能比成人差，对体液容量变化非常敏感，在疾病过程中容易发生水、电解质代谢紊乱。老年人因体液总量相对较少也容易发生脱水。成年男性的体液量比女性平均多约6%。另外，肥胖者与肌肉发达者体液含量也有明显的不同。由于脂肪组织含水量为10%~30%，体液总量随脂肪的增加而减少，而肌肉组织的含水量为25%~80%，因此肥胖者体液总量占体重的比例较小，肌肉发达者对缺水有更大的耐受性。

表3-1 不同年龄及体重者的体液容量［占体重的百分比（%）］

|  | 成人（男） | 成人（女） | 儿童 | 婴儿 | 新生儿 | 老年人 |
| --- | --- | --- | --- | --- | --- | --- |
| 正常 | 60 | 50 | 65 | 70 | 80 | 45 |
| 消瘦 | 70 | 60 | 70 | 80 | 70 | 50 |
| 肥胖 | 50 | 42 | 55 | 60 | 50 | 40 |

## 二、体液中的电解质及分布

在水溶液中完全或不完全发生电离能够导电的物质，称之为电解质（electrolyte）。体内主要的电解质有 $Na^+$、$K^+$、$Ca^{2+}$、$Mg^{2+}$、$Cl^-$、$HCO_3^-$、$HPO_4^{2-}$、$SO_4^{2-}$、有机酸根和蛋白质阴离子等（表3-2）。细胞内液与细胞外液在电解质成分上差异很大，细胞内液阳离子以 $K^+$ 为主，阴离子以 $HPO_4^{2-}$ 和蛋白质阴离子为主；而细胞外液阳离子以 $Na^+$ 为主，阴离子以 $Cl^-$ 和 $HCO_3^-$ 为主。细胞内外 $Na^+$ 和 $K^+$ 的浓度差主要依靠细胞膜上的 $Na^+$-$K^+$-ATP 酶作用来维持。组织间液和血浆电解质的主要区别在于血浆蛋白浓度较高，为7%，而组织间液仅为0.05%~0.35%，这与蛋白质分子较大、不易通过血管壁有关。其对维持血浆胶体渗透压、稳定血容量、防止组织间液增多具有重要意义。

表3-2 体液中主要电解质的浓度

| 电解质 | 细胞内液（mmol/L） | 组织间液（mmol/L） | 血浆（mmol/L） |
| --- | --- | --- | --- |
| 阳离子 | | | |
| 总量 | 194 | 155.5 | 154 |
| $Na^+$ | 15 | 147 | 142 |
| $K^+$ | 150 | 4 | 5 |
| $Ca^{2+}$ | 2 | 2.5 | 2.5 |
| $Mg^{2+}$ | 27 | 2 | 2 |
| 阴离子 | | | |
| 总量 | 194 | 155.5 | 154 |
| $Cl^-$ | 1 | 114 | 103 |
| $HCO_3^-$ | 10 | 30 | 27 |
| $HPO_4^{2-}$ | 100 | 1.2 | 1.2 |
| 蛋白质阴离子 | 63 | 1 | 16 |
| 有机酸根 | — | 7.7 | 5 |
| $SO_4^{2-}$ | 20 | 1 | 1 |

### 三、体液的渗透压

体液的渗透压（osmotic pressure）是指体液中溶质分子或离子（主要包括电解质、葡萄糖、氨基酸、尿素以及蛋白质等）对水的吸引力。体液中的溶质包括电解质与非电解质两大类，后者在水溶液中不发生电离，因而是不带电荷的溶质，包括尿素、葡萄糖、氧和二氧化碳等。

体液的渗透压分为两种，由 $Na^+$、$K^+$ 等晶体物质形成的渗透压称为晶体渗透压（crystalloid osmotic pressure），由蛋白质等大分子形成的渗透压称为胶体渗透压（colloid osmotic pressure）。体液的渗透压与溶质颗粒数目有关，而与颗粒大小、电荷或质量无关。尽管体液中晶体物质的质量很小，但颗粒数目多于蛋白质，因此体液中起渗透作用的主要是晶体物质形成的晶体渗透压。血浆总渗透压中 90%~95% 是晶体渗透压。$Na^+$ 是细胞外液含量最高的物质，血钠浓度改变往往会影响到血浆渗透压，故临床上常用血钠浓度的变化间接反映血浆渗透压的高低。血浆胶体渗透压只占血浆总渗透压的 5%~10%。虽然血浆中胶体渗透压与晶体渗透压相比占比较小，但由于蛋白质不能自由通透毛细血管壁，因此其形成的胶体渗透压对维持血管内外液体的分布，尤其是对细胞外液减少时血容量的维持具有十分重要的作用。

水在各部位体液间从渗透压低处向渗透压高处转移。细胞膜、毛细血管壁对水分子可以自由透过，因此生理情况下血浆、组织间液和细胞内液的渗透压是相同的，维持在 280~310mmol/L 之间。组织间液和血液之间晶体物质成分相同，晶体渗透压在这两部位对水的运动不起重要作用，血管内外水的移动方向主要取决于胶体渗透压。

### 四、水、电解质的生理功能

#### （一）水的生理作用

**1. 促进物质代谢** 水提供生化反应的场所，而且还参与水解、水化和加水脱氢等重要反应。

**2. 调节体温** 水的比热大，能够吸收代谢过程中产生的大量热能，通过汗液的蒸发和（或）体表的不显性蒸发可带走大量的热量。水的流动性大，体液各部分中水的交换非常迅速，因而对体温调节起重要作用。

**3. 润滑作用** 唾液可保持口腔和咽部湿润，有利于食物的吞咽；泪液可防止眼球干燥，有利于眼球转动；胸膜腔和腹膜腔的浆液可减少组织间的摩擦；关节囊的滑液有助于关节活动等，这些都是水的润滑作用。

**4. 结合水** 主要与蛋白质、黏多糖和磷脂等结合，以结合水的形式存在，发挥生理功能。

#### （二）电解质的生理功能

**1. 维持体液的渗透压和酸碱平衡** 钾和钠是细胞内外主要的阳离子，是维持细胞内外渗透压的基础。$K^+$ 又能通过细胞膜与细胞外液中的 $H^+$、$Na^+$ 进行交换，参与酸碱平衡的调节。

**2. 调节细胞膜电位** $K^+$ 是决定细胞静息膜电位的关键电解质，$Na^+$ 快速内流产生的动作电位是神经肌肉兴奋的基础。

**3. 参与新陈代谢** 多种无机离子作为金属酶或金属活化酶的辅助因子，在细胞水平对物质代谢进行调节。例如钾离子参与糖原和蛋白质的合成，每合成 1g 糖原有 0.33mmol 钾离子进入细胞，每合成 1g 蛋白质有 0.45mmol 钾离子进入细胞。反之，当糖原或蛋白质分解时，也有等量钾离子返回血浆。

**4. 构成组织的成分** 如钙、磷、镁是骨骼和牙齿的组成成分。

## 五、水、钠的平衡及其调节

### (一) 水平衡

正常人每天水的摄入和排出处于动态平衡之中（表3-3）。

**1. 摄入** 一般情况下，24 h 水摄入量在 2000～2500 ml 之间，水的来源有饮水、食物水、代谢水。成人每天饮水 1000～1300 ml 之间，食物水含量为 700～900 ml。糖、脂肪、蛋白质等营养物质在体内氧化生成的代谢水每日约 300 ml。

表3-3 正常成人每日的水平衡

| 来源 | 水量（ml） | 排出 | 水量（ml） |
| --- | --- | --- | --- |
| 饮水 | 1000～1300 | 尿量 | 1000～1500 |
| 食物水 | 700～900 | 皮肤蒸发 | 500 |
| 代谢水 | 300 | 呼吸蒸发 | 400 |
|  |  | 粪便水 | 100 |
| 总量 | 2000～2500 |  | 2000～2500 |

**2. 排出** 机体排出水分主要有四条途径，分别为消化道（粪便）、皮肤（显性汗液和非显性蒸发）、肺（呼吸蒸发）和肾（尿液）。健康成人每天由皮肤蒸发的水（非显性汗）约 500 ml，通过呼吸蒸发的水分约 400 ml，经粪便排出的水分约 100 ml，由尿排出的水分为 1000～1500 ml。正常成人每天需至少排出 500 ml 尿液才能清除体内的代谢废物（主要是蛋白质代谢终产物以及电解质）。因此，要维持水分出入量的平衡，每日需水 1500～2000 ml。需要指出的是，在机体排出水的几种方式中，通过呼吸和皮肤非显性蒸发排出的水分主要以纯水为主；而通过显性汗和粪便排出的水分一般为含少量电解质的低渗液体；发生腹泻时可排出含电解质较高的等渗液；尿液则比较特殊，其电解质含量受肾血浆流量及肾功能的影响，可排出低渗、等渗甚至高渗液。

### (二) 钠平衡

正常成人体内钠总量的 50% 在细胞外液，10% 在细胞内液，为可交换的钠，40% 与骨骼的基质结合，为不可交换的钠。血清钠浓度的正常范围为 135～150 mmol/L，细胞内液中的 $Na^+$ 浓度仅为 15 mmol/L 左右。成人每天所需的钠为 4～6 g（100～200 mmol/L），机体对钠的摄入和排出处于动态平衡之中。

**1. 摄入** 天然食物中含钠甚少，故人们摄入的钠主要来自食盐。每日膳食提供氯化钠 5～15 g，正常人每天摄入食盐以少于 10 g 为宜，高血压患者以少于 6 g 为宜。每天从食物（食盐）中得到的钠往往超过机体的需要，摄入的钠几乎全部由小肠吸收，多余的钠经肾随尿排出。

**2. 排出** 机体排出钠主要有三条途径，分别为肾、皮肤和消化道。肾排钠的特点：多摄多排，少摄少排，不摄不排。由于肾对钠的排出进行调节，因此在肾功能正常的人群中，钠摄入的改变不易引起体内钠含量的变化。此外，汗液为低渗液，随汗液可排出少量的钠，随粪便也可排出少量钠，因此大量出汗或严重腹泻时若不注意盐的补充，可导致体内钠的大量丢失。

### (三) 水和钠的平衡调节

机体水、电解质的平衡是由神经-内分泌系统的调节来维持的。机体水和钠的平衡紧密相关，共同影响细胞外液的渗透压和容量。水平衡主要由渴觉及抗利尿激素调节，在维持血浆等渗方面发挥重要的作用；而钠平衡则主要受醛固酮和心房钠尿肽的调节，在维持细胞外液的容量及组织灌流方面起重要作用。

**1. 渴觉** 渴觉中枢位于下丘脑视上核侧面，与渗透压感受器相邻，并有部分交叉重叠。

近来认为第三脑室旁的穹窿下部和终板血管器也与渴觉有关。细胞外液渗透压升高和血容量减少都可以兴奋渴觉中枢，引起口渴反射则思饮水，饮水后细胞外液渗透压降低，渴觉消失。血管紧张素Ⅱ（angiotensin Ⅱ，Ang Ⅱ）增加也可以引起渴觉，其机制可能与降低渴觉阈值有关。渴觉机制是机体通过控制水的摄入，调节体液容量和渗透压相对稳定的重要机制之一。

**2．抗利尿激素** 抗利尿激素（antidiuretic hormone，ADH）是由下丘脑视上核和室旁核的神经元合成的八肽，因其有收缩血管的作用，故也称为血管加压素（vasopressin，VP）。ADH作用于肾远曲小管和集合管，使小管上皮细胞对水的重吸收增加，即ADH具有保水作用。

刺激ADH释放的主要因素有细胞外液渗透压的增高及血容量的减少（图3-1）：当成人细胞外液渗透压有1%～2%变动时，就可影响ADH的释放。血容量减少和血压降低可通过左心房和胸腔大静脉处的容量感受器以及颈动脉窦和主动脉弓的压力感受器而促进ADH的分泌。机体对容量改变的敏感性低于渗透压的改变，细胞外液容量要有10%减少才能刺激渴觉和ADH释放，但是后者的作用一旦激发，作用更强。临床上，当血容量严重减少时，尽管渗透压不高，ADH的分泌仍然可以增加。另外，应激、疼痛、精神紧张、吸烟、恶心、呕吐和血浆Ang Ⅱ增高等也可刺激ADH分泌。

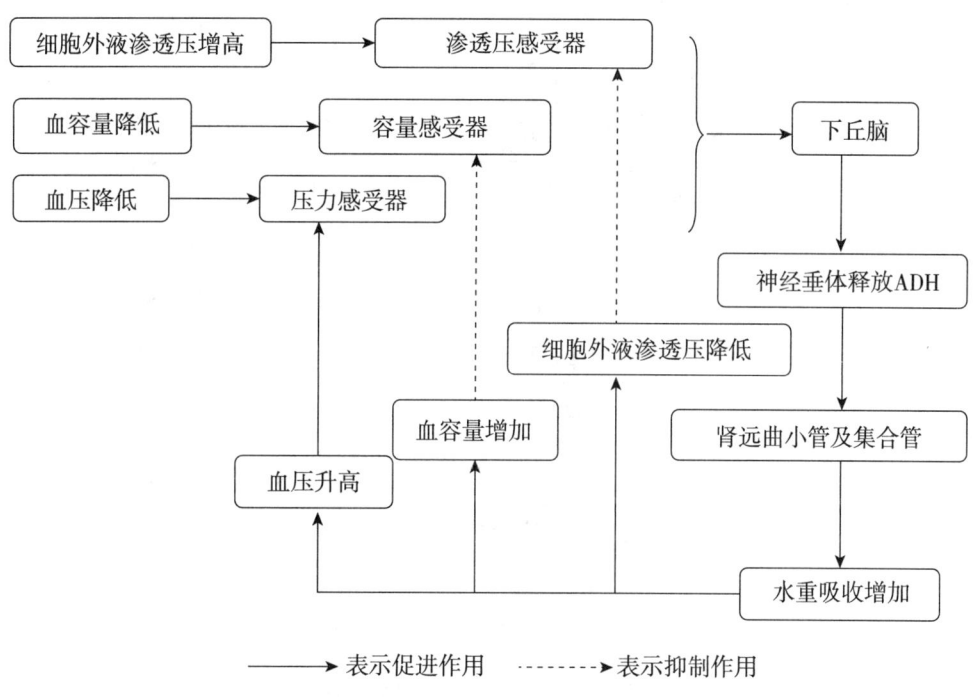

图3-1 抗利尿激素分泌调节示意图

ADH作用的机制与水通道蛋白（aquaporin，AQP）有关。水通道蛋白是一组构成水通道并与水通透性有关的细胞膜转运蛋白，广泛存在于动、植物及微生物界。目前在哺乳动物体内发现了至少13种AQP（AQP 0～AQP 12），每种AQP有其特异的组织分布。肾作为维持机体水钠平衡的重要器官，其中主要分布有AQP 1～AQP 4，这些水通道蛋白与抗利尿激素协同作用，促进ADH对水的重吸收。当ADH与远曲小管和集合管基侧膜上的ADH受体结合后，激活腺苷酸环化酶（adenylatecyclase，AC），使细胞内cAMP增高，继而激活蛋白激酶A（protein kinase A，PKA），磷酸化胞质囊泡中的AQP 2，磷酸化AQP 2穿梭并嵌入管腔膜，促使管腔膜上AQP 2密度增加，将水摄入胞质，随后由管周膜上持续活化的AQP 3或AQP 4将水分转运至间隙，由直小血管重吸收。当血浆中ADH数量减少时，ADH与受体解离，管腔膜上的AQP 2回到胞质囊泡中。AQP 1位于近曲小管亨氏袢降支以及降支直小血管的管腔膜和基侧膜,发挥水运输和通透的调节作用。AQP 0 是眼晶状体纤维蛋白的主要成分,维持晶状体水平衡。AQP 5 分布于泪腺和颌下腺,提供分泌通道,也分布于肺泡上皮Ⅱ型细胞中,与肺水肿的发生有关。

**3. 醛固酮** 醛固酮是肾上腺皮质球状带分泌的盐皮质激素,主要作用是促进肾远曲小管和集合管对 $Na^+$ 的重吸收,同时通过 $Na^+$-$K^+$ 和 $Na^+$-$H^+$ 交换而促进 $K^+$ 和 $H^+$ 的排出,随着 $Na^+$ 的主动重吸收增加,水的重吸收也增多。

醛固酮分泌的刺激因素主要有血容量减少、细胞外液渗透压降低、血钠浓度降低和血钾浓度增高,依赖于肾素-血管紧张素-醛固酮系统(renin-angiotensin-aldosterone system,RAAS)的调节。循环血量降低、血压降低或血钠浓度降低是激活 RAAS 的有效因素,这种刺激使肾产生肾素增多,进而激活血液中的血管紧张素原,生成血管紧张素Ⅰ(Ang Ⅰ),后者相继转化为血管紧张素Ⅱ(Ang Ⅱ)和血管紧张素Ⅲ(Ang Ⅲ),Ang Ⅱ 和 Ang Ⅲ 刺激肾上腺皮质球状带分泌和释放醛固酮。醛固酮作用于肾远曲小管和集合管,增加其对 $Na^+$ 的重吸收。提高细胞外液晶体渗透压,并通过释放 ADH 以增加水的重吸收,从而使减少的血容量得以恢复。如前所述,Ang Ⅱ 也有促进 ADH 分泌的作用。血浆渗透压降低或血 $K^+$ 浓度升高也可刺激肾上腺皮质球状带,使醛固酮分泌增多(图 3-2)。

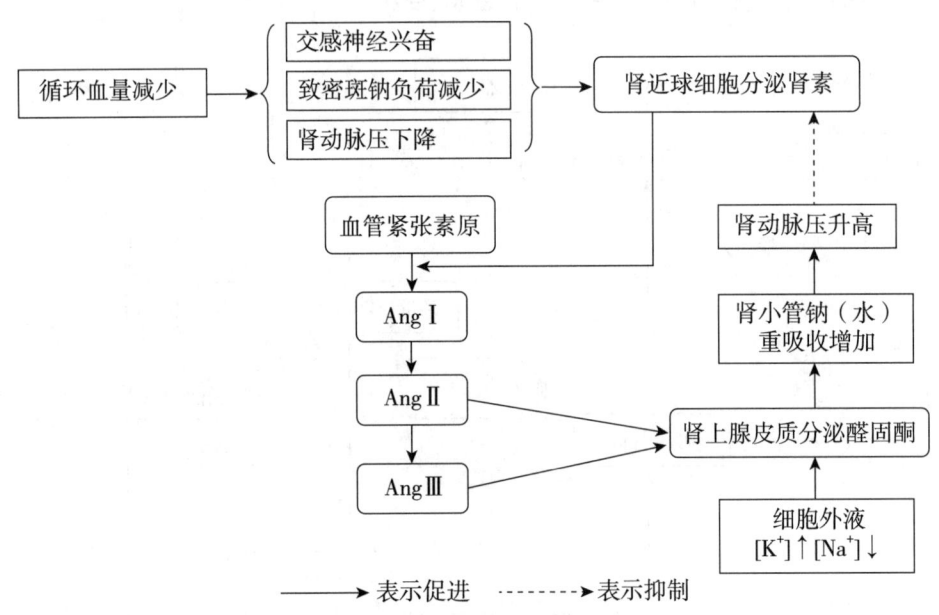

图 3-2 醛固酮分泌释放的调节示意图

**4. 心房钠尿肽** 心房钠尿肽(atrial natriuretic peptide,ANP),又称心房肽或心房利钠肽,是一组由心房肌细胞产生的多肽,由 21~33 个氨基酸残基组成。当心房扩张、血容量增加、血 $Na^+$ 增高、血浆渗透压增高或血管紧张素增多时,将刺激心房肌细胞合成和释放 ANP,主要作用于肾近曲小管,抑制钠和水的重吸收。ANP 通过利钠、利尿、扩血管和降低血压的作用,对肾及心血管内环境稳定起重要调节作用。其机制为:①减少醛固酮的分泌;②抑制肾素的活性;③对抗血管紧张素的缩血管效应;④拮抗醛固酮的滞 $Na^+$ 作用。反之,当限制钠和水的摄入、降低血容量、减少血管紧张素时,则能减少 ANP 的释放。因此,ANP 是血容量的负调节因素。

## 第二节 水、钠代谢紊乱

水、钠代谢紊乱是临床上最常见的水、电解质紊乱，水紊乱和钠紊乱总是同时或相继发生，临床上可以根据体液容量、渗透压或血钠浓度的变化对水、钠代谢紊乱进行分类。根据体液容量变化不同将其分为脱水和水过多，二者又分别根据细胞外液渗透压的不同分为高渗性、低渗性和等渗性；根据血钠浓度的变化可分为高钠血症和低钠血症，二者又分别根据细胞外液容量的不同分为高容量性、低容量性及等容量性（表3-4）。本节以容量变化分类进行讨论。

表3-4　水、钠代谢紊乱的分类

|  | 血清钠降低 | 血清钠升高 | 血清钠正常 |
| --- | --- | --- | --- |
| ECF 降低 | 低容量性低钠血症（低渗性脱水） | 低容量性高钠血症（高渗性脱水） | 低容量性正常血钠血症（等渗性脱水） |
| ECF 升高 | 高容量性低钠血症（水中毒） | 高容量性高钠血症（盐中毒） | 等渗性水过多（水肿） |
| ECF 正常 | 等容量性低钠血症 | 等容量性高钠血症 | 正常 |

### 一、脱水

脱水（dehydration）是指体液容量的减少，并出现一系列功能和代谢紊乱的病理过程。由于体液的丢失主要是细胞外液的丢失，而钠离子是细胞外液中最主要的离子，因此脱水除水的丢失外，常伴有不同程度的钠丢失。根据脱水时水钠丢失的比例不同分为三种类型：以失水为主者，即失水多于失钠，称为高渗性脱水；以失钠为主者，称为低渗性脱水；水钠按其在血浆中的含量等比例丢失者，称为等渗性脱水。

机制动画　脱水的发生机制

（一）高渗性脱水

高渗性脱水（hypertonic dehydration）又称低容量性高钠血症（hypovolemic hypernatremia），主要特征是失水多于失钠，血清钠浓度＞150 mmol/L，血浆渗透压＞310 mmol/L。

**1. 原因和机制**　高渗性脱水主要是水的丢失过多，包括水的摄入不足及排出过多，分别经消化道、皮肤、肺和肾排出，故原因与机制如下：

（1）摄水不足：见于水源断绝的各种情况，如沙漠迷路、海难、地震灾难等；患者不能或不会主动饮水，如昏迷和极度衰弱的患者等；渴觉中枢障碍，如下丘脑病变可损害渴觉中枢，有些并不引起失语症的大脑皮质脑血管意外的老年患者也可发生渴觉障碍。

（2）水丢失过多

1）经肾丢失：中枢性或肾性尿崩症时，因 ADH 产生和释放不足或肾远曲小管和集合管对 ADH 缺乏反应，远曲小管和集合管对水的重吸收减少，排出大量低渗性尿液；以肾间质损害为主的肾脏疾病，因肾浓缩功能障碍，排出大量低渗尿；静脉输入大量甘露醇、高渗性葡萄糖等产生渗透性利尿亦可导致失水。

2）经消化道丢失：小肠分泌液及胆汁和胰液的钠浓度都在 120～140 mmol/L，为等渗液。因此，呕吐、腹泻等可经胃肠道丢失大量等渗体液，一般引起等渗性脱水。如果长期丢失消化液、或者部分婴幼儿腹泻时，肠液含钠低如水样便，可经胃肠道丢失低渗液，引起高渗性脱水，其粪便钠浓度在 60 mmol/L 以下。

3）经皮肤丢失：在高温环境、剧烈运动、高热及甲状腺功能亢进时，通过皮肤的不显性蒸发丢失几乎不含电解质的纯水或低渗汗液;大量出汗时,汗为低渗液,大汗时每小时可丢失水分 800 ml 左右。

4) 经肺丢失:任何原因引起的过度通气都可使呼吸道黏膜的不显性蒸发增加,由于其损失的都是不含任何溶质的水分,因此可能引起高渗性脱水。

通常情况下,仅仅因水或低渗液的丢失不易引起高渗性脱水,往往同时存在水摄入不足,因为血浆渗透压稍有增加,就会通过兴奋渴觉中枢增加饮水,或通过肾调节等使血浆渗透压降至正常。在临床中高渗性脱水的原因常是综合性的,如婴幼儿腹泻导致高渗性脱水的原因除了丢失肠液、摄入水不足外,还有发热出汗、呼吸增快等因素引起的失水过多。

**2. 对机体的影响** 高渗性脱水时,因细胞外液渗透压增高,水由细胞内向细胞外移动、ADH 分泌、渴觉中枢兴奋、饮水使细胞外液量得到补充,而细胞内液量明显减少,故此时细胞外液量和细胞内液量均减少,而以细胞内液量减少更甚(图 3-3)。

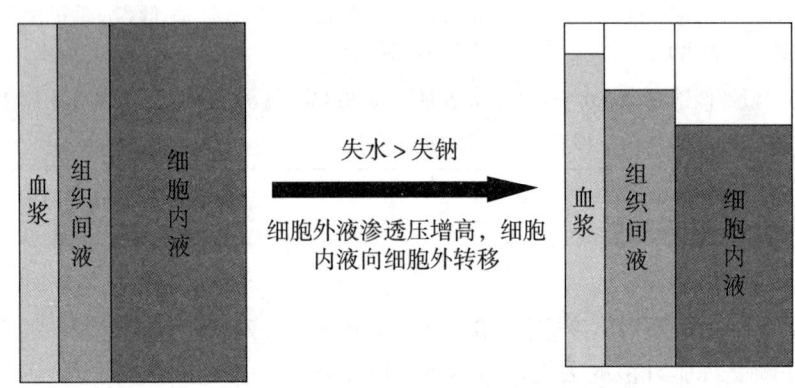

图 3-3 高渗性脱水时体液的分布

(1) 细胞脱水:此时因细胞外液渗透压升高,水透过细胞膜由细胞内移向细胞外,导致细胞内液量明显减少,引起细胞脱水皱缩,组织器官体积缩小,致功能代谢障碍,尤以脑细胞脱水的临床表现最为严重,可引起嗜睡、肌肉抽搐、昏迷等一系列中枢神经系统功能障碍,甚至导致死亡。由于颅腔容积固定,脑体积的缩小可使介于颅骨与脑皮质之间的血管被牵拉,故导致静脉破裂而出现局部脑出血和蛛网膜下腔出血以及脑血液循环障碍等。

(2) 脱水热(dehydration fever):因高渗性脱水以水的丢失为主,通过汗液、尿液等排出水分而散热的体温调节功能受到影响,从而导致体温升高。小儿因体温调节功能不完善,兼之细胞脱水,易出现体温升高,称为脱水热。

(3) 口渴:由于高渗性脱水既有细胞外液渗透压增高又有血容量的减少,都会刺激渴觉中枢(渴觉障碍者除外),因此患者口渴感觉特别显著,可促进患者主动饮水而补充体液。

(4) 尿的变化:高渗性脱水时,血浆渗透压升高与血容量减少均可刺激 ADH 的释放,使患者尿量减少。由于机体对渗透压的敏感性高于血容量,因此在轻症或早期,细胞外液渗透压升高,血钠升高可抑制醛固酮的分泌,加之 ADH 分泌促进尿的浓缩,使尿钠增多;在重症或晚期,由于严重脱水导致血容量明显减少,此时机体优先维持血容量,醛固酮分泌增多致尿钠减少。

## 第3章 水、电解质代谢紊乱

**案例 3-1**

患者男，32 岁。频繁呕吐、腹泻伴发热，口渴、烦躁不安、少尿 3 天入院。

体格检查：体温 38.5℃，血压 110/80 mmHg，脉搏 110 次 / 分，呼吸 29 次 / 分，精神萎靡，皮肤干燥、无汗。

实验室检查：尿量 300 ml/d，色黄，尿比重 1.023（1.010～1.020），血清 $Na^+$ 157 mmol/L。

问题：
1. 患者发生了何种水、电解质代谢紊乱，为什么？
2. 患者出现上述症状和体征的机制是什么？

案例分析

### （二）低渗性脱水

低渗性脱水（hypotonic dehydration）又称低容量性低钠血症（hypovolemic hyponatremia），主要特征是失钠多于失水，血清钠浓度＜ 135 mmol/L，血浆渗透压＜ 280 mmol/L。

**1. 原因和机制** 临床上体液容量的减少通常先发生等渗性或高渗性脱水，此时如果只注重水的补充，如口渴导致饮水或输入葡萄糖液，而未补钠或钠的补充不足，就会造成失钠比失水更多，使细胞外液转为低渗。另外，应用排钠利尿剂、醛固酮分泌减少、肾的病变等因素能够促进肾排钠增多，可直接引起低渗性脱水发生。

（1）经皮肤大量失液而只补充水：汗液为低渗液，大量出汗时丢失的固体物质主要是氯化钠，若只补充水而不补钠，大量出汗也可伴有明显的钠丢失（每小时可丢失 30～40 mmol 钠），造成细胞外液低渗。大面积烧伤由于血管通透性增加，导致体液大量丢失，若只补充水分，可引起低渗性脱水。

（2）丢失大量消化液而只补充水：这是临床最常见的失钠原因。见于腹泻、呕吐，部分是因胃、肠吸引术丢失大量含 $Na^+$ 消化液而只补充水分或输注葡萄糖溶液。

（3）体液大量在第三间隙内积聚：如胸膜炎形成大量胸腔积液，腹膜炎、胰腺炎、肝硬化等形成大量腹水，若只补充水未补钠，可引起低渗性脱水。

（4）肾性原因

1）水肿患者长期使用排钠利尿剂：如呋塞米（速尿）、依他尼酸（利尿酸）、噻嗪类等，使髓袢升支对 $Na^+$ 的重吸收减少；如再限制钠盐摄入，则钠的缺乏更为明显。

2）肾脏疾病：如慢性肾间质性疾病，当髓质结构破坏和髓袢升支功能障碍，钠随尿丢失增多；急性肾衰竭多尿期，肾小管液中尿素等溶质浓度增高，可通过渗透性利尿作用使肾小管上皮细胞对钠、水重吸收减少；失盐性肾病患者因肾小管细胞病变，对醛固酮的反应性降低，钠的重吸收减少，肾排钠过多。

3）肾上腺皮质功能不全：常见于 Addison 病，主要是因为醛固酮分泌减少，故肾小管对钠重吸收减少，肾排出钠增多。

4）肾小管性酸中毒：肾小管性酸中毒（renal tubular acidosis，RTA）是一种以肾小管排酸障碍为主的疾病，由于集合管分泌 $H^+$ 功能降低，$H^+$-$Na^+$ 交换减少，使钠随尿排出增多。

**2. 对机体的影响** 低渗性脱水时，因细胞外液渗透压降低，水由细胞外向细胞内转移，使得细胞外液减少，细胞内液增加。由于细胞外液的减少致使血液浓缩，血浆蛋白质浓度增加，血浆胶体渗透压增高，组织间液生成减少、回流增加以维持血容量。所以此时主要是细胞外液明显减少，细胞内液不减少甚至增加，尤以组织间液减少为甚（图 3-4）。

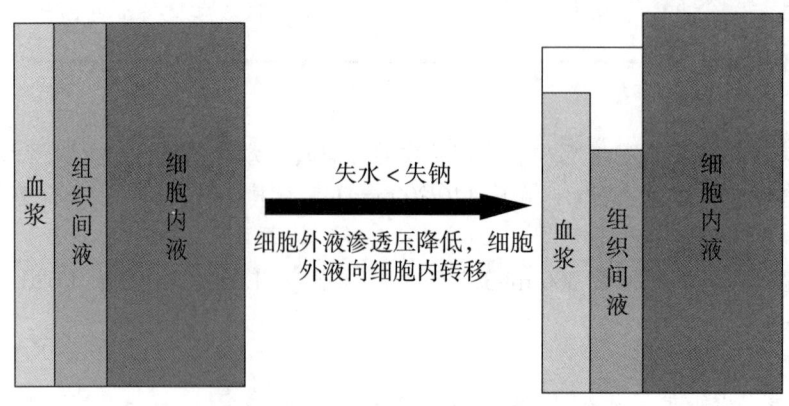

图 3-4　低渗性脱水时体液的分布

(1) 血液循环障碍甚至休克：①低渗性脱水在原发病因作用下，体液大量丢失；②体液向细胞内转移，使细胞外液进一步减少；③如果因细胞外液低渗抑制 ADH 分泌，肾远曲小管重吸收水障碍。以上原因使血容量明显减少，因此低渗性脱水在临床上容易出现休克倾向，表现为静脉塌陷、血压降低、脉搏细速、尿量减少甚至发生功能性肾衰竭、氮质血症。在三型脱水中低渗性脱水最易出现休克，这是本型脱水的主要特点。

(2) 脱水貌：由于细胞外液移向细胞内，血浆蛋白质不能自由通透血管壁，血浆胶体渗透压升高使组织间液明显减少，表现为皮肤弹性明显降低、黏膜干燥、眼窝和婴儿囟门凹陷等脱水外貌，在三型脱水中最为明显。

(3) 细胞水肿：低渗性脱水时细胞内液可能增多，可出现细胞水肿，导致细胞功能代谢障碍，以脑细胞水肿的临床表现最为严重，出现头痛、意识模糊、惊厥、昏迷等一系列中枢神经系统障碍症状。

(4) 口渴不明显：尽管体液容量减少可兴奋渴觉中枢，但渗透压降低又可抑制渴觉中枢，故轻症或早期患者不会出现渴觉，重症或晚期患者由于血容量明显减少，可引起渴觉中枢兴奋，产生轻度渴觉。

(5) 尿的变化：血浆渗透压降低与体液容量减少共同作用将导致低渗性脱水患者尿钠和尿量的异常。细胞外液渗透压下降，抑制 ADH 分泌释放，肾小管对水重吸收减少，轻症或早期患者尿量一般不减少；而脱水严重时由于血容量明显减少，机体优先维持血容量，ADH 分泌、释放增多，尿量明显减少。由肾外原因所致低渗性脱水，因醛固酮分泌释放增多，尿钠减少；而肾性原因所致脱水患者尿钠增多。

(6) 其他表现：低渗性脱水按失钠程度及临床表现分为轻、中、重度三类。轻度：失钠量 < 0.5 g/kg，患者常感疲乏、头晕，手足麻木、口渴不明显，直立时可发生昏倒（昏厥），尿中钠减少。中度：失钠量为 0.5 ~ 0.75 g/kg，患者常有厌食、恶心呕吐、视物模糊、收缩压轻度降低、起立时昏倒、心率加快、脉搏细弱、皮肤弹性减弱、面容消瘦，尿量少。重度：失钠量为 0.75 ~ 1.25 g/kg，患者表情淡漠、肌腱反射减弱或消失、出现木僵，最后发生昏迷，甚至死亡。

### (三) 等渗性脱水

等渗性脱水（isotonic dehydration）的特征是水和钠等比例摄入不足或丢失，或失液后经机体调节血浆渗透压仍在正常范围，因此等渗性脱水时肾的调节功能没有受到损坏或影响，血清钠浓度维持在 135 ~ 150 mmol/L，血浆渗透压在 280 ~ 310 mmol/L。

**1. 原因和机制**

(1) 经消化道丢失：短期内的消化液丢失，如严重呕吐、腹泻或胃肠引流后、肠炎、胃肠瘘管、小肠梗阻致体液潴留于肠腔内等可引起等渗性脱水。如果长期消化液丢失，则出现高渗性脱水。

（2）经皮肤或肺丢失：见于大面积烧伤、创伤等丢失血浆，在高温环境、剧烈运动、高热、甲状腺功能亢进时大量出汗，或各种原因引起的过度通气，尽管丧失的是低渗液，经机体调节后血浆渗透压为等渗。

（3）大量抽放胸腔积液、腹水：见于大量胸腔积液、腹水的形成。

**2. 对机体的影响**

（1）等渗性脱水时机体的基本变化是细胞外液明显减少，血浆渗透压正常。细胞外液容量减少而渗透压在正常范围，细胞内液并不向细胞外液转移以代偿细胞外液的减少，故细胞内液容量无明显变化（图3-5）。

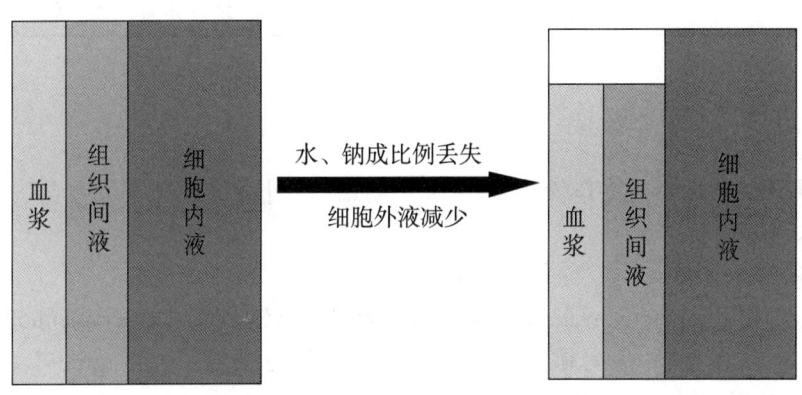

图 3-5　等渗性脱水时体液的分布

（2）等渗性脱水常兼有低渗性及高渗性脱水的临床表现，严重程度往往介于两者之间。大量丢失等渗性体液首先引起细胞外液和血容量的减少，容易发生血压降低、外周循环衰竭及尿量减少。等渗性脱水患者因组织间液的减少也可出现明显脱水貌，如皮肤弹性减退、眼窝凹陷、婴幼儿囟门凹陷等。患者因不显性蒸发、严重呕吐、不能饮水等情况使失水相对较多，存在向高渗性脱水转变的倾向，加上血容量减少，故可使患者产生较明显的渴觉、ADH释放维持等渗。必须指出，如果等渗性脱水在处理上只补水而不注意补钠，也可使之转变为低渗性脱水；如果未及时处理就可能转变为高渗性脱水。

**（四）脱水防治的病理生理基础**

**1. 去除病因**　防治原发病。

**2. 液体疗法**　补液量包括累计损失量的补充、治疗过程中继续损失量的补充及供给每日生理需要量。补液种类取决于脱水性质，低渗性脱水以补等渗溶液为主，高渗性脱水以补水为主，等渗性脱水以补等渗溶液为主，兼顾补钠、水的原则（表3-5）。一般情况下，生理需要量宜尽量口服，不足者予以静脉滴注。

**3. 防治并发症**　如出现休克或肾功能不全，应按休克或肾功能不全的处理方式进行治疗。

表3-5　三种脱水的比较

|  | 低渗性脱水 | 高渗性脱水 | 等渗性脱水 |
| --- | --- | --- | --- |
| 机制 | 失水＜失钠 | 失水＞失钠 | 水、钠成比例丢失 |
| 血钠浓度（mmol/L） | ＜135 | ＞150 | 135～150 |
| 血浆渗透压（mmol/L） | ＜280 | ＞310 | 280～310 |
| 主要失液部分 | 细胞外液 | 细胞内液 | 细胞外液 |

续表

|  | 低渗性脱水 | 高渗性脱水 | 等渗性脱水 |
|---|---|---|---|
| 口渴 | 早期无，重度脱水者有 | 明显 | 有 |
| 脱水貌 | 明显 | 早期不明显 | 明显 |
| 外周衰竭 | 早期可发生 | 轻症无 | 早期不明显 |
| 血压 | 易降低 | 轻症正常，重症降低 | 易降低 |
| 尿量 | 轻症正常，重症减少 | 减少 | 减少 |
| 尿钠 | 极少或无 | 有 | 减少 |
| 治疗 | 等渗或高渗盐溶液 | 5%葡萄糖液，辅以补钠 | 2/3 等渗的盐溶液 |

## 二、水过多

水过多（water excess）指体液容量增多，按照细胞外液渗透压不同可分为低渗性、高渗性和等渗性水过多。

### （一）低渗性水过多

低渗性水过多（hypotonic water excess）为高容量性低钠血症（hypervolemic hyponatremia），主要特征是水在体内大量潴留多于钠潴留，血清钠浓度 < 135 mmol/L，血浆渗透压 < 280 mmol/L 的病理过程，又称为水中毒（water intoxication）。

**1. 原因和机制** 水中毒临床多见于肾脏病变或肾外病变引起的肾排水功能降低，或摄水过多、超过机体的调节能力，造成大量低渗液在体内潴留。

(1) 急慢性肾功能不全：肾功能不全时，肾排水能力下降，容易发生水中毒，特别是急性肾衰竭少尿期或慢性肾衰竭晚期对水的摄入未加控制者。因此肾功能不全的患者尤其要注意限制水的入量。

(2) ADH 分泌异常增多：ADH 分泌过多使肾远曲小管和集合管重吸收水增强。肾排水能力降低时，一旦摄入水稍多，就会引起明显的水中毒症状。ADH 分泌异常增多可见于：①急性应激状态（外伤、手术）时可刺激下丘脑的视上核，使 ADH 分泌增多；②某些药物的作用，如镇痛剂、异丙肾上腺素、某些抗癌药（环磷酰胺、长春新碱等）、口服降血糖药、前列腺素抑制剂、降脂药等可促进 ADH 的释放或增强 ADH 对肾远曲小管和集合管的作用；③肾上腺皮质功能低下，肾上腺皮质激素分泌减少，对下丘脑分泌 ADH 的抑制作用减弱，ADH 分泌增多；④ADH 异常分泌增多综合征（ADH secretion increased syndrome，SIADH）：常见于可引起下丘脑 ADH 分泌增加的疾病，中枢神经系统疾病如脑炎、脑肿瘤、脑脓肿、脑血栓、脑出血等；急性精神病；恶性肿瘤引起 ADH 异位分泌，如肺小细胞癌、胰腺癌、霍奇金淋巴瘤、淋巴肉瘤等。

(3) 有效循环血量减少：肺部疾病如肺炎、肺结核、肺脓肿、肺不张等，严重心功能障碍，肝硬化或休克时，有效循环血量减少，对左心房内膜下的容量感受器牵张刺激减弱，经迷走神经传至下丘脑抑制 ADH 释放的传入冲动减少，故 ADH 分泌增多。

(4) 医源性 ADH 用量过多：临床上在治疗尿崩症时，过量使用 ADH 或在使用 ADH 后未注意控制水的出入平衡，可引起水潴留。

(5) 摄入或输入水过多：由于肾具有强大的调节水平衡的能力，因此正常人摄入较多水时，一般不会发生水潴留，更不会引起水中毒。然而，渴觉中枢受刺激所致饮水过多或精神性饮水过多，超过肾排水能力的最大极限时（1200 ml/h），也可能发生水中毒。尤其是婴幼儿，由于其水、电解质的调节功能尚未成熟，过多给予不含电解质的液体更易发生水中毒。对于低渗性脱水晚期患者，由于细胞外液向细胞内转移，可造成细胞内水肿，若此时输入大量水分也可引起水中毒。

**2．对机体的影响**　水中毒时，细胞外液量增多，且渗透压降低，促进水由细胞外移入细胞内，此时细胞内、外液均增多，尤其是细胞内增多为甚。

（1）细胞水肿：由于水不断由细胞外移向细胞内，使细胞内液量也增多，引起细胞水肿。

（2）中枢神经系统症状：细胞内、外液容量增大对中枢神经系统产生严重后果，可出现头痛、恶心、呕吐、视神经乳头水肿、定向力障碍、意识障碍甚至可出现小脑幕裂孔疝、枕骨大孔疝，导致呼吸、心搏停止而死亡。

（3）循环血量增加：水中毒时循环血量增加，使心血管系统负荷增大而引起肺水肿或心力衰竭。

**3．水中毒防治的病理生理基础**

（1）防治原发病。

（2）轻、中度患者的治疗主要是严格限制水入量。

（3）急性重度患者，可用3%～5%高渗氯化钠溶液静脉滴注，纠正低渗状态，但需注意钠离子过多会使细胞外液容量扩大，加重心脏负荷。可用甘露醇、山梨醇或呋塞米快速利尿，减轻脑水肿。

### （二）高渗性水过多（盐中毒）

高渗性水过多（hypertonic water excess）为高容量性高钠血症（hypervolemic hypernatremia），主要特征是钠在体内大量潴留多于水潴留，血清钠浓度＞150 mmol/L，血浆渗透压＞310 mmol/L，又称为盐中毒（salt poisoning）。

**1．原因和机制**　高渗性水过多临床上较少见，主要见于：

（1）医源性盐用量过多：临床上在治疗低渗性脱水时，过量使用高渗盐水溶液，可引起水钠潴留。

（2）原发性钠潴留：原发性醛固酮增多症患者，因醛固酮持续过量分泌，导致肾小管水钠重吸收增加，引起血钠含量和细胞外液容量的增加。

**2．对机体的影响**　高渗性水过多时细胞外液渗透压增高，水由细胞内向细胞外移动，导致细胞脱水，严重者因脑细胞脱水可引起嗜睡、昏迷等一系列中枢神经系统功能障碍。

**3．盐中毒防治的病理生理基础**　防治原发病；肾功能正常者可用强效利尿剂，如呋塞米，以除去过量的钠；肾功能低下以及对利尿剂反应差者，可在连续监测血浆电解质水平的情况下，进行腹膜透析。

# 第三节　水　肿

水肿（edema）属于等渗性水过多（isotonic water excess）的两种情况之一，过量的体液潴留在血管内称高容量血症，通常见于容量依赖性高血压；过多体液在组织间隙或体腔中积聚的病理过程称为水肿，它是多种疾病的临床体征。在水肿的范畴内，习惯上又将体液积聚在体腔的病理变化，称为积水或积液（hydrops），如胸腔积液（胸水）、腹腔积液（腹水）、心包积液和脑室积水（脑积水）等。

## 一、水肿的分类

### （一）按水肿发生的范围分类

按水肿发生的范围可分为：①局部性水肿（local edema）：如炎性、淋巴性、变态反应性、血管神经性、静脉阻塞性水肿；②全身性水肿（anasarca）：如肾病综合征引发肾性水肿、肝疾病引发肝性水肿、充血性心力衰竭引发心源性水肿,以及营养不良性水肿等。全身性水肿时往往同时有体腔积液,如肝腹水、胸腔积液和心包积液。

### (二) 按发病原因分类

按发病原因可分为肾性水肿、肝性水肿、心源性水肿、营养不良性水肿、淋巴性水肿和过敏性水肿等,原因不明的水肿称为特发性水肿。

### (三) 按累及部位分类

按累及部位可分为皮下水肿、脑水肿、肺水肿和喉头水肿等。

### (四) 根据皮肤有无凹陷分类

手指按压皮下组织较少的部位片刻,移开后有凹陷,不易恢复,则称为凹陷性水肿(pitting edema),又称为显性水肿(frank edema);当组织间液量已经增多但手指按压无凹陷时,称为非凹陷性水肿(non-pitting edema),又称为隐性水肿(recessive edema)。

### (五) 按发生速度分类

按发生速度可分为急性水肿(如急性肺水肿)和慢性水肿(多见于慢性疾病引起的水肿)。

## 二、水肿发生的基本机制

机制动画 水肿的发生机制

如前所述,水肿是等渗性体液在组织间隙及体腔过多积聚。机体每日钠水的摄入量和排出量大致相当,处于动态平衡状态,从而维持体液量的相对恒定。一旦钠水摄入过多或肾对钠水排出不足,可导致体内钠水潴留,血容量增多,继而由于毛细血管流体静压增高、血浆胶体渗透压下降而致组织间液生成增多。组织间液的更新及其容量的恒定,有赖于体内外液体交换及血管内外液体交换的平衡调节。如果这两种平衡失调,体内外液体交换失衡导致机体钠水潴留,或血管内外液体交换失衡导致组织间液的生成大于回流,则可发生水肿。

### (一) 血管内外液体交换失衡——组织间液生成大于回流

正常情况下,血浆与组织间液之间通过毛细血管壁不断进行着液体交换,使组织间液的生成和回流保持动态平衡(图3-6),这种平衡主要取决于以下几个因素:①驱使血管内液滤出的力量是有效流体静压;有效流体静压=毛细血管平均压(17 mmHg)−组织间液流体静压(−6.5 mmHg)=23.5 mmHg;②促使液体回流至毛细血管内的力量是有效胶体渗透压;有效胶体渗透压=血浆胶体渗透压(28 mmHg)−组织间液胶体渗透压(5 mmHg)=23 mmHg;③平均有效滤过压=有效流体静压(23.5 mmHg)−有效胶体渗透压(23 mmHg)=0.5 mmHg,可见,正常情况下组织间液的生成略大于回流;④淋巴回流:组织间液回流的剩余部分由淋巴系统回流进入血液循环,由于淋巴管壁的通透性较高,还可将细胞代谢生成或经毛细血管漏出的微量蛋白质等大分子物质经组织间液回流入体循环。组织间隙的液体仅有1%是游离的,具有流动性,呈游离态液体,能与血液和淋巴液迅速交换;99%的液体存在于胶体网状物(化学成分是透明质酸、胶原和黏多糖等)中,呈凝胶态液体,其更新速度比较缓慢。当组织间隙流体静压增高时,淋巴液回流速度明显增加,同时组织间隙的胶体网状物对液体的吸附能力增强而膨胀,使游离态液体不至于过多。当组织间隙流体静压降低时,凝胶态液体由胶体网状物中被吸出形成游离态液体。通过淋巴管的回吸收和胶体网状物的吸附作用,机体具有了一定的抗水肿能力。

如果上述调节因素失衡,即可导致组织间液的生成多于回流而积聚在组织间隙或体腔中,形成水肿。

**1. 毛细血管流体静压增高** 毛细血管流体静压增高可导致有效流体静压增高,平均有效滤过压增大,组织间液生成增多。当组织间液生成增多超过淋巴回流的代偿能力时,可引起水肿。毛细血管流体静压增高主要见于全身性或局部性静脉压增高,逆向传递到毛细血管静脉端和微静脉,使微循环后阻力增加,从而使毛细血管内有效流体静压增大。如肝硬化、静脉血栓形成和肿瘤压迫静脉导致局部水肿的发生，左心衰竭时肺静脉压的增高可导致肺水肿发生，右心衰竭时体静脉压的增高导致全身性水肿的发生。此外，动脉扩张充血也可使毛细血管流体静压增高，如炎症性水肿。

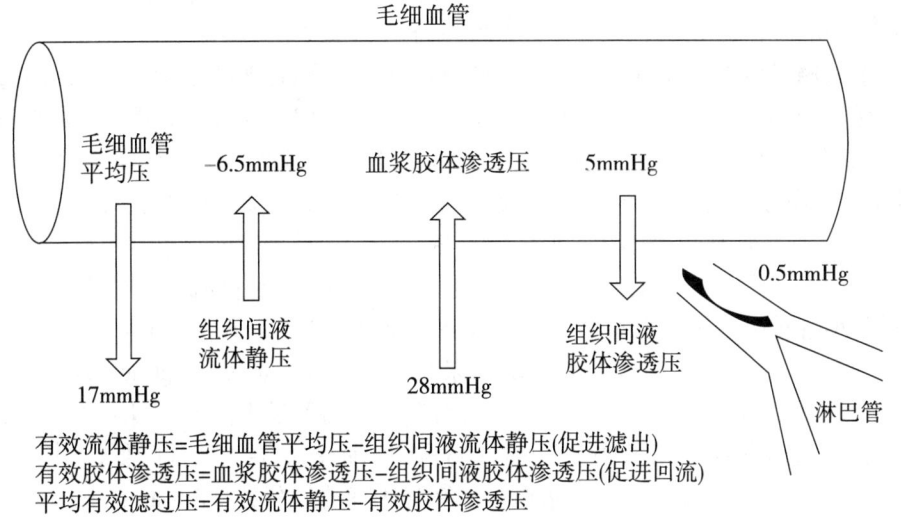

图 3-6　等渗性脱水时体液的分布

**2. 血浆胶体渗透压下降**　血浆胶体渗透压主要取决于血浆蛋白尤其是白蛋白的含量。当血浆白蛋白含量降低时，血浆胶体渗透压下降，致使平均有效滤过压增大，组织间液生成增多，超过了淋巴回流的代偿能力，而引起水肿。导致血浆白蛋白含量下降的因素有：①蛋白质合成吸收障碍：白蛋白主要在肝合成，若肝功能障碍，可使蛋白质合成减少，长期禁食或胃肠功能障碍，引起蛋白质摄入吸收不足，常见于肝硬化和严重营养不良；②蛋白质丢失过多：见于肾病综合征患者尿液丢失大量蛋白质；③蛋白质分解增强：常见于慢性消耗性疾病，蛋白质被大量动用，如恶性肿瘤、慢性感染和烧伤等。

**3. 微血管壁通透性增加**　生理情况下，仅微量的蛋白质可以滤出毛细血管壁，以维持细胞内外的胶体渗透压梯度。各种生物性或理化性致病因素可直接损伤微血管壁，或通过促进炎性介质的释放使管壁通透性增加，促使血浆蛋白从毛细血管和微静脉壁滤出，从而造成血浆胶体渗透压下降，组织间液胶体渗透压升高，导致有效胶体渗透压下降，促使水及溶质分子滤出。因有蛋白质的滤出，此类水肿液中蛋白质含量较高。常见于：①各种炎症性疾病，炎症灶内释放组胺、5-羟色胺、激肽、缓激肽、前列腺素等炎性介质，造成血管通透性的增加；②过敏性疾病，过敏局部产生组胺、激肽等物质；③其他：如某些血管神经性疾病、毒物对血管的直接损害都可发生水肿。

**4. 淋巴回流受阻**　淋巴回流具有很强的抗水肿作用，不但组织间液多余的水与小分子物质可通过淋巴管回流入血液循环，大分子物质及微聚物等也可通过通透性强的淋巴管回流入血液循环。淋巴回流受阻时，组织间隙中的组织间液和蛋白质积聚，形成淋巴性水肿，同时组织间液胶体渗透压增高又可进一步促进水肿的形成。如恶性肿瘤细胞侵入并堵塞淋巴管，或乳腺癌根治术清扫摘除淋巴管，可使淋巴回流受阻或无法代偿加强回流，导致含大量蛋白质的水肿液在组织间隙积聚，引起局部水肿。又如丝虫病，由于腹股沟部的主要淋巴管道被成虫堵塞，加之炎症反应和长期慢性水肿及结缔组织增生，可引起下肢的慢性水肿，其典型临床表现为下肢增粗，形同象腿，又称"象皮腿"。

（二）体内外液体交换失衡——钠水潴留

钠水潴留见于钠水摄入过多、尤其是肾对其排出不足。肾是机体调节水、钠平衡的重要器官，生理情况下，经肾小球滤过的水和钠有 99%～99.5% 被肾小管重吸收，只有 0.5%～1% 由尿排出，其中近曲小管的重吸收率相对稳定在 60%～70%，即肾小管重吸收率始终随着肾小球滤过率的高低而相应变化，被称为球-管平衡。球-管平衡靠肾小球滤过、肾小管重吸收和肾小管分泌所维系。在病因作用下，肾小球和（或）肾小管功能失调，引起球-管失衡（glomerulo-tubular imbalance），则可导致钠和水排出的减少而发生水肿。

**1. 肾小球滤过率下降** 肾小球滤过率的高低取决于肾小球的有效滤过压、滤过膜的通透性和滤过面积的大小。常见原因有：①肾小球广泛病变：如急性肾小球肾炎，炎性渗出、细胞增生和内皮细胞的肿胀可导致肾小球滤过率下降；慢性肾小球肾炎，肾单位大量破坏，滤过面积明显减少致肾小球滤过率下降；②有效循环血量减少：如充血性心力衰竭、肾病综合征、肝硬化伴腹水时，有效循环血量不足，使肾血流量下降，而继发性的交感-肾上腺髓质系统和肾素-血管紧张素系统的兴奋，使肾血流量进一步减少，因而肾小球滤过率降低。

**2. 近曲小管重吸收钠、水增加** 当有效循环血量减少时，近曲小管可以通过以下机制使钠水的重吸收增加，肾排水减少。①心房钠尿肽（atrial natriuretic peptide，ANP）分泌减少：心房钠尿肽由心肌细胞释放，可抑制近曲小管对钠的主动重吸收，还可抑制肾上腺皮质球状带分泌醛固酮。当有效循环血量明显减少时，心房的牵张感受器兴奋性降低，引起心房钠尿肽分泌减少，致使近曲小管重吸收钠、水增加。②肾小球滤过分数（filtration fraction）增加：肾小球滤过分数是肾小球滤过率（125 ml/min）与肾血浆流量（660 ml/min）的比值，正常值为 19%（15%～20%）。有效循环血量减少时，如充血性心力衰竭或肾病综合征等，肾血浆流量与肾小球滤过率均减低，由于皮质肾单位出球小动脉收缩比入球小动脉更明显，因此，肾小球滤过率下降的程度小于肾血浆流量下降的程度，使肾小球滤过率相对增加，故滤过分数增高，同时血浆中水和小分子溶质由肾小球滤出相对增多。因此，血液流经出球小动脉时血液被浓缩，血浆胶体渗透压明显升高，而出球小动脉延伸后形成毛细血管，缠绕在肾小管周围，所以肾小管周围毛细血管的流体静压下降而血浆胶体渗透压增高，从而促进近曲小管重吸收钠、水，导致钠、水潴留。

**3. 肾血流重分布** 当有效循环血量降低时，通过反射性交感神经兴奋以及肾素-血管紧张素-醛固酮系统激活，使肾素和 Ang Ⅱ 水平增高，由于肾单位的生理学特点，发生肾血流重分布，导致大量肾血流从皮质肾单位转移至近髓肾单位。近髓肾单位因髓袢长，深入髓质高渗区，故对钠、水的重吸收功能较皮质肾单位强，结果使肾小管对钠、水的重吸收增多。

**4. 远曲小管和集合管重吸收钠、水增加** 远曲小管和集合管对钠、水的重吸收主要受醛固酮和抗利尿激素的调节。①醛固酮增多：醛固酮增加的原因有分泌增加和灭活减少，当有效循环血量下降，或其他原因使肾血流减少时，肾血管灌注压下降，入球小动脉毛细血管压下降，可激活入球小动脉壁的牵张感受器，以及肾小球滤过率降低使流经致密斑的钠量减少，均可使近球细胞肾素分泌增加，肾素-血管紧张素-醛固酮系统被激活，醛固酮分泌增多，促进远曲小管和集合管重吸收钠。临床上见于充血性心力衰竭、肾病综合征及肝硬化腹水。另外，肝功能障碍患者肝细胞灭活醛固酮的功能减退，也是血中醛固酮含量增高的原因，使钠重吸收增多。随之血浆晶体渗透压增高，促进水的重吸收。② ADH 增加：包括分泌增多与肝功能障碍引起的灭活减少。当各种原因引起的有效循环血量减少时，可刺激容量感受器致下丘脑神经垂体分泌和释放 ADH 增多；或肾素-血管紧张素-醛固酮系统被激活后，醛固酮的释放促进远曲小管重吸收钠，引起血浆晶体渗透压增高，通过刺激下丘脑渗透压感受器，使 ADH 分泌和释放增加，从而促进远曲小管和集合管重吸收水。随之血浆晶体渗透压下降，又促进钠的重吸收。

以上是水肿发病机制中的基本因素。其中钠、水潴留是形成全身性水肿的基本机制，组织间液生成大于回流是局部水肿形成的必要机制。在各种不同类型的水肿发生发展中，常常是各种因素先后或同时发挥作用，同一因素在不同水肿的发病机制中所处的地位也不相同。

### 三、水肿的表现特征

#### （一）水肿液的性状

根据水肿液性状，尤其是蛋白质含量的不同，可将水肿液分为漏出液和渗出液（表3-6）。漏出液（transudate）为淡黄色浆液性，外观透明，水肿液的相对密度低于1.015；蛋白质的含量低于25 g/L；细胞数少于500个/100 ml。渗出液（exudate）外观混浊，水肿液的相对密度高于1.018；蛋白质含量高于25 g/L，甚至可达30～50 g/L；多见于炎症、恶性肿瘤等，主要由毛细血管通透性增高所致。

表3-6 渗出液与漏出液的区别

| | 渗出液 | 漏出液 |
| --- | --- | --- |
| 发病环节 | 炎症 | 非炎症 |
| 外观 | 混浊，血性、脓性 | 透明，淡黄，浆液性 |
| 蛋白质含量（g/L） | 高，30～50 | 低，<25 |
| 细胞数目（×$10^6$/L） | 多，>500 | 少，<100 |
| 相对密度 | 大，>1.018 | 小，<1.015 |

#### （二）水肿的皮肤特点

皮下水肿是全身性水肿和体表局部水肿常见的体征，易出现在组织疏松的部位（如眼睑和阴囊部）和身体的下垂部（如足踝部）。局部一般表现为肿胀，弹性降低，皱纹浅平，温度降低。当水肿患者体重增加达到原体重的10%时，呈非凹陷性或隐性水肿，这是由于机体的抗水肿能力在发挥代偿作用，即分布在组织间隙中的胶体网状物对组织间液的强大吸附能力和膨胀性。当水肿患者体重增加超过原体重的10%时，组织间液的积聚超过胶体网状物的吸附能力，凝胶态液体游离出来积聚到一定量时，用手指按压该部位皮肤，游离的液体向周围散开而形成凹陷，数秒钟后凹陷自然平复，呈凹陷性水肿或显性水肿。

#### （三）全身性水肿的分布特点

不同原因引起的全身性水肿有不同的特点，其影响因素包括：重力效应、皮下组织结构的致密性和皮肤厚度与伸展性，局部静脉及毛细血管血流动力学的特点。最常见的全身性水肿是心源性水肿、肾性水肿和肝性水肿。心源性水肿因为重力作用，使肢体低垂部毛细血管流体静压增高，因此水肿首先出现于低垂部位；肾性水肿，由于眼睑和颜面部组织疏松，皮肤薄而伸展度大，易于容纳水肿液，因此首先表现为眼睑或颜面部水肿；肝性水肿的发生与肝硬化时肝结构改变有关，肝硬化时由于肝内广泛的结缔组织增生与收缩，以及再生肝细胞结节的压迫，肝静脉回流受阻，进而使肝静脉压和毛细血管流体静压增高，成为肝硬化时易伴发腹水的原因。

### 四、水肿对机体的影响

除炎性水肿具有稀释毒素、运送抗体等抗损伤作用外，其他水肿对机体都有不同程度的不利影响。

#### （一）引起细胞营养障碍

过量的液体在组织间隙中积聚，使细胞与毛细血管间的距离增大，增加了营养物质在细胞间的弥散距离。另外，受骨等坚实的包膜限制的组织和器官，发生急性重度水肿时，常会压迫微血管而减少营养血流，致使细胞变性，如脑水肿时的神经细胞水肿。

#### （二）导致器官组织功能障碍

水肿对器官组织功能活动的影响，取决于水肿发生的速度及程度。急速发展的重度水肿因来不及适应及代偿,可能引起比慢性水肿更加严重的功能障碍。若为生命活动的重要器官,则可造成更为严重的后果,如脑水肿引起颅内压升高,甚至脑疝常危及生命;喉头水肿可引起气道阻塞,严重者窒息死亡;而双下肢水肿的影响较小。

### 五、水肿防治的病理生理基础

#### (一)防治原发病
对心力衰竭及肾病综合征等有水潴留倾向的患者要对原发病进行治疗,防止水肿的发生。

#### (二)对症处理
对于全身性水肿,选用适当的利尿药,必要时限制水、钠的摄入及补充血浆白蛋白;对局部性水肿,通过引流和改变体位,缓解水肿。

#### (三)防治并发症
维持水、电解质和酸碱平衡。

> **案例 3-2**
>
> 患者女,54岁。因气急、呼吸困难、心悸入院。
> 体格检查:体温38.9℃,血压110/80 mmHg,心率154次/分,呼吸32次/分。口唇发绀、端坐呼吸、颈静脉怒张,心浊音界向两侧扩大,两肺闻及广泛湿啰音。肝、脾肿大,双下肢明显水肿。
> 问题:
> 该患者为什么会出现双下肢水肿?

(李 青 李 娟)

案例分析

知识拓展 心源性肺水肿

## 第四节 钾代谢障碍

### 一、正常钾平衡

#### (一)钾的体内分布及代谢
成人体内含钾总量为 50~55 mmol/kg。细胞内液钾浓度为 140~160 mmol/L,细胞外液钾浓度为 3.5~5.5 mmol/L,细胞内外钾离子浓度差异十分显著,比例可达 35:1。其中约 90% 存在于细胞内,骨钾约占 7.6%,跨细胞液约占 1%,细胞外液约占 1.4%。体内的钾主要来源于食物,膳食中通常都含有较丰富的钾,特别是水果和蔬菜类食物。成人每天随饮食摄入的钾量为 40~120 mmol(2~4 g)。进入体内的钾,90% 在肠道吸收。被吸收的钾首先转移到细胞内,以防止高钾血症的发生。钾的代谢特点是多摄多排,少摄少排,不摄也排,因此临床上低钾血症较常见。

#### (二)钾平衡的调节
临床依据血清钾浓度判断患者钾代谢状况,机体主要通过两种机制维持血钾平衡,即通过调控钾跨细胞转移维持细胞内外液之间钾分布,和通过调节肾排钾量维持体内钾总量。

**1. 钾的跨细胞转移** 钾跨细胞转移的基本机制为泵-漏(pump-leak)机制。"泵"指钠泵，即 $Na^+$-$K^+$-ATP 酶，可逆浓度差将 $K^+$ 转运入细胞内，故 $Na^+$-$K^+$-ATP 酶活性的增强利于 $K^+$ 移入胞内；"漏"指 $K^+$ 顺浓度差通过各种 $K^+$ 通道出细胞，细胞膜对 $K^+$ 通透性的增强促进其外移。影响细胞内外钾离子分布的主要因素有：

（1）渗透压：细胞外液高渗状态促使细胞内的水向细胞外转移。一方面，水外移将钾带出细胞；另一方面，细胞内水分减少，使细胞内钾浓度增高，细胞内外钾浓度差增大也促进钾外流。

（2）酸碱平衡状态：酸中毒时，细胞外液 $H^+$ 浓度增加，为了维持细胞外液 pH 平衡，$H^+$ 入细胞内，$K^+$ 出细胞外，细胞外液 $K^+$ 浓度升高。相反，碱中毒时，细胞外液 $H^+$ 浓度低，$H^+$ 出细胞，$K^+$ 入细胞，细胞外液 $K^+$ 浓度降低。一般认为血液 pH 每降低和升高 0.1 单位，血清钾浓度将升高或降低 0.6 mmol/L。因此，酸中毒时常伴有高钾血症，而碱中毒时则常伴有低钾血症。

（3）激素的作用：儿茶酚胺对 $K^+$ 分布的影响因受体不同而异。α-肾上腺素受体兴奋，能降低细胞对钾的摄取。β-肾上腺素受体兴奋，与胰岛素作用一样，通过受体偶联的酪氨酸蛋白激酶信号通路，激活细胞膜上 $Na^+$-$K^+$-ATP 酶，促进细胞摄取钾。

（4）物质代谢状况：细胞每合成 1g 糖原，约有 0.33 mmol 的钾进入细胞；细胞每合成 1 g 蛋白质，约有 0.45 mmol 的钾沉积于细胞内。相反，在糖原和蛋白质分解过程中，可由细胞内释出相应量的钾。

（5）运动：反复的肌肉收缩使细胞内钾外移，而细胞外液的钾浓度升高可促进局部血管扩张，增加血流量，这有利于肌肉的活动。运动所引起的血清钾升高通常是轻度的，但在剧烈运动时，血清钾的升高也可非常迅速而明显。如在极限量运动时，血清钾可在 1 min 内升高至 7 mmol/L。

此外，某些药物、毒物、细胞膜的损伤等病理因素亦会对钾的跨细胞转运产生明显影响。

**2．肾对钾排泄的调节** 无论机体缺钾或钾过多，肾小管近曲小管和髓袢对钾的重吸收率始终维持在滤过钾量的 90%～95%。随着钾的摄入量的变化，机体远曲小管和集合管通过对钾的分泌和重吸收的调节，维持体内钾的平衡。

（1）远曲小管和集合管调节钾平衡的机制：根据机体的钾平衡状态，该两段小管即可向小管液中分泌并排出钾，在极端高钾膳食的情况下，分泌与排泄的钾量甚至可超过肾小球滤过的排钾量；也可重吸收小管液中的钾，最低可使终尿中的钾排出量降至肾小球滤过量的 1% 以下。

1）远曲小管与集合管的钾分泌机制：正常情况下，大约有 1/3 的尿钾是由远曲小管和集合管分泌出来的。钾的分泌由主细胞完成。主细胞基底膜面的 $Na^+$-$K^+$-ATP 酶将 $Na^+$ 泵入小管间液进而入血，而 $K^+$ 泵入主细胞内，由此形成的主细胞内 $K^+$ 浓度升高，使 $K^+$ 被动弥散入小管腔。主细胞的管腔面胞膜对 $K^+$ 具有高度的通透性。影响主细胞钾分泌的因素有：①主细胞基底膜面的 $Na^+$-$K^+$-ATP 酶活性；②管腔面胞膜对 $K^+$ 的通透性；③从血液到小管腔钾的电化学梯度。

2）集合管对钾的重吸收：一般情况下，从正常膳食摄入钾，远曲小管和集合管对钾平衡的调节是控制泌钾量。当钾摄入不足时，远曲小管和集合管才显示出对钾的净吸收。小管对钾的重吸收主要由闰细胞（intercalated cells）完成。闰细胞的管腔面分布有 $H^+$-$K^+$-泵，也称质子泵，向小管腔中泌 $H^+$ 而重吸收钾。缺钾时，闰细胞肥大、增生，钾的重吸收能力增加。

（2）影响远曲小管、集合管排钾的因素

1）细胞外液的钾浓度：细胞外液的钾浓度升高，可增加远曲小管和集合管的泌钾速率，其对主细胞泌钾的调节机制是：①刺激 $Na^+$-$K^+$-ATP 酶的活性；②增大管腔面胞膜对钾的通透性；③减少小管细胞内液钾离子向肾间质的返漏。

2）远曲小管和集合管中尿液的流速和流量：钾主要由远曲小管和集合管排泌，远端肾小管内液体流速及流量的增加，加大了肾小管细胞内和肾小管尿液的钾离子浓度差，从而促进钾的排泌。如长期大量应用利尿药呋塞米、依他尼酸等。

3）肾小管细胞管腔面跨膜电位：肾小管上皮细胞排泌钾，受管腔膜面跨膜电位的影响，皮质集合管钾排泌细胞的正常跨膜电位为 −50 ~ −35mV。当小管液中的钠离子大量被重吸收，或管腔内滞留有 $HCO_3^-$、$SO_4^{2-}$、$HPO_4^{2-}$ 等不易吸收的阴离子，或肾小管上皮细胞内 $K^+$ 和 $H^+$ 浓度增高时，都可使跨膜电位差增大，促使肾小管上皮细胞内 $K^+$ 顺此电位梯度被排泌。

4）醛固酮：醛固酮促进肾排泌钾增加的机制：①激活细胞膜上 $Na^+$-$K^+$-ATP 酶，重吸收 $Na^+$。肾小管上皮细胞内 $K^+$ 浓度增加，利于 $K^+$ 排入管腔；②肾小管对 $Na^+$ 重吸收增加，管腔内负电荷增大，利于肾小管上皮细胞内 $K^+$ 进入管腔；③增加肾小管上皮细胞管腔膜上钾通道开放的数量；④能促进粪便和汗液排钾。

5）酸碱平衡状态：$H^+$ 浓度升高可抑制主细胞的 $Na^+$-$K^+$-ATP 酶，使主细胞的泌钾功能受阻，因此，急性酸中毒时肾排钾减少；碱中毒时则肾排钾增多。但慢性呼吸性酸中毒患者却常显示尿钾增多，其原因系慢性呼吸性酸中毒时，血浆 $HCO_3^-$ 浓度代偿性增加，可使近曲小管的 $HCO_3^-$ 重吸收受抑制而抑制水、钠的重吸收，从而使远曲小管的原尿流速增大，该作用可超过 $H^+$ 对远曲小管、集合管主细胞 $Na^+$-$K^+$-ATP 酶的抑制作用，从而出现慢性呼吸性酸中毒时肾排钾反而增多的现象。

**3．结肠的排钾功能**　正常时摄入的钾 90% 由肾排出，10% 由肠道排出，该部分钾主要由结肠上皮细胞以类似远曲小管上皮主细胞泌 $K^+$ 的方式向肠道分泌，因此，结肠泌 $K^+$ 量亦受醛固酮的调控。在肾衰竭、肾小球滤过率明显下降的情况下，结肠泌 $K^+$ 量平均可达到摄入钾量的 1/3，而成为重要的排钾途径。

此外，汗液中也含有少量的钾，浓度为 5 ~ 10 mmol/L，经汗的排钾量通常很少。但在炎热环境、重体力活动的情况下，也可经皮肤丢失相当数量的钾。

总之，机体通过上述调节方式维持血钾在正常范围，即血清钾 3.5 ~ 5.5 mmol/L。

（三）钾的生理功能

钾是体内重要的阳离子，在维持机体内环境稳定方面发挥重要作用。

**1．维持细胞新陈代谢**　钾参与多种新陈代谢过程，与糖原和蛋白质合成有密切关系。细胞内一些与糖代谢有关的酶类，如磷酸化酶和含巯基酶等必须有高浓度钾存在才具有活性。

**2．保持细胞静息膜电位**　钾是维持细胞膜静息电位的物质基础。静息膜电位主要取决于细胞膜对钾的通透性和膜内外钾浓度差。由于静息状态细胞膜只对钾离子有通透性，随着细胞内钾向膜外的被动扩散，造成内负外正的极化状态，形成了静息电位。此电位对神经肌肉组织的兴奋性是不可缺少的。

**3．调节细胞内外的渗透压和酸碱平衡**　由于大量钾离子储存于细胞内，不仅维持了细胞内液的渗透压，也影响细胞内外酸碱平衡的调节。

## 二、钾代谢障碍

血钾是判断钾代谢障碍的重要依据。测定血钾可取血浆或血清，血清钾通常比血浆钾高约 0.4 mmol/L，这主要是因凝血过程中血小板释放一定数量的钾所致。血清钾的正常值为 3.5 ~ 5.5 mmol/L。临床按照血清钾浓度改变，将钾代谢障碍分为低钾血症和高钾血症。

（一）低钾血症

血清钾浓度低于 3.5 mmol/L，称为低钾血症（hypokalemia）。而缺钾是指细胞内钾的缺失或机体总钾量减少。但低钾血症并非一定有机体总钾量减少，两者常可同时发生，但有时也可分别出现。

**1. 原因和机制**

(1) 钾摄入不足：由于天然食物富含钾，能正常进食者因钾摄入不足引起的缺钾病例较为罕见。主要见于不能进食，如胃肠道梗阻、昏迷的患者；禁食，如胃肠手术后；胃肠外营养时没有同时给予钾或补钾不足的患者，同时肾每天仍有一定的排钾量，钾随尿液继续排出，持续1周以上，才会导致低钾血症或缺钾。

(2) 钾排出过多：这是低钾血症的最主要原因。钾可以通过肾、消化道或皮肤丢失。其中，通过肾和消化道丢失是临床上最常见和最重要的失钾原因。

1) 经肾丢失：这是成人失钾最重要的原因。常见于：①长期大量使用髓袢或噻嗪类利尿剂：a. 利尿剂引起远曲小管的原尿流速增加，冲刷作用加速肾小管分泌钾；b. 利尿后机体血容量减少，引起继发性醛固酮分泌增多；c. 利尿引起氯缺失，氯缺失时远端肾单位的钾分泌持续增多，从而使肾排钾增加。②盐皮质激素过多：见于原发性和继发性醛固酮增多症，其机制系盐皮质激素排钾作用导致钾丢失过多。此外，库欣（Cushing）综合征或长期大量使用皮质激素患者，也可发生低钾血症。③各种肾脏疾患：如急性肾衰竭多尿期排出尿素增多，通过渗透性利尿作用或远端原尿流速加快，排钾增加；间质性肾疾患如慢性肾炎或肾盂肾炎，因近曲小管和髓袢对钠、水重吸收障碍，使远端肾单位尿液流速增加，排钾增多。④肾小管性酸中毒：肾小管性酸中毒可由遗传性因素、肾实质疾病或药物导致的肾损害所引起，分远曲小管性酸中毒和近曲小管性酸中毒。远曲小管性酸中毒系集合小管质子泵（$H^+$泵）功能障碍使$H^+$排泄和$K^+$重吸收受阻，致酸潴留而钾丢失。药物损害（如两性霉素B）还可导致肾小管上皮对$H^+$的通透性增加，致使管腔液中的$H^+$反流回血中，加重酸中毒。近曲小管性酸中毒系近曲小管重吸收$HCO_3^-$和$K^+$障碍所致。若再合并其他物质的重吸收障碍，则称为范可尼（Fanconi）综合征，除尿钾和$HCO_3^-$丢失过多外，还出现糖尿、氨基酸尿、磷酸盐尿等。⑤镁缺失：镁缺失和钾缺失常合并发生。单纯镁缺失对钾代谢的影响可能与$Na^+$-$K^+$-ATP酶的功能障碍有关，$Mg^{2+}$是该酶的激活剂。缺镁时，肌细胞的$Na^+$-$K^+$-ATP酶功能低下，可在正常血钾浓度下出现细胞内缺钾，这可能也是同时发生镁、钾缺乏的患者单纯补钾不易纠正缺钾的机制。此外，髓袢升支重吸收钾也有赖于$Na^+$-$K^+$-ATP酶的活性，缺镁时，此段小管的钾重吸收减少，尿钾损失增多。

2) 经消化道丢失：常见于腹泻、呕吐、胃肠减压等。各种消化液钾含量都高于血液，例如唾液18.9 mmol/L、胃液14 mmol/L、肠液6.2～7.2 mmol/L、胆汁6.6 mmol/L、胰液4～5 mmol/L。消化道失钾的机制是：①消化液大量丢失常伴随钾丢失；②严重丧失大量消化液可导致血容量下降，引起醛固酮分泌增加，可促进肾排钾；③胃肠道功能紊乱可减少钾在小肠的吸收；④呕吐时丢失酸性胃液，使细胞外液呈代谢性碱中毒，促进$K^+$进入细胞；⑤呕吐引起代谢性碱中毒时，$H^+$出细胞，促进$K^+$进入细胞，肾$H^+$-$Na^+$交换减弱，$K^+$-$Na^+$交换加强，排钾增加。

3) 经皮肤丢失：见于大量出汗时，如在炎热环境下的剧烈体力活动，其排汗量可达10 L/d以上，其累积缺钾量可在7～10 d达到500 mmol，约为机体总钾量的1/8～1/7。如未及时、充分补充电解质，可引起低钾血症。

(3) 钾向细胞内转移增多：钾由细胞外向细胞内转移时，可引起低钾血症，但体内钾含量可不发生改变。见于：①碱中毒：钾离子进入细胞，其机制是：a. 血浆$H^+$浓度降低，细胞内外$H^+$浓度差促使$H^+$-$K^+$交换增强，$H^+$出细胞，$K^+$入细胞，使血钾浓度降低；b. 细胞外碱中毒时，肾小管上皮细胞排$H^+$减少，$H^+$-$Na^+$交换减弱，$K^+$-$Na^+$交换增加，排$K^+$增多，也会造成低钾血症；②使用胰岛素时可促进$K^+$进入细胞内；③β肾上腺素受体活动增强，增加细胞膜上$Na^+$-$K^+$-ATP酶的活性，促进$K^+$进入细胞内；④某些毒物，如钡、粗制棉籽油（主要毒素为棉酚）可引起钾通道的阻滞，使$K^+$出细胞受阻；⑤低钾性周期性麻痹，是常染色体显性遗传病，常在剧烈运动、应激、给予胰岛素或肾上腺素时发作，钾突然进入细胞内使血清钾浓度急剧下降，临床表现为周期性反复发作的肌麻痹。此外，部分甲状腺毒症患者可出现与低钾性周期性麻痹相似的临床表现。此类患者的低钾性麻痹系由于甲状腺激素过度激活 $Na^+$-$K^+$-ATP 酶，使细胞摄钾过多所致。

**2. 对机体的影响** 低钾血症可引起机体的功能代谢变化，其临床表现与血钾降低的速度、程度以及机体的个体差异密切相关，低钾血症的临床表现也常被原发病和钠水代谢紊乱所掩盖。一般情况下，血钾浓度越低，对机体的影响越大。低钾血症的主要临床表现是神经和肌肉（骨骼肌、平滑肌、心肌等）的功能障碍。

机制动画 低钾血症对神经肌肉的影响

(1) 对神经和骨骼肌的影响：钾是维持神经和肌细胞静息电位的物质基础，静息膜电位的绝对值（Em）与细胞内外钾浓度比值（$[K^+]i/[K^+]e$）成正比。

急性低钾血症时，细胞外液钾浓度急剧下降，$[K^+]i/[K^+]e$ 增大，细胞内 $K^+$ 外流增多，使 Em 负值增大，与阈电位（Et）之间的距离增大，需要增加刺激强度才能引起兴奋，即细胞兴奋性降低，严重时甚至不能兴奋。引起肌肉松弛无力甚至麻痹，通常把因 Em-Et 距离增大，导致可兴奋性细胞的兴奋性降低的现象称为超极化阻滞（hyperpolarized blocking）（图 3-7）。

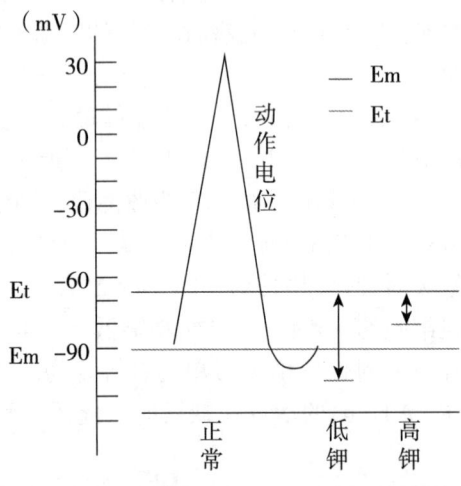

**图 3-7 细胞外液钾浓度对骨骼肌细胞兴奋性的影响**

慢性低钾血症时，由于病程缓慢，细胞内钾逐渐移至细胞外，代偿细胞外液低钾，使 $[K^+]i/[K^+]e$ 的变化不大，Em 无明显变化，细胞兴奋性的降低也不如急性低钾血症明显，肌肉松弛无力及麻痹的临床表现较轻。

当血清钾低于 3 mmol/L 时，即可见血清肌酸激酶活性升高，提示肌细胞损伤；低于 2 mmol/L 时，则会出现明显的肌细胞坏死，被称为横纹肌溶解。常发生于缺钾患者伴有较剧烈的肌肉活动时，其机制为：①缺钾时运动所诱发的舒血管反应丧失，造成肌肉缺血；②缺钾时肌肉的糖原合成减少，能源储备不足；③缺钾时 $Na^+$-$K^+$-ATP 酶活性降低，使细胞内 $Na^+$ 增多，与 $Na^+$ 伴随的物质转运活动也受到损害。

1) 对中枢神经系统的影响：轻度低钾血症患者常表现为精神萎靡、神情淡漠、倦怠，重度有反应迟钝，定向力减弱、嗜睡甚至昏迷。其发生机制可能是：①脑细胞静息电位负值增大，兴奋性下降；②糖代谢减弱，ATP 生成减少；③血清钾降低，脑细胞 $Na^+$-$K^+$-ATP 酶活性降低。

2) 对骨骼肌的影响：一般当血清钾低于 3.0 mmol/L（轻症）时，可有肌肉酸痛、四肢无力的症状，常先累及下肢，以后可影响上肢及躯干的肌群；低于 2.5 mmol/L（重症）时可出现软瘫，严重时可累及呼吸肌，由呼吸肌麻痹引起呼吸衰竭。这是低钾血症的主要致死原因。

上述变化与肌细胞兴奋性降低有关，同时还与细胞内缺钾，降低了丙酮酸磷酸激酶及ATP酶活性，以至能量的产生和利用发生障碍，从而引起肌收缩力减弱有关，严重时表现为弛缓性麻痹。钾与其他电解质对神经肌肉应激性的影响可用下列公式表示：

神经肌肉应激性 = [Na$^+$] + [K$^+$] / [Ca$^{2+}$] + [Mg$^{2+}$] + [H$^+$]

此外，钾对骨骼肌的供血有调节作用。严重缺钾（血钾低于 2.5 mmol/L）的患者肌肉运动时，不能从细胞内释出足够的钾，使血管扩张，导致骨骼肌的供血不足，从而引起肌肉痉挛、缺血性坏死、肌细胞内代谢障碍和横纹肌溶解。

3）对平滑肌的影响：低钾血症时平滑肌兴奋性下降，使胃肠道运动减弱，轻者表现为腹胀、厌食、恶心、呕吐等症状，严重时可发生麻痹性肠梗阻。其发生机制与低钾血症引起消化道平滑肌细胞超极化阻滞、ATP 的产生和利用发生障碍，从而导致收缩力下降有关。

（2）对心血管系统的影响：静息电位的高低受到细胞膜对钾的通透性及细胞内外钾浓度差的影响。心肌存在双孔钾通道，故血钾改变不仅影响细胞内外钾浓度差，也影响心肌细胞膜对钾的通透性，血钾降低使心肌细胞膜对钾的通透性也降低，使心肌的电生理特性改变。

1）心肌兴奋性增高：理论上如果 [K$^+$]e 降低，细胞内、外钾离子浓度差增高，有利于钾的外流，静息电位绝对值增大。但实验显示，心肌细胞静息电位负值反而变小，出现了低钾血症的反常现象。细胞外液钾浓度降低，心肌细胞膜的钾离子通道开放减少，使细胞内钾外流减少。静息电位负值的变小，静息电位与阈电位的距离缩短（Em-Et 间差距减小），因而引起兴奋所需的刺激也小，所以心肌的兴奋性增高。

知识拓展 低钾血症引起心肌反常性去极化的机制

2）心肌传导性降低：心肌传导快慢主要取决于 0 期去极化的速度和幅度。低钾血症时，心肌细胞 Em 绝对值减小，Em-Et 间距变小。去极化时 Na$^+$ 内流的数量和速度均下降，使 0 期去极化速度减慢、幅度降低。兴奋传导减慢，导致心肌传导性降低。

3）心肌自律性增高：自律性取决于快反应自律细胞 4 期自动去极化的速度。低钾血症时，心肌细胞膜对 K$^+$ 的通透性降低，自律细胞 4 期自动去极化过程中的 K$^+$ 外流减少，使持续性慢 Na$^+$ 内流相对增加，从而加速达到阈电位，使其自律性增高。

4）心肌收缩性先增强后减弱：细胞外液的 K$^+$ 与 Ca$^{2+}$ 在心肌细胞膜上存在相互竞争抑制的作用。轻度低钾血症时，K$^+$ 对 Ca$^{2+}$ 的抑制减弱，在复极化 2 期 Ca$^{2+}$ 内流增多，心肌细胞内钙浓度增加，兴奋-收缩耦联加强，心肌收缩性增强。但在重症、慢性低钾血症时，由于心肌细胞内缺钾，影响心肌细胞的代谢，心肌结构破坏，使心肌收缩性减弱。

5）心电图的变化：①T 波低平：T 波反映心室肌的复极，3 期复极主要是 K$^+$ 外流。低钾血症时膜对 K$^+$ 的通透性下降，反映 3 期复极的 T 波低平。②U 波增高：U 波是浦肯野（Purkinje）纤维的 3 期复极波，一般被心室肌的复极波掩盖。低钾血症使浦肯野纤维的复极延缓，迟于心室肌的复极，出现 U 波。U 波是低钾血症特征性的心电图改变。③ST 段下降：ST 段与动作电位 2 期相对应。低钾血症时膜对 K$^+$ 的通透性下降，钾外流减慢，Ca$^{2+}$ 内流相对加快，故 2 期平台期缩短或消失，在心电图上反映 2 期复极的 S-T 段压低，使 ST 段不能回到基线。④心率增快和异位心律：系由于自律性升高所致。⑤P-R 间期延长，QRS 波增宽和 Q-T 间期延长：P-R 间期反映兴奋由心房传到心室所用的时间，QRS 波反映兴奋在心室内传播所用的时间，低血钾使传导性降低，故表现出 P-R 间期延长，QRS 波增宽。反映心室动作电位时间的 Q-T 间期延长，这也是室内传导阻滞的表现（图 3-8）。

6）心律失常的表现：低钾血症对心肌生理特性的影响表现为心律失常和对洋地黄类强心药物毒性的敏感性增加。其发生机制为：①心律失常：由于自律性增加，可出现窦性心动过速；异位起搏的插入而出现房性或室性期前收缩，多源性或室性心动过速，严重者出现心室扑动或颤动，同时传导性降低，也会发生房室传导阻滞、兴奋性升高，3 期复极化延缓所致的超常期延长更易发生心律失常；②对洋地黄类强心药物毒性的敏感性增高：洋地黄是治疗心力衰竭的

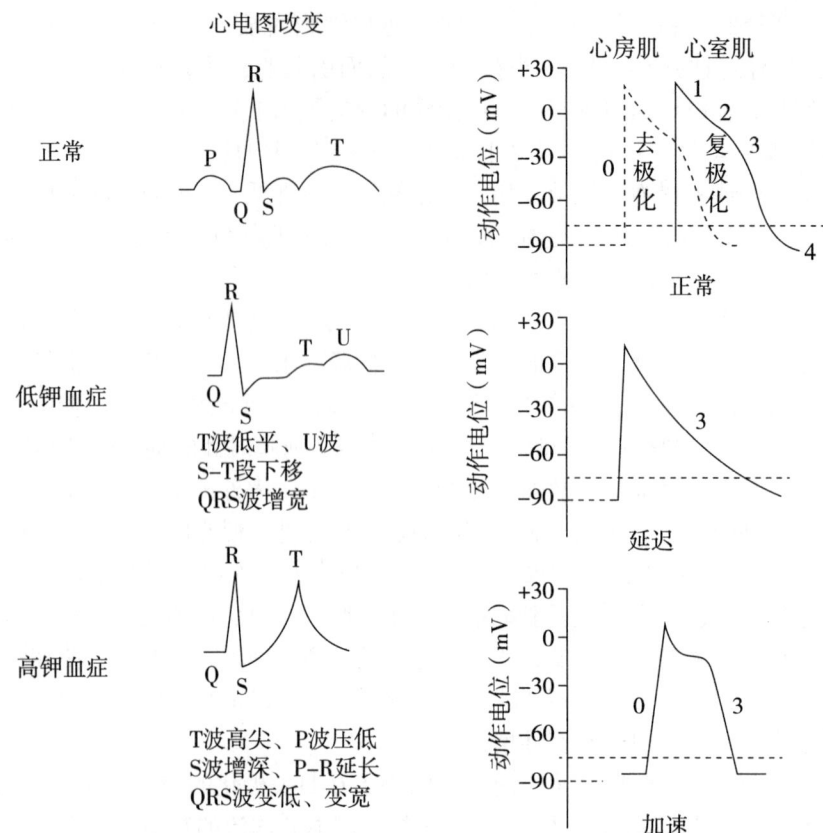

图 3-8　血钾浓度对心肌细胞膜电位及心电图的影响

一类主要强心药,而心力衰竭患者常因摄入不足或使用利尿剂等引起缺钾和低钾血症。低钾血症时,洋地黄与 $Na^+$-$K^+$-ATP 酶的亲和力增高,增强了洋地黄致心律失常的毒性作用,并显著降低治疗效果。

(3) 对肾的影响:缺钾造成的肾损害,在形态学上比较典型地表现在髓质集合管,出现小管上皮细胞肿胀、增生、胞质内颗粒形成等,长时间的严重缺钾可波及各段肾小管,甚至肾小球,出现间质性肾炎样表现。慢性低钾血症患者常发生尿浓缩功能障碍,出现多尿和低比重尿。发生机制是:①远曲小管和集合管上皮细胞受损,cAMP 生成不足,对 ADH 反应性降低;②髓袢升支粗段对 NaCl 重吸收障碍,影响了髓质渗透压梯度的形成;③长期缺钾可导致肾小管上皮细胞肿胀、空泡变性。

(4) 对酸碱平衡的影响:低钾血症患者的酸碱平衡状态与原发疾病或引起低钾血症的原因有关。例如,腹泻可引起低钾性代谢性酸中毒。当长时间应用高效能利尿药如呋塞米、依他尼酸时,患者可出现代谢性碱中毒。但是,缺钾和低钾血症本身往往倾向于引起代谢性碱中毒。发生机制是:①低钾时,细胞内 $K^+$ 出细胞,$H^+$ 进细胞,细胞外液 $H^+$ 浓度降低;②血钾降低时,远曲小管上皮细胞 $K^+$-$Na^+$ 交换减弱,$H^+$-$Na^+$ 交换加强,肾小管排 $H^+$ 增加;③缺钾时肾泌 $H^+$ 和重吸收 $HCO_3^-$ 增多,同时排氯增多,机体缺氯就可引起代谢性碱中毒。碱中毒时,尿液一般呈碱性,但由于低钾血症引起的碱中毒,肾小管上皮细胞 $K^+$-$Na^+$ 交换减少,$H^+$-$Na^+$ 交换增多,导致肾泌 $H^+$ 增多,尿呈酸性,故又被称为"反常性酸性尿"(paradoxical acidic urine)(图 3-9)。

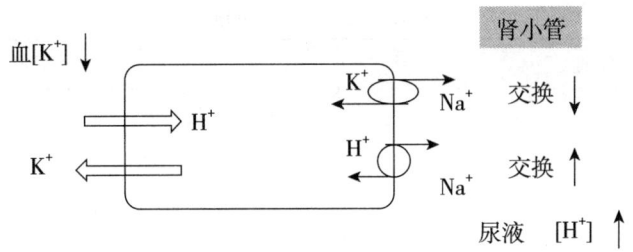

图 3-9 反常性酸性尿

**3．低钾血症防治的病理生理基础**

（1）消除病因，积极治疗原发病。

（2）补钾：轻度缺钾，口服钾盐最为安全、方便，首选氯化钾。重症或不能口服补钾者需静脉补钾。补钾时注意观察心率、心律和尿量，定时测定血钾浓度。细胞内缺钾恢复较慢，补钾切勿过急。

（3）纠正水、电解质代谢紊乱：低钾同时多伴发低镁血症，故补钾同时也需补镁，以便奏效。

## （二）高钾血症

血清钾浓度高于 5.5 mmol/L，称为高钾血症（hyperkalemia）。

**1．原因和机制**

（1）钾输入过多：肠道对钾的吸收有限，故经胃肠道摄入钾过多往往不易引起高血钾。主要见于处理不当，静脉补钾量过多，速度过快，或静脉输注大量库存血或大剂量青霉素钾盐时，特别是在肾功能低下时易发生高钾血症。

（2）钾排出减少：这是引起高钾血症的主要原因。肾排钾减少可见于：①肾功能不全：急慢性肾衰竭的少尿或无尿引起肾排钾减少，发生高钾血症。②皮质激素减少：包括绝对和相对减少。肾远曲小管和集合管排泌钾减少，如肾上腺皮质功能不全。③长期使用潴钾利尿剂：如氨苯蝶啶和螺内酯等具有拮抗醛固酮保钠排钾的作用。

（3）钾向细胞外转移增多：①酸中毒：酸中毒时，细胞外液中的 $H^+$ 进入细胞内被缓冲，为了维持体液电中性，同时有细胞内的 $K^+$ 和 $Na^+$ 被释放到细胞外。酸中毒还可引起肾小管上皮细胞内 $H^+$ 浓度增加，致使 $H^+$-$Na^+$ 交换加强，$Na^+$-$K^+$ 交换减弱，从而导致高钾血症。pH 每降低 0.1，血清钾浓度约升高 0.6 mmol/L。这在高氯性代谢性酸中毒时表现得比较明显，而在有机酸增多的代谢性酸中毒或呼吸性酸中毒时，血钾升高相对较弱。②高血糖合并胰岛素不足：见于糖尿病患者。在健康人，高血糖刺激胰岛素分泌反可使血钾降低。但在糖尿病时，胰岛素缺乏、高血糖造成的高渗和糖尿病常常伴随的酮体增高性酸中毒都促进 $K^+$ 外移，使血 $K^+$ 升高。③药物：如 β-肾上腺素受体阻滞剂、洋地黄类药物中毒等通过干扰 $Na^+$-$K^+$-ATP 酶的功能妨碍细胞摄钾。肌肉松弛剂氯化琥珀酰胆碱则可增大骨骼肌膜的 $K^+$ 通透性，使钾外漏增多。④大量溶血和组织坏死：如异型输血、严重创伤（挤压综合征）等情况时，组织受损使细胞内 $K^+$ 大量释出。若伴有肾功能不全，即可发生高钾血症。⑤高钾性周期性麻痹：是一种常染色体显性遗传病，发作时细胞内钾突然外移，使血清钾浓度急剧升高，表现为周期性反复发作的肌麻痹。⑥组织缺氧：严重缺氧时，ATP 生成不足，细胞膜 $Na^+$-$K^+$-ATP 酶功能障碍，非但细胞外液中的钾不能泵入细胞，而且细胞内液中的钾可大量外流，引起高钾血症（表 3-7）。

表3-7 钾代谢紊乱的原因

| 高钾血症 | 低钾血症 |
|---|---|
| 钾输入过多 | 钾摄入不足 |
| 　静脉输注大量库存血 | 　不能进食、禁食 |
| 　大剂量青霉素钾盐 | 　给予钾或补钾不足 |
| 钾排出减少 | 钾排出过多 |
| 　肾功能不全 | 　肾丢失：使用利尿剂、盐皮质激素过多 |
| 　皮质激素减少 | 　消化道丢失：腹泻、呕吐 |
| 　潴钾利尿剂 | 　皮肤丢失：大量出汗 |
| 钾向细胞外转移增多 | 钾向细胞内转移增多 |
| 　酸中毒 | 　碱中毒 |
| 　高血糖合并胰岛素不足 | 　使用胰岛素 |
| 　β- 肾上腺素受体阻滞剂 | 　某些毒物 |
| 　大量溶血和组织坏死 | 　低钾性周期性麻痹 |
| 　高钾性周期性麻痹 | |

机制动画 高钾血症对神经肌肉的影响

**2．对机体的影响** 高钾血症对机体的影响主要表现在因静息电位异常而造成的骨骼肌和心肌功能障碍。

（1）对神经和肌肉组织的影响：急性高钾血症时，骨骼肌兴奋性的改变，随血钾浓度升高的程度不同而有所不同。

1）急性高钾血症：血清钾浓度 5.5～7.0 mmol/L（轻症）时，由于细胞外液钾浓度增高，细胞内、外液钾浓度比值减小，静息期细胞内 $K^+$ 外流减少，Em 负值减小，Em-Et 间距缩小，较弱的刺激便能引起兴奋，细胞兴奋性增高。表现为四肢感觉异常，肌肉疼痛、肌震颤等症状。当血清钾浓度在 7～9 mmol/L（重症）时，由于 $[K^+]i/[K^+]e$ 比值减小，静息期细胞内 $K^+$ 外流减少，当静息电位接近阈电位水平时，细胞膜快钠通道失活，细胞不能兴奋。表现为肌肉软弱无力，弛缓性麻痹。通常把因 Em-Et 距离缩小，导致可兴奋细胞的兴奋性降低的现象称为去极化阻滞（hypopolarized blocking）（图 3-7）。

2）慢性高钾血症：由于病程缓慢，通过代偿 $[K^+]i/[K^+]e$ 比值变化不大，神经肌肉的症状不明显。

（2）对心脏的影响：高钾血症对患者最主要的危险是其心脏毒性作用，引起各种心律失常，可发生致命性心室颤动和心搏骤停。

1）心肌兴奋性先增高后降低：急性轻度高钾血症时，$[K^+]i/[K^+]e$ 减小，细胞内的钾向细胞外转移减少，Em 负值减小，Em 与 Et 间距离缩短，心肌兴奋性增高；在急性重症高钾血症时，由于 $[K^+]i/[K^+]e$ 比值明显减小，Em 与 Et 水平接近，细胞膜上的快钠通道部分甚至全部失活，出现去极化阻滞，心肌兴奋性降低甚至消失。慢性高钾血症心肌兴奋性无明显变化。

2）心肌传导性降低：传导性取决于心肌兴奋部位与周围部位的电位差。轻度高钾血症时静息电位减小，膜上的快钠通道部分失活或能被激活的快钠通道减少，以致 0 期时钠内流减慢或减少，导致 0 期除极的速度减慢，幅度减小，因而兴奋的扩布减慢，传导性降低。在重症高钾血症时，由于快钠通道失活，可导致严重的心肌传导阻滞，再加上兴奋性降低甚至消失，易致心室颤动和心搏骤停。

3）心肌自律性降低：高钾血症时，心肌细胞膜对 $K^+$ 的通透性增加，快反应自律细胞在 4 期自动去极时 $K^+$ 外流加速，持续性慢钠内流相对减慢，自动去极化减慢，使其自律性降低。

4）心肌收缩性减弱：高钾血症时，$K^+$ 对 $Ca^{2+}$ 的抑制增加，在复极 2 期 $K^+$ 外流加速，$Ca^{2+}$ 内流减少，心肌兴奋 - 收缩耦联减弱，心肌收缩性减弱。

5）心电图的变化：高钾血症时，心肌复极时 $K^+$ 外流加速，复极加快，心电图改变为：① T 波高尖：高钾血症时，心肌细胞膜对 $K^+$ 的通透性升高，复极化 3 期缩短，心电图上 T 波表现出高尖，这是高钾血症的特征性心电图改变；② P 波压低、增宽或消失：高钾血症时心肌传导性降低，反映心房去极化的 P 波因传导延缓而变得压低、增宽或消失；③ Q-T 间期缩短：高钾血症时复极化 3 期钾外流加速，3 期复极化时间缩短，故 Q-T 间期缩短；④ P-R 间期延长、QRS 波变低、变宽，S 波增深：主要与传导性下降和去极化障碍有关。严重高钾血症时，增宽压低的 QRS 波群、增深的 S 波与后面高尖 T 波连成正弦状波，此时，心室停搏或心室颤动即将出现。

6）多种类型的心律失常：由于自律性降低，可出现窦性心动过缓、窦性停搏、传导阻滞甚至出现心室颤动等。严重高钾血症时可因自律性降低、传导阻滞和兴奋性丧失而发生心搏骤停。

（3）对酸碱平衡的影响：高钾血症时常伴有代谢性酸中毒：①细胞外 $K^+$ 浓度升高，细胞外 $K^+$ 内移，而细胞内 $H^+$ 移向细胞外；②肾小管上皮细胞内 $K^+$ 浓度升高，$H^+$ 浓度降低，使肾小管 $K^+$-$Na^+$ 交换加强，$H^+$-$Na^+$ 交换减弱，尿排出 $K^+$ 增加，排 $H^+$ 减少；③酸中毒时通常应排酸性尿，但此时为维持血钾的平衡，排出的尿液呈碱性，与一般酸中毒时尿呈酸性不同，因而称之为"反常性碱性尿"（paradoxical alkaline urine）（图 3-10）。

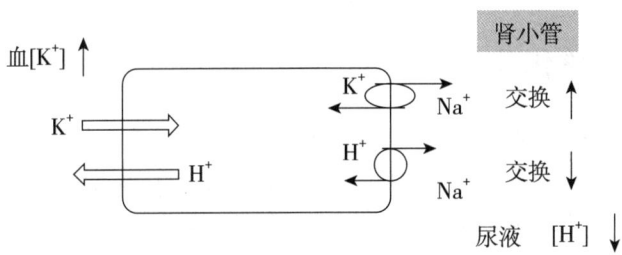

图 3-10　反常性碱性尿

**3．高钾血症防治的病理生理基础**

（1）去除病因，积极治疗原发病。

（2）限制钾的摄入。

（3）促进钾进入细胞内：①静脉滴注碳酸氢钠溶液，提高细胞外的 pH 及 $Na^+$ 浓度；②用胰岛素葡萄糖溶液静脉滴注，促进 $K^+$ 进入细胞内以降低血钾。

（4）用钙盐拮抗钾的心肌毒性作用：应用钙剂或钠盐拮抗高钾对心肌的影响。$Ca^{2+}$ 一方面能促使 Et 上移，增加 Em-Et 间距，恢复心肌的兴奋性；另一方面增加复极化 2 期 $Ca^{2+}$ 竞争性内流，提高心肌的收缩性。钠盐使细胞外液钠浓度增加，0 期去极化时钠内流增加，0 期去极化的速度和幅度增加，改善心肌传导性。

（5）促进钾的排出：①服用阳离子交换树脂，促进肠道排钾；②使用利尿剂促进肾排钾；③透析疗法。

（6）纠正其他电解质代谢紊乱：如伴高镁血症，应及时检查处理。

## 案例 3-3

患儿男，2岁，腹泻3天，每天6～7次，水样便，呕吐3次，呕吐物为所食牛奶，不能进食。伴有口渴、尿少、腹胀。

体格检查：精神萎靡，T 37℃，BP 86/50mmHg，皮肤弹性降低，两眼凹陷，前囟下陷，心率120次/分，律齐，心音弱，肺无异常所见。腹胀，肠鸣音减弱，腹壁反射消失，膝反射迟钝，四肢发凉。

实验室检查：血清 [$K^+$] 3.3 mmol/L，[$Na^+$] 140 mmol/L。

问题：
1. 该患儿发生了何种水、电解质代谢紊乱？
2. 可能的依据是什么？

（王　颐　商战平）

## 第五节　钙磷代谢紊乱

钙（calcium）和磷（phosphate）是人体内主要的阳离子，在维持人体正常结构与功能中起着重要作用。

### 一、钙和磷的正常代谢

#### （一）钙、磷的含量和分布

正常成人体内总钙量为700～1400 g，其中99%以上存在于骨骼和牙齿中，其余呈溶解状态分布在体液和软组织中。正常成人血清钙为2.25～2.75 mmol/L，儿童稍高。血钙有三种存在方式：①蛋白结合钙：约占血清总钙的40%，主要与白蛋白结合，不易通过毛细血管壁；②复合钙：约占15%，为与有机酸如柠檬酸、乳酸等结合的钙，它们可通过生物膜扩散（如肾小球滤过膜）；③游离钙：即$Ca^{2+}$，约占45%，是发挥生理作用的主要形式。游离$Ca^{2+}$与上述两种钙处于动态平衡、不断交换之中，其含量与血浆pH有关，pH越高，游离$Ca^{2+}$浓度越低。

正常成人体内含磷量为400～800 g，其中85%以上存在于骨骼中，其余存在于细胞内和细胞外液。细胞内的磷主要参与能量代谢反应，例如形成磷酸肌酸和腺苷三磷酸（adenosine triphosphate，ATP），细胞外液的磷主要以磷脂和磷酸酯（如无机磷酸盐）形式存在。临床上所测的血磷通常指血清中以无机磷酸盐形式存在的磷，正常成人体内含量为1.1～1.3 mmol/L，婴儿为1.3～2.3 mmol/L。血清无机磷酸盐的80%～85%以$HPO_4^{2-}$的形式存在，其余为$H_2PO_4^-$。红细胞和血清磷脂中所含的磷远多于此，但一般不包含在血清磷之中。血清磷浓度不如血清钙稳定，波动较大。

血浆中钙和磷的浓度关系密切。正常时，两者的乘积为36～40，是一个常数。因此，如果一个离子的浓度增加，则另一个离子的浓度降低。如果乘积＞40，则钙和磷以骨盐的形式沉积于骨组织；若＜35，则骨骼钙化障碍，甚至发生骨盐溶解。

#### （二）钙和磷的生理功能

**1. 钙的生理功能**

（1）成骨作用：骨的生成称成骨作用，主要靠成骨细胞合成胶原蛋白和蛋白多糖，然后钙化。钙在骨中主要与磷形成羟磷灰石结晶，起支持和保护作用。另一方面，破骨细胞可水解胶原蛋白和蛋白多糖，破坏骨的基质，促进骨的溶解。因此，骨骼可作为钙库，调节细胞外液 $Ca^{2+}$ 浓度恒定，以保证组织的正常兴奋性。

(2) 信使作用：$Ca^{2+}$ 是调节细胞运动、分泌、代谢、生长、分化和增殖等功能的信使。细胞内钙浓度约为 100 nmol/L，细胞外钙浓度约为 2 mmol/L，较大的浓度差使钙具有很强的电化学力。当细胞受到刺激时，细胞膜对钙的通透性即便发生微小的变化，也会使胞质内钙产生明显的波动，产生相应的生理效应，如许多激素、神经递质和生长因子的分泌释放、肌肉组织的兴奋 - 收缩耦联等，将胞外信号转化为细胞的生命活动。

(3) 凝血作用：$Ca^{2+}$ 是凝血过程必不可少的因子，称第Ⅳ凝血因子。枸橼酸盐、草酸盐等的抗凝作用就是通过形成不易解离的枸橼酸钙、草酸钙而使 $Ca^{2+}$ 缺乏，以致血液不能凝固。

(4) 酶活性的调节：许多参与细胞代谢的酶，如腺苷酸环化酶、鸟苷酸环化酶、磷酸化酶激酶、磷酸二酯酶、酪氨酸羟化酶和色氨酸羟化酶等，其活性都受 $Ca^{2+}$ 的调节或需 $Ca^{2+}$ 的激活。

此外，$Ca^{2+}$ 还可降低毛细血管膜的通透性，防止渗出、抑制炎症和水肿，并参与补体的激活。

**2. 磷的生理功能**

(1) 生命重要物质的组分：核酸、磷脂和磷蛋白是机体遗传物质、膜结构和重要功能蛋白的基本组分，而磷是这些基本组分的必需元素。

(2) 能量代谢的调控：ATP ⟷ ADP+Pi ⟷ AMP+Pi，这是机体能量代谢的核心反应，其本质即磷酰基的释出与再获得，同时伴随着能量的转换，这是机体一切生命活动的能量源泉。

(3) 生物大分子活性的调控：蛋白质的可逆性磷酸化过程是机体调控机制的重要基础。如组蛋白的磷酸化可使基因去阻抑而加速转录作用，核糖体的蛋白质磷酸化可加速翻译作用，细胞膜蛋白质的磷酸化可改变膜的通透性，酶蛋白的磷酸化可改变酶的活性等。

(4) 成骨作用：磷是骨和牙齿的基本矿物质成分，起支持和保护作用。

(5) 凝血作用：血小板因子 3 和凝血因子Ⅲ的主要成分都是磷脂，它们为凝血过程的几个重要步骤提供充分的磷脂表面。

此外，磷酸盐作为血液缓冲系统的重要组成成分，还参与酸碱平衡的调节、血红蛋白与氧的亲和力调节等。

**(三) 钙和磷的平衡及调节**

**1. 钙和磷的吸收与排泄**

(1) 钙：正常成人每天进食钙 400～1500 mg，儿童及妊娠、哺乳期妇女需钙量增加。绝经期妇女由于雌激素缺乏，尿钙排出增加，钙的需求量也增加。钙主要来源于牛奶、乳制品、蔬菜和水果中。钙的吸收主要在酸度较强的十二指肠和空肠上段。生理情况下，决定钙吸收的主要因素是维生素 $D_3$（vitamin $D_3$，$VitD_3$）和机体对钙的需要量。$VitD_3$ 缺乏时，钙的吸收减少；儿童、哺乳期妇女对钙的需求增加，也可使钙的吸收加强。甲状旁腺激素（parathyroid hormone，PTH）通过加强肾对 $VitD_3$ 的羟化，使 25-$(OH)D_3$ 转化成活性的 1,25-$(OH)_2D_3$，间接促进肠道对钙的吸收。食物中过多的碱性盐可妨碍钙的吸收。

钙的排泄途径是消化道和肾。正常人每日从消化道排出的钙量占摄入量的 75%～80%，其余从肾排出。经肾小球滤过的钙每日约为 10 g，在 PTH 和 $VitD_3$ 的作用下，95% 以上的滤出钙被肾小管重吸收。若血钙低于 2.4 mmol/L，尿钙排出可明显减少，甚至不排。血钙增多时尿钙排出也增多，但很少能超过 500 mg/d。在某些疾病状态下，如骨质迅速破坏、骨钙释放超过肾的清除能力时，可出现高钙血症。某些利尿剂如呋塞米、依他尼酸和药理剂量的肾上腺糖皮质激素可促进尿钙的排泄，并被用于治疗严重的高钙血症。

(2) 磷：成人磷的需求量为 1.0～1.5 g/d。磷在膳食中含量丰富，尤以乳制品、谷类、肉、鱼等为佳。食物中磷易于吸收，并可在体内储存，因此，磷缺乏症相对少见。从膳食中摄入的磷约70%在小肠吸收。VitD$_3$可促进磷的吸收，PTH和降钙素（calcitonin）对磷的吸收无明显影响。

正常成人每日磷排泄量约等于吸收量，其中20%～40%由消化道排泄，其余由肾排泄。肾小球滤过的磷，有85%～95%被肾小管（主要为近曲小管）重吸收。尿中磷的排泄量常与磷摄入量相关。

**2. 钙和磷代谢的调节**　机体对钙磷代谢有完善的调节机制，主要由PTH、VitD$_3$和降钙素三种激素通过肾、骨骼和肠道来调节（表3-8）。

（1）PTH：PTH具有升高血钙、降低血磷的作用。PTH可增加肾近曲小管、远曲小管和髓袢上升段对钙的重吸收，抑制近曲小管及远曲小管对磷的重吸收，从而使尿钙减少、尿磷增加；PTH还可通过激活肾1α-羟化酶，促进1,25-(OH)$_2$D$_3$的合成，后者进一步通过促进肠道对钙的重吸收，进而调节钙磷代谢，但此效应出现较缓慢。此外，小剂量PTH可促进成骨，大剂量PTH可通过增加破骨细胞的数量和活性，促进骨基质和骨盐的溶解。PTH的分泌受血清游离Ca$^{2+}$的反馈调节，低血钙可即刻刺激甲状旁腺细胞内储存的PTH释放，还可持续作用抑制PTH的降解速度。1,25-(OH)$_2$D$_3$增多时PTH分泌减少，降钙素则可促进PTH的分泌。另外，高血磷也可直接刺激甲状旁腺分泌PTH，因此高磷血症（hyperphosphatemia）被认为是引起继发性甲状旁腺功能亢进、刺激PTH持续分泌的一个重要原因。

（2）VitD$_3$：VitD$_3$在肝、肾内被羟化为1,25-(OH)$_2$D$_3$后发挥作用，其主要作用为促进肠道和肾小管对钙磷的吸收，激活破骨细胞，促进溶骨，使血钙升高。

（3）降钙素：降钙素是由甲状腺滤泡旁细胞合成和分泌的，其作用与PTH相反，主要抑制破骨细胞的形成和活性，从而抑制骨基质的分解和骨盐溶解，并促进间质细胞转变为成骨细胞，从而促进骨盐沉淀，降低血钙，促进骨质钙化。降钙素还可抑制肾小管对钙磷的重吸收，增加其排泄。

知识拓展 重组PTH
用于治疗骨质疏松症

表3-8　调节钙磷代谢的三种主要激素

|  | PTH | VitD$_3$ | 降钙素 |
| --- | --- | --- | --- |
| 来源 | 甲状旁腺 | 皮肤 | 甲状腺滤泡旁细胞 |
| 肾：重吸收钙 | 增加 | 增加 | 降低 |
| 　　重吸收磷 | 降低 | 降低 | 降低 |
| 肠：吸收钙、磷 | 增加（间接作用） | 增加 | 无明显作用 |
| 骨：溶骨作用 | 增加 | 增加 | 降低 |
| 　　成骨作用 | 降低 | 降低 | 增加 |
| 血钙 | 增加 | 增加 | 降低 |
| 血磷 | 降低 | 增加 | 降低 |
| 总效应 | 保钙、排磷 | 保钙、保磷 | 排钙、排磷 |

其他一些激素，如生长激素、性激素、甲状腺激素和糖皮质激素等也可通过不同途径影响钙和磷的代谢。

## 二、钙和磷的代谢异常

### (一)低钙血症

血清蛋白浓度正常时,血钙浓度低于 2.25 mmol/L,或血清 $Ca^{2+}$ 低于 1 mmol/L,称为低钙血症(hypocalcemia)。

**1. 病因**

(1) 钙摄取或吸收障碍:食物中钙或 $VitD_3$ 缺乏或紫外线照射不足;慢性腹泻、脂肪泻、滥用泻药及吸收功能不良综合征(malabsorption syndrome)等导致的肠吸收障碍;胰腺炎时机体对 PTH 的反应性降低,胰高血糖素和降钙素分泌亢进,胰腺炎症和坏死释放出的脂肪酸与钙形成钙皂而影响肠吸收。

(2) 钙利用障碍:由于血浆钙磷乘积为一常数,故发生高磷血症时可出现血钙降低;由于甲状旁腺或甲状腺手术误切除甲状旁腺、遗传因素或自身免疫导致甲状旁腺发育障碍或损伤等导致的甲状旁腺功能减退(hypoparathyroidism),可引起 PTH 缺乏、钙利用障碍,而假性甲状旁腺功能低下者可因 PTH 的靶器官受体异常导致 PTH 抵抗;低镁血症(hypomagnesemia)亦可使 PTH 分泌减少,靶器官对 PTH 的反应性降低,骨盐 $Mg^{2+}$-$Ca^{2+}$ 交换障碍;此外,碱中毒时游离 $Ca^{2+}$ 降低。

(3) 尿钙排泄增加:慢性肾衰竭时可出现肾排磷减少,血磷升高,肠道分泌磷酸根增多,与食物钙结合,形成难溶的磷酸钙,随粪便排出(表3-9)。

表3-9 低钙血症的常见病因

| 分类 | 常见病因 |
| --- | --- |
| 钙摄取或吸收障碍 | 食物中钙缺乏 |
| | $VitD_3$ 不足 |
| | 慢性腹泻 |
| | 滥用泻药 |
| | 吸收功能不良综合征 |
| | 胰腺炎 |
| 钙利用障碍 | 高磷血症 |
| | 甲状旁腺功能减退 |
| | 低镁血症 |
| | 碱中毒 |
| 尿钙排泄增加 | 慢性肾衰竭 |

**2. 对机体的影响** 低钙血症的临床表现与血钙水平及血钙下降的速度有关。血钙水平过低或下降速度过快可引起明显的临床表现。

(1) 神经肌肉系统:$Ca^{2+}$ 与 $Mg^{2+}$、$Na^+$ 和 $K^+$ 等共同维持神经-肌肉的正常兴奋性,因此当血浆 $Ca^{2+}$ 的浓度降低时,神经、肌肉兴奋性增加,可出现手足抽搐、肌肉痉挛、喉鸣与惊厥,严重者可致癫痫发作及精神症状。临床可通过面神经叩击征和束臂加压征检测。此外,还可因影响胃肠道平滑肌的兴奋性而出现肠痉挛和肠鸣音亢进。

(2) 骨骼:可引起骨质钙化障碍。小儿多表现为佝偻病,出现囟门迟闭、骨骼畸形等;成人则表现为骨质软化、纤维性骨炎和骨质疏松等。

(3) 心肌:$Ca^{2+}$ 在心肌细胞膜外有竞争性抑制钠、钾内流的作用。当细胞外液 $Ca^{2+}$ 浓度

知识拓展 面神经叩击征和束臂加压征

知识拓展 肾性骨病

降低时，$Na^+$内流增加，阈电位降低，心肌的兴奋性升高，兴奋的传导加速。但由于膜内外$Ca^{2+}$的浓度差减小，$Ca^{2+}$内流减慢，从而使动作电位平台期延长。心电图上表现为Q-T间期延长、ST段延长及T波低平或倒置。

（4）其他：慢性缺钙可导致皮肤干燥、脱屑、指甲易脆和毛发稀疏等。婴幼儿缺钙可导致免疫力低下，易发生感染。

**3. 防治的病理生理基础** 防治原发病，补充钙和$VitD_3$。严重低钙血症者可静脉给予10%葡萄糖酸钙治疗，并监测血钙浓度。此外，对于长期低钙血症者还应适当控制磷的摄取。

### （二）高钙血症

血清蛋白浓度正常时，血钙浓度高于2.75 mmol/L，或血清$Ca^{2+}$高于1.25 mmol/L，称高钙血症（hypercalcemia）。

**1. 病因**

（1）钙摄取或吸收增加：用于治疗甲状旁腺功能低下或为预防佝偻病而长期服用大量VitD，可造成VitD中毒，从而导致高钙血症、高磷血症以及软组织和肾的钙化；甲状旁腺功能亢进（hyperparathyroidism）可引起PTH分泌过多，促进溶骨、肾重吸收钙和VitD活化，引起高钙血症，包括原发性甲状旁腺功能亢进，常见于甲状旁腺腺瘤、增生或腺癌，是引起高血钙的主要原因，而继发性甲状旁腺功能亢进常见于VitD缺乏或慢性肾功能不全等所致的长期低血钙，刺激甲状旁腺发生代偿性的增生。

（2）血钙增加：恶性肿瘤（如白血病、乳腺癌、多发性骨髓瘤等）和恶性肿瘤骨转移是引起血钙升高的常见原因。肿瘤细胞可分泌破骨细胞激活因子，这种多肽因子能激活破骨细胞；甲状腺激素具有溶骨作用，因此，甲状腺功能亢进（hyperthyroidism）也可伴有高钙血症。

（3）尿钙排泄降低：应用噻嗪类利尿药可促进肾对钙的重吸收（表3-10）。

表3-10 高钙血症的常见病因

| 分类 | 常见病因 |
| --- | --- |
| 钙摄取或吸收增加 | VitD中毒 |
|  | 甲状旁腺功能亢进 |
|  | 慢性肾功能不全 |
| 血钙增加 | 恶性肿瘤 |
|  | 甲状腺功能亢进 |
| 尿钙排泄降低 | 噻嗪类利尿药 |

**2. 对机体的影响**

（1）神经肌肉系统：对肌肉细胞来说，由于钙离子对钠离子内流产生竞争性抑制，细胞外高钙可使钠离子内流抑制，因此神经、肌肉兴奋性下降，轻症者常出现乏力、软弱、淡漠、腱反射抑制，严重者出现失眠或兴奋、谵妄、精神障碍以及木僵、昏迷等。

（2）肾：肾对血钙升高较敏感，$Ca^{2+}$主要损伤肾小管，轻者表现为浓缩功能障碍，可有多尿、夜尿、烦渴、脱水和高钠血症。严重时可发展为肾衰竭和尿毒症，晚期可见肾小管纤维化、肾钙化和肾结石等。

（3）心肌：由于高钙血症可使钠内流受抑制，因此心肌的兴奋性和传导性降低。同时快反应细胞动作电位平台期钙内流加速，平台期缩短，复极化加快。心电图表现为房室传导阻滞、Q-T间期缩短。但严重高钙血症时（血清$Ca^{2+}$ > 4 mmol/L），T波变宽，Q-T间期延长，患者可发生致命性心律失常或心搏骤停。

此外，血钙升高可形成多处的异位钙化，如血管壁、关节周围、软骨、肾、结膜、鼓膜等，引起相应的器官功能损害。如钙盐沉积在胰管中、高血钙刺激胰泌素和胰酶大量分泌可引起急性胰腺炎。当血钙增至 4.5 mmol/L 以上时，可发生高血钙危象，表现为多饮、多尿、严重脱水、高热、心律失常、意识不清等，如不及时抢救，患者常死于肾衰竭和循环衰竭等。

**3．防治的病理生理基础** 防治原发病；轻者控制钙和 $VitD_3$ 的摄入，如果肾功能正常，可考虑口服磷剂；症状明显者应及时治疗，包括输液以纠正脱水、促进钙的排泄；给予利尿剂、糖皮质激素、降钙素以及透析疗法等，以降低血钙。

（三）低磷血症

血清无机磷浓度小于 0.8 mmol/L，称低磷血症（hypophosphatemia）。

**1．病因**

（1）小肠磷吸收减少：长期饥饿、呕吐、VitD 不足、应用结合磷的制酸剂（如氢氧化铝凝胶、碳酸铝和氢氧化镁）等。

（2）尿磷排泄增加：甲状旁腺功能亢进（原发性及继发性）、肾小管功能紊乱等可使肾排磷增加。

（3）磷向细胞内转移增加：应用促进合成代谢的胰岛素和糖类等；另外，呼吸性碱中毒可激活磷酸果糖激酶，从而加速葡萄糖代谢，由于该反应需要细胞内有大量磷的参与，因此可导致严重的低磷血症（表 3-11）。

表3-11 低磷血症的常见病因

| 分类 | 常见病因 |
| --- | --- |
| 小肠磷吸收降低 | 长期饥饿 |
|  | 呕吐 |
|  | VitD 不足 |
|  | 应用结合磷的制酸剂 |
| 尿磷排泄增加 | 甲状旁腺功能亢进 |
|  | 肾小管功能紊乱 |
| 磷向细胞内转移增加 | 服用胰岛素和糖类等促进代谢的物质 |
|  | 呼吸性碱中毒 |

**2．对机体的影响** 由于细胞内含磷丰富，通常无特异临床表现，因此仅在长期严重缺磷时才会出现症状和体征。严重低磷血症可引起红细胞、白细胞和血小板功能异常。由于 ATP 和 2, 3-二磷酸甘油酸（2, 3-DPG）的产生皆需要足够的无机磷，因此，血磷降低将影响红细胞的功能和寿命、白细胞的吞噬活性和迁移能力、血小板的聚集功能和寿命。重症者可表现为肌无力、感觉异常、鸭态步、骨痛、佝偻病、病理性骨折、骨质软化病以及易激惹、精神错乱、抽搐和昏迷等。

**3．防治的病理生理基础** 治疗原发病；及时检查，适当补磷，如需静脉补充磷酸盐（如磷酸二氢钾、磷酸氢二钠等）要注意预防低钙血症、异位钙化形成、医源性高钾血症及高钠血症等并发症。

（二）高磷血症

血清无机磷在成人高于 1.6 mmol/L，在儿童高于 1.9 mmol/L，称高磷血症（hyperphosphatemia）。

**1．原因**

（1）磷摄取或吸收增加：过度使用含磷药物（如含磷缓泻剂），VitD 中毒可促进小肠及肾对磷的重吸收。

（2）尿磷排泄降低：甲状旁腺功能减退（原发性、继发性和假性）、少尿型肾衰竭等。

（3）磷向细胞外转移：溶血反应、急性损伤、横纹肌溶解以及肿瘤溶解综合征（tumorlysis syndrome，指肿瘤细胞快速溶解，细胞内各种电解质、核酸和蛋白质及其代谢产物突然释放入血，并超过机体的自身稳定机制所引起的代谢紊乱综合征）等（表3-12）。

表3-12　高磷血症的常见病因

| 分类 | 常见病因 |
| --- | --- |
| 磷摄取或吸收增加 | 过度使用含磷药物 |
|  | VitD 中毒 |
| 尿磷排泄降低 | 甲状旁腺功能减退 |
|  | 少尿型肾衰竭 |
| 磷向细胞外转移 | 溶血反应 |
|  | 急性损伤 |
|  | 横纹肌溶解综合征 |
|  | 肿瘤溶解综合征 |

机制动画　肾功能下降时钙磷代谢紊乱对机体的影响

**2. 对机体的影响**　高磷血症可使血钙降低，从而出现低钙血症的各种临床表现。长期慢性高磷血症可导致心血管钙化，促进心血管疾病发生，增加死亡风险，还可引起肺、肾、关节和软组织等钙化。此外，高磷血症可导致继发性甲状旁腺功能亢进，进一步加重体内钙磷代谢失衡。

**3. 防治的病理生理基础**　防治原发病；口服氢氧化铝凝胶，通过与磷形成不溶解的化合物以阻止胃肠道内磷的吸收等措施降低血磷；如发生肾衰竭需进行透析，但针对长期透析患者应注意其血磷和血钙水平。

案例分析

> 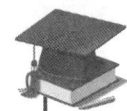 案例 3-4
>
> 患者男，55岁。因下肢股骨颈骨折入院。慢性肾衰竭透析史17年，自诉近年来脸型有变化，身高降低，四肢骨痛明显，行走困难。
>
> 体格检体：体温、血压均在正常范围内，驼背，鸡胸，膝内翻。
>
> 实验室检查：血钙 1.7 mmol/L，血磷 2.3 mmol/L，血 PTH ＞ 1900 pg/ml（参考值范围 15～65 pg/ml）。
>
> 其他辅助检查：X线片显示胸骨、肋骨、骨盆及四肢骨的骨密度均减低。骨活检标本镜下显示成骨细胞和破骨细胞数量和活性增加，骨小梁形状和排列不规则，骨小梁周围纤维化。
>
> 问题：
>
> 1. 患者出现了何种类型的电解质紊乱？
> 2. 发生的可能机制是什么？

（丛　馨）

## 小结

体液分为细胞内液和细胞外液（血浆和组织间液）。水平衡受渴觉和抗利尿激素的调节，其刺激因素是血浆渗透压增加和血容量减少。钠平衡受醛固酮调节，其刺激因素是血浆渗透压下降、血容量减少、低血钠和高血钾。心房钠尿肽可抑制肾小管近曲小管对钠、水的重吸收，促进尿钠排泄。水和电解质的摄入、分布和排泄通过神经-内分泌的调节维持动态平衡。

体液容量减少称脱水，分为等渗性、高渗性及低渗性。高渗性脱水指由于失水多于失钠引起的血清钠浓度和血浆渗透压升高的水钠代谢紊乱。临床表现有口渴、脱水热、脑出血、皮肤黏膜干燥、体重减轻和尿浓缩等。低渗性脱水指失钠多于失水引起的血钠浓度和血浆渗透压降低的水钠代谢紊乱。临床表现有脱水貌、心动过速、脉搏微弱和直立性低血压，严重者可发生休克。当水钠等比例减少时发生等渗性脱水。水中毒是由于摄入水量过多、尿量减少或 ADH 分泌过多引起的，对机体的主要危害是脑水肿引起的中枢神经系统功能障碍。水肿是等渗性体液在组织间隙或体腔中积聚，其形成与毛细血管血流动力学改变引起的组织间液生成过多及肾的钠、水潴留有关。

钾是体内重要的阳离子，在维持机体内环境稳定中发挥重要作用。血清钾低于 3.5 mmol/L 时称为低钾血症，骨骼肌因超极化阻滞出现肌无力。心肌细胞因膜对钾的通透性降低使 Em 负值减小，导致心肌兴奋性增高、传导性降低、自律性增高等，易发生心律失常。血清钾高于 5.5 mmol/L 时称为高钾血症。对心脏的影响较明显，心肌细胞因细胞内外钾浓度差变小，使 Em 负值减小，严重时可因兴奋性降低甚至消失以及传导性阻滞发生心室颤动或心搏骤停。

钙和磷在维持正常的机体活动中发挥着重要作用，它们的代谢平衡主要受甲状旁腺激素、维生素 D 和降钙素三种激素以及胃肠道、肾和骨骼三个器官的调节。当钙和磷的摄入、吸收、分布和排出发生障碍时，可引起低钙血症、高钙血症、低磷血症和高磷血症四种类型的钙磷代谢紊乱，从而对神经肌肉系统、骨骼、肾和心肌等产生影响。

Summary

## 思考题

1. 为什么低渗性脱水早期易发生休克？
2. 简述体内外液体交换失衡引起水肿的机制。
3. 急性低钾血症与急性高钾血症对神经-肌肉的兴奋影响有何不同？
4. 低钾血症引起何种酸碱平衡紊乱？尿的酸碱性如何，为什么？
5. 何谓低钙血症和高钙血症？其分别对机体有何影响？
6. 简述低磷血症和高磷血症发生的原因和对机体的影响。

思考题参考答案

# 第4章 酸碱平衡和酸碱平衡紊乱

学习目标

人体在代谢过程中不断产生酸和少量的碱，同时也摄入一定量的酸和碱，机体通过严密的调节机制，使血液 pH 维持在一个较小的范围（pH 7.35～7.45），达到酸碱平衡，从而维持细胞结构、功能和代谢的正常。然而，临床上在许多疾病过程中，可出现调节机制障碍或酸碱负荷过度，使酸碱稳态受到破坏，进而造成不利的后果，严重时可引起器官功能损害甚至危及生命。

## 第一节 人体酸碱物质的来源及平衡调节

### 一、酸

人体内的酸主要来自于糖和脂肪代谢。由糖和脂肪代谢产生的二氧化碳（$CO_2$）在碳酸酐酶作用下，与水结合生成碳酸（$H_2CO_3$），进一步解离出氢离子（$H^+$）和碳酸氢根（$HCO_3^-$），也可分解成 $H_2O$ 和 $CO_2$，$CO_2$ 经肺排出体外，因而称为挥发性酸（volatile acid）（$H^+ + HCO_3^- \rightleftharpoons H_2CO_3 \rightleftharpoons H_2O + CO_2 \uparrow$）。所以，血液中 $H_2CO_3$ 的浓度取决于肺的外呼吸功能状态。

体内的糖、脂质、蛋白质及核酸在分解代谢过程中产生少量有机酸和无机酸。如蛋白质分解代谢产生硫酸、磷酸和尿酸，糖酵解可产生丙酮酸和乳酸，脂肪分解代谢产生的乙酰乙酸、β-羟丁酸等。这些固定酸（fixed acid）的酸负荷不能以气体形式由肺排出，因此必须在体内被缓冲，然后经肾随尿液排出体外。

### 二、碱

大部分的碱都来自于带负电荷氨基酸（谷氨酸和天冬氨酸）的代谢，以及食物特别是蔬菜、瓜果中所含的有机酸盐，如柠檬酸盐、苹果酸盐和草酸盐等，在体内代谢过程中接受 $H^+$，分别转化为柠檬酸、苹果酸和草酸，而其所含的 $Na^+$ 或 $K^+$ 则可与 $HCO_3^-$ 结合生成碱性盐。

### 三、机体对酸碱平衡的调节

机体自动调节体内酸碱物质相对稳定的过程称为酸碱平衡（acid-base balance）。这些调节机制包括化学缓冲系统、肺和肾的调节作用以及组织细胞的缓冲调节。

#### （一）化学缓冲系统

缓冲系统是由弱酸及其共轭碱组成，共轭碱可以接受 $H^+$，而弱酸可以释放 $H^+$，从而使游离 $H^+$ 浓度的变化最小化，具有缓冲酸或碱的能力。血液缓冲系统主要有碳酸氢盐缓冲系统、磷酸盐缓冲系统、血浆蛋白缓冲系统、血红蛋白和氧合血红蛋白缓冲系统五种（表 4-1）。其中碳酸氢盐缓冲系统总含量占血液缓冲总量的 1/2 以上，因而其缓冲能力强；而且碳酸可分解为二氧化碳，通过呼吸运动进行调节；碳酸氢盐也能通过肾调节使缓冲物质易于补充或排出；

但该缓冲系统仅能缓冲固定酸。体内挥发性酸的缓冲主要依靠其余四种缓冲系统，尤其是血红蛋白、氧合血红蛋白缓冲系统的缓冲作用。

表4-1 血液缓冲系统的组成

| 缓冲酸 | | 缓冲碱 |
| --- | --- | --- |
| $H_2CO_3$ | $\rightleftharpoons$ | $H^+ + HCO_3^-$ |
| $H_2PO_4^-$ | $\rightleftharpoons$ | $H^+ + HPO_4^{2-}$ |
| HPr | $\rightleftharpoons$ | $H^+ + Pr^-$ |
| HHb | $\rightleftharpoons$ | $H^+ + Hb^-$ |
| $HHbO_2$ | $\rightleftharpoons$ | $H^+ + HbO_2^-$ |

注：当体液中 $H^+$ 过多时，反应式向左移动，减少 $H^+$ 浓度增高的幅度，同时缓冲碱的浓度降低；当 $H^+$ 减少时，反应式向右移动，减少 $H^+$ 浓度降低的幅度，同时缓冲碱的浓度增加

血液缓冲系统对体液酸碱的缓冲属于化学反应，是维持血液 pH 相对稳定的第一道防线，具有作用迅速、但总体能力有限的特点。

（二）肺的调节

肺对酸碱平衡的调节是通过改变肺泡通气量来改变 $CO_2$ 的排出量，并以此调节体内挥发酸 $H_2CO_3$ 的浓度。这种调节受延髓呼吸中枢的控制。呼吸中枢通过整合中枢化学感受器和外周化学感受器传入的刺激信号，以改变呼吸频率和呼吸幅度的方式来改变肺泡通气量。肺对酸碱平衡的调节发挥作用较快，并在很短时间内达到高峰，是稳定血液 pH 的第二道防线。

（三）肾的调节

肾维持酸碱平衡主要是通过排出过多的酸或碱，调节血液中 $HCO_3^-$ 的含量，从而保持血液正常的 pH。调节方式主要有以下3种。

**1. 近曲小管泌 $H^+$ 和对 $HCO_3^-$ 进行重吸收** 肾小球滤过的 $HCO_3^-$ 有80%～85%被近曲小管重吸收，主要是由近曲小管上皮细胞主动分泌 $H^+$，并通过 $H^+$-$Na^+$ 交换实现的。近曲小管上皮细胞内富含碳酸酐酶（carbonic anhydrase，CA），能催化 $H_2O$ 与 $CO_2$ 结合生成 $H_2CO_3$，$H_2CO_3$ 可解离为 $HCO_3^-$ 和 $H^+$，$H^+$ 由小管上皮细胞分泌进入小管液中，与小管液中的 $Na^+$ 进行转运交换，$Na^+$ 进入细胞后即与近曲小管上皮细胞内的 $HCO_3^-$ 一同转运至血液。$H^+$-$Na^+$ 交换是一个继发性耗能过程，所需的能量是由基侧膜上 $Na^+$-$K^+$-ATP 酶通过消耗 ATP 将细胞内 $Na^+$ 泵出，使细胞内 $Na^+$ 处于一个较低的浓度，这样有利于小管液中 $Na^+$ 与细胞内 $H^+$ 转运交换。近曲小管上皮细胞管腔面刷状缘也富含碳酸酐酶，分泌进入小管液中的 $H^+$ 与肾小球滤过的 $HCO_3^-$ 结合生成 $H_2CO_3$，$H_2CO_3$ 再分解为 $H_2O$ 与 $CO_2$，高度脂溶性 $CO_2$ 能迅速通过管腔膜进入近端小管上皮细胞，并在细胞内碳酸酐酶的催化下与 $H_2O$ 结合生成 $H_2CO_3$。$H_2CO_3$ 解离为 $HCO_3^-$ 和 $H^+$，$H^+$ 由近曲小管上皮细胞分泌进入小管液中，与小管液中的 $Na^+$ 进行交换（图4-1）。近曲小管上皮细胞内的 $HCO_3^-$ 与通过 $H^+$-$Na^+$ 交换进入细胞内的 $Na^+$ 一起被转运到血液内，从而完成 $HCO_3^-$ 的重吸收。酸中毒时碳酸酐酶活性增高，泌 $H^+$ 及重吸收 $HCO_3^-$ 的作用加强。

**2. 远曲小管、集合管泌 $H^+$ 和对 $HCO_3^-$ 的重吸收** 远曲小管和集合管的闰细胞也称泌 $H^+$ 细胞，其细胞内的碳酸酐酶催化 $H_2O$ 与 $CO_2$ 结合生成 $H_2CO_3$，$H_2CO_3$ 解离为 $HCO_3^-$ 和 $H^+$，通过插入顶端膜的 $H^+$-ATP 酶主动泌 $H^+$ 或 $H^+$-$K^+$-ATP 酶向管腔泌 $H^+$，同时 $HCO_3^-$ 在基膜侧以 $Cl^-$-$HCO_3^-$ 交换的方式重吸收至血液（图4-2）。泌出至管腔的 $H^+$ 与小管液中的 $HPO_4^{2-}$ 结合转变成 $H_2PO_4^-$ 使尿液酸化（该反应又称为磷酸盐酸化）。当尿液 pH 为4.8时，$HPO_4^{2-}$ 与 $H_2PO_4^-$ 的比值由正常的4∶1变为1∶99，已不能再进一步发挥缓冲作用。

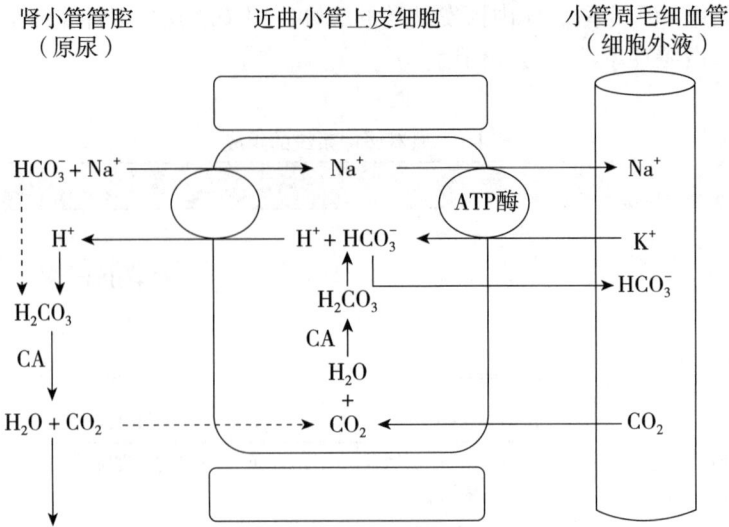

图 4-1 近曲小管泌 $H^+$ 和对 $HCO_3^-$ 的重吸收

CA：碳酸酐酶

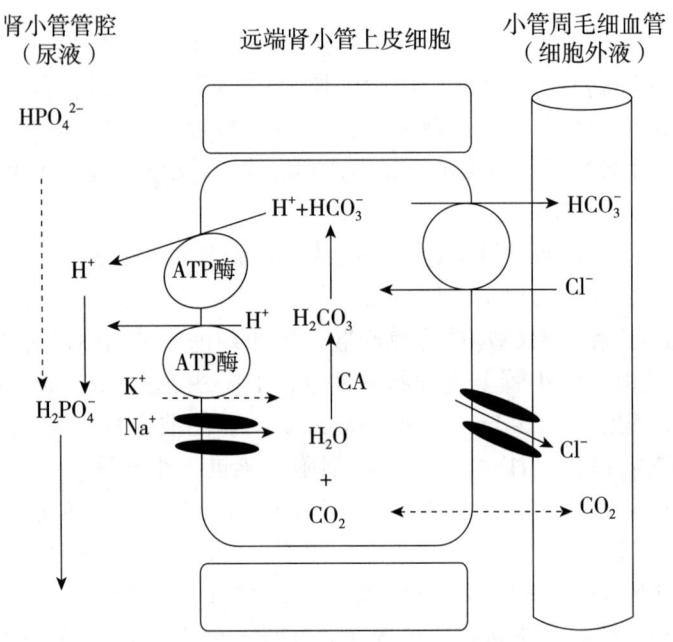

图 4-2 远端小管泌 $H^+$ 和对 $HCO_3^-$ 的重吸收

CA：碳酸酐酶

酸碱平衡与体液代谢和电解质平衡密切相关。当机体体液容量减少时，远曲小管和集合管上皮细胞重吸收 $Na^+$ 增加，致小管腔内负电位增加，因而促进 $H^+$ 分泌。当机体血钾浓度降低时，会导致闰细胞 $H^+/K^+$-ATP 酶表达增加及其活性增强，从而使 $K^+$ 的重吸收增加而泌 $H^+$ 增强，其结果是血液 $HCO_3^-$ 浓度增加，可出现代谢性碱中毒；高钾血症（或体内 $K^+$ 过量）时，会出现相反的变化，闰细胞泌 $H^+$ 减少，$HCO_3^-$ 的重吸收减少，血液 $HCO_3^-$ 浓度降低，可出现代谢性酸中毒。醛固酮通过以下三种方式作用于集合管来泌 $H^+$：①直接激活集合管闰细胞 $H^+$-ATP 酶活性；②增强集合管上皮细胞重吸收 $Na^+$，从而促进 $H^+$ 分泌；③醛固酮促进 $K^+$ 的排泌，导致血钾浓度降低，间接增强泌 $H^+$。

**3. 肾小管泌 $NH_3/NH_4^+$** 近曲小管上皮细胞内含有谷氨酰胺酶（glutaminase），可催化谷氨酰胺（glutamine）水解生成谷氨酸（glutamic acid），谷氨酸在脱氢酶的作用下生成 α-酮戊二酸和 $NH_3$。α-酮戊二酸代谢生成两个 $HCO_3^-$。产生的 $NH_3$ 具有脂溶性，它可以通过非离子扩散进入小管液中；也可以与细胞内的 $H^+$ 结合生成 $NH_4^+$，然后由近曲小管分泌入小管液中，并以 $NH_4^+$-$Na^+$ 交换方式将小管液中的 $Na^+$ 换回。进入近曲小管细胞内的 $Na^+$ 与细胞内的 $HCO_3^-$ 一起通过基侧膜的协同转运进入血液（图 4-3）。酸中毒越严重，谷氨酰胺酶的活性也越高，产生 $NH_3$ 和 α-酮戊二酸也越多。

在髓袢升支粗段 $NH_4^+$ 替代管腔膜 $Na^+$-$K^+$-$2Cl^-$ 载体中的 $K^+$ 而被移入细胞内，进入低酸度的肾间质生成 $NH_3$。$NH_3$ 可进入近端小管 $S_3$ 段，参与 $NH_4^+$ 的髓质循环；也可扩散入髓质集合管，与小管上皮细胞排泌的 $H^+$ 结合生成 $NH_4^+$ 而随尿排出。远曲小管和集合管上皮细胞内也有谷氨酰胺酶，可使谷氨酰胺分解而释放 $NH_3$，$NH_3$ 被扩散入小管液中，同样与小管液中的 $H^+$ 结合生成 $NH_4^+$，然后与 $Cl^-$ 结合生成 $NH_4Cl$ 从尿中排出（图 4-3）。

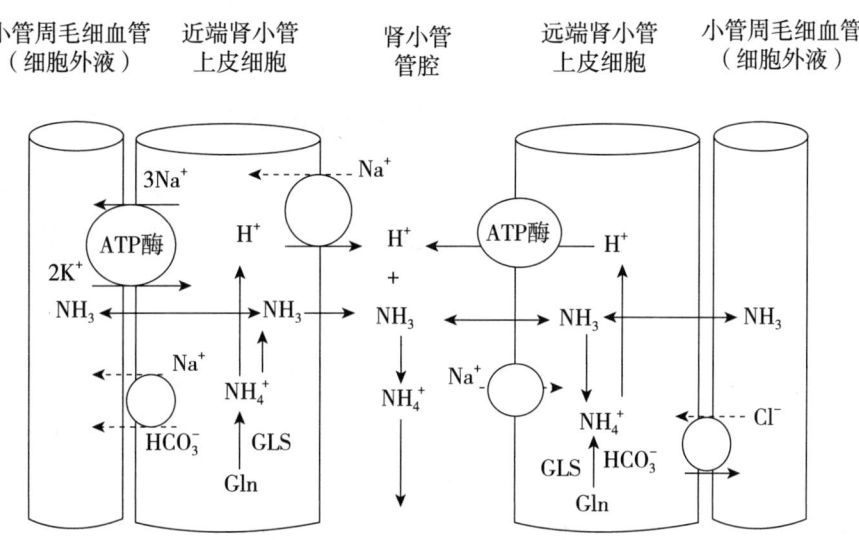

**图 4-3 尿铵形成**
Gln：谷氨酰胺  GLS：谷氨酰胺酶

肾对酸碱平衡的调节比血液缓冲系统和肺的调节缓慢，通常要在数小时后才开始发挥作用，3~5 天后才达到高峰，但其作用强大且持久。

### （四）组织细胞的缓冲调节

组织细胞对酸碱平衡起一定的调节作用。其调节作用主要是通过细胞内外离子交换方式进行的，如 $H^+$-$K^+$ 交换、$K^+$-$Na^+$ 交换和 $H^+$-$Na^+$ 交换等。酸中毒时，细胞外液中的 $H^+$ 向细胞内转移，使细胞外液中 $H^+$ 浓度有所减少，为了维持电中性，则细胞内液中的 $K^+$ 向细胞外转移。红细胞内的碳酸酐酶催化二氧化碳与水生成碳酸，碳酸再离解出 $H^+$ 和 $HCO_3^-$，$H^+$ 与血红蛋白结合，而 $HCO_3^-$ 与细胞外 $Cl^-$ 交换，增加血浆 $HCO_3^-$ 浓度。另外，肝可以通过合成尿素清除血 $NH_3$ 以调节酸碱平衡；长期酸负荷的情况下，骨组织也起着重要的缓冲作用，骨接收 $H^+$ 后释放碳酸钙（$CaCO_3$）和磷酸钙 $Ca_3(PO_4)_2$，因此，长期存在酸血症会导致骨质脱钙和骨质疏松。

# 第二节 酸碱平衡紊乱的概念及分类

## 一、酸碱平衡紊乱的概念

在某些疾病或病理过程中，机体可因酸碱负荷过度、严重不足和（或）调节机制障碍，导致体内酸碱稳态破坏的病理过程，称为酸碱平衡紊乱（acid-base disturbance）。

## 二、酸碱平衡紊乱的分类

根据血液 pH 的变化可以将酸碱平衡紊乱分为两大类：pH 降低称为酸中毒（acidosis），亦称酸血症（acidemia）；pH 升高称为碱中毒（alkalosis），亦称碱血症（alkalemia）。由于所有酸碱平衡紊乱都源自于 $PaCO_2$ 或血浆 $[HCO_3^-]$ 的变化，$[HCO_3^-]$ 主要受代谢因素的影响，$PaCO_2$ 决定血浆 $H_2CO_3$ 含量，主要受呼吸因素影响，因此，按照原因又分为代谢性和呼吸性酸碱平衡紊乱。临床上，产生酸碱平衡紊乱的原因可能是单一的，也可能是多种因素混合，所以也有单纯型酸碱平衡紊乱（simple acid-base disturbance）和混合型酸碱平衡紊乱（mixed acid-base disturbance）之分。单纯型酸碱平衡紊乱包括四种：代谢性酸中毒（metabolic acidosis）、代谢性碱中毒（metabolic alkalosis）、呼吸性酸中毒（respiratory acidosis）和呼吸性碱中毒（respiratory alkalosis）。

# 第三节 反映酸碱平衡的检测指标

对体内酸碱平衡状态的评价，通常采取动脉血进行血气检测，测定 pH、二氧化碳含量、碳酸氢盐浓度、缓冲碱、碱剩余（碱缺失）以及阴离子间隙等指标来进行综合评估。

## 一、pH

溶液的酸碱度取决于其所含的 $H^+$ 浓度。血液 $H^+$ 浓度约 40 nmol/L，为方便计算常采用 $H^+$ 浓度的负对数 pH 表示。根据 Henderson-Hasselbalch 方程式，动脉血 pH 计算方法为：

$$pH = pK_a + \lg[HCO_3^-]/[H_2CO_3]$$

式中 $pK_a$ 为碳酸氢盐解离常数的负对数，温度在 38℃ 时约为 6.1，$H_2CO_3$ 浓度由 $CO_2$ 溶解量决定，正常情况下，$[HCO_3^-]$ 为 24 mmol/L，$PaCO_2$ 为 40 mmHg，$CO_2$ 在血中的溶解度是 0.03，代入上式为：

$$\begin{aligned}pH &= 6.1 + \lg 24/0.034 0\\ &= 6.1 + \lg 24/1.2 \\ &= 6.1 + \lg 20/1 \\ &= 6.1 + 1.3 \\ &= 7.4\end{aligned}$$

按照 Henderson-Hasselbalch 方程，血液 pH 主要取决于 $[HCO_3^-]$ 与 $[H_2CO_3]$ 的比值，无论其各自的绝对值如何变化，只要其比值维持在 20/1，血液 pH 就保持在 7.4。正常人动脉血 pH 为 7.35～7.45，平均值为 7.40。所以，pH 低于 7.35 为酸中毒，pH 高于 7.45 为碱中毒。血液 pH 在正常范围，可能有三种情况：可表示无酸碱平衡紊乱；也可能处于完全代偿性酸中毒或碱中毒；或同时存在严重程度相当的酸中毒和碱中毒，使 pH 变动相互抵消。

## 二、动脉血 $CO_2$ 分压

动脉血 $CO_2$ 分压（arterial partial pressure of carbon dioxide，$PaCO_2$）是指溶解在动脉血中 $CO_2$ 分子所产生的张力。$CO_2$ 由碳酸分解而来，经肺呼吸运动排出，$PaCO_2$ 可反映肺通气量的情况，也可反映血中碳酸的浓度。正常 $PaCO_2$ 为 33～46mmHg，平均为 40mmHg。如 $PaCO_2 > 46$ mmHg，表明有肺通气量不足，造成 $CO_2$ 潴留；如 $PaCO_2 < 33$ mmHg，提示有

肺通气过度，$CO_2$ 呼出过多。

## 三、标准碳酸氢盐和实际碳酸氢盐

标准碳酸氢盐（standard bicarbonate，SB）是指在标准条件下（血液温度 38℃，$PCO_2$ 40 mmHg，Hb 完全氧合）测得的血浆碳酸氢盐（$HCO_3^-$）浓度。它不受呼吸因素的影响，其数值的增减可反映体内碳酸氢盐储备量的多少。正常值为 22～27 mmol/L，平均值为 24 mmol/L。SB 降低表明血浆碳酸氢盐（$HCO_3^-$）减少，SB 升高表明血浆碳酸氢盐（$HCO_3^-$）增多，是代谢性酸碱失衡的定量指标。

实际碳酸氢盐（actual bicarbonate，AB）是指隔绝空气的血液标本在实际 $CO_2$ 分压、血氧饱和度（$SaO_2$）及体温下测得的血浆中 $HCO_3^-$ 浓度，它同时受呼吸与代谢两种因素的影响。

在正常情况下，AB = SB。但在病理条件下，AB 与 SB 可存在差异，对两者进行比较，可反映出呼吸对酸碱平衡的影响。如 AB > SB，表明有 $CO_2$ 潴留；如 AB < SB，提示有 $CO_2$ 呼出过多。

## 四、缓冲碱

缓冲碱（buffer base，BB）是血液中一切具有缓冲作用的全部碱量，全血 BB 包括 $HCO_3^-$、碱性磷酸盐、碱性血浆蛋白和碱性血红蛋白等。通常以氧饱和的全血在标准状态下测定，正常值为 45～52 mmol/L，平均值为 48 mmol/L。因此，缓冲碱也是反映代谢因素的指标，代谢性酸中毒时 BB 减少，而代谢性碱中毒时 BB 升高。

## 五、碱剩余

碱剩余（base excess，BE）是指在标准条件下（38℃，$PaCO_2$ 40 mmHg，血红蛋白完全氧合）滴定血标本，使其 pH 达到 7.4 所需要的酸和碱量，需加酸者 BE 为正值，表明碱过多；需加碱者 BE 为负值，提示碱不足。BE 正常值为 0 ± 3 mmol/L。代谢性酸中毒或代偿性呼吸性碱中毒时 BE 负值增加，代谢性碱中毒或代偿性呼吸性酸中毒时 BE 正值增加。

## 六、阴离子间隙

阴离子间隙（anion gap，AG）是指血浆中未测定阴离子（unmeasured anion，UA）与未测定阳离子（unmeasured cation，UC）的差值，即 AG=UA – UC。

由于正常时血浆阳离子总量（包括最常测定阳离子 $Na^+$ 及未测定的阳离子 $K^+$、$Ca^{2+}$ 和 $Mg^{2+}$ 等）与阴离子总量（包括常测定阴离子 $HCO_3^-$ 和 $Cl^-$，以及未测定的阴离子 $Pr^-$、$HPO_4^{2-}$、$SO_4^{2-}$ 和有机酸根等）相等，故 AG 可用血浆中可测定的阳离子减去可测定的阴离子算出，即：

$$AG = Na^+ - (Cl^- + HCO_3^-)$$
$$= 140 - (104+24)$$
$$= 12 \text{（mmol/L）}$$

正常范围为 10～14 mmol/L。当磷酸盐、硫酸盐、乳酸、酮体、水杨酸等固定酸增多时，AG 增高；而低蛋白血症、多发性骨髓瘤、高钙血症、高镁血症等时，AG 则降低。

目前一般以 AG > 16 mmol/L 作为判断是否有 AG 增高型代谢性酸中毒的界限，AG 增高也可见于与代谢性酸中毒无关的情况，如脱水后使用大量含钠盐的药物、骨髓瘤患者释出本周蛋白过多等，应结合临床进行具体分析。AG 降低在判断酸碱平衡紊乱方面意义不大。

在上述各项指标中，反映血浆酸碱平衡紊乱性质和程度的指标是 pH，反映血浆 $H_2CO_3$ 含

量的指标是 $PaCO_2$。SB 和 AB 虽各有特点，但都是反映血浆 $HCO_3^-$ 含量的变化。BB 和 BE 的高低反映的是血液缓冲碱的总量。在临床工作中并不是每个患者都需要测定全部指标，因血浆的酸碱度取决于血浆 $NaHCO_3/H_2CO_3$ 的浓度比，故有选择地测定反映血浆 pH、$H_2CO_3$ 及 $HCO_3^-$（或缓冲碱）变化的相应指标，就可以分析和判断酸碱平衡紊乱的原因和类型。

## 第四节 单纯型酸碱平衡紊乱

### 一、代谢性酸中毒

代谢性酸中毒是指各种原因引起细胞外液 $H^+$ 增加和（或）$HCO_3^-$ 丢失，导致以血浆中 $HCO_3^-$ 浓度原发性减少、pH 降低为特征的酸碱平衡紊乱。

根据代谢性酸中毒发生的原因和机制不同，AG 值的变化会不同。按 AG 值将代谢性酸中毒分为两类，即 AG 增高型代谢性酸中毒和 AG 正常型代谢性酸中毒。

#### （一）原因和机制

**1. 酸负荷增多** 各种原因导致体内固定酸生成过多，或肾功能障碍时固定酸排出减少以及外源性固定酸摄入过多，酸超负荷使 $HCO_3^-$ 因中和 $H^+$ 而降低。

（1）体内固定酸产生过多

机制动画 代谢性酸中毒发生的病因及机制

1）乳酸酸中毒（lactic acidosis）：休克（感染性、心源性、低血容量性）、肠系膜缺血、低氧血症、高热等使细胞内糖的无氧酵解增强而引起乳酸增加，产生乳酸酸中毒。另外，肝衰竭时乳酸清除障碍也可导致血浆乳酸过高。

2）酮症酸中毒（ketoacidosis）：糖尿病、恶病质、严重饥饿、中毒（乙醇、铁、CO、异烟肼、士的宁中毒）等使脂肪大量动员，形成过多的酮体（其中 β-羟丁酸和乙酰乙酸为酸性物质），超过了外周组织的氧化能力及肾排出能力时可发生酮症酸中毒。

（2）肾排酸障碍

1）肾衰竭：严重急、慢性肾衰竭时，体内固定酸不能由尿中排泄，尤其是硫酸和磷酸在体内蓄积，血中 $H^+$ 浓度增加导致 $HCO_3^-$ 被缓冲而浓度降低。

2）Ⅰ型肾小管性酸中毒：也称为远端肾小管性酸中毒，其发病环节是集合管泌 $H^+$ 障碍，尿液不能被酸化，$H^+$ 在体内蓄积导致 $HCO_3^-$ 浓度降低。

（3）外源性固定酸摄入过多：大量摄入阿司匹林（乙酰水杨酸）等固定酸时，$HCO_3^-$ 因缓冲固定酸而浓度下降，水杨酸根潴留可引起酸中毒。氯化铵、盐酸精氨酸或盐酸赖氨酸等含氯的药物长期服用，在体内易解离出 $H^+$ 和 $Cl^-$。

**2. 碱性物质丧失过多**

（1）碱性消化液丧失过多：肠液、胰液和胆汁中碳酸氢盐含量高于血浆，如严重腹泻、十二指肠引流、肠漏等，造成大量碳酸氢盐从肠道丢失。

（2）肾 $HCO_3^-$ 重吸收和生成减少

1）Ⅱ型肾小管性酸中毒：又称为近端肾小管性酸中毒，其发病环节是 $Na^+$-$H^+$ 转运体功能障碍或碳酸酐酶活性降低，$HCO_3^-$ 在近端肾小管重吸收减少，随尿排出增多，导致血浆中 $HCO_3^-$ 浓度降低。

2）应用碳酸酐酶抑制剂：大量使用碳酸酐酶抑制剂如乙酰唑胺，可抑制肾小管上皮细胞内碳酸酐酶活性，使 $H_2CO_3$ 和 $HCO_3^-$ 生成减少，肾小管泌 $H^+$ 和重吸收 $HCO_3^-$ 减少。

**3. 其他原因**

（1）高钾血症：各种原因引起细胞外 $K^+$ 增多时，$K^+$ 与细胞内 $H^+$ 交换，引起细胞外 $H^+$ 增加；同时远端血管上皮细胞泌 $K^+$ 功能增强、泌 $H^+$ 减少，肾小管对 $HCO_3^-$ 的重吸收减少，导致代谢性酸中毒。由于肾泌 $H^+$ 减少，尿液呈碱性，故称为反常性碱性尿。

（2）血液稀释：见于快速输入大量无 $HCO_3^-$ 的液体或生理盐水，使血液中 $HCO_3^-$ 被稀释，造成稀释性代谢性酸中毒（表4-2）。

表4-2 代谢性酸中毒的原因

| 类型 | 原因 |
| --- | --- |
| AG 增高型代谢性酸中毒 | 乳酸酸中毒、酮症酸中毒、肾衰竭（固定酸排泄障碍）及阿司匹林、甲醇、乙二醇中毒等 |
| AG 正常型代谢性酸中毒 | 严重腹泻、十二指肠引流、肠漏等 |
|  | 肾小管性酸中毒、大量使用碳酸酐酶抑制剂、高钾血症、含氯的药物长期服用等 |

（二）机体的代偿调节

**1. 体液缓冲和细胞内外离子交换** 代谢性酸中毒时，血浆中增高的 $H^+$ 立即被缓冲体系中的各种缓冲碱进行缓冲，造成 $HCO_3^-$ 和其他缓冲碱被不断消耗而减少。在缓冲过程中 $H^+$ 与 $HCO_3^-$ 作用所形成的 $H_2CO_3$，可分解为 $H_2O$ 和 $CO_2$，$CO_2$ 可由肺呼出体外。2~4小时后，增高的 $H^+$ 约 1/2 通过离子交换方式进入细胞，被细胞内的缓冲体系缓冲，而 $K^+$ 从细胞内向细胞外转移，以维持细胞内外电荷平衡，故酸中毒易引起高钾血症。

**2. 肺的代偿调节** 肺的代偿调节是通过改变呼吸的频率和幅度来改变肺泡通气量，从而改变 $CO_2$ 的排出量，并以此调节血浆中 $H_2CO_3$ 的浓度。呼吸的代偿反应比较迅速，在代谢性酸中毒发生 10 分钟后即可出现呼吸运动的明显增加，并能在 12~24 小时达到代偿高峰。但是肺的代偿调节是有限度的，主要原因是 $H^+$ 浓度增加引起肺的呼吸运动加深、加快，使 $CO_2$ 排出增加的同时也降低了 $PaCO_2$，而 $PaCO_2$ 下降则会反射性引起肺的呼吸运动减慢、变浅，部分抵消了因血液 $H^+$ 浓度增加对呼吸中枢的兴奋作用。

**3. 肾的代偿调节** 除肾的原因引起的代谢性酸中毒外，其他各种原因引起的代谢性酸中毒肾都可发挥重要的代偿调节作用。酸中毒时，肾小管上皮细胞中的碳酸酐酶和谷氨酰胺酶活性增强，泌 $H^+$、泌 $NH_3/NH_4^+$ 增加，重吸收 $HCO_3^-$ 增多，使 $HCO_3^-$ 在细胞外液的浓度有所恢复。

（三）血气指标变化

代谢性酸中毒时，SB、AB、BB 均降低，BE 负值增大，失代偿时 pH 降低，如经肺代偿后，$PaCO_2$ 可代偿性降低。

（四）对机体的影响

代谢性酸中毒对心血管和神经系统的功能有着重要影响。急性严重酸中毒可导致这两大重要系统的功能严重障碍，甚至危及生命。慢性酸中毒还能导致骨骼系统改变。

**1. 高钾血症** 酸中毒与高钾血症互为因果关系，即高钾血症引起代谢性酸中毒，酸中毒可引起高钾血症。酸中毒时细胞外液 $H^+$ 增加并向细胞内转移，为了维持电荷平衡，细胞内的 $K^+$ 以 $H^+$-$K^+$ 交换方式向细胞外转移；酸中毒时，肾远端小管泌 $H^+$ 增加、泌 $K^+$ 减少，导致钾在体内潴留。

**2. 对心血管系统的影响**

（1）室性心律失常：酸中毒时出现的室性心律失常与酸中毒时伴发的高钾血症密切相关。重度高钾血症导致严重的传导阻滞和心室颤动，心肌兴奋性消失，可造成致死性心律失常和心搏骤停。

（2）心肌收缩力减弱：酸中毒时心肌收缩力减弱的可能机制如下：①酸中毒时生物氧化酶受到抑制，ATP 生成减少导致肌质网钙泵功能障碍，因而使肌质网对 $Ca^{2+}$ 的摄取、储存和释放发生障碍,最终导致心肌兴奋-收缩耦联障碍而使心肌收缩力减弱;②酸中毒时血浆 $H^+$ 浓度增加,抑制细胞外 $Ca^{2+}$ 内流,造成心肌细胞除极化时胞质中 $Ca^{2+}$ 浓度降低,发生兴奋-收缩耦联障碍,使心肌收缩力减弱;③酸中毒时心肌细胞内 $H^+$ 增加,$H^+$ 与 $Ca^{2+}$ 竞争肌钙蛋白上的钙结合位点,从而阻碍 $Ca^{2+}$ 与肌钙蛋白的结合,造成兴奋-收缩耦联障碍,导致心肌收缩力减弱;④酸中毒时生物氧化酶活性降低,ATP 生成减少,导致心肌收缩力减弱。

(3) 血管对儿茶酚胺的敏感性降低:酸中毒时体液 $H^+$ 浓度增加可使血管平滑肌及微动脉平滑肌对儿茶酚胺的反应性下降,导致外周小血管的紧张度降低。毛细血管前括约肌松弛引起真毛细血管网开放增加,使血管容量增加,造成微循环淤血。值得注意的是,血管对儿茶酚胺的敏感性降低直接引起血压下降的作用并不明显,但常常会影响临床用药的效果。例如,休克低血压的患者在单独使用缩血管药时血压升高不明显或需要使用较大的剂量,但在纠正酸中毒后升压的效果可得到改善。

**3. 对中枢神经系统的影响**　酸中毒时,中枢神经系统主要表现为中枢抑制,轻者意识障碍、反应迟钝,重者嗜睡、昏迷。其机制可能与下列因素有关:①γ-氨基丁酸增加:酸中毒时脑组织中谷氨酸脱羧酶活性增强,使 γ-氨基丁酸生成增加,γ-氨基丁酸为抑制性神经递质,对中枢神经系统具有抑制作用;② ATP 生成减少:酸中毒时生物氧化酶的活性受抑制,使 ATP 生成减少,导致脑组织能量缺乏而出现抑制状态。

**4. 对骨骼系统的影响**　慢性代谢性酸中毒如慢性肾衰竭、肾小管性酸中毒均可长时间存在达数年之久,由于不断从骨骼释放出钙盐,影响小儿骨骼的生长发育,并可引起佝偻病,成人则可发生骨质软化、骨质疏松、纤维性骨炎等。

**5. 对呼吸系统的影响**　代谢性酸中毒时,由于 $H^+$ 对中枢化学感受器及外周化学感受器的刺激作用增强,从而引起呼吸中枢兴奋,导致呼吸运动加深、加快,代谢性酸中毒引起的高通气称为 Kussmaul 呼吸。

(五) 代谢性酸中毒防治的病理生理基础

**1. 积极预防和治疗原发疾病**　积极防治引起代谢性酸中毒的原发病是重点,同时纠正水、电解质紊乱,恢复有效循环血量,改善组织血液灌流状况,改善肾功能等。

**2. 补碱纠正代谢性酸中毒**　严重酸中毒危及生命,要及时适当补充碱性药物,碳酸氢钠是代谢性酸中毒补碱的首选药。

**3. 处理酸中毒时的钾代谢紊乱**　酸中毒常伴有高钾血症,在补碱纠正酸中毒时,$H^+$ 从细胞内移至细胞外不断被缓冲,$K^+$ 则从细胞外重新移向细胞内,从而使血钾回降。也有酸中毒与低钾血症同时并存的情况,如肾小管性酸中毒因肾排泌 $K^+$ 较多,可出现低钾血症;又如严重腹泻导致酸中毒时,既有 $HCO_3^-$ 随肠液大量丢失,也有 $K^+$ 随肠液大量丢失,故可出现低钾血症。纠正其酸中毒时,血清钾浓度更会进一步下降,引起严重甚至致命的低血钾。纠正其酸中毒时,需要依据血清钾下降程度适当补钾。

**案例 4-1**

患者男,87 岁,患糖尿病 18 年,因精神萎靡、嗜睡 5 天入院。实验室检查:血糖 19.5 mmol/L,$[K^+]$ 5.7 mmol/L,$[Na^+]$ 156 mmol/L,$[Cl^-]$ 103 mmol/L;pH 7.20,$PaCO_2$ 32 mmHg,AB 10.1 mmol/L,SB 11.2 mmol/L,BE -16.0 mmol/L,尿酮体(++)、糖(+++)。试问该患者发生酸碱平衡紊乱的类型是什么?为什么?

## 二、代谢性碱中毒

代谢性碱中毒是指细胞外液 $HCO_3^-$ 含量原发性增多和（或）$H^+$ 丢失引起 $HCO_3^-$ 增多、pH 升高为特征的酸碱平衡紊乱。

不同的原因引起的代谢性碱中毒其特点不同，临床上根据给予生理盐水治疗后代谢性碱中毒能否得到纠正而将其分为两类，即盐水反应性碱中毒和盐水抵抗性碱中毒。

知识拓展 慢性肾脏病患者的碱剂治疗和碱性饮食

### （一）原因和机制

**1．酸性物质丢失过多**

（1）经胃液丢失：常见于剧烈频繁呕吐及胃管引流引起富含 HCl 的胃液大量丢失，使 $H^+$ 丢失过多。胃黏膜壁细胞富含碳酸酐酶，能将 $CO_2$ 和 $H_2O$ 催化生成 $H_2CO_3$，$H_2CO_3$ 解离为 $H^+$ 和 $HCO_3^-$，然后 $H^+$ 与来自血浆的 $Cl^-$ 合成 HCl，并以 $H^+$ 和 $Cl^-$ 的形式被分泌入胃液；壁细胞内由 $H_2CO_3$ 解离生成的 $HCO_3^-$ 则进入血浆。当胃液大量丢失后，进入十二指肠的 $H^+$ 减少，刺激胰腺向肠腔分泌 $HCO_3^-$ 的作用减弱，造成血浆 $HCO_3^-$ 潴留；与此同时，肠液中的 $NaHCO_3$ 因得不到 HCl 的中和而被吸收入血，也使血浆 $HCO_3^-$ 增加，导致代谢性碱中毒。此外，大量胃液丢失致有效循环血量减少，可引起继发性醛固酮增多而出现肾小管排泌 $H^+$、$K^+$ 增多；胃液丢失也致 $K^+$ 丢失，可致低钾血症，引起低钾性碱中毒；而胃液中的 $Cl^-$ 大量丢失又可致低氯血症，引起低氯性碱中毒。

机制动画 代谢性碱中毒发生的病因及机制

（2）经肾丢失

1）醛固酮分泌异常增加：原发性醛固酮增多症或继发性醛固酮增多症，醛固酮分泌增加可加速远端小管和集合管对 $H^+$ 和 $K^+$ 的排泌，并促进肾小管对 $HCO_3^-$ 的重吸收。

2）利尿药使用：使用排 $H^+$ 利尿药如髓袢利尿剂（呋塞米、依他尼酸）进行利尿时，肾小管髓袢升支对 $Cl^-$、$Na^+$ 和 $H_2O$ 的重吸收受到抑制，使远端肾小管内液体的速度加快、$Na^+$ 含量增加，激活 $H^+$-$Na^+$ 交换机制，促进了肾小管对 $Na^+$、$HCO_3^-$ 的重吸收与 $H^+$ 排泌。由于 $H^+$、$Cl^-$ 和 $H_2O$ 经肾大量排出和 $HCO_3^-$ 大量重吸收，导致细胞外液 $Cl^-$ 浓度降低和 $HCO_3^-$ 含量增加，引起低氯性碱中毒。

**2．$HCO_3^-$ 负荷增加**

1）$NaHCO_3$ 输入或服用过多：主要发生在用 $NaHCO_3$ 纠正代谢性酸中毒时。若患者有明显的肾功能障碍，在骤然输入大剂量 $NaHCO_3$ 或胃、十二指肠溃疡患者较长期输入 $NaHCO_3$ 时，可发生代谢性碱中毒。

2）大量输入库存血：大量输入含抗凝剂柠檬酸盐的库存血液，在体内经代谢生成 $HCO_3^-$，则可使血浆 $HCO_3^-$ 增加，发生代谢性碱中毒。

**3．低钾血症** 低钾血症时，细胞内液的 $K^+$ 向细胞外液转移，以部分补充细胞外液的 $K^+$ 不足，为了维持电荷平衡，细胞外液的 $H^+$ 则向细胞内转移，从而导致细胞外液的 $H^+$ 减少。此外，低钾血症时，肾小管上皮细胞向肾小管腔分泌 $K^+$ 减少，即 $K^+$-$Na^+$ 交换减少，而 $H^+$-$Na^+$ 交换增加，分泌 $H^+$ 增加，肾小管对 $HCO_3^-$ 的重吸收加强，导致血浆 $HCO_3^-$ 浓度增加，由于肾泌 $H^+$ 增多，尿液呈酸性，故称为反常性酸性尿（4-3）。

表4-3 代谢性碱中毒的原因

| 类型 | 原因 |
| --- | --- |
| 盐水反应性碱中毒 | 剧烈频繁呕吐及胃液引流、髓袢利尿剂长期使用等 |
| 盐水抵抗性碱中毒 | $NaHCO_3$ 输入过多、大量输入含柠檬酸盐的库存血液、严重低钾血症、醛固酮分泌异常增加等 |

### (二)机体的代偿调节

**1. 体液的缓冲和细胞内外的离子交换**　代谢性碱中毒时,血浆 $H^+$ 浓度降低,$OH^-$ 浓度升高,$OH^-$ 可被血浆缓冲系统中的弱酸中和。经过血浆缓冲系统的缓冲调节后,强碱变成弱碱,并使包括 $HCO_3^-$ 在内的缓冲碱增加。同时,由于细胞外液 $H^+$ 浓度降低,细胞内液的 $H^+$ 向细胞外转移,细胞外液的 $K^+$ 进入细胞,使细胞外液的 $K^+$ 减少,这是碱中毒引起低钾血症的原因之一。

**2. 肺的代偿调节**　代谢性碱中毒时,由于细胞外液 $H^+$ 浓度下降,对延髓中枢化学感受器以及颈动脉体和主动脉体外周化学感受器的刺激减弱,反射性引起呼吸中枢抑制,使呼吸变浅、变慢,肺泡通气量减少,导致 $CO_2$ 排出减少,$PaCO_2$ 升高,血浆 $H_2CO_3$ 浓度继发性升高,以维持 $[HCO_3^-]/[H_2CO_3]$ 的比值接近 20/1,使 pH 趋于正常。

**3. 肾的代偿调节**　代谢性碱中毒时,血浆 $H^+$ 浓度下降,pH 升高使肾小管上皮细胞内的碳酸酐酶和谷氨酰胺酶活性减弱,肾小管上皮细胞产生 $H^+$ 和 $NH_3/NH_4^+$ 减少,因而肾小管泌 $H^+$、泌 $NH_3/NH_4^+$ 减少,对 $HCO_3^-$ 的重吸收也相应减少,导致血浆 $HCO_3^-$ 浓度有所降低。肾对 $HCO_3^-$ 排出增多的最大代偿时限需要 3~5 天,所以,急性代谢性碱中毒时肾代偿不起主要作用。

通过以上各种代偿调节,如果能使 $[HCO_3^-]/[H_2CO_3]$ 的比值保持在 20/1,则血浆 pH 可维持在正常范围,则称为代偿性代谢性碱中毒。若 $[HCO_3^-]/[H_2CO_3]$ 的比值仍高于 20/1,则血浆 pH 仍高于正常,即为失代偿性代谢性碱中毒。

### (三)血气指标变化

代谢性碱中毒时,AB 和 SB 增加,由于呼吸的代偿,$PaCO_2$ 继发性升高,则 AB > SB,pH、BB 均增大,BE 正值加大。

### (四)对机体的影响

**1. 对神经肌肉的影响**　碱中毒时,由于血浆 pH 迅速升高而使血浆游离钙($Ca^{2+}$)迅速降低,常导致患者发生手足抽搐和神经肌肉的应激性增高。但如果碱中毒伴严重低钾血症时,则往往表现为肌肉无力或麻痹。

**2. 对中枢神经系统的影响**　严重碱中毒可引起烦躁不安、精神错乱,有时甚至发生谵妄等中枢神经系统兴奋症状。这与碱中毒时中枢神经系统抑制性神经递质 γ-氨基丁酸减少有关。因碱中毒时,谷氨酸脱羧酶活性降低,使 γ-氨基丁酸生成减少,而碱中毒时 γ-氨基丁酸转氨酶活性增高又使 γ-氨基丁酸分解加强。γ-氨基丁酸减少导致对中枢神经系统的抑制作用减弱,因而使中枢神经系统兴奋作用加强。同时,由于血浆 pH 增高,使血红蛋白氧离曲线左移,氧合血红蛋白解离释放氧的能力降低,缺氧导致 ATP 生成减少,可使脑细胞 $Na^+$-$K^+$-ATP 酶活性下降而引起脑细胞水肿,严重时甚至发生昏迷。

**3. 低钾血症**　碱中毒与低钾血症往往互为因果,即低钾血症伴有代谢性碱中毒,而碱中毒则往往伴有低钾血症。这是因为碱中毒时,细胞外液 $H^+$ 浓度下降,细胞内 $H^+$ 向细胞外转移,而细胞外 $K^+$ 向细胞内转移,引起低钾血症。另外,碱中毒时,肾小管上皮细胞泌 $H^+$ 减少,$H^+$-$Na^+$ 交换减少,$K^+$-$Na^+$ 交换增强,$K^+$ 从尿中排出增多而引起低钾血症。

**4. 对呼吸系统的影响**　代谢性碱中毒时细胞外液 $H^+$ 浓度下降,对延髓中枢化学感受器以及颈动脉体和主动脉体外周化学感受器的刺激减弱,反射性引起呼吸中枢抑制,呼吸运动变浅、变慢。

### (五)代谢性碱中毒防治的病理生理基础

**1. 积极防治引起代谢性碱中毒的原发病。**

**2. 纠正低血钾症或低氯血症**　盐水反应性碱中毒患者主要口服或静脉补充生理盐水即可恢复血浆 $HCO_3^-$ 浓度;缺氯、缺钾明显者,需同时补充 KCl 等。

**3. 纠正碱中毒** 盐水抵抗性碱中毒患者需用抗醛固酮药物或碳酸酐酶抑制剂,严重代谢性碱中毒可给予一定量的盐酸稀释液或盐酸精氨酸溶液等。

**案例 4-2**

患者男,74 岁,胃癌行胃大部切除手术后一直进流食,但近 5 天来进食后即呕吐,临床诊断为胃切除术后伴胃瘫。检查:皮肤干燥松弛,眼眶深陷,呈中度脱水征;血压 118/68 mmHg,呼吸 17 次 / 分。血气检查:pH 7.48,$PaCO_2$ 49 mmHg,BE 8.0 mmol/L,$HCO_3^-$ 43 mmol/L。该患者发生了何种类型的酸碱平衡紊乱?请列出理由。

案例分析

## 三、呼吸性酸中毒

呼吸性酸中毒是指因 $CO_2$ 排出减少或 $CO_2$ 吸入过多引起的、以血浆 $H_2CO_3$ 浓度原发性升高、pH 降低为特征的酸碱平衡紊乱。

根据发病的急缓,将呼吸性酸中毒分为急性呼吸性酸中毒和慢性呼吸性酸中毒。

（一）原因和机制

**1. $CO_2$ 排出减少**

(1) 呼吸中枢抑制:临床上常见于脑血管意外、脑外伤、脑炎、呼吸中枢抑制剂(镇静剂、麻醉剂)或乙醇中毒等。

(2) 神经病变及呼吸肌活动障碍:常见于脊神经根炎、急性脊髓前角灰质炎、有机磷农药中毒、重度低钾血症和家族性周期性麻痹、呼吸肌疲劳等。

(3) 胸廓异常:严重气胸、胸膜腔积液、胸部创伤、严重胸廓畸形等均可严重影响肺通气功能,导致 $CO_2$ 排出减少。

(4) 气道阻塞:异物堵塞、溺水、喉头水肿或痉挛等可致急性呼吸障碍,慢性阻塞性肺部疾患、支气管哮喘等引起肺泡通气不足。

(5) 肺部疾病:急性心源性肺水肿、重度肺气肿、肺部炎变、纤维化和通气功能障碍合并急性呼吸窘迫综合征等,均可出现 $CO_2$ 排出障碍而发生呼吸性酸中毒。

**2. $CO_2$ 吸入过多** 在通风不良的情况下,吸入气中 $CO_2$ 含量过高或人工呼吸器管理不当致通气量过小,使 $CO_2$ 排出过少。

呼吸性酸中毒的发生原因以外呼吸通气功能障碍而引起的 $CO_2$ 排出减少为多见。

（二）机体的代偿调节

由于呼吸性酸中毒主要是由肺泡通气障碍引起,所以肺不能对其发挥代偿调节作用,而且当血浆碳酸浓度增加时,只能通过血浆非碳酸氢盐缓冲对进行缓冲调节。

**1. 体液缓冲和细胞内外离子交换** 由于 $CO_2$ 大量潴留,使血浆 $H_2CO_3$ 浓度升高,$H_2CO_3$ 分解为 $H^+$ 和 $HCO_3^-$,导致血浆内的 $H^+$ 和 $HCO_3^-$ 增加,非碳酸氢盐缓冲对可起到部分缓冲作用;增加的 $H^+$ 可迅速进入细胞并与细胞内的 $K^+$ 进行交换(可导致高钾血症),$H^+$ 进入细胞后由细胞内的蛋白质缓冲对缓冲。此外,$CO_2$ 可迅速弥散进入红细胞,并在红细胞内的碳酸酐酶催化下生成 $H_2CO_3$,$H_2CO_3$ 进而解离为 $H^+$ 和 $HCO_3^-$。红细胞内增加的 $H^+$ 不断被血红蛋白缓冲对缓冲,而增加的 $HCO_3^-$ 则从红细胞进入血浆,与血浆中的 $Cl^-$ 进行交换,导致血浆 $HCO_3^-$ 浓度增加,同时血浆 $Cl^-$ 浓度降低。这是急性呼吸性酸中毒的主要代偿方式,但代偿的能力非常有限。

**2. 肾的代偿调节** 由于肾的代偿调节发挥较慢,在急性呼吸性酸中毒时来不及发挥有效

机制动画 呼吸性酸中毒发生的病因及机制

的作用。慢性呼吸性酸中毒是指持续 24 小时以上的 $CO_2$ 潴留，肾代偿调节成为主要的代偿方式。慢性呼吸性酸中毒时，肾的代偿调节与代谢性酸中毒时相似，肾小管上皮细胞内碳酸酐酶和谷氨酰胺酶活性均增加，肾泌 $H^+$、泌 $NH_3/NH_4^+$ 增加和重吸收 $HCO_3^-$ 的作用显著增强。

### （三）血气指标变化

呼吸性酸中毒时，$PaCO_2$ 升高，失代偿后 pH 降低，通过肾等代偿后 AB、SB、BB 值均升高，BE 正值加大，AB > SB。

### （四）对机体的影响

呼吸性酸中毒与代谢性酸中毒有着共同的特点，即都存在体液 $H^+$ 浓度升高，因而其对机体的影响与代谢性酸中毒是一致的。但呼吸性酸中毒特别是急性者因肾发挥代偿性调节作用缓慢，故常呈失代偿而更显严重。

**1. $CO_2$ 对脑血管的影响** 高浓度的 $CO_2$ 引起脑血管扩张和脑血流增加，可导致颅内压和脑脊液压力明显升高，促进脑水肿。临床上患者出现持续性头痛，尤其是在夜间和晨起时为重。

**2. 对中枢神经系统的影响** $CO_2$ 分子为脂溶性，能迅速透过血脑屏障并引起脑脊液中 $H_2CO_3$ 增加；而 $HCO_3^-$ 为水溶性，很难透过血脑屏障进入脑脊液内，结果造成脑脊液内 $[HCO_3^-]/[H_2CO_3]$ 的比值显著降低，导致脑脊液 pH 比血浆 pH 更低。患者可出现精神错乱、震颤、谵妄或嗜睡、昏迷等。这可能是呼吸性酸中毒时出现的神经系统功能紊乱比代谢性酸中毒时更为显著的原因之一。

**3. 对呼吸系统的影响** 原发疾病对呼吸系统的影响可表现为呼吸困难、呼吸急促或呼吸抑制，同时 $H^+$ 浓度升高、$CO_2$ 潴留又对外呼吸运动产生影响。

**4. 电解质的变化** 呼吸性酸中毒时，除产生高钾血症外，还伴有低氯血症。低氯血症发生的主要机制是呼吸性酸中毒时由于红细胞的代偿，使胞内 $HCO_3^-$ 与细胞外 $Cl^-$ 交换致血氯降低。

### （五）呼吸性酸中毒防治的病理生理基础

1. 积极防治引起呼吸性酸中毒的原发病。
2. 改善肺泡通气，排出过多的 $CO_2$。根据情况可行气管切开、人工呼吸、解除支气管痉挛、祛痰、给氧等措施。谨慎使用碱性药物，在 pH 明显降低时可适当补碱，但应注意防止 $PaCO_2$ 明显升高。

**案例 4-3**

患者男，67 岁，因做农活过程中不慎摔倒于 1 米高的土坎下，出现胸痛、气紧，口唇发绀。当即送医，确诊为右 4、5 肋骨骨折伴右侧气胸、血胸，右肺压缩 80%。查血气：pH 7.32，$PaCO_2$ 58 mmHg，AB 25 mmol/L，BE 2.5 mmol/L，经胸外科治疗后病情稳定。试分析该患者发生酸碱平衡紊乱的类型。

案例分析

## 四、呼吸性碱中毒

呼吸性碱中毒是指因肺通气过度使 $CO_2$ 呼出过多引起的、以血浆 $H_2CO_3$ 浓度原发性降低、pH 升高为特征的酸碱平衡紊乱。

根据病程，呼吸性碱中毒可分为急性呼吸性碱中毒（$PaCO_2$ 在 24 小时内急剧下降）和慢性呼吸性碱中毒（持续的 $PaCO_2$ 下降超过 24 小时）两类。

### （一）原因和机制

**1. 低氧血症和肺部疾患** 吸入气氧分压过低以及外呼吸功能障碍如急性呼吸窘迫综合征、

肺炎、肺水肿等，均可致低氧血症而出现代偿性通气过度，使 $CO_2$ 呼出过多、$PaCO_2$ 降低。

**2．呼吸中枢受到兴奋性刺激或精神性障碍** 可见于脑部病变，如脑血管意外、脑炎、脑外伤、脑肿瘤等均可刺激呼吸中枢引起过度通气。某些药物（如水杨酸）、血氨浓度升高等可直接兴奋呼吸中枢。癔症发作时可引起精神性通气过度。

**3．机体代谢率升高** 见于甲状腺功能亢进、革兰氏阴性杆菌败血症、高热、严重创伤等时，机体代谢率和血温过高可引起呼吸中枢兴奋，通气过度使 $PaCO_2$ 降低。

**4．人工呼吸机使用不当** 常见于因呼气量过大和频率过快引起的通气过度，导致医源性呼吸性碱中毒。

机制动画 呼吸性碱中毒发生的病因及机制

### （二）机体的代偿调节

呼吸性碱中毒是由于肺泡通气过度所致，故肺不能有效发挥其代偿作用，其主要的代偿方式如下：

**1．体液缓冲和细胞内外离子交换** 急性呼吸性碱中毒时，血浆中 $HCO_3^-$ 浓度相对增高，$H^+$ 从细胞内移出至细胞外并与 $HCO_3^-$ 结合，使血浆 $HCO_3^-$ 浓度降低，$H_2CO_3$ 浓度有所回升。血浆 $HCO_3^-$ 可与红细胞内的 $Cl^-$ 进行交换。$HCO_3^-$ 进入红细胞后，可与红细胞内的 $H^+$ 结合形成 $H_2CO_3$，并释放出 $CO_2$。$CO_2$ 可自红细胞进入血浆形成 $H_2CO_3$，提高血浆 $H_2CO_3$ 浓度。由于 $HCO_3^-$-$Cl^-$ 交换，可造成血浆 $Cl^-$ 浓度增高。这是急性呼吸性碱中毒的主要代偿方式，由于其代偿能力极其有限，因而急性呼吸性碱中毒是失代偿性的。

**2．肾的代偿调节** 慢性呼吸性碱中毒时，血浆 $H^+$ 浓度下降，pH 升高使肾小管上皮细胞内的碳酸酐酶和谷氨酰胺酶活性减弱，肾小管上皮细胞泌 $H^+$、泌 $NH_3/NH_4^+$ 减少，对 $HCO_3^-$ 的重吸收也相应减少，导致血浆 $HCO_3^-$ 浓度有所降低，以维持 $[HCO_3^-]/[H_2CO_3]$ 的比值在 20/1。这是慢性呼吸性碱中毒的主要代偿方式。

### （三）血气指标变化

呼吸性碱中毒时，$PaCO_2$ 降低，失代偿后 pH 升高，AB < SB；AB、SB、BB 值均降低，BE 负值加大。

### （四）对机体的影响

呼吸性碱中毒与代谢性碱中毒相同之处在于，都能导致低钾血症和组织缺氧。急性呼吸性碱中毒患者临床表现较为明显，患者有窒息感、气促、眩晕、易激动、四肢及口周围感觉异常等，严重者有意识障碍，其机制可能是呼吸性碱中毒时的低碳酸血症可引起脑血管收缩，脑血流量减少，加重脑功能障碍。慢性呼吸性碱中毒因代偿发挥较好，患者的临床表现轻。

### （五）呼吸性碱中毒防治的病理生理基础

1．防治原发病。

2．缓解患者的通气过度，如精神性通气过度可用镇静剂。

3．吸入含 5% $CO_2$ 的混合气体，以提高血浆 $H_2CO_3$ 浓度。

4．手足搐搦者可静脉适量补给钙剂，以增加血浆 $Ca^{2+}$ 浓度。

四种单纯型酸碱平衡紊乱的血气指标变化方向总结于表 4-4。

**表4-4 四种单纯型酸碱平衡紊乱的血气指标变化方向**

| 类型 | 动脉血气指标 | | |
| --- | --- | --- | --- |
| | pH | $[HCO_3^-]$ | $PaCO_2$ |
| 代谢性酸中毒 | ↓ | 原发↓ | 继发↓ |
| 代谢性碱中毒 | ↑ | 原发↑ | 继发↑ |
| 呼吸性酸中毒 | ↓ | 继发↑ | 原发↑ |
| 呼吸性碱中毒 | ↑ | 继发↓ | 原发↓ |

案例分析

### 案例 4-4

某已确诊有代谢性酸中毒的患者，迅速给予 $NaHCO_3$ 纠正代谢性酸中毒，但患者仍呼吸急促，随后出现烦躁不安、神经肌肉应激性增高。血压 110/75 mmHg，呼吸 28 次/分，血气检查：pH 7.47，$PaCO_2$ 27 mmHg，BE −1.7 mmol/L，$HCO_3^-$ 21.6 mmol/L。试问该患者还存在何种酸碱平衡紊乱？为什么？

## 第五节 混合型酸碱平衡紊乱

混合型酸碱平衡紊乱指两种或两种以上酸碱平衡紊乱同时并存。两种酸碱平衡紊乱同时并存为双重混合型酸碱平衡紊乱，三种酸碱平衡紊乱同时并存为三重混合型酸碱平衡紊乱。

### 一、双重混合型酸碱平衡紊乱

根据同时并存的酸碱平衡紊乱的性质，双重混合型酸碱平衡紊乱又分成两类，即酸碱一致（或相加）型酸碱平衡紊乱和酸碱混合（或相抵消）型酸碱平衡紊乱。

#### （一）酸碱一致型酸碱平衡紊乱

**1. 代谢性酸中毒合并呼吸性酸中毒**

（1）原因：常见于：①Ⅱ型呼吸衰竭，即低氧血症伴高碳酸血症型呼吸衰竭，因缺氧产生代谢性酸中毒，又因 $CO_2$ 排出障碍产生呼吸性酸中毒；②心跳和呼吸骤停，因缺氧产生乳酸酸中毒，又因 $CO_2$ 呼出受阻发生呼吸性酸中毒；③糖尿病酮症酸中毒患者因肺部感染引起呼吸衰竭。

（2）特点：$PaCO_2$ 升高、$HCO_3^-$ 浓度降低，两者呈相反方向变化，肺与肾不能相互代偿，呈严重失代偿状态，pH 明显降低，AB、SB、BB 值均降低，AB > SB，AG 增大，血 $[K^+]$ 升高。

**2. 代谢性碱中毒合并呼吸性碱中毒**

（1）原因：①肝硬化患者因过度通气发生呼吸性碱中毒时，若发生呕吐，或接受利尿剂治疗引起低钾血症，可发生代谢性碱中毒；②颅脑外伤引起过度通气时又发生剧烈呕吐；③严重创伤时因剧痛可致通气过度发生呼吸性碱中毒，若大量输入库存血，则可因抗凝剂枸橼酸盐输入过多，经代谢后生成 $HCO_3^-$ 过多而发生代谢性碱中毒。

（2）特点：$PaCO_2$ 降低、$HCO_3^-$ 浓度升高，两者呈反向变化，肺与肾不能相互代偿，呈严重失代偿状态，预后较差。pH 明显升高，AB、SB、BB 值均升高，AB < SB，血 $[K^+]$ 降低。

#### （二）酸碱混合型酸碱平衡紊乱

**1. 代谢性酸中毒合并呼吸性碱中毒**

（1）原因：常见于下列情况：①糖尿病、肾衰竭、感染性休克及心肺疾病等危重患者伴有高热或机械通气过度；②慢性肝病高血氨并发肾衰竭；③水杨酸或乳酸盐中毒。

（2）特点：代谢性酸中毒合并呼吸性碱中毒时，血浆 pH 变动不大，甚至在正常范围。血浆 $HCO_3^-$ 浓度和 $PaCO_2$ 均显著下降。SB、AB、BB 均降低，AB < SB，BE 负值增大。

**2. 代谢性碱中毒合并呼吸性酸中毒**

（1）原因：常见于慢性阻塞性肺部疾患或肺源性心脏病的患者，在通气未改善之前补充过多 NaHCO$_3$，或大量呕吐、应用大量排钾利尿剂等。

（2）特点：代谢性碱中毒合并呼吸性酸中毒时，血浆 pH 可以正常，也可以略降低或略升高。血浆 HCO$_3^-$ 浓度和 PaCO$_2$ 均显著升高。SB、AB、BB 均升高，BE 正值增大。

**3. 代谢性酸中毒合并代谢性碱中毒**

（1）原因：常见于严重胃肠炎时腹泻合并呕吐并伴有低钾和脱水的患者，肾衰竭或糖尿病患者合并剧烈呕吐。

（2）特点：代谢性酸中毒合并代谢性碱中毒时，血浆 pH、[HCO$_3^-$]、PaCO$_2$ 可以是正常的，也可以是升高或降低的，AG 增大（表4-5）。

表4-5　双重混合型酸碱平衡紊乱特点

| 类型 | pH | [HCO$_3^-$] | PaCO$_2$ |
|---|---|---|---|
| 酸碱一致型酸碱平衡紊乱 | | | |
| 代谢性酸中毒合并呼吸性酸中毒 | ↓↓ | ↓ | ↑ |
| 代谢性碱中毒合并呼吸性碱中毒 | ↑↑ | ↑ | ↓ |
| 酸碱混合型酸碱平衡紊乱 | | | |
| 代谢性酸中毒合并呼吸性碱中毒 | 不定 | ↓ | ↓ |
| 代谢性碱中毒合并呼吸性酸中毒 | 不定 | ↑ | ↑ |
| 代谢性酸中毒合并代谢性碱中毒 | 不定 | 不定 | 不定 |

## 二、三重混合型酸碱平衡紊乱

由于同一患者不可能同时有呼吸性酸中毒和呼吸性碱中毒，因此三重混合型酸碱平衡紊乱只存在两种类型。

**1. AG 增高型代谢性酸中毒合并代谢性碱中毒和呼吸性酸中毒**

该型的特点是 AG ＞ 16 mmol/L，PaCO$_2$ 明显增高，[HCO$_3^-$] 升高，血 [Cl$^-$] 下降。

**2. AG 增高型代谢性酸中毒合并代谢性碱中毒和呼吸性碱中毒**

该型的特点是 AG ＞ 16 mmol/L，PaCO$_2$ 明显降低，[HCO$_3^-$] 可高可低，血 [Cl$^-$] 一般低于正常。

# 第六节　判断酸碱平衡紊乱的病理生理基础

正确理解并掌握四种单纯型酸碱平衡紊乱发生的原因、机制及其特点，是正确判断酸碱平衡紊乱类型的基础。根据病史和临床表现，患者是否有酸过多、排酸障碍、酸丢失、碱过多或碱丢失等原发因素存在，如严重缺氧、休克、肾功能障碍、呼吸衰竭、呕吐或腹泻等，再结合实验室检测指标结果，即可判断所发生的酸碱平衡紊乱类型。

例如，某急性肠炎致腹泻患者，实验室检查：pH 7.30，[HCO$_3^-$] 14 mmol/L，PaCO$_2$ 28 mmHg。pH 低于正常表明有酸中毒，区分代谢性酸中毒和呼吸性酸中毒，需结合病史和其余两个指标，该病腹泻可致碱丢失，HCO$_3^-$ 浓度降低，因此可诊断该患者有代谢性酸中毒。代谢性酸中毒时，由于肺的代偿调节可致 PaCO$_2$ 降低，但患者如有发热等原因也可致 PaCO$_2$ 原发性降低，即可能合并呼吸性碱中毒。区分代偿还是混合型，可利用酸碱平衡紊乱的代偿预计值公式进行鉴别（表4-6），ΔPaCO$_2$↓ =1.2Δ[HCO$_3^-$]±2，计算出 ΔPaCO$_2$↓ 为 12±2，患者如果是单纯性代谢性酸中毒，其 PaCO$_2$ 应为 26～30 mmHg，该患者 PaCO$_2$ 28 mmHg，在其代偿变化范围，表明该患者仅有代谢性酸中毒。

AG值是判断混合型代谢性酸中毒的一项有价值的指标，一般认为AG值大于16 mmol/L则可确定为AG增高型代谢性酸中毒。尤其在三重酸碱平衡紊乱时，高AG值对于判断代谢性酸中毒存在有重要的意义。

表4-6 常用单纯型酸碱平衡紊乱代偿预计值公式

| 类型 | 原发性变化 | 代偿性继发改变 | 代偿预计公式 | 代偿时限 |
| --- | --- | --- | --- | --- |
| 代谢性酸中毒 | [$HCO_3^-$] ↓ | $PaCO_2$ ↓ | $\Delta PaCO_2$ ↓ =1.2$\Delta$[$HCO_3^-$]±2 | 12～24小时 |
| 代谢性碱中毒 | [$HCO_3^-$] ↑ | $PaCO_2$ ↑ | $\Delta PaCO_2$ =0.7$\Delta$[$HCO_3^-$]±5 | 12～24小时 |
| 呼吸性酸中毒 | $PaCO_2$ ↑ | [$HCO_3^-$] ↑ | | |
| 急性 | | | $\Delta$[$HCO_3^-$] ↑ =0.1$\Delta PaCO_2$±1.5 | 几分钟 |
| 慢性 | | | $\Delta$[$HCO_3^-$] ↑ =0.35$\Delta PaCO_2$±3 | 3～5天 |
| 呼吸性碱中毒 | $PaCO_2$ ↓ | [$HCO_3^-$] ↓ | | |
| 急性 | | | $\Delta$[$HCO_3^-$] ↓ =0.2$\Delta PaCO_2$±2.5 | 几分钟 |
| 慢性 | | | $\Delta$[$HCO_3^-$] ↓ =0.5$\Delta PaCO_2$±2.5 | 3～5天 |

注：$\Delta$表示变化值；代偿时限，即体内达到最大代偿反应所需的时间

## 小 结

正常人体血液的pH处于相对稳定的范围，即7.35～7.45，平均7.40。这种酸碱稳态是依靠体内化学缓冲系统、肺和肾以及组织细胞的调节作用来维持。碳酸氢盐缓冲系统是机体最重要的缓冲系统，肺通过神经反射控制呼吸频率和深度来调控挥发性酸的含量，肾主要通过泌氢和泌氨以及磷酸盐酸化来调节固定酸和碱。反应酸碱平衡与失衡的基本参数有三类，包括酸碱度（pH）、呼吸指标（$PaCO_2$）和代谢指标（SB、BB、BE）。在临床一些疾病或病理过程中，常常因酸碱负荷过度、严重不足和（或）调节机制障碍而造成酸碱稳态遭到破坏，发生酸碱平衡紊乱。导致酸碱平衡紊乱的原因包括呼吸性和代谢性因素。酸碱平衡紊乱的类型有单纯型和混合型。单纯型酸碱平衡紊乱包括4种：①代谢性酸中毒，是指细胞外液$H^+$增加和（或）$HCO_3^-$减少引起的pH下降，以血浆$HCO_3^-$原发性减少为特征，有AG增高型代谢性酸中毒和AG正常型代谢性酸中毒两种；②呼吸性酸中毒，是指$CO_2$排出障碍或吸入过多引起的pH下降，以血浆$H_2CO_3$浓度原发性升高为特征；③代谢性碱中毒，是指细胞外液碱增多和（或）$H^+$丢失引起的pH升高，以血浆$HCO_3^-$原发性增多为特征，分为盐水反应性碱中毒和盐水抵抗性碱中毒；④呼吸性碱中毒，是指肺通气过度引起的$PaCO_2$降低、pH升高，以血浆$H_2CO_3$浓度原发性减少为特征。由于肺调节受限，急性呼吸性酸中毒与碱中毒往往是失代偿性的。酸碱平衡紊乱可引起机体重要系统功能改变，酸中毒通常出现抑制性表现如昏迷、心肌收缩力降低等，但呼吸常加快（代谢性酸中毒时），而碱中毒通常引起兴奋性表现如惊厥、肌肉抽搐等，但呼吸常变慢（代谢性碱中毒时）。酸碱平衡紊乱还常常导致电解质紊乱，酸中毒容易合并高钾血症，碱中毒容易合并低钾血症。当机体受到多个病因分别影响体内不同的酸碱成分时，可导致混合型酸碱平衡紊乱。常见于各种危重疾病、药物中毒、严重电解质紊乱等等。根据合并酸碱平衡紊乱的性质，可以分为酸碱一致型酸碱平衡紊乱、酸碱混合型酸碱平衡紊乱以及三重混合型酸碱平衡紊乱。

## 思考题

1. 为什么严重代谢性酸中毒的患者易并发心律失常、心力衰竭?
2. 为什么呼吸性酸中毒时中枢神经系统功能紊乱比代谢性酸中毒时更为严重?
3. 判断酸碱失衡时为什么应注意电解质的改变?应常检测哪些电解质?为什么?

(邹 平)

思考题参考答案

# 第5章 糖代谢紊乱

学习目标

糖既是人体主要的能源物质，又是重要的组成成分。正常人血糖浓度虽有波动，但保持相对恒定在 3.89～6.11 mmol/L 的生理范围内，这是由于神经、肝、激素等协同作用，使血糖的来源与去路保持动态平衡的结果。肝是调节血糖水平的主要器官，通过摄取葡萄糖、合成和分解糖原参与血糖稳态的调节。肝外组织如骨骼肌和脂肪组织，可摄取葡萄糖以供自身能量所需，对维持正常血糖水平也发挥一定的作用。由胰岛 β 细胞分泌的胰岛素是降低血糖的唯一激素，通过促进肝、骨骼肌和脂肪等靶细胞的葡萄糖转运以及减少肝葡萄糖的产生与释放而降低血糖。体内升高血糖的激素包括胰高血糖素、肾上腺素、糖皮质激素和生长激素。当机体发生糖代谢紊乱时，可出现高血糖症（血糖浓度过高）或低血糖症（血糖浓度过低）。

## 第一节 高血糖症

高血糖症（hyperglycemia）指空腹时血糖水平高于 6.9 mmol/L（125 mg/dl）。临床上引起高血糖症最常见的病因是糖尿病（diabetes mellitus）。糖尿病是因胰岛素分泌相对或绝对不足以及组织细胞对胰岛素的敏感性降低，引起糖、蛋白质和脂肪代谢紊乱，出现以血糖升高为特征的代谢性疾病。此外，胰高血糖素分泌失调、应激、妊娠、药物、肝疾病等也可引起高血糖症。

### 一、病因与发病机制

#### （一）胰岛素分泌障碍

胰岛素是由胰岛 β 细胞分泌的降低血糖的激素，任何原因引起胰岛 β 细胞功能损伤或结构破坏，均可导致胰岛素分泌障碍，血液中胰岛素含量降低，出现高血糖症。目前认为，遗传因素、免疫因素和环境因素与胰岛 β 细胞的损害有关。

**1. 遗传因素** 人类第 6 号染色体短臂上的人白细胞抗原（human leukocyte antigen，HLA）基因是许多人类自身免疫性疾病的易感基因位点。在 1 型糖尿病中存在一个或多个与 HLA 抗原不平衡相联系的免疫反应基因，从而使胰岛 β 细胞易于受到环境因素与特殊细胞膜抗原的相互作用而受到损伤。HLA 主要由 Ⅰ、Ⅱ、Ⅲ 类基因组成，目前认为，1 型糖尿病的易感性与 Ⅱ 类基因关系最密切。Ⅱ 类基因主要包括 DR、DQ 和 DP 三个亚区。大约 95% 的 1 型糖尿病患者有 DR3 和（或）DR4 的表达，而非糖尿病人群仅 45%～50% 有 DR3 和（或）DR4 的表达。

**2. 免疫因素** 1 型糖尿病是 T 细胞介导的自身免疫性疾病，某些环境因素的作用可诱发以胰岛炎为病理特征的胰岛 β 细胞自身免疫反应，损伤胰岛 β 细胞，使其丧失合成和分泌胰岛素的功能，引起糖代谢紊乱。

（1）细胞免疫：1 型糖尿病发生的关键环节是胰岛 β 细胞渐进性的破坏，其中 90% 由细胞免疫介导。

T 淋巴细胞分两种不同的功能群，即 CD4 和 CD8。CD4⁺T 淋巴细胞在糖尿病发病中发挥重要作用,按其所产生细胞因子种类的不同,CD4⁺T 淋巴细胞可分为 Th1(主要分泌 IL-2 和 IFN-γ 等)和 Th2(主要分泌 IL-4 和 IL-10 等)细胞亚群。生理条件下,Th1/Th2 型细胞因子保持相对平衡。1 型糖尿病时,Th1 型细胞因子水平上调,占主导地位;IL-2 和 IFN-γ 可直接促进细胞免疫反应,使胰岛 β 细胞损伤;适当水平的 IL-4 和 IL-10 对胰岛细胞起保护作用,但过高水平的 IL-10 可促进单核细胞对胰岛的浸润,同时可加速胰岛 β 细胞的凋亡。在 1 型糖尿病发病时,大量的 CD8⁺T 淋巴细胞进入胰岛,能促进胰岛炎症和胰岛 β 细胞凋亡。CD8⁺T 淋巴细胞特异性杀伤靶细胞的机制为:①通过分泌穿孔素,插入靶细胞膜,形成膜的管状结构,使大量 $Na^+$ 及水分进入靶细胞内,导致靶细胞裂解;②可释放多种颗粒酶,促进靶细胞凋亡;③可分泌淋巴毒素及 IL-1,杀伤靶细胞;④能促使死亡配体(FasL)高表达,并通过与靶细胞表面的死亡受体(Fas)结合,从而诱导靶细胞凋亡。

(2)体液免疫:具有易感基因的个体在某些环境因素的触发下,产生针对胰岛 β 细胞的一系列自身抗体,并启动对胰岛 β 细胞的自身免疫反应。与 1 型糖尿病有关的自身抗体主要有三种:胰岛细胞抗体(islet cell antibodies,ICA)、胰岛素自身抗体(insulin autoantibodies,IAA)和谷氨酸脱羧酶(glutamic acid decarboxylase,GAD)抗体。各种自身抗体通过与胰岛 β 细胞发生免疫反应而破坏胰岛 β 细胞,导致 1 型糖尿病发生。

**3. 环境因素** 胰岛 β 细胞的破坏与环境因素有密切关系,最主要的如病毒感染、饮食营养成分改变等均可促发胰岛自身免疫反应。近年来对柯萨奇病毒 B 组的研究证实,糖尿病的发病季节与柯萨奇病毒 B 组的流行季节相符。此类病毒可能是通过诱导细胞直接溶解而破坏胰岛 β 细胞,也可能是通过引起胰岛的炎症和损伤,使隐蔽的胰岛抗原释放,诱发胰岛 β 细胞的自身免疫反应。某些食物蛋白也可触发胰岛 β 细胞的自身免疫性破坏。牛血清白蛋白与胰岛细胞自身抗原(islet cell autoantigen,ICA)69kD 蛋白具有同源性,可使胰岛细胞失去免疫耐受,引发胰岛 β 细胞的自身免疫反应。

(二)胰岛素抵抗

胰岛素抵抗(insulin resistance)是指胰岛素执行其正常生物作用的效应不足,主要表现为胰岛素抑制肝释放葡萄糖的能力及促进外周组织(肌肉、脂肪组织)对葡萄糖的利用障碍,引起高血糖症。为了使血糖恢复正常水平,机体代偿性分泌更多的胰岛素,形成高胰岛素血症,从而导致机体一系列病理生理变化,最终引起各种代谢疾病的发生。胰岛素抵抗的发生机制主要与胰岛素作用的受体前、受体、受体后基因异常有关。

机制动画 胰岛素抵抗的发生机制

**1. 受体前缺陷** 胰岛素发挥作用前需与相对应的胰岛素受体结合,受体前缺陷是指胰岛素与受体结合前出现的异常:①胰岛素基因突变产生异常的胰岛素,胰岛素生物活性降低或丧失;②内源性或外源性胰岛素抗体形成,胰岛素将无法与胰岛素受体进行有效结合;③胰岛素受体抗体形成;④糖皮质激素、生长激素等分泌过多,导致胰岛素降解加速。

**2. 受体缺陷** 主要是指胰岛素受体的功能和结构出现异常。功能异常主要是指胰岛素受体数目减少、胰岛素与胰岛素受体亲和力下降,导致胰岛素与受体结合降低;结构异常主要因胰岛素受体基因突变,导致受体功能全部或部分丧失。

**3. 受体后缺陷** 主要是指胰岛素与受体结合后出现的细胞内信号转导发生异常。胰岛素与胰岛素受体结合后引起受体自身磷酸化和受体酪氨酸激酶活化,可使 PI3K、MAPK 通路活化,前者调节葡萄糖转运入胞,后者与细胞丝裂原反应相关(图 5-1)。当胰岛素与胰岛素受体结合后,使胰岛素受体和胰岛素受体底物(insulin receptor substrate,IRS)1/2 磷酸化,并顺序激活 PI3K 中的丝氨酸/苏氨酸蛋白激酶,如 PDK1 和 PKB 等。当胰岛素受体 /IRS1/2/PI3K/PDK1/PKB 通路中的一个或多个信号分子的数量、结构和功能发生障碍时,可减少葡萄糖转运体 -4(glucose transporter,GLUT-4)由胞质转向质膜,葡萄糖入胞减少,血糖将升高。

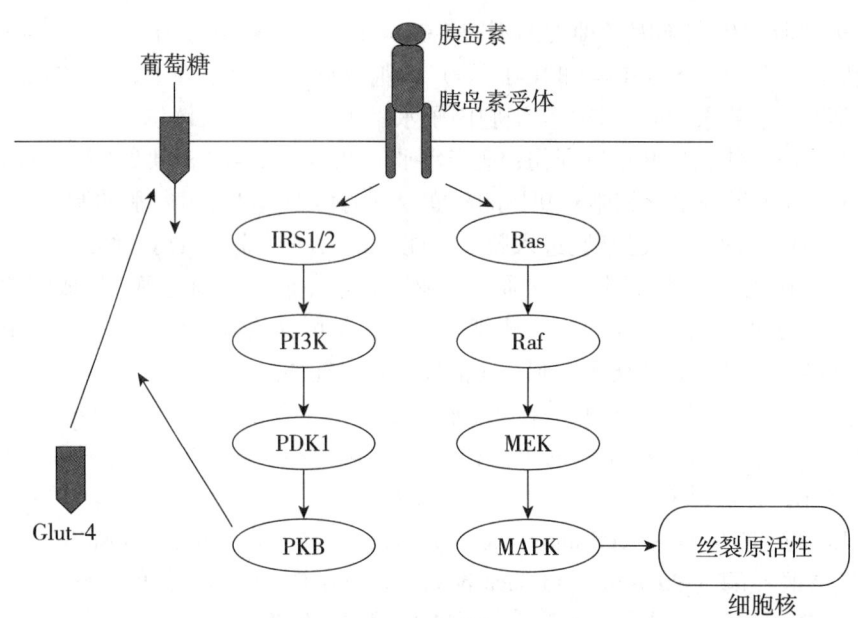

**图 5-1 胰岛素信号转导通路**

IRS1/2：胰岛素受体底物 1/2；PI3K：磷脂酰肌醇 3-激酶；PDK1：磷酸肌醇依赖性蛋白激酶 1；
PKB：蛋白激酶 B；MAPK：丝裂原活化蛋白激酶；MEK：MAPK 激酶；Glut-4：葡萄糖转运体-4

知识拓展 内质网应激
与胰岛素抵抗

### （三）胰高血糖素分泌失调

20 世纪 70 年代，Unger 等发现糖尿病的高血糖症均伴有胰高血糖素水平升高，因而提出糖尿病是由于胰岛素缺乏或抵抗和胰高血糖素分泌增加的结果，"双激素异常假说"应运而生。越来越多的证据表明，高胰高血糖素血症所致的肝葡萄糖生成过多是高血糖症发病机制的重要环节。

胰高血糖素是由 29 个氨基酸组成的直链多肽，由胰岛 α 细胞产生。可与肝细胞膜上相应受体结合，通过 cAMP-PKA 或 IP3/DG-PKC 途径，激活肝细胞内的磷酸化酶、脂肪酶和与糖异生有关的酶系，通过抑制糖原合成、刺激肝糖原降解、酮体生成和增强糖异生作用，使血糖升高。

分泌胰高血糖素的 α 细胞与分泌胰岛素的 β 细胞在胰岛内相互毗邻和影响。研究表明，胰岛 α 细胞有胰岛素受体、IRS-1 和 PI3K 表达，β 细胞分泌的胰岛素可作用于 α 细胞上特定表达的胰岛素受体，通过 IRS-1/PI3K 途径抑制胰高血糖素的分泌。大量证据表明，对胰高血糖素分泌的抑制能力减弱是 2 型糖尿病患者餐后血糖明显升高的主要原因。胰岛素缺乏或抵抗造成其通过 IRS-1/PI3K 途径对胰高血糖素分泌的抑制作用减弱。

有研究发现，糖尿病时高胰岛素血症与高胰高血糖素血症同时并存，提示胰岛素水平的升高并不能抑制胰高血糖素的分泌，因而存在 α 细胞的胰岛素抵抗。多项实验证实，α 细胞的胰岛素抵抗是由于受体后信号转导通路受损所致，其原因可能与血中游离脂肪酸增加，脂毒性作用导致细胞的氧化应激反应有关。

### （四）其他因素

**1. 药源性高血糖** 某些药物引起胰岛 β 细胞分泌胰岛素功能异常或靶细胞对胰岛素的敏感性降低，出现血糖升高。长期接受糖皮质激素治疗者，糖耐量异常或糖尿病的发生率为 14%～28%。糖皮质激素致血糖升高的可能机制：①协同胰高血糖素、生长激素、肾上腺素使储存的蛋白质和脂肪分解，导致进入肝的游离脂肪酸增多，也使细胞内糖异生酶浓度增加，与糖异生相关的底物及酶的增加使肝糖输出增多；②通过抑制胰岛素与其受体结合，损伤外周组织胰岛素受体后葡萄糖转运系统，从而使脂肪和肌肉对葡萄糖的利用减少。

**2. 应激性高血糖** 机体在强烈刺激因素（如外科手术、严重感染、大面积烧伤、大出血、休克等）作用下，处于应激状态时出现的血糖升高的现象。应激性高血糖的机制非常复杂，主要与应激时机体内分泌失调有关：①应激早期交感-肾上腺髓质系统激活，释放大量儿茶酚胺，拮抗胰岛素的生物效应并抑制胰岛素分泌；②应激时下丘脑-垂体-肾上腺皮质系统激活，释放大量糖皮质激素；③应激状态下，交感神经兴奋可通过激活 β- 肾上腺素受体，促进胰岛 α 细胞分泌胰高血糖素。

**3. 肝源性高血糖** 由于肝疾病引起糖代谢紊乱而发生的血糖升高。肝疾病致血糖增高的机制：①肝细胞损害导致参与糖代谢的酶活性降低，使葡萄糖的氧化利用发生障碍，引起血糖浓度升高；②肝炎病毒及其免疫复合物直接感染或损伤胰岛 β 细胞，使胰岛素分泌减少；③肝细胞损伤使细胞膜上胰岛素受体减少，受体与胰岛素的亲和力降低，从而产生胰岛素抵抗；④肝病时肝对升高血糖激素（胰高血糖素、生长激素）的灭活能力降低，使机体对胰岛素敏感性降低，外周组织对胰岛素产生抵抗；⑤肝硬化时门静脉系统旁路形成，肠道吸收的葡萄糖经侧支循环直接进入腔静脉，而未能合成糖原储存在肝，因而血糖升高。

**4. 妊娠性高血糖** 正常妊娠期可出现生理性胰岛素抵抗，其意义在于减少母体糖代谢，为胎儿生长发育提供充足的葡萄糖和营养成分。多数孕妇能分泌足够的胰岛素以满足机体需要，将血糖维持在正常范围内；若胰岛素分泌功能受损，则胰岛素抵抗更为明显，血糖将会超出正常范围。随着孕龄的增加，胎盘分泌的多种激素（孕酮、催乳素等）也相应升高，这些激素可拮抗胰岛素。

## 二、高血糖对机体的影响

### （一）对组织细胞的影响

生理条件下，葡萄糖主要经有氧氧化、糖酵解、磷酸戊糖途径、糖异生及糖原合成等途径进行代谢。高血糖可通过激活多元醇通路、己糖胺通路、蛋白激酶 C 和形成糖基化终末产物对组织细胞产生损伤。

多元醇通路是指葡萄糖经醛糖还原酶生成山梨醇，再经山梨醇脱氢酶生成果糖的过程。其结果为山梨醇和果糖在血管、神经组织等处积聚，因山梨醇通透性较差，一旦形成便在细胞内蓄积，导致细胞内渗透压升高，引起细胞水肿。

己糖胺通路是指葡萄糖进入细胞内先生成 6- 磷酸葡萄糖，继而由果糖激酶催化转变为 6- 磷酸果糖，此后在 γ- 谷氨酰 6- 磷酸果糖转氨酶作用下生成 6- 磷酸葡糖胺（己糖胺），最终转化为二磷酸尿苷酸 -N- 乙酰氨基葡萄糖胺，该物质是蛋白质发生糖基化的糖基主要供体。蛋白质的糖基化有两种方式，即在氮位和氧化糖基化酶的作用下，分别发生 N- 糖基化和 O- 糖基化。己糖胺通路过度活化，能将 GLUT-4 O- 糖基化，使含 O- 糖基化 GLUT-4 的囊泡不能与质膜结合，不能实现膜转位，抑制其转运葡萄糖的功能，导致胰岛素抵抗。

细胞内高浓度葡萄糖可使糖酵解中间产物 3- 磷酸甘油增加，3- 磷酸甘油是二酰甘油（diacylglycerol，DG）的前体物质，因而 DG 合成也相应增加，而 DG 是体内最重要的蛋白激酶 C（protein kinase C，PKC）的激活剂。PKC 激活可引起一系列继发反应引起血管内皮损伤：①促进组织生长因子和原癌基因 c-fos 的表达，使细胞外基质增生；②促进内皮素 -1 的表达，导致血管舒缩功能障碍；③促进细胞间黏附分子的表达，使白细胞黏附增加；④激活纤溶酶原激活物抑制剂，促进血栓形成。

体内葡萄糖、果糖可与蛋白质发生非酶促的糖基化作用，生成糖基化终末产物（advanced glycation endproduct，AGE）。AGE 与细胞表面特异性 AGE 受体结合后，可上调 TNF-α/IL-1 的表达，引发炎症反应，促进成纤维细胞和血管平滑肌细胞增殖。AGE 聚集在细胞外，可干扰正常的基质 - 基质、基质 - 细胞、细胞 - 细胞的相互作用，损伤神经轴突、间质细胞、微血管等，使血流减少，引发白内障、神经病变等。

（二）对代谢的影响

**1. 代谢紊乱症候群** 当胰岛素分泌绝对或相对不足时，肝、肌肉和脂肪组织摄取和利用的葡萄糖减少，肝糖原分解增加，导致高血糖症的发生。血糖升高后通过渗透性利尿作用引起多尿，继而出现口渴而大量饮水。患者体内葡萄糖不能利用，脂肪分解增多，蛋白质合成减少，分解加速，导致负氮平衡，机体逐渐消瘦，体重减轻。为补偿损失的糖分，维持机体活动，患者摄食常增多，故高血糖症时患者往往出现典型的"三多一少"症状，即多饮、多食、多尿和体重减轻。

**2. 糖尿病酮症酸中毒**（diabetic ketoacidosis） 胰岛素极度缺乏时，糖代谢紊乱加重，脂肪动员和分解加速，脂肪酸在肝氧化产生大量酮体，即乙酰乙酸、β-羟丁酸和丙酮。当酮体生成量剧增，超过肝外组织的氧化利用能力时，血酮体升高称为酮血症（ketonemia），尿酮体排出增多称为酮尿症（ketonuria），临床上统称为酮症（ketosis）。乙酰乙酸和β-羟丁酸均为较强的有机酸，可大量消耗体内储备碱，导致代谢性酸中毒。酮症酸中毒将导致严重的水、电解质平衡紊乱及循环衰竭等一系列功能障碍。

多数糖尿病酮症酸中毒患者起病时会有多尿、烦渴多饮和乏力等糖尿病症状显著加重，如果未能及时治疗，病情恶化，患者通常会出现恶心、呕吐、食欲减退等表现，部分患者呼吸中会有烂苹果味，随着疾病的进展，常常会出现不同程度的意识障碍、嗜睡、昏睡或昏迷。

### 案例 5-1

患者女，55岁。因意识不清3小时急诊入院。2年前患者出现多尿、多饮、多食及消瘦，查空腹血糖 17 mmol/L，诊断为"2型糖尿病"。早、晚餐前各注射胰岛素一次，但血糖控制不佳，2天前自行停止注射胰岛素。

体格检查：血压 80/50 mmHg，肥胖体型，皮肤黏膜干燥，深昏迷状态，双侧瞳孔缩小，等大、等圆，对光反射迟钝，呼吸浅慢，口腔有烂苹果味，跟膝腱反射减弱，病理反射未引出。入院后给予吸氧、心电监护、补充血容量等对症支持治疗，并急查尿常规和血常规。结果显示：尿酮体（+++），尿糖（+++），血糖 34.3 mmol/L。血气分析：pH 7.13，$PaCO_2$ 15 mmHg，BE −19.8 mmol/L。立即给予胰岛素 10 U 加入生理盐水 500 ml 中静脉滴注，2小时后复查血糖 21 mmol/L，继续给予小剂量胰岛素静脉滴注，患者意识逐渐恢复，血压升至 100/70 mmHg，病情稳定，转入病房。

问题：

1. 该糖尿病患者发生了哪种急性并发症？
2. 试述患者临床表现的发生机制？

案例分析

**3. 高渗性非酮症糖尿病昏迷**（hyperosmotic nonketotic diabetic coma） 糖尿病急性代谢紊乱的另一类型，以严重高血糖、高血钠、高血浆渗透压为特征，表现为严重脱水，伴不同程度神经系统障碍但无酮症的临床综合征。起病时常表现为多尿、多饮，但多食不明显或反而出现食欲减退。脱水随病程进展逐渐加重，临床主要表现为神经精神症状，如嗜睡、幻觉、定向障碍、偏盲、抽搐、昏迷等。

高渗性非酮症糖尿病昏迷发生的机制可能是：胰岛素的缺乏一方面抑制骨骼肌、脂肪和肝对葡萄糖的利用，另一方面导致高胰高血糖素血症，使肝产生葡萄糖增多，因此血糖极度升高，出现渗透性利尿。此时若患者因各种原因不能摄入足量水或体液丢失过多，将会导致严重脱水，血液浓缩，血容量减少。血容量减少引起继发性醛固酮增多，加重高血钠，使血浆渗透压进一步增高，导致脑细胞脱水（图 5-2）。

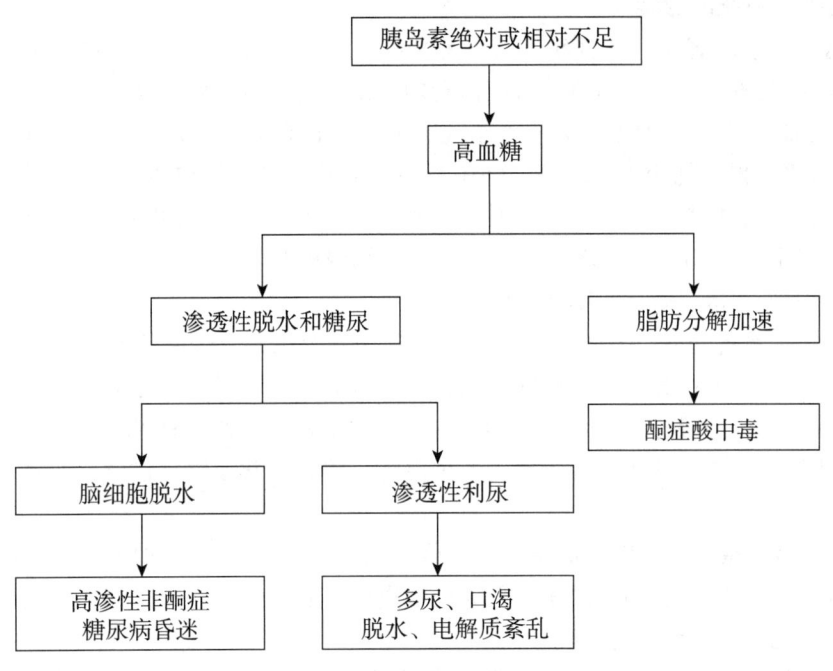

图 5-2　高血糖对代谢的影响

### （三）对心血管系统的影响

**1．微血管病变**　高血糖引起的微血管病变主要发生在微小动脉和微小静脉之间、管径在 100 μm 以下的毛细血管及微血管网。糖基化血红蛋白和糖基化蛋白是微血管病变的病理基础。糖基化血红蛋白增高可导致氧解离障碍而引起组织缺氧，微循环中血小板功能和凝血机制异常，血黏度增高，血流缓慢，上述因素共同作用导致微血管病变。微血管病变可累及全身组织器官，主要表现在视网膜、肾、神经和心肌组织，其中以糖尿病肾病和视网膜病变最为重要。

（1）糖尿病肾病（diabetic nephropathy）：大量蛋白尿、肾小球滤过率下降和高血压是糖尿病肾病的典型特点，其严重性仅次于冠状动脉和脑动脉粥样硬化病变。其发生主要与肾的微血管病变有关，主要病理变化为肾小球硬化，它是由细胞外基质蛋白（包括胶原蛋白Ⅰ、Ⅲ、Ⅳ和纤连蛋白）在肾小球系膜间隙积聚，导致弥漫性或结节性纤维化。基质蛋白的增加是由于肾小球系膜细胞合成增加或系膜基质金属蛋白酶降解减少所致。

（2）糖尿病视网膜病变（diabetic retinopathy）：病程超过 10 年的糖尿病患者大多合并不同程度的视网膜病变，是糖尿病微血管病变的重要表现，也是患者出现失明的主要原因之一。

糖尿病视网膜病变分为三个阶段：①非增生期：视网膜毛细血管膨出和通透性增加形成微动脉瘤、出血和渗出；②增生前期：视网膜毛细血管及末梢小动脉闭塞，加重视网膜缺血，部分区域发生梗死，表现为棉絮状渗出点；③增生期：视网膜缺血刺激某些促生长因子的释放，导致视网膜毛细血管新生和纤维组织增生，并可进入玻璃体。新生血管对玻璃体的牵拉可增加玻璃体积血或视网膜剥脱的危险性，是致盲的主要因素。

**2．大血管病变**　病变主要侵犯主动脉、冠状动脉、脑动脉、肾动脉和肢体动脉等，引起冠心病、缺血性或出血性脑血管病、肾动脉硬化、肢体动脉硬化等。肢体动脉硬化以下肢动脉病变为主，表现为下肢疼痛、感觉异常和间歇性跛行，严重供血不足者可导致下肢坏疽。高血糖症引起动脉粥样硬化发生的原因是多方面的：①高血糖症患者治疗时长期接受外源性胰岛素，可刺激血管平滑肌细胞增殖并促进泡沫细胞的形成；②高血糖时凝血因子增加，血小板聚集性增强，血液处于高凝状态；③糖基化蛋白在血管壁沉积，使血管的结构和功能发生改变，其主要作用是使胶原分解减少，细胞外基质增加，最终导致血管管腔狭窄。

#### （四）对神经系统的影响

**1. 中枢神经系统病变**　高血糖症患者易发生脑血管疾病，尤其是缺血性脑卒中。高血糖引起脑缺血损伤的机制为：①高血糖可使血管内皮细胞合成舒血管物质减少，而合成缩血管物质增加，导致血管对缩血管物质反应增强，从而使脑血流量减少，加重脑缺血；②脑缺血缺氧时，无氧酵解增强，乳酸生成增多，酸中毒引起血管扩张，脑缺血区再灌流，加重脑水肿；③高血糖可促进谷氨酸释放，通过与受体的作用，可直接改变细胞膜对 $Na^+$ 和 $Ca^{2+}$ 的通透性。$Na^+$ 大量进入细胞内可引起细胞水肿；$Ca^{2+}$ 进入细胞内可激活蛋白酶、磷脂酶等，导致神经元的磷脂膜、细胞骨架蛋白等重要结构解体。

**2. 周围神经系统病变**　其发生主要与微血管病变及山梨醇旁路代谢增强有关。微血管病变导致神经缺血、缺氧；高血糖可激活葡萄糖多元醇通路，使醛糖还原酶活性升高，将神经组织内的葡萄糖还原成山梨醇，导致神经细胞内山梨醇蓄积，山梨醇易吸收水分，引起神经元轴突的变性坏死甚至缺失。临床上常表现为各种疼痛、感觉异常或感觉过敏、肌张力降低以至肌萎缩和瘫痪。

**3. 自主神经病变**　多影响胃肠道、心血管、泌尿系统和性器官的功能，表现为瞳孔改变、排汗异常、胃排空延迟、腹泻、便秘、直立性低血压、心动过速、尿失禁、尿潴留、阳痿等。

#### （五）对其他器官、系统的影响

高血糖除引起视网膜病变外，还可造成黄斑病、白内障、青光眼、屈光改变、虹膜睫状体病变等。高血糖时，晶状体肿胀，出现空泡，某些透明蛋白变性、聚合、沉淀，导致白内障。其发生机制主要与以下因素有关：①血糖水平升高引起晶状体蛋白的糖化作用；②山梨醇旁路代谢增强使山梨醇蓄积，导致晶状体渗透压升高，使其肿胀、混浊，最终导致晶状体纤维化。

高血糖症患者因末梢神经病变、下肢动脉供血不足及细菌感染等多种因素，引起足部疼痛、皮肤深溃疡、肢端坏疽等病变。由于神经营养不良和外伤的共同作用，可引起营养不良性关节炎，好发于足部和下肢各关节，受累关节有广泛的骨质破坏和畸形。

高血糖症患者常发生皮肤化脓性感染如疖、痈等，可反复发生，有时可引起败血症或脓毒血症。容易发生感染的原因包括：①血管病变导致循环障碍，使炎症反应及损伤修复所需的血液细胞和其他物质的运输受阻；②神经病变导致感觉缺陷，使患者忽视微小创伤和感染；③高血糖可使中性粒细胞和其他免疫细胞的功能受损，因此机体抵抗力降低。

### 三、高血糖症防治的病理生理基础

#### （一）饮食治疗

合理的饮食治疗可减轻体重、控制高血糖、改善脂代谢紊乱。膳食中由脂肪提供的热量不超过总热量的 30%，其中不饱和脂肪酸不应超过总热量的 7%；食物中胆固醇摄入量 < 300 mg/d。

#### （二）运动疗法

根据患者体质进行适当的体力活动，可增加肌肉细胞胰岛素受体数目，加速血浆葡萄糖在肌肉的利用，使血糖下降。运动前、中、后应检测血糖，运动量过大或剧烈运动时应建议患者调整食物和药物，以免发生低血糖。血糖 > 14～16mmol/L、有明显的低血糖症状或血糖波动较大、有糖尿病急性并发症和心、眼、脑、肾等严重慢性并发症者不适宜运动。

#### （三）药物治疗

治疗高血糖症的药物主要有降血糖药和胰岛素。单纯饮食控制后血糖水平仍高时，可采用口服降糖药治疗。口服降糖药主要有磺脲类（刺激胰岛 β 细胞分泌胰岛素）、双胍类（改善外周组织对胰岛素的敏感性）等。口服降糖药治疗无效的患者，可加用胰岛素治疗。胰岛素的使用原则：①应在综合治疗基础上使用；②从小剂量开始，根据血糖水平逐渐调整至合适剂量；③应立求模拟生理性胰岛素分泌模式，即持续性基础分泌，保持空腹状态下葡萄糖的产生和利用相平衡；进餐后胰岛素分泌迅速增加，使餐后血糖水平维持在一定范围内，预防餐后高血糖发生。在使用降糖药物治疗时应严格监测血糖水平，防止因剂量过大而导致低血糖反应的发生。

## 第二节 低血糖症

低血糖症（hypoglycemia）是指由多种病因引起的血浆葡萄糖浓度过低所致的临床综合征。非糖尿病患者血糖浓度低于 2.8 mmol/l（50 mg/dl）即发生低血糖症；糖尿病患者血糖浓度低于 3.8 mmol/l（70 mg/dl）也可认定为低血糖症。低血糖症患者有三个特点：①血糖低于上述极限；②出现以交感神经兴奋和脑细胞缺氧为主的症候群；③给予葡萄糖后，症状立即缓解。

### 一、病因与发病机制

低血糖症按发病原因可分为器质性、功能性和药源性 3 种类型。器质性由肝疾病、内分泌系统疾病和恶性肿瘤所致，功能性多为进食后胰岛 β 细胞分泌过多胰岛素所致，药源性主要由过量使用降血糖药物引起。

（一）器质性（空腹）低血糖症

**1. 胰岛功能亢进**　胰岛素瘤是胰腺内分泌肿瘤中最常见的一种，由于胰岛 β 细胞分泌过多胰岛素，使糖原分解减少，组织利用葡萄糖增加，糖异生减弱，导致低血糖发生。

**2. 自身免疫性低血糖症**　系统性红斑狼疮、黑棘皮病等自身免疫性疾病患者体内可出现胰岛素抗体和胰岛素受体抗体：①胰岛素抗体可与胰岛素结合，形成无生物活性的复合物，并使胰岛素降解减少，在某些诱因作用下，胰岛素与抗体突然解离释放出大量游离胰岛素即可造成低血糖症；②胰岛素受体抗体具有较强的胰岛素活性，其活性比胰岛素强 10 倍，胰岛素受体抗体与胰岛素受体结合产生类胰岛素作用也可引起低血糖。

**3. 肝病源性低血糖症**　最常见的原因是肝实质细胞大量破坏和肝衰竭。当肝细胞损伤超过 80% 时，肝糖原储备严重不足，糖异生作用发生障碍，空腹时易发生低血糖。某些遗传性代谢性肝病如糖原贮积症、半乳糖血症等，因有关糖原代谢的酶功能失常或不足，导致糖异生作用障碍引起低血糖。原发性肝癌伴低血糖症的发生率为 4.6% ~ 30%，究其原因除了肝功能损害外，肿瘤分泌胰岛素样物质如胰岛素样生长因子也是其中之一。

**4. 内分泌源性低血糖症**　当拮抗胰岛素的激素如生长素、肾上腺皮质激素、胰高血糖素分泌减少可引起低血糖：①腺垂体功能减退（席汉综合征）；②甲状腺功能减退；③肾上腺皮质功能减退（爱迪生病）。

**5. 肾源性低血糖症**　空腹状态下，肾的糖异生作用不亚于肝，是拮抗低血糖的主要器官之一。肾衰竭时，肾糖原分解和糖异生作用减弱，肾对胰岛素的清除率减低而发生低血糖症。

（二）功能性（餐后反应性）低血糖症

**1. 滋养性低血糖症（倾倒综合征）**　见于胃大部切除术、胃肠吻合术、伴有或不伴有迷走神经切断术的幽门成形术患者，进食后食物迅速进入小肠，导致食物快速吸收，刺激胰岛素大量分泌导致血糖降低。

**2. 功能性低血糖症**　多见于情绪不稳定和神经质的中年女性，与自主神经功能紊乱、迷走神经兴奋性增高有关。由于胃排空加快，糖类吸收过快，导致胰岛素大量分泌，低血糖常于餐后 2 ~ 4 小时出现。

**3. 早期糖尿病餐后低血糖症** 患者多肥胖，餐后刺激胰岛素分泌延迟，血糖升高时才使胰岛素过量释放，导致低血糖发生，多于餐后 4 ~ 5 小时出现。

### （三）药源性低血糖症

常见于糖尿病患者在使用胰岛素制剂或促胰岛素分泌制剂时，由于用量过大或用法不当，尤其是老年人或合并肝肾功能不全者，因为药物不能有效清除而导致低血糖。有些常用药物也可诱发低血糖，如乙醇（刺激胰岛素分泌）、水杨酸制剂（促进糖氧化和抑制糖异生）、磺胺药（延长磺脲类药物作用时间）等。

**案例 5-2**

患者男，61 岁。因多饮、多尿、消瘦 3 年，反复心悸、出汗 3 个月入院。3 年前患者无明显诱因出现"三多一少"症状，诊断为"2 型糖尿病"。开始口服二甲双胍 500 mg（3 次/天），血糖控制不佳，口渴、多饮症状无缓解。2 年前开始改为注射精蛋白锌重组人胰岛素，早、晚餐前皮下注射，血糖控制在空腹 6 mmol/L，餐后 2 h 8 mmol/L。近 3 个月，夜间反复出现心悸、出汗、头晕，无抽搐及意识障碍，多次测末梢血糖 2.2 mmol/L。

体格检查：血压 140/92 mmHg，身高 167 cm，体重 67 kg，腰围 85 cm。入院当天夜间出现心悸、出汗、头晕，测血糖 2.3 mmol/L，血胰岛素 ≥ 1000 mU/L，口服葡萄糖好转。次日采血查胰岛素抗体 12.200（0.006 以上为阳性）。

问题：

该患者发生低血糖症的原因及发病机制是什么？

案例分析

## 二、低血糖症对机体的影响

低血糖症对机体的影响以神经系统为主，尤其是交感神经和中枢神经系统。

### （一）对交感神经的影响

低血糖刺激交感神经后，儿茶酚胺分泌增多，既可刺激胰高血糖素的分泌，导致血糖水平增高；又可作用于 β- 肾上腺素受体而引起心动过速、烦躁不安、面色苍白、大汗淋漓和血压升高等交感神经兴奋的表现。

### （二）对中枢神经系统的影响

葡萄糖是脑的主要能量来源，且脑细胞储存葡萄糖的能力十分有限，又不能像其他组织那样利用血中游离脂肪酸，因此，脑细胞所需的能量几乎全部来源于血糖。低血糖症时，脑部葡萄糖持续得不到补充，就会出现神经性低血糖症状。早期可表现为精力不集中、思维和语言迟钝、头晕、嗜睡等；病情进一步加重，可出现神志不清、癫痫样抽搐、昏迷、瞳孔对光反射消失等。

有些低血糖症患者没有交感神经兴奋的表现，而是直接出现神经性低血糖症状，这种情况被称为无察觉性低血糖症，又称无症状性低血糖症。

## 三、低血糖症防治的病理生理基础

### （一）病因治疗

确诊为低血糖症，尤其是空腹低血糖发作者，大多为器质性疾病所致，应寻找病因进行治疗。若因药物引起者应及时停药或调整用药品种和剂量。能引起低血糖症的内分泌肿瘤如胰岛素瘤，一旦确诊，应尽早手术切除。

### (二) 低血糖症的预防

正在使用胰岛素的患者，应严格计算好常规胰岛素与中、长效胰岛素的用量比例，严密观察口服降糖药（尤其是格列本脲等半衰期较长的药物）的使用，发现低血糖反应时，及时调整，防止用量过大。当过度疲劳或剧烈运动时，应减少胰岛素的用量或及时加餐。

### (三) 低血糖发作时的处理原则

出现自主神经功能症状和早期中枢神经系统症状时给予口服葡萄糖或含糖食物即可缓解。当症状严重或患者不能口服葡萄糖时，应静脉推注50%葡萄糖50~100 ml，继而持续静脉滴注10%葡萄糖，直至病情稳定。

## 小结

糖是人体主要能量物质，在神经、激素、肝等调节作用下，正常血糖浓度维持在3.89~6.11 mmol/L。当机体发生糖代谢紊乱，可导致高血糖症或低血糖症。

当发生高血糖症时，空腹血糖浓度高于6.9 mmol/L。高血糖症最常见的原因是糖尿病，主要因胰岛素分泌绝对或相对不足以及胰岛素抵抗引起。胰高血糖素分泌失调、应激、妊娠、药物、肝疾病等也可引起高血糖症。高血糖症可导致机体发生代谢紊乱，患者可出现多饮、多食、多尿和体重减轻，甚至可出现酮症酸中毒和高渗性非酮症糖尿病昏迷。高血糖症还可引起多系统损害，导致血管（动脉硬化）、神经、肾（糖尿病肾病）、视网膜（糖尿病视网膜病）等器官的病变。治疗高血糖症的方式主要有口服降血糖药和使用胰岛素。

当血糖浓度低于2.8 mmol/L即发生低血糖症。引起低血糖症最常见的原因是治疗糖尿病时使用胰岛素和磺脲类药物，其他原因包括某些肿瘤（如胰岛素瘤）、自身免疫、肝疾病、肾衰竭、营养不良。低血糖症的临床表现主要包括交感神经系统兴奋（心动过速、烦躁不安、面色苍白、大汗淋漓和血压升高）和神经性低血糖（语言迟钝、癫痫样抽搐、意识丧失）。低血糖发作时，可通过摄入含糖食物缓解，严重时应及时静脉推注50%葡萄糖（50~100 ml），继而持续静脉滴注10%葡萄糖，直至病情稳定。

Summary

## 思考题

1. 何谓胰岛素抵抗？简述其发生机制。
2. 简述糖尿病酮症酸中毒的发生机制。
3. 简述高渗性非酮症糖尿病昏迷的发生机制。
4. 简述低血糖症对机体的影响。

思考题参考答案

（徐 海）

# 第6章 脂代谢紊乱

学习目标

脂质（lipid）是脂肪酸和醇作用生成的酯及其衍生物的总称。脂质是构成生物膜和参与细胞基础代谢的必需物质。脂质由外源性摄取和内源性合成而来，其在体内不能完全分解，主要是通过构成生物膜、转化为固醇类激素、7-脱氧胆固醇和胆汁酸而参与体内代谢或排出体外。遗传因素和（或）与环境因素相互作用，影响正常脂代谢，导致血液及其他组织器官中脂类及其代谢产物的异常，称为脂代谢紊乱（lipid metabolism disorder）。

脂质必须要经血液进行运输，因此常以血脂代谢反映全身脂代谢情况。血脂是血浆中脂质成分的总称，包括胆固醇、胆固醇酯（cholesterol ester，CE）、三酰甘油（triacylglycerol，TAG）、磷脂、糖脂和游离脂肪酸（free fatty acid，FFA）等。脂质不溶于水，必须与载脂蛋白（apolipoprotein，apo）结合形成脂蛋白（lipoprotein）才能溶于血液并进行运输。血脂代谢紊乱（dyslipidemia）是指各种因素造成血浆中脂质含量增高或降低，或载脂蛋白结构与功能改变，导致脂蛋白含量和（或）性质发生改变，主要表现为高脂血症（hyperlipidemia）和低脂血症（hypolipidemia）。脂代谢紊乱可引起一些严重危害人体健康的疾病，如动脉粥样硬化性心脑血管疾病、非酒精性脂肪性肝病和肥胖等。

## 第一节 概 述

### 一、脂蛋白的组成、分类和功能

成熟的脂蛋白是球形颗粒，由含CE和TG的疏水性核和含磷脂、游离胆固醇（free cholesterol，FC）、载脂蛋白的亲水性外壳组成。各类脂蛋白含有的蛋白质、胆固醇、TAG、磷脂等成分比例和含量不同，使得脂蛋白的密度、颗粒大小、分子量和带电荷强度各不相同。应用超速离心法可将血浆脂蛋白分为5类：乳糜微粒（chylomicrons，CM）、极低密度脂蛋白（very-low-density lipoprotein，VLDL）、中间密度脂蛋白（intermediate-density lipoprotein，IDL）、低密度脂蛋白（low-density lipoprotein，LDL）和高密度脂蛋白（high-density lipoprotein，HDL）。此外，还有一种脂蛋白称为脂蛋白（a）[lipoprotein（a），Lp（a）]。各类脂蛋白的组成及功能见表6-1。

**表6-1 脂蛋白的分类、组成与功能**

| 种类 | 主要脂质 | 主要载脂蛋白 | 功能 |
|---|---|---|---|
| CM | TAG | B48、A1、A2 | 将食物中的TAG和胆固醇从小肠转运至其他组织 |
| VLDL | TAG | B100、E、Cs | 转运内源性TAG至外周组织，经脂酶水解后释放游离脂肪酸 |
| IDL | TAG、胆固醇 | B100、E | 属LDL前体，部分经肝代谢 |
| LDL | 胆固醇 | B100 | 胆固醇的主要载体，经LDL受体介导而被外周组织摄取和利用 |

续表

| 种类 | 主要脂质 | 主要载脂蛋白 | 功能 |
|---|---|---|---|
| HDL | 磷脂，胆固醇 | A1、A2、Cs | 促进胆固醇从外周组织移去，转运胆固醇至肝或其他组织再分布 |
| Lp（a） | 胆固醇 | B100、（a） | 不明确，与动脉粥样硬化性心血管病正相关 |

## 二、脂蛋白代谢

### （一）脂蛋白代谢相关的蛋白

脂蛋白颗粒中的蛋白质因可起到运载脂质的作用而被命名为载脂蛋白，目前已报道有20余种，主要在肝和小肠黏膜细胞中合成，其中临床意义较为重要且研究比较清楚的有apoA、apoB、apoC、apoD、apoE和apo（a）等。由于氨基酸组成的差异，每一型又可分为若干亚型，如apoA包括apoAⅠ、apoAⅡ、apoAⅣ和apoAⅤ等。载脂蛋白在脂蛋白功能和代谢等方面具有非常重要的作用，主要体现在：①与血浆脂质结合形成水溶性物质，成为转运脂类的载体；②作为配基与脂蛋白受体结合，使脂蛋白被细胞摄取和代谢；③是多种脂蛋白代谢酶的调节因子。

血浆中还存在着能将TAG和CE在脂蛋白间转移的蛋白质，包括：胆固醇酯转运蛋白（cholesteryl ester transfer protein，CETP）、磷脂转运蛋白（phospholipid transfer protein，PLTP）、微粒体三酰甘油转运蛋白（microsomal triacylglycerol transfer protein，MTP）等。

### （二）脂蛋白代谢相关的受体和酶

已知参与脂蛋白代谢的受体包括：LDL受体（LDL receptor，LDLR）、LDL受体相关蛋白（LDL receptor related protein，LRP）、apoE受体、VLDL受体和清道夫受体（scavenger receptor，SR）等。调节脂代谢的酶包括：卵磷脂-胆固醇酰基转移酶（lecithin cholesterol acyltransferase，LCAT）、脂蛋白脂酶（lipoprotein lipase，LPL）、肝脂酶（hepatic lipase，HL）、3-羟-3-甲基戊二酰辅酶A还原酶（3-hydroxy-3-methyl glutaryl coenzyme A reductase，HMG-CoAR）和酰基辅酶A：胆固醇酰基转移酶（acyl coenzyme A：cholesterol acyltransferase，ACAT）等。这些受体和酶的缺乏或活性降低都可能影响脂蛋白代谢，导致脂代谢紊乱。

### （三）脂蛋白代谢相关的途径

脂蛋白的代谢途径可分为外源性代谢途径、内源性代谢途径和胆固醇逆转运（图6-1）。

**1. 外源性代谢途径**　是指饮食摄入的胆固醇和TAG在小肠中合成CM及其代谢过程。食物中的脂质在小肠中形成新生的CM，新生CM经淋巴管进入体循环，通过脂蛋白交换成为成熟的CM，成熟CM中的TAG在LPL的作用下被水解，释放出的FFA被外周组织摄取利用，形成CM残粒并被肝细胞摄取代谢。

**2. 内源性代谢途径**　是指由肝合成VLDL后，VLDL转变为IDL和LDL，LDL被肝或其他器官代谢的过程。肝合成VLDL并分泌入血，VLDL在LPL水解的作用下转变成VLDL残粒，又称为IDL，部分IDL被肝细胞摄取代谢，其余的IDL被LPL和HL进一步水解，转变为LDL，LDL与全身各组织的细胞膜表面的LDLR结合并被细胞摄取和降解。

**3. 胆固醇逆转运**　HDL能将肝外组织细胞中的胆固醇转运至肝进行分解代谢，即胆固醇逆转运（reverse cholesterol transportation，RCT）。胆固醇逆转运分为三个步骤：①细胞内FC从肝外组织细胞中移出，三磷酸腺苷结合盒转运子A1（ATP-binding cassette transporter A1，ABCA1）介导FC转运到细胞膜上，HDL中apoAⅠ作为细胞膜胆固醇移出的接受体；② HDL接收的FC在LCAT的作用下生成CE进入HDL的核心，形成成熟的HDL，在CETP作用下，CE由HDL转移到CM、VLDL和LDL颗粒中；③ HDL及这些接受了CE的脂蛋白在代谢过程中被肝摄取时，其中的 CE 也就同时被运回肝，在肝内转化为胆汁酸后排出。胆固醇的这种双向转运既保证了全身组织对胆固醇的需要，又避免了过量的胆固醇在外周组织的蓄积，具有重要的生理意义。

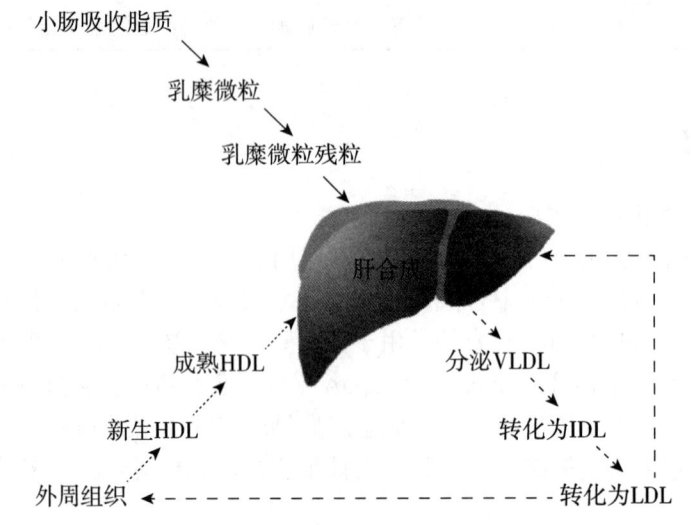

图 6-1　脂蛋白代谢过程示意图

⟶表示外源性代谢途径；- - ⟶表示内源性代谢途径；······⟶表示胆固醇逆转运途径

### 三、脂代谢紊乱的分型

血脂水平高于正常上限即为高脂血症，我国一般以成人空腹血总胆固醇（total cholesterol，TC）≥ 6.2 mmol/L（240 mg/dl），TAG ≥ 2.3 mmol/L（200 mg/dl）为高脂血症的标准。目前对低脂血症时血脂水平没有统一的标准，一般认为血浆 TC < 3.1 mmol/L（120 mg/dl）为有临床意义的判断标准。

## 第二节　高脂血症

### 一、高脂血症的分型

高脂血症的分型主要有病因分型和简易分型。

**1. 病因分型**　按是否继发于全身系统性疾病进行分型，可分为原发性和继发性高脂血症。

（1）原发性高脂血症：原发性高脂血症常由单个基因或多个基因突变所致。由于基因突变所致的高脂血症多具有家族聚集性，有明显的遗传倾向，特别是单个基因突变者，故临床上通常称为家族性高脂血症（familial hypercholesterolemia，FH）。

（2）继发性高脂血症：继发性高脂血症是指由于其他疾病所引起的血脂异常。可引起血脂异常的疾病主要有：肥胖、糖尿病、肾病综合征、甲状腺功能减退症、肾衰竭、肝疾病、系统性红斑狼疮、糖原贮积症、骨髓瘤、脂肪萎缩症、急性卟啉病、多囊卵巢综合征等。此外，某些药物如利尿剂、非心脏选择性 β- 受体阻滞剂、糖皮质激素等也可能引起继发性血脂异常。

**2. 简易分型**　从临床实用角度出发，常将高脂血症进行简易的临床分类（表 6-2）。因 HDL 减少引起的临床后果与高脂血症相似，故也将低 HDL-C 血症与高脂血症并列。

表6-2 高脂血症的简易分型

| | 总胆固醇（TC） | 三酰甘油（TAG） |
|---|---|---|
| 高胆固醇血症 | 增高 | |
| 高甘油三酯血症 | | 增高 |
| 混合型高脂血症 | 增高 | 增高 |

## 二、病因及影响因素

高脂血症主要由遗传因素和继发性因素引起。遗传因素包括单基因和多基因突变。继发性因素主要包括高脂、高糖膳食及代谢性疾病等。此外，年龄增加，女性绝经后雌激素减少，不健康的生活方式如缺乏运动、酗酒和药物等因素也可导致高脂血症。

### （一）基因突变

基因突变是导致高脂血症的最重要的内在影响因素，其中包括单基因突变导致的严重血脂异常和由遗传异质性引起的血脂异常。某些脂蛋白受体（如 LDLR）、脂蛋白代谢酶（如 LPL）和载脂蛋白（如 apoB100、apoC Ⅱ、apoA Ⅰ、apoA Ⅴ、apoC Ⅲ 和 apoE）等的基因缺陷都能干扰脂蛋白的代谢，导致家族性高胆固醇血症。

**1. LDLR 基因突变** LDLR 能识别和结合含 apoB100 和 apoE 的脂蛋白残粒（如 CM 残粒、VLDL 残粒）及 LDL，摄取胆固醇进入细胞内进行代谢。LDLR 基因的各种类型突变引起的受体功能障碍均可导致血浆胆固醇水平明显增加。

**2. LPL 基因突变** LPL 是血液中主要的脂解酶，也是清除血浆脂蛋白中 TAG 的限速酶。已证实 LPL 基因突变可导致高脂血症。LPL 活性依赖于 apoC Ⅱ 的激活，apoC Ⅱ 基因突变与 LPL 基因突变一样都可导致 TAG 的水解障碍而引起高甘油三酯血症。

**3. apoB 基因突变** apoB 是 LDL 的主要载脂蛋白，也是 LDLR 的配体，其主要功能是结合和转运脂质，介导血浆 LDL 的降解与清除，在体内胆固醇代谢平衡中起重要作用。apoB 基因突变与高脂血症关系密切，家族性载脂蛋白 B100 缺乏症（familial defective apoB-100，FDB）是由于 2 号染色体上的 apoB 基因突变造成 apoB100 上 3500 位的精氨酸被谷氨酸所置换，使 LDL 与 LDL 受体结合缺陷，因而影响了 LDL 的分解代谢。

**4. 前蛋白转化酶枯草溶菌素 9（proprotein convertase subtilisin/Kexin type 9，PCSK9）基因突变** PCSK9 能促进肝细胞表面 LDLR 降解，进而影响血脂代谢。某些位点的基因突变会导致这种作用增强，从而使得肝清除血脂的能力降低，引起高脂血症。

**5. apoE 基因突变** apoE 在 CM 和 VLDL 残粒清除的过程中起关键作用。apoE 基因突变可改变 apoE 分子的结构、分泌速率、释放入血及其功能状态，进而影响 CM 和 VLDL 残基的分解代谢，可引起家族性异常 β- 脂蛋白血症等。

此外，三磷酸腺苷结合盒转运子 G5（ATP-binding cassette transporter G5，ABCG5）和三磷酸腺苷结合盒转运子 G8（ATP-binding cassette transporter G8，ABCG8）、LCAT、衔接子蛋白、胆固醇 7α- 羟化酶 1、脂酶成熟因子 1 等的基因突变均可导致高脂血症。

### （二）营养性因素

在影响血脂水平的诸多因素中，营养是最重要的环境因素。饮食中的胆固醇和饱和脂肪酸含量高，均可导致血浆胆固醇水平升高。血浆 TAG 水平也与饮食结构相关，例如，高糖饮食引起血糖升高，刺激胰岛素分泌增加，胰岛素可促进肝合成 TAG 和 VLDL 增加，因而引起血浆 TAG 浓度升高。高糖饮食还可诱导 apoC Ⅲ 基因的表达，使血浆 apoC Ⅲ 浓度升高，而 apoC Ⅲ 是 LPL 的抑制因子，可造成 LPL 的活性降低，从而影响 CM 和 VLDL 中 TAG 的水解，引起高甘油三酯血症。

### （三）疾病性因素

**1. 糖尿病** 糖尿病患者，尤其是血糖水平控制不良者常有 VLDL 增加。1 型糖尿病由于胰岛素缺乏，LPL 活性受到抑制，使 CM 在血浆中聚积，可伴有高 TAG 血症。2 型糖尿病常有胰岛素抵抗，内源性胰岛素过多分泌，引起高胰岛素血症，继而减弱胰岛素对 LPL 的激活作用，引起 TAG 水平升高。

**2. 肾疾病** 肾病综合征时发生高脂血症是由于脂蛋白合成增加和降解障碍双重机制引起，主要表现为血浆 VLDL 和 LDL 升高；而肾衰竭、肾移植术后的患者常出现血浆 TAG 升高和 HDL 降低。

**3. 甲状腺功能减退症** 甲状腺激素水平直接影响脂质代谢的各个环节，甲状腺功能减退时，LDL 受体活性和 LPL 活性降低，脂代谢紊乱主要表现为高胆固醇血症及高甘油三酯血症等。

高脂血症还可见于异型蛋白血症（如系统性红斑狼疮、多发性骨髓瘤）、肝胆系统疾病（如各种原因引起的胆道阻塞、胆汁性肝硬化）、胰腺炎、糖原贮积症（Ⅰ型）等。

### （四）其他因素

酗酒、缺乏运动、高龄、长期的精神紧张、吸烟、超重以及长期服用某些药物等均可引起高脂血症。

## 三、发生机制

高脂血症除小部分是由全身性疾病所致外（继发性高脂血症），大部分是脂代谢相关基因突变和（或）与环境因素相互作用引起（原发性高脂血症）。本文根据脂代谢环节的异常，阐述高脂血症的发病机制（图 6-2）。

机制动画 高脂血症的发生机制

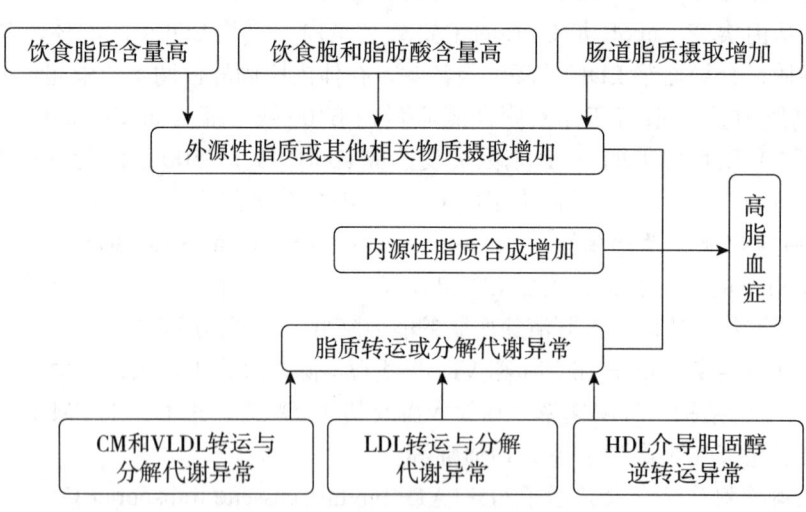

图 6-2 高脂血症的发生机制

### （一）外源性脂质或其他相关物质摄取增加导致高脂血症

**1. 长期高脂饮食** 饮食中脂质主要包括 TAG、胆固醇和磷脂，食物源性胆固醇占机体胆固醇来源的三分之一。不同个体对食物源性脂质的摄取差别很大。机体可通过调节内源性胆固醇合成减少来平衡外源性胆固醇摄取的增加。长期的高脂饮食可从三方面导致血脂增高：①促使肝胆固醇含量增加，LDL 受体合成减少，脂质代谢减少；②饮食中大量 TAG 的摄取，使得小肠经外源性途径合成 CM 大量增加；③促使肝经内源性途径合成 VLDL 增加。

**2. 长期高饱和脂肪酸饮食** 一般认为饱和脂肪酸摄入量占摄入能量的百分比每增加一个

单位，血液 TC 含量将增加 0.052 mmol/L，其中主要为 LDL。饱和脂肪酸摄入增加引起胆固醇增高的机制主要在于：①降低细胞表面 LDL 受体活性；②增加含 apoB 脂蛋白的产生。饮食中胆固醇含量高和 apoE4 基因型有助于饱和脂肪酸的升胆固醇效果。

**3. 肠道脂质摄取增加** 肠道脂质摄取主要与肠黏膜上皮细胞表达的三种蛋白有关：尼曼-匹克 C1 型类似蛋白 1（Niemann-Pick type C1 like 1，NPC1L1）、ABCG5 和 ABCG8。正常情况下，ABCG5 和 ABCG8 能把吸收的几乎全部植物固醇重新排放回肠腔，使得谷固醇等植物固醇经肠道吸收很少（<5%），并促使肝优先分泌植物固醇到胆汁。当 ABCG5 或 ABCG8 发生基因突变时，植物固醇在肠腔的吸收成倍增加，胆固醇吸收中度增加，导致谷固醇血症发生，主要表现就是血液谷固醇含量显著增加，伴有 LDL 的增加。NPC1L1 的作用是参与肠道脂质吸收，抑制肠道 NPC1L1 基因表达能显著降低胆固醇的吸收和血液胆固醇水平。

### （二）内源性脂质合成增加导致高脂血症

肝是内源性脂质合成的主要部位，占机体三分之二的胆固醇、TAG、大部分载脂蛋白如 apoB100、apoC 和 apoE 等均在肝合成。肝内脂蛋白合成增加的机制主要包括：①摄取高糖、高饱和脂肪酸膳食后，肝胆固醇合成限速酶 HMG-CoAR 活性增加，胆固醇合成增加；②血液中胰岛素及甲状腺素增多时，能诱导肝 HMG-CoAR 表达增加，胆固醇合成增加；③血液中胰高血糖素及皮质醇减少时，其对 HMG-CoAR 的活性抑制作用减弱，胆固醇合成增加；④肥胖或胰岛素抵抗等因素导致脂肪动员时，大量 FFA 释放进入血液循环，肝以其为底物合成 VLDL 增加。近来发现肠道也是内源性脂质尤其是 HDL 合成的重要部位，但其在高脂血症发生中的病理生理意义尚不清楚。

### （三）脂质转运或分解代谢能力降低导致高脂血症

血脂代谢的实质就是血液脂蛋白代谢，参与这一代谢过程的主要因素是载脂蛋白、脂蛋白受体和脂酶等。遗传或环境因素对这些蛋白表达或活性的影响最终都将导致脂质转运或分解代谢障碍。脂质转运和分解代谢过程中，CM 和 VLDL 及其受体主要是转运和代谢 TAG，LDL 及其受体主要是转运和代谢胆固醇，HDL 则在胆固醇逆转运中起着关键作用。

**1. CM 和 VLDL 转运与分解代谢能力降低** 虽然 CM 和 VLDL 分别在肠道和肝内合成，并有不同的转运与代谢途径，但由于两者都富含 TAG，所以在转运与分解代谢异常方面有些共同的机制。① LPL 表达与活性异常：LPL 是分解脂蛋白中所含 TAG 的限速酶，是富含 TAG 的 CM 和 VLDL 代谢的决定性因素。LPL 基因突变可引起 LPL 活性降低或不能表达正常 LPL，引起 CM 代谢障碍，导致高甘油三酯血症出现；同时 CM 和 VLDL 代谢障碍造成磷脂和载脂蛋白向 HDL 转移减少，HDL 生成减少，含量降低。② apoC Ⅱ 表达与活性异常：apoC Ⅱ 是 LPL 发挥活性所必需的辅因子，apoC Ⅲ 则对 LPL 活性有一定抑制作用，apoC Ⅱ/apoC Ⅲ 比值对 LPL 活性有着显著影响。基因突变造成 apoC Ⅱ 表达减少或功能异常，LPL 不能被充分激活，CM 和 VLDL 中 TAG 分解受阻，使得 CM 和 VLDL 水平上升。③ apoE 基因多态性：apoE 有三个常见的等位基因 E2、E3 和 E4，apoE 结合的受体包括 apoE 受体和 LDL 受体，其中 apoE 2 与两个受体的结合力都差，使得含有 apoE 的脂蛋白 CM 和 VLDL 分解代谢障碍。

**2. LDL 转运与分解代谢能力降低** ① LDL 受体基因突变：LDLR 基因突变通过不同的机制引起 LDL 代谢障碍（表 6-3）；② apoB 基因突变：apoB 基因外显子 26 中单碱基置换 G→A 引起错义突变 CGG（Arg3500）→CAG（Glu），此种突变使 apoB100 受体结合域二级结构发生变化，与 LDL 受体的结合能力显著下降，LDL 经 LDL 受体途径降解减少；③ LDL 受体表达减少或活性降低：常由高胆固醇和高饱和脂肪酸饮食、肥胖、老年人以及女性绝经后雌激素水平减少等因素引起；④ VLDL 向 LDL 转化增加：肾病综合征时 CETP 活性上调催化了富含 CE 的 $HDL_2$ 和富含 TAG 的 VLDL 残粒的脂质交换，加速了 VLDL 向 LDL 的转换。此外，LDL 受体活性下降，VLDL 经 LDL 受体途径分解代谢减少，使过多的 VLDL 转化为 LDL。

知识拓展 PCSK9：脂代谢转化医学研究的范例

表6-3　LDLR基因突变类型与代谢特点

| 突变类型 | 特点 |
| --- | --- |
| Ⅰ型突变 | 细胞膜上无LDL受体存在 |
| Ⅱ型突变 | LDLR合成后不能转运到高尔基体修饰，细胞膜上LDLR明显减少 |
| Ⅲ型突变 | LDLR不能与LDL结合 |
| Ⅳ型突变 | LDLR与LDL结合后不能内移 |
| Ⅴ型突变 | LDLR不能与LDL分离而循环使用 |

**3. HDL介导胆固醇逆转运能力降低**　参与胆固醇逆转运的蛋白主要有：ABCA1、LCAT、CETP和B族Ⅰ型清道夫受体（scavenger receptor class B type I，SR-BI）等。编码这些蛋白的基因突变常导致胆固醇逆转运障碍。比如家族性CETP缺陷症，因基因突变导致CETP缺乏，HDL中CE转运到其他脂蛋白发生障碍，造成HDL中CE积聚，表现为HDL浓度明显升高而LDL浓度偏低，TC浓度增加。LCAT是参与脂质代谢的重要酶之一，主要作用是将卵磷脂β位脂肪酸与胆固醇3-OH作用，生成CE。LCAT缺乏症时因该酶基因突变导致上述功能异常，FC不能转变为CE，HDL的成熟过程受阻，胆固醇逆转运出现障碍。Tangier病是由于ABCA1基因突变，外周组织胆固醇流出障碍，胆固醇逆转运受阻。

## 四、高脂血症与疾病

### （一）动脉粥样硬化性心血管疾病

高脂血症引起的动脉粥样硬化性心血管疾病（atherosclerotic cardiovascular disease，ASCVD）居疾病发病率与死亡率的前列。

动脉粥样硬化（atherosclerosis，As）是指在多种危险因素作用下，血管内膜结构或功能受损，导致通透性发生改变，以血脂异常沉积到血管壁为主要特征的渐进性病变，伴随有炎性细胞浸润（单核/巨噬细胞、T淋巴细胞、肥大细胞等），中膜平滑肌细胞迁移增殖，泡沫细胞形成和细胞外基质合成增加，最终形成As斑块，病变中的脂质主要是胆固醇和胆固醇酯。As危险因素众多，其中高脂血症是As发生的最基本的危险因素。

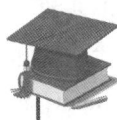

**案例 6-1**

患者男，65岁，突发胸痛2小时就诊。患者自诉活动后胸痛、胸闷10余年，痛呈膨胀性或压迫感，多于劳累、饭后发作，每次持续数分钟，静卧后减轻。近2月来痛渐频繁，时发心悸。患者晚餐后突发心前区绞痛，呈持续性，并逐渐加重，伴有左肩背放射痛，急诊入院。体格检查：体温36.6℃，呼吸18次/分，脉搏83次/分，血压116/78 mmHg。一般情况尚好。实验室血脂检查：TC 6.80 mmol/L（↑），TAG 3.22 mmol/L（↑），LDL-C 5.23 mmol/L（↑），HDL-C 1.17 mmol/L。心电图检查：提示前壁心肌梗死。予以活血化瘀、扩张冠状动脉等对症治疗，患者胸痛缓解。患者祖父及一个伯父均死于胸痛（具体死因未诊断）。患者身高1.67 m，体重82 kg，有30余年吸烟史，1包/天。

问题：
1. 该病例的主要诊断是什么？
2. 解释患者临床表现的病理生理基础。

案例分析

As 斑块从三个方面导致冠心病和脑卒中等动脉粥样硬化性心脑血管疾病急性临床事件的发生：①斑块表面出现溃疡、裂隙或斑块破裂，导致斑块部位或其下游血栓形成，即动脉粥样硬化血栓形成（atherothrombosis），部分或完全堵塞血管腔；②斑块体积过大，导致血管腔堵塞，一般认为只有管腔截面积被堵塞达 50% 以上才出现临床症状；③斑块部位血管痉挛，使得本来因斑块存在而堵塞的血管更加狭窄。

### （二）非酒精性脂肪性肝病

非酒精性脂肪性肝病（non-alcoholic fatty liver disease，NAFLD）是指明确排除酒精和其他肝损伤因素而发生的、以肝细胞内脂质过度沉积为主要特征的临床病理综合征，主要包括三种：非酒精性脂肪肝、非酒精性脂肪性肝炎、非酒精性脂肪性肝炎相关的肝硬化。肝内沉积的脂质主要是 TAG。高脂血症是 NAFLD 的主要危险因素之一，反之，NAFLD 也将促进高脂血症的发生。目前解释 NAFLD 发生机制的主要是"二次打击"学说。该学说认为各种致病因素导致肝脂代谢紊乱，引起肝细胞 TAG 堆积是对肝的"第一次打击"。"第一次打击"之后，由于 TAG 沉积导致了肝细胞脂肪变性，使得肝细胞对内、外源性损害因子的敏感性增强；二次打击主要为反应性氧化代谢产物增多，导致脂质过氧化伴线粒体解偶联蛋白 -2 和 Fas 配体被诱导活化，进而引起脂肪变性的肝细胞发生炎症、坏死甚至纤维化。

### （三）肥胖

肥胖是指由于食物能量摄入过多或机体代谢异常而导致体内脂质沉积过多，造成以体重过度增长为主要特征、并可能引起人体一系列病理、生理改变的一种状态。肥胖分为单纯性肥胖和继发性肥胖。单纯性肥胖主要与遗传因素和饮食营养过剩有关，除有脂质沉积之外，还有脂肪细胞的增生与肥大。继发性肥胖主要为神经内分泌疾病所致，通常认为只有脂肪细胞的肥大而没有增生，但也有不同的观点；重度肥胖时，脂肪细胞不再进一步肥大而出现明显的增生。高脂血症时，脂质摄取或合成持续增加，使得脂肪组织中脂质贮存也相应增加，同时脂肪组织中脂质的动员分解降低，导致脂质在脂肪组织中的大量沉积，从而诱发肥胖发生。

高脂血症对机体的影响还包括对脑和肾功能的损伤，以及脂质在真皮内沉积形成黄色瘤和在角膜周缘沉积形成角膜弓等。

知识拓展"高"脂饮食新认识

## 五、高脂血症防治的病理生理基础

高脂血症可导致多器官出现病变，其中很多病变的发生发展过程非常漫长。因此积极早期干预高脂血症的可控危险因素，可延缓或消除相应疾病的发生；针对性应用药物或其他方法展开治疗，可控制高脂血症的临床症状和保护靶器官。

### （一）消除病因学因素

**1. 防治原发病** 多种疾病可以影响胃肠道脂质的消化吸收、肝脂质合成与分解以及脂质在各个器官的分布。通过消除此类原发病病因，合理应用药物控制原发病临床表现，可极大降低高脂血症的发病风险。

**2. 控制其他影响因素** 采取健康的生活方式，是防治血脂异常的基本策略，包括：①合理健康饮食是高脂血症防治的基础，应适当减少脂质的摄入，并控制其他能量物质如糖和蛋白质的摄入，促进体内的脂肪动员，避免超重或肥胖的发生；②适度参加体力劳动和体育活动，避免长时间久坐不动；③戒除吸烟、酗酒等不良生活习惯；④糖脂紊乱常相伴相生、叠加协同，控制糖代谢紊乱对防治高脂血症非常重要。

### （二）降低血脂

进行总体心血管危险评估，依据动脉粥样硬化性心血管疾病发病危险进行危险分层，采取不同强度干预降脂是高脂血症防治的核心策略。

**1. 药物降脂**　降脂药物治疗是临床上防治高脂血症的主要策略之一。针对体内脂质代谢的不同环节，可单独或联合使用药物。需要指出的是，降脂可极大降低脂代谢紊乱性疾病比如心血管疾病的危险，但过度降脂所引起的低脂血症可能带来的负面影响也必须引起足够重视。

**2. 基因治疗**　单基因突变是导致家族性高胆固醇血症的重要因素。矫正这些基因的异常表达，从而恢复正常的脂质代谢，是家族性高胆固醇血症基因治疗的病理生理基础。

### （三）防止靶器官损伤

促进胆固醇逆转运，减少脂质在靶器官的蓄积所造成的靶器官损伤。比如针对动脉粥样硬化病变堵塞血管导致所支配的下游组织缺血缺氧，可采用血管内支架放置来恢复血流供应，保护组织免于损伤。脂质氧化修饰后对组织具有更强的损伤作用，可采用抗氧化剂保护组织免于或减轻损伤。

## 第三节　低脂血症

低脂血症分为原发性和继发性两种。原发性低脂血症主要由基因突变所引起，常为常染色体隐性遗传，纯合子可出现明显的临床表现，而杂合子则一般很少发病，按基因突变所导致脂蛋白减少的类型可分为两种：一种主要影响含有 apoB 的血浆脂蛋白（如 LDL），包括家族性低 β-脂蛋白血症和无 β-脂蛋白血症等；另一种主要影响含有 apoA 的血浆脂蛋白（即 HDL），如家族性低 α-脂蛋白血症（也叫 Tangier 病，特征为 HDL 的严重减少）、LCAT 缺乏症等。继发性低脂血症影响因素众多，营养不良和消化不良、贫血、恶性肿瘤、感染和慢性炎症、甲亢、慢性严重肝胆和肠道疾病等均可引起低脂血症。需要指出的是，长时间大剂量降脂药物治疗也已成为低脂血症发生的一个重要影响因素。

### 一、低脂血症的主要发生机制

**1. 脂质摄入不足**　常见于食物短缺、疾病引起的长期营养不良和长期素食，以及各种原因引起的脂质消化与吸收不良，如吸收不良综合征。其主要机制是：①小肠黏膜原发性缺陷或异常，影响脂质经黏膜上皮细胞吸收、转运，造成乳糜泻。②胰酶或胆盐缺乏造成的脂质消化不良，如胰腺疾病、胆道梗阻等。③小肠吸收面积不足，如短肠综合征、胃结肠瘘等。④小肠黏膜继发性病变，如小肠炎症、寄生虫病、克罗恩病等。⑤小肠运动障碍，动力过速如甲状腺功能亢进，影响小肠吸收时间；动力过缓如假性小肠梗阻、系统性硬皮病，导致小肠细菌过度生长。⑥淋巴回流障碍，如淋巴管梗阻、淋巴发育不良等，使得乳糜微粒经淋巴进入血液循环受阻。

**2. 脂质代谢增强**　脂质代谢增强主要包括脂质的利用增加和分解增强。①脂质利用增加：常见于贫血引起的低脂血症。贫血引起红细胞的生成增加，作为细胞膜主要组成成分的胆固醇利用增加，导致血脂降低。血脂降低又使得红细胞膜脆性增加，红细胞容易破碎，贫血进一步加重，形成恶性循环。②脂质分解增强：常见于甲状腺功能亢进、恶性肿瘤等引起的低脂血症。甲状腺激素具有刺激脂肪合成和促进脂肪分解的双重功能，总的作用是减少脂肪的贮存，降低血脂浓度。

甲状腺功能亢进时高甲状腺激素水平从三个方面导致血脂浓度降低：①刺激 LDL 受体表达增加和活性增强，经 LDL 受体途径清除的 LDL 增加；②促使胆固醇转化为胆汁酸排泄增加；③脂蛋白脂酶和肝酯酶活性增加，使得血清中 TAG 清除率增加和 $HDL_2$ 浓度下降。

恶性肿瘤引起低脂血症的机制在于：①肿瘤细胞表面 LDL 受体活性增加；②厌食而导致的营养不良。

**3．脂质合成减少** 常见于严重的肝疾病，以及各种原因引起的脂质合成所需原料减少。不管何种原因引起的晚期慢性肝病，都会导致 apoA 和 apoB 的合成障碍，血浆中浓度降低。严重创伤或烧伤时，有可能导致胆固醇合成前体羊毛固醇和 7- 胆甾烯醇丢失，两者的缺乏将直接导致胆固醇合成不足。

**4．脂蛋白相关基因缺陷** 脂蛋白相关基因缺陷是低脂血症发生的重要遗传学机制。遗传性低脂血症分为低 α- 脂蛋白血症和低 β- 脂蛋白血症。

（1）低 α- 脂蛋白血症：主要包括家族性 α- 脂蛋白缺乏症（Tangier 病）和 LCAT 缺乏症。Tangier 病由 ABCA1 基因突变所致，是一种常染色体隐性遗传病。LCAT 缺乏症虽然 α- 脂蛋白降低，但其 FC 和 TC 水平是增加的，其发病机制如前述。

（2）低 β- 脂蛋白血症：主要包括家族性低 β- 脂蛋白血症和无 β- 脂蛋白血症。前者由 apoB 基因和 PCSK9 突变所致，后者由 MTP 基因突变所致。apoB 基因突变引起家族性低 β- 脂蛋白血症的机制主要有两方面：① apoB 基因突变导致不完整的 apoB 蛋白分子产生，后者与 LDL 受体的结合力较 apoB 100 更强，促进了经 LDL 受体清除血浆 LDL；② apoB 分泌速度降低，导致 VLDL 和 LDL 合成降低。PCSK9 功能丧失型突变降低 LDLR 的降解，使肝细胞表面存在更多的 LDLR，从而降低 LDL-C 水平并引起低 β- 脂蛋白血症。无 β- 脂蛋白血症是 MTP 基因突变引起，导致 apoB 合成分泌缺陷，含 apoB 的脂蛋白如 CM、VLDL 和 LDL 合成代谢障碍，血浆胆固醇和 TAG 水平显著降低。

## 二、低脂血症对机体的影响

**1．对血液系统的影响** 血液系统中出现棘形红细胞，正常的磷脂酰胆碱与鞘磷脂比例发生翻转是其主要原因。细胞膜脂质的降低导致红细胞的渗透脆性显著增加，红细胞出现自溶现象，血小板活力下降，可伴有贫血和凝血机制异常，易引起脑出血。

**2．对消化系统的影响** 个体出生后出现脂肪泻，导致脂肪吸收不良，小肠肠壁细胞中充满脂滴，少数有肝大和转氨酶升高。

**3．对神经系统的影响** 个体出生早期即出现精神运动发育迟缓，如出现伸张反射和腱反射减弱，以及定位感觉丧失、步态不稳和语言障碍等。随着中枢和周围神经系统发生慢性退行性脱髓鞘，多数个体出现智力障碍、小脑性震颤、共济失调、肌肉软弱无力、视力减退、视野缩小、夜盲甚至全盲。

此外，低脂血症与结肠癌、子宫内膜癌和肝癌等肿瘤发生呈现明显负相关，但现有证据不能表明低脂血症与肿瘤发生具有因果关系。低脂血症还可导致各种病因造成的患者死亡率明显增加。

低脂血症在临床上比较少见，其主要防治措施是消除病因学因素和补充脂溶性维生素，保护靶器官。

## 小 结

脂代谢紊乱是指因基因突变和（或）与环境因素相互作用，影响正常脂代谢，造成血液及其他组织器官中脂类及其代谢产物的异常。脂代谢的核心是血脂代谢。脂蛋白是脂质成分在血液中存在、转运及代谢的形式。血浆脂蛋白常分为 5 类：CM、VLDL、IDL、LDL 和 HDL。脂蛋白的代谢途径可分为外源性代谢途径、内源性代谢途径和胆固醇逆转运。脂代谢紊乱分为高脂血症和低脂血症。

高脂血症主要由三方面的因素引起：基因突变、营养、代谢性疾病和其他疾病。高脂血症的发生机制包括：外源性脂质或其他相关物质摄取增加，内源性脂质合成增加和脂质转运或分解代谢能力降低。高脂血症可引起动脉粥样硬化性心血管疾病、非酒精性脂肪性肝病、肥胖等疾病。高脂血症防治措施主要包括消除病因学因素、降低血脂和防止靶器官损伤。

低脂血症发生相对较少。原发性低脂血症主要由基因突变等遗传因素引起，继发性低脂血症影响因素众多。低脂血症主要发生机制包括：脂质摄入不足、脂质代谢增强、脂质合成减少和脂蛋白相关基因缺陷。低脂血症对血液系统、消化系统和神经系统等都有影响。低脂血症的主要防治措施是消除病因学因素和补充脂溶性维生素，保护靶器官。

Summary

## 思考题

1. 简述高脂血症发生的主要机制。
2. 简述 LDL 转运与分解代谢能力降低的主要机制。

（刘录山）

思考题参考答案

# 第7章 缺氧

氧是生命活动必不可少的物质之一，机体摄入的氧80%～90%在线粒体内参与氧化磷酸化过程，10%～20%参与体内生物合成及转化等。机体的任何生命活动都离不开能量的支持，三大营养物质糖、蛋白质、脂肪所含有的能量并不能够被机体直接利用，而主要是在线粒体中通过氧化磷酸化驱动ATP形成，进而为机体提供可直接利用的能量。因此，机体必须通过呼吸、血液和循环不断从外界获得氧气，以保证细胞生物氧化的需要。

学习目标

正常成年人静息状态下，每分钟耗氧量约为250 ml，但体内贮存氧量仅有1.5 L，仅能维持机体正常代谢6分钟左右，剧烈运动时可增加8～9倍，人的呼吸、心搏一旦停止，数分钟内就可因缺氧而死亡。氧的获得和利用是一个复杂的过程，通过外呼吸、气体运输、内呼吸向组织细胞提供氧气，以上任何环节出现障碍，都可导致缺氧的发生。缺氧（hypoxia）是指因组织供氧减少或用氧障碍引起细胞代谢、功能和形态结构异常变化的病理过程。缺氧是临床各种疾病中常见的基本病理过程，也是多种疾病导致死亡的重要原因之一，同时也是高原、航天、坑道和密闭环境中常见的现象。

## 第一节 常用的血氧指标

氧在体内主要通过血液携带运输，通过呼吸、血液和循环不断地完成氧的摄取和输送，保证细胞生物氧化的需要。

组织的供氧量 = 动脉血氧含量 × 组织血流量

组织的耗氧量 = （动脉血氧含量 - 静脉血氧含量）× 组织血流量

临床上通过测定某些血气指标以了解机体氧的获得和利用的总体情况，这些指标称为血氧指标。常用的血氧指标有血氧分压、血氧容量、血氧含量和血氧饱和度等。

### 一、血氧分压

血氧分压（partial pressure of oxygen，$PO_2$）是指物理状态溶解于血液中的氧分子所产生的张力，又称血氧张力（oxygen tension）。血液中物理溶解的氧越多，血氧分压越高，反之亦然。$PO_2$的高低可影响血氧饱和度和血氧含量。正常人动脉血氧分压（arterial partial pressure of oxygen，$PaO_2$）约为100 mmHg，取决于吸入气的氧分压和外呼吸功能；静脉血氧分压（venous partial pressure of oxygen，$PvO_2$）约为40 mmHg，其高低反映内呼吸功能的状况。

### 二、血氧容量

血氧容量（oxygen binding capacity，$CO_2max$）是指在温度38℃、氧分压150 mmHg、二氧化碳分压40 mmHg条件下，100 ml血液中血红蛋白（hemoglobin，Hb）所能结合的最大氧量，取决于血液中Hb的质（与氧结合的能力）和量（100 ml血液中所含Hb的量）。正常成人Hb

含量为 150 g/L，在氧充分饱和时 1 g Hb 可结合 1.34 ml 氧，血氧容量正常值约为 20 ml/dl。血氧容量反映血液携带氧的能力。

### 三、血氧含量

血氧含量（oxygen content, $CO_2$）为 100 ml 血液实际的携氧量，包括物理状态溶解于血浆的氧（3 ml/L）和与 Hb 实际结合的氧两部分，因前者量少，常忽略不计。动脉血氧含量（$CaO_2$）约为 190 ml/L，静脉血氧含量（$CvO_2$）约为 140 ml/L。血氧含量高低取决于血氧分压和血氧容量。

动 - 静脉血氧含量差为动脉血氧含量减去静脉血氧含量的差值，正常值约为 50 ml/L，反映组织的摄氧能力。当血液流经组织的速度减慢时，组织从血液中摄取的氧可增多，回流的静脉血中氧含量减少，动 - 静脉血氧含量差可增大。如果组织利用氧的能力或氧合血红蛋白释放氧的能力明显减低，动 - 静脉血氧含量差可缩小。

### 四、血氧饱和度和 $P_{50}$

血氧饱和度（oxygen saturation, $SO_2$）是指血液中被氧结合的氧合血红蛋白的量占全部可结合的血红蛋白量的百分比，即血液中 $HbO_2$ 占总 Hb 的百分比，反映了 Hb 与氧的结合程度。正常动脉血氧饱和度（$SaO_2$）为 95%～98%，静脉血氧饱和度（$SvO_2$）为 70%～75%。$SO_2$ 大小主要取决于 $PO_2$，两者之间的关系可用氧合血红蛋白解离曲线表示（图 7-1）。由于 Hb 与氧结合的生理特点，氧离曲线呈"S"形。$SO_2$=（血氧含量 - 溶解的氧量）/ 血氧容量 ×100%。

$P_{50}$ 指 Hb 氧饱和度为 50% 时的氧分压，是反映 Hb 与 $O_2$ 亲和力的指标，正常值为 26～27 mmHg。当血液 pH 下降、温度升高、$CO_2$ 增多或红细胞内 2,3- 二磷酸甘油酸（2,3-diphosphoglyceric acid, 2,3-DPG）增多时，Hb 与 $O_2$ 亲和力降低，氧离曲线右移，$P_{50}$ 增加，有利于向组织供氧；反之氧离曲线左移，Hb 与 $O_2$ 亲和力增大，与 Hb 结合的 $O_2$ 不易释放。

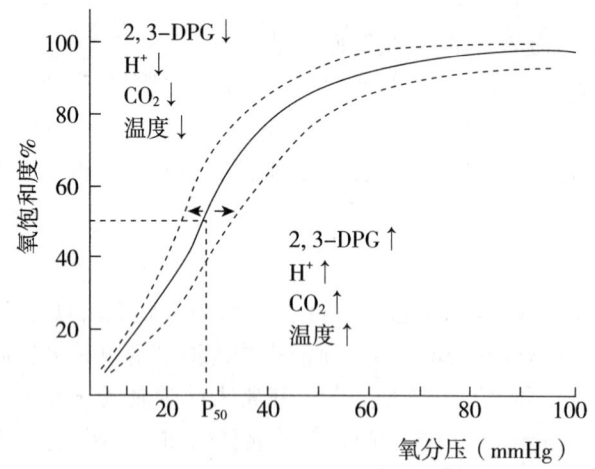

图 7-1　氧合血红蛋白解离曲线及其主要影响因素

## 第二节　缺氧的类型、原因和发病机制

外界的氧通过呼吸进入肺泡并弥散进入血液，再与血红蛋白结合，由血液循环输送到全

## 第 7 章 缺 氧

身，最后被组织细胞摄取利用，整个过程主要涉及"肺部摄氧 - 血液携氧 - 循环运氧 - 组织用氧"四个环节，其中任一环节发生障碍都可引起缺氧。根据缺氧发生的原因和血氧变化特点，可将缺氧分为低张性缺氧、血液性缺氧、循环性缺氧和组织性缺氧四种类型（图 7-2）。

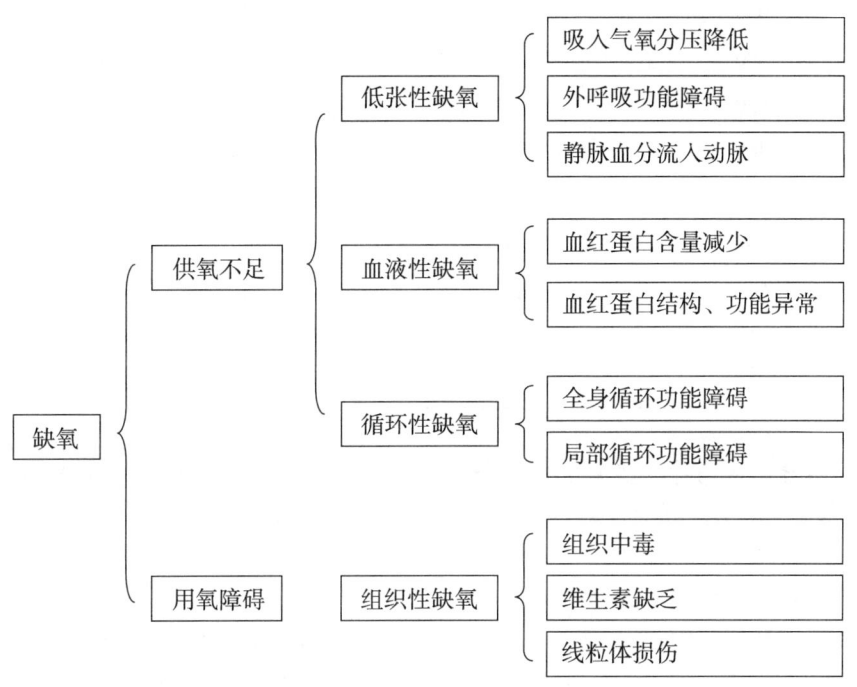

图 7-2 缺氧的原因与分类

### 一、低张性缺氧

以动脉血氧分压（$PaO_2$）降低并导致组织供氧不足为特征的缺氧称为低张性缺氧（hypotonic hypoxia），又称为乏氧性缺氧（hypoxic hypoxia）。因其动脉血氧含量降低，又称为低张性低氧血症（hypotonic hypoxemia）。

（一）原因

**1. 吸入气氧分压过低** 多发生于海拔 3000 米以上的高空、高原或通风不良的矿井、坑道环境中，或人工呼吸机使用不当，吸入被惰性气体或麻醉药过度稀释的空气时。大气压随着海拔的增高而降低，海拔平均每升高 100 m，大气压约降低 7.45 mmHg。海拔越高，大气压越低，吸入气氧分压越低，肺泡气氧分压和动脉血氧分压越低（表 7-1），氧从血液向组织弥散的速度越慢，缺氧越严重。这类因吸入过低氧分压气体所引起的缺氧，又称为大气性缺氧（atmospheric hypoxia）。其中因进入高原引起的缺氧又称为高原性缺氧。

**2. 外呼吸功能障碍** 肺通气功能障碍可导致肺泡气 $PO_2$ 降低，肺换气功能障碍使肺泡弥散到血液中的氧减少，动脉血氧分压和血氧含量降低。外呼吸功能障碍引起的缺氧又称呼吸性缺氧（respiratory hypoxia）。常见于呼吸道狭窄或阻塞（如异物阻塞、肿瘤压迫、喉头水肿、慢性阻塞性肺疾病和支气管痉挛等）、胸腔疾病（胸腔积液、积血和气胸等）、肺部疾病（如肺炎、肺水肿、肺气肿和肺纤维化等）、呼吸中枢抑制或呼吸肌麻痹等。阻塞性睡眠呼吸暂停低通气综合征（obstructive sleep apnea-hypopnea syndrome，OSAHS）是指睡眠时上气道塌陷阻塞引起呼吸暂停和通气不足，其特征是患者睡眠时严重打鼾，出现反复的呼吸暂停、血氧饱和度降低。由于夜间反复发生低氧血症、高碳酸血症和睡眠结构紊乱，导致白天嗜睡、心脑血管并发症乃至多脏器损害，严重影响患者的生活质量和寿命，因此日益引起人们的重视。

机制动画 低张性缺氧的发生机制

表7-1  不同海拔高度大气压、吸入气与肺泡气氧分压、动脉血氧饱和度

| 高度（m） | 大气压（mmHg） | 吸入气氧分压（mmHg） | 肺泡气氧分压（mmHg） | 动脉血氧饱和度（%） |
| --- | --- | --- | --- | --- |
| 0 | 760 | 159 | 105 | 95 |
| 1000 | 680 | 140 | 90 | 94 |
| 2000 | 600 | 125 | 70 | 92 |
| 3000 | 530 | 110 | 62 | 90 |
| 4000 | 460 | 98 | 50 | 85 |
| 5000 | 405 | 85 | 45 | 75 |
| 6000 | 355 | 74 | 40 | 70 |
| 7000 | 310 | 65 | 35 | 60 |
| 8000 | 270 | 56 | 30 | 50 |
| 9000 | 230 | 48 | <25 | 20~40 |

**3．静脉血分流入动脉**　多见于某些先天性心脏病，如房间隔或室间隔缺损伴有肺动脉狭窄或肺动脉高压、法洛四联症等，右心的压力高于左心，出现右向左分流，静脉血掺入左心的动脉血，导致动脉血氧分压降低。

（二）血氧变化的特点及缺氧的机制

低张性缺氧的血氧变化特点是：①$PaO_2$降低：外环境$PO_2$过低、外呼吸功能障碍均可导致吸入氧量减少，静脉血掺杂则直接降低动脉血氧含量，使血液中溶解氧减少；②血氧容量正常或增加：如果Hb无质和量的改变，血氧容量一般可在正常范围，但慢性缺氧患者常因红细胞代偿性增多而使血氧容量增加；③$CaO_2$减少：$PaO_2$降低导致血液中与Hb结合的氧量减少，$CaO_2$减少；④$SaO_2$降低：血氧饱和度取决于$PO_2$，低张性缺氧时$PaO_2$降低，故$SaO_2$降低；⑤动-静脉血氧含量差减少或者正常：低张性缺氧时，$PaO_2$降低，$CaO_2$减少，使同量血液中向组织弥散的氧量减少，故动-静脉血氧含量差一般是减少的。若慢性缺氧使组织利用氧的能力代偿性增强，则动-静脉血氧含量差的变化可不明显。

正常情况下，毛细血管中去氧血红蛋白的平均浓度是26 g/L。低张性缺氧时，毛细血管中去氧血红蛋白浓度增加，当达到或超过50 g/L时，皮肤与黏膜（口唇、舌面及指甲床）呈青紫色，称为发绀（cyanosis）。对于血红蛋白正常的人，可根据发绀的程度大致估计缺氧的程度。当血红蛋白过多或过少时，发绀常与缺氧不一致。例如重度贫血患者，血红蛋白可降至50 g/L以下，出现严重缺氧，但不会出现发绀。真性红细胞增多患者，由于血红蛋白异常增多，使毛细血管内去氧血红蛋白含量超过50 g/L，可出现发绀，但无缺氧。

## 二、血液性缺氧

由于血红蛋白数量减少或性质改变，使血液携带氧的能力降低或血红蛋白结合的氧不易释放，所引起的组织供氧不足称为血液性缺氧（hemic hypoxia）。血液性缺氧主要特征为$PaO_2$正常，血氧含量下降，又称为等张性低氧血症（isotonic hypoxemia）。

（一）原因

血红蛋白含量减少或性质改变是血液性缺氧发生的主要原因。

**1．贫血**　各种原因引起的严重贫血，使单位容积血液中血红蛋白数量减少，血液携氧因而减少，又称为贫血性缺氧（anemic hypoxia）。贫血是血液性缺氧最常见的一种原因。

**2．一氧化碳中毒**　一氧化碳（CO）与血红蛋白结合形成碳氧血红蛋白（carboxyhemo

机制动画 血液性缺氧的发生机制

globin，HbCO）。一氧化碳与血红蛋白的亲和力是氧与血红蛋白的 210 倍，即使吸入较低浓度的一氧化碳也可产生大量的 HbCO。当吸入气含有 0.1% 的一氧化碳时，血液中的血红蛋白可有 50% 转变为 HbCO，从而使大量血红蛋白失去携氧能力。一个血红蛋白分子虽然可同时与一氧化碳和 $O_2$ 结合，但一氧化碳与血红蛋白分子中的一个血红素结合后，可使其余 3 个血红素与氧的亲和力增强，使其结合的氧不易释出。此外，一氧化碳还能抑制红细胞内糖酵解，使 2,3-DPG 生成减少，导致氧离曲线左移。因此，一氧化碳中毒时不仅影响血红蛋白与氧的结合，同时影响氧的释放，容易造成组织严重缺氧。长期大量吸烟者，动脉血 HbCO 可高达 10%，由此引起的缺氧不可忽视。

**3. 高铁血红蛋白血症**　正常时，血红蛋白中的铁主要以二价铁（$Fe^{2+}$）的形式存在，亚硝酸盐、过氯酸盐及磺胺衍生物等氧化物可使血红蛋白分子中的 $Fe^{2+}$ 氧化成三价铁（$Fe^{3+}$），形成高铁血红蛋白（methemoglobin，$HbFe^{3+}OH$），导致高铁血红蛋白血症（methemoglobinemia）。高铁血红蛋白中的 $Fe^{3+}$ 与羟基牢固结合，使羟基丧失携带氧的能力。血红蛋白分子中的四个 $Fe^{2+}$ 中如有部分被氧化成 $Fe^{3+}$，剩余的 $Fe^{2+}$ 虽能结合氧，但不易解离，使氧离曲线左移，导致组织缺氧进一步加重。生理状态下，血液中还原剂如 NADH、维生素 C 和还原型谷胱甘肽等不断将高铁血红蛋白还原成二价铁血红蛋白，使高铁血红蛋白含量仅占血红蛋白总量的 1%～2%。如食用大量含有硝酸盐的腌菜或者变质剩菜后，硝酸盐在肠道被细菌还原为亚硝酸盐，后者可使大量血红蛋白氧化成高铁血红蛋白而出现高铁血红蛋白血症。当高铁血红蛋白含量超过血红蛋白总量的 10%，即可出现缺氧；达到 30%～50%，则发生严重缺氧，出现全身青紫、头痛、精神恍惚、意识不清甚至昏迷。

**（二）血氧变化的特点及缺氧的机制**

血液性缺氧发生的关键是血红蛋白的质或量发生改变，其血氧变化特点主要是：①外呼吸功能和吸入气氧分压正常，动脉血氧分压正常。②血氧饱和度正常或降低：贫血以及 Hb 与 $O_2$ 亲和力增强引起缺氧时，血氧饱和度正常；而 CO 中毒和高铁血红蛋白血症引起缺氧时，血氧饱和度均降低。因为血氧饱和度是指血液中 $HbO_2$ 占总 Hb 的百分比，百分比计算公式的分子是 $HbO_2$，分母是总 Hb，总 Hb 包含 $HbO_2$、$HbFe^{3+}OH$、HbCO 和其他变形 Hb 等，此时 $HbO_2$ 明显降低，总 Hb 维持正常。③由于血红蛋白数量减少（贫血）或性质改变（高铁血红蛋白血症）时，血氧容量和血氧含量均降低；而 CO 中毒时将 CO 中毒患者的血液取出在体外用氧充分饱和后，大量 $O_2$ 可竞争取代 HbCO 中的 CO 而形成 $HbO_2$，测得血氧容量正常，但此时患者血液中的部分 Hb 已与 CO 结合形成 HbCO，在体内 Hb 结合的 $O_2$ 减少，血氧含量减少。④对于血红蛋白与氧亲和力异常增强导致的缺氧（如大量输入库存血，由于库存血中 2,3-DPG 含量减少导致氧离曲线左移），血氧容量正常，$CaO_2$ 可降低不明显。⑤动-静脉血氧含量差低于正常：血液与组织、细胞之间的氧分压梯度是推动 $O_2$ 向组织弥散的动力，由于贫血患者的血液流经毛细血管时，随 $HbO_2$ 中 $O_2$ 的释放，毛细血管床中血氧分压降低较正常快，氧弥散速度减慢，导致组织缺氧和动-静脉血氧含量差低于正常。一氧化碳中毒患者 HbCO 使氧离曲线左移，血氧不容易释放进入组织，也使得动-静脉血氧含量差低于正常。

血液性缺氧的患者毛细血管血液中去氧血红蛋白含量小于 50 g/L，故可无发绀。血液性缺氧时，患者皮肤黏膜颜色可随病因不同而异：单纯血红蛋白减少时，因氧合血红蛋白浓度降低使皮肤黏膜呈苍白色；一氧化碳中毒患者，由于 HbCO 本身色泽特别鲜红有光泽，故当 HbCO 达到 30% 左右时，皮肤黏膜呈樱桃红色；高铁血红蛋白血症时，因 $HbFe^{3+}OH$ 呈深咖啡色或青石板色，患者皮肤黏膜呈青紫色，因进食导致大量血红蛋白氧化而引起高铁血红蛋白血症又称为肠源性发绀（enterogenous cyanosis）。

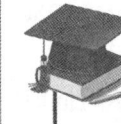

### 案例 7-1

患者男，30岁，农民，因当日清晨在蔬菜温室内为火炉填煤时昏倒在温室内，4小时后被发现，急诊入院。患者既往健康。体格检查：体温 37.5℃，呼吸 24 次/分，心率 110 次/分，血压 100/70 mmHg。神志不清，口唇呈樱桃红色，余未发现异常。实验室检查：$PaO_2$ 95 mmHg，HbCO 30%，血浆 $[HCO_3^-]$ 13.5 mmol/L。入院后给予吸氧、纠酸、补液等治疗后，病情迅速好转。

问题：

1. 引起患者昏倒和神志不清的原因是什么？简述其发生机制。
2. 该患者为什么会有血浆 $[HCO_3^-]$ 降低？为什么会有呼吸和心率加快？

案例分析

## 三、循环性缺氧

循环性缺氧（circulatory hypoxia）是指由于组织血流量减少引起的组织供氧不足，又称为低动力性缺氧（hypokinetic hypoxia）。在循环性缺氧中，因动脉灌流不足引起的缺氧称为缺血性缺氧（ischemic hypoxia），因静脉回流障碍引起的缺氧称为淤血性缺氧（congestive hypoxia）。

### （一）原因

**1. 全身循环功能障碍** 主要见于心力衰竭和休克等。心力衰竭患者心排血量减少，既可因组织血液灌流不足而发生缺血性缺氧，又可因静脉回流不畅发生淤血性缺氧。全身循环障碍引起的缺氧，易导致酸性代谢产物蓄积，发生酸中毒，使心肌收缩力进一步减弱，心排血量降低，加重循环性缺氧，形成恶性循环。严重时，患者可因心、脑、肾等重要器官功能衰竭而死亡。

机制动画 循环性缺氧的发生机制

**2. 局部循环功能障碍** 见于动脉粥样硬化、血栓形成和栓塞、血管病变如脉管炎、血管痉挛或受压等。局部血液循环障碍的后果主要取决于病变发生的部位，心肌梗死和缺血性脑卒中是常见的致死原因。若静脉栓塞或静脉炎则可以引起静脉回流障碍，引起局部组织淤血性缺氧。

### （二）血氧变化的特点及缺氧的机制

单纯循环性缺氧常见于器官的局部循环功能障碍，动脉血氧分压、血氧容量、血氧含量及血氧饱和度均可以是正常的。由于血流缓慢，血液流经毛细血管的时间延长，细胞从单位容量血液中摄取氧量增多，加之局部酸中毒致氧离曲线右移，使静脉血氧含量降低，动-静脉血氧含量差增大。但由于供应组织的血液总量减少，弥散到组织细胞的总氧量仍不能满足细胞的需要。

当全身性循环障碍累及肺，如左心衰竭引起肺水肿，或休克引起急性呼吸窘迫综合征，可合并呼吸性缺氧，使动脉血氧分压与氧含量低于正常，出现低张性缺氧的血氧变化特点。

缺血性缺氧如失血性休克时，因大量血液丧失及组织供血量不足，皮肤黏膜苍白。淤血性缺氧时，组织从血液中摄取的氧量增多，毛细血管中去氧血红蛋白含量增加，易出现发绀。

## 四、组织性缺氧

正常情况下，细胞内 80%~90% 的氧在线粒体通过氧化磷酸化过程还原成水并产生 ATP。在组织供氧正常的情况下，因组织、细胞利用氧障碍所引起的缺氧称为组织性缺氧

(histogenous hypoxia)，又称氧利用障碍性缺氧（dysoxidative hypoxia）。

（一）原因

**1．组织中毒**　细胞色素分子中的铁通过可逆性氧化还原反应进行电子传递，是细胞氧化磷酸化的关键步骤。氰化物、硫化物、鱼藤酮和某些药物过量皆可引起组织性缺氧，最典型的是氰化物中毒。各种无机或有机氰化物如 HCN、KCN、NaCN、丙烯腈和氢氰酸有机衍生物（多存在于杏、桃、李的核仁中）等可由消化道、呼吸道或者皮肤进入人体内，氰化物迅速与氧化型细胞色素氧化酶的三价铁结合为氰化高铁细胞色素氧化酶，后者失去了由 $Fe^{3+}$ 还原为 $Fe^{2+}$ 的能力，不再能接受电子转变为还原型细胞色素氧化酶，也就失去了传递电子的能力，以致呼吸链中断，表现为组织不能正常地利用氧生成 ATP。很少量 HCN（60 mg）即可致人死亡。无论急性还是慢性氰化物中毒，引起死亡的原因主要与中枢严重的能量代谢障碍引起中枢神经系统功能抑制有关。高浓度一氧化碳也能与氧化型细胞色素氧化酶的 $Fe^{3+}$ 结合阻断呼吸链。硫化氢、砷化物和甲醇等中毒也主要因抑制细胞色素氧化酶的功能影响氧化磷酸化过程，使细胞利用氧障碍。鱼藤酮和巴比妥等可抑制电子从 NADH 向辅酶 Q 传递，阻断呼吸链。因毒性物质抑制细胞生物氧化引起的缺氧为组织中毒性缺氧（histotoxic hypoxia）。

机制动画 组织性缺氧的发生机制

**2．维生素缺乏**　机体内 ATP 高能磷酸键的主要来源是线粒体的氧化磷酸化，也可来自底物磷酸化。一些维生素可作为这些磷酸化酶的辅酶，其缺乏可以使组织细胞利用氧和 ATP 生成发生障碍。维生素 $B_1$ 是丙酮酸脱氢酶的辅酶成分，缺乏可引起糖代谢中间产物丙酮酸氧化受阻，使机体尤其是神经组织发生能量代谢障碍，引起脚气病。维生素 $B_2$（核黄素）是呼吸链中的一种递氢体，也是构成含黄素脱氢酶的辅基，缺乏可引起呼吸链中断和广泛的物质代谢障碍。维生素 PP（烟酸及烟酰胺）是辅酶 Ⅰ 和辅酶 Ⅱ 的组成成分，缺乏可发生细胞氧的利用和能量代谢障碍。此外，泛酸（辅酶 Ⅰ 的成分）缺乏可影响以烟酰胺核苷酸脱氢酶类作为递氢体的功能。

**3．线粒体损伤**　线粒体是生物氧化的主要部位，严重损伤不仅会导致能量代谢障碍，也可能导致细胞功能障碍甚至死亡。大量放射线照射、细菌毒素、严重缺氧、钙超载、热射病、尿毒症和高压氧等许多因素都可损伤线粒体，使细胞生物氧化发生严重障碍。

（二）血氧变化的特点及缺氧的机制

单纯组织性缺氧时，动脉血氧分压、血氧容量、血氧含量及血氧饱和度均可正常。由于组织利用氧障碍，静脉血氧含量和氧分压高于正常，动-静脉血氧含量差变小。组织细胞利用氧障碍，使毛细血管中氧合血红蛋白含量高于正常，故皮肤黏膜色泽较红润，可呈玫瑰红色。

临床所见的缺氧多为混合性缺氧。例如，感染性休克时主要是循环性缺氧，内毒素还可引起组织利用氧障碍而发生组织性缺氧，严重失血可引起血液性缺氧，如果并发急性呼吸窘迫综合征，可有低张性缺氧。

各型缺氧的血氧变化特点见表 7-2。

表7-2　各型单纯性缺氧的血氧变化特点

| 缺氧类型 | 动脉血氧分压<br>（$PaO_2$） | 血氧容量<br>（$CO_2max$） | 动脉血氧含量<br>（$CaO_2$） | 动脉血氧饱和度<br>（$SaO_2$） | 动-静脉血氧含量差<br>（$CaO_2-CvO_2$） |
|---|---|---|---|---|---|
| 低张性缺氧 | ↓ | N 或 ↑ | ↓ | ↓ | ↓ 或 N |
| 血液性缺氧 | N | ↓ 或 N | ↓ 或 N | N 或 ↓ | ↓ |
| 循环性缺氧 | N | N | N | N | ↑ |
| 组织性缺氧 | N | N | N | N | ↓ |

注：↓表示降低；↑表示升高；N 表示不变

## 第三节 缺氧对机体的影响

缺氧对机体的影响，取决于缺氧的原因、发生的速度、程度、部位、持续时间及机体的功能代谢状态。氰化物中毒时，生物氧化过程迅速受阻，机体可在几分钟内死亡。在海拔3700米的高原地区，适应良好的个体可正常工作和生活，一般情况下可不出现明显的症状。一氧化碳中毒时，当半数的血红蛋白与一氧化碳结合失去携氧能力时，即可危及生命。贫血时，即使血红蛋白减少一半，患者仍可无明显不适。轻度缺氧主要引起机体的代偿反应，严重缺氧机体代偿不完全时导致细胞功能和代谢障碍，甚至结构破坏，影响重要器官系统时可危及生命。急性缺氧往往来不及充分代偿，以损伤表现为主；而慢性缺氧时机体的代偿反应和缺氧的损伤作用并存。下面以低张性缺氧为例介绍缺氧对机体的影响。

### 一、呼吸系统的变化

#### （一）代偿性反应

动脉血氧分压降低时呼吸加深、加快，肺通气量增加，称为低氧通气反应（hypoxic ventilation reaction，HVR），是急性缺氧最重要的代偿反应。发生机制为：$PaO_2$ 降低至 60 mmHg 以下时可刺激颈动脉体和主动脉体化学感受器，冲动经窦神经和迷走神经传入延髓，反射性地引起呼吸加深、加快，使肺泡通气量增加。代偿意义：①呼吸深快可动员肺储备功能，增大肺泡弥散面积，促进氧的弥散，提高 $PaO_2$ 和 $SaO_2$；②呼吸深快可使更多的新鲜空气进入肺泡，提高肺泡内氧分压，降低二氧化碳分压；③胸廓运动增强使胸腔负压增大，促进静脉回流和增加回心血量，从而增加心排血量和肺血流量，有利于血液摄取和运输更多的氧气。

低张性缺氧引起的低氧通气反应与缺氧的程度和持续时间有关。肺泡气氧分压越低，肺通气量越大（图7-3）。当肺泡气氧分压维持在 60 mmHg 以上时，肺通气量变化不明显。当肺泡气氧分压低于 60 mmHg 时，肺通气量随肺泡气氧分压降低而显著增加。当人到达海拔 4000 米的高原后，肺通气量立刻增加，比在海平面高 65%；2～3 天后可高达海平面的 5～7 倍；久居高原后肺通气量逐渐回降至略高于海平面的 15% 左右。这是因为急性低张性缺氧早期，反射性呼吸增强引起低碳酸血症和呼吸性碱中毒，可对呼吸中枢起抑制作用，使肺通气的增加受阻，所以肺通气量仅有限增加；数天后，通过肾代偿性排出 $HCO_3^-$，使脑组织中 pH 趋于正常，消除了 pH 升高对呼吸中枢的抑制作用，此时缺氧对呼吸的兴奋作用得以显示，肺通气量明显增加；长期的缺氧刺激可使外周化学感受器的敏感性降低，所以通气量不再明显增加。由于肺通气量增加，呼吸肌的耗氧量随之增加，从而加剧机体氧的供需矛盾，故长期呼吸运动增强，对机体不利。

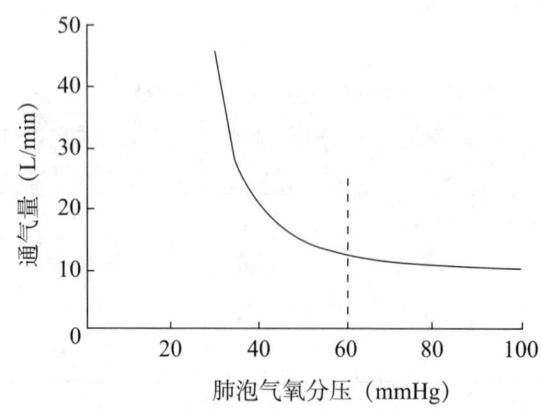

图 7-3　肺泡气氧分压与通气量之间的关系

血液性缺氧和组织中毒性缺氧如果不合并 $PaO_2$ 降低，呼吸系统的代偿不明显。循环性缺氧如累及肺功能时，可因 $PaO_2$ 降低而使呼吸加深、加快。

（二）损伤性变化

严重的急性缺氧可直接抑制呼吸中枢，出现周期性呼吸、呼吸减弱甚至呼吸停止。当 $PaO_2 < 30$ mmHg 时，缺氧对呼吸中枢的直接抑制作用超过 $PaO_2$ 降低对外周化学感受器的兴奋作用，发生中枢性呼吸衰竭，表现为呼吸抑制、呼吸节律不规则、通气量减少。

## 二、循环系统的变化

（一）代偿性反应

低张性缺氧引起循环系统的代偿反应主要是心排血量增加、肺血管收缩、血流重新分布和毛细血管增生。

**1. 心排血量增加**　心排血量增加可提高全身组织细胞的供血量，增加组织的供氧量，对急性缺氧有一定的代偿意义。心排血量增加的机制：①心率加快：缺氧时可因肺通气增加引起肺膨胀，刺激肺牵张感受器，反射性地通过交感神经兴奋而引起心率加快，但呼吸运动过深也可通过反射使心率减慢，外周血管扩张和血压下降；②心肌收缩力增强：缺氧可引起交感-肾上腺髓质系统兴奋，儿茶酚胺释放增多，作用于心肌 β- 肾上腺素受体，发挥正性肌力作用；③静脉回心血量增加：胸廓及心脏活动增强，可导致静脉回流量增加和心排血量增多，有利于提高全身组织器官的供氧量。

**2. 血流重新分布**　急性缺氧时，心和脑供血量增多，而皮肤、内脏、骨骼肌和肾的血流量减少。血液重新分布的机制是：①急性缺氧时，由于交感神经兴奋，儿茶酚胺释放增多，使皮肤、骨骼肌和腹腔脏器等血管 α- 肾上腺素受体密度较高的组织血管收缩，血流量减少；②心和脑的血管 α- 肾上腺素受体密度较少，对儿茶酚胺不敏感，主要受局部组织代谢产物乳酸、腺苷、前列环素 $I_2$（prostacyclin $I_2$，$PGI_2$）等的扩血管作用使血流增加；③缺氧时心脑血管平滑肌细胞膜的 $K_{Ca}$ 和 $K_{ATP}$ 通道开放，钾外流增加，细胞膜超极化，$Ca^{2+}$ 进入细胞减少，血管舒张。血流的这种重新分布对于保证重要生命器官氧的供应是有利的。但新近有研究报道，中度缺氧（10% ~ 12% $O_2$）时内脏、骨骼肌和非肢端皮肤血管分级扩张，有时可见肾血管适度扩张，肢端皮肤血管收缩，全身总的血管阻力降低。

**3. 肺血管收缩**　肺循环的主要功能是血液充分氧合，其循环的特点是低压力、低阻力。当某部分肺泡气 $PO_2$ 降低及混合静脉血的氧分压降低时，可引起该部位肺小动脉收缩，使血流转向通气充分的肺泡，称为缺氧性肺血管收缩（hypoxic pulmonary vasoconstriction，HPV），是肺循环独有的生理现象。缺氧性肺血管收缩有利于维持缺氧肺泡的通气/血流比例，使流经这部分肺泡的血液仍能获得较为充分的氧并维持较高的 $PaO_2$。同时当缺氧引起较为广泛的肺血管收缩并导致肺动脉高压时，上部肺组织的血流增加，使肺尖部肺泡相对较大的通气能得到更充分的利用，有助于维持较高的 $PaO_2$，因而具有一定的代偿意义。

**4. 组织毛细血管密度增加**　慢性缺氧可引起组织中毛细血管增生，尤其是心脏、脑和骨骼肌的毛细血管增生明显。毛细血管密度增加可缩短氧向组织细胞弥散的距离，增加组织的供氧量，具有代偿意义。缺氧引起毛细血管增生的机制不明，长期缺氧时，细胞中缺氧诱导因子-1（hypoxia inducible factor-1，HIF-1）含量增多，促进血管内皮生长因子（vascular endothelial growth factor，VEGF）等基因高表达和蛋白质合成，促进缺氧组织内毛细血管增生、密度增加。此外，缺氧时 ATP 生成减少，腺苷增加，也可以刺激血管生成。

（二）损伤性变化

**1. 肺动脉高压**　与急性缺氧引起肺血管收缩的代偿反应不同，长期缺氧引起肺血管结构重塑（remodeling），形成稳定的肺动脉高压。慢性缺氧引起肺血管结构重塑主要表现为：直径 1 μm 至 100 μm 的小动脉中层的环行平滑肌增厚，小动脉和细动脉的内层出现纵行平滑肌。此外，肺血管壁中成纤维细胞肥大、增生，血管壁中胶原和弹性纤维沉积，与血管平滑肌细胞增殖肥大共同作用导致血管壁增厚、管腔狭窄，血管硬化，反应性降低，形成稳定的肺动脉高压。持久的肺动脉高压，可增加右心室后负荷而导致右心室肥大以至衰竭，因而是高原性心脏病和肺源性心脏病的主要发病环节。

**2. 缺血性心脏病** 严重缺氧可损伤心肌的收缩和舒张功能，因同时存在肺动脉高压，患者往往先表现为右心衰竭，严重时出现全心衰竭。

(1) 心肌舒缩功能障碍：是缺血性心脏病发生的主要原因，其机制是：①缺氧使 ATP 生成减少，能量供应不足；② ATP 不足引起心肌细胞膜和肌质网 $Ca^{2+}$ 转运功能障碍，导致心肌 $Ca^{2+}$ 转运和分布异常；③极严重的缺氧可引起心肌收缩蛋白破坏，心肌细胞变性、坏死，心肌舒缩功能障碍。

(2) 心律失常：严重缺氧可引起窦性心动过缓、传导阻滞、期前收缩，甚至心室颤动。$PaO_2$ 严重降低刺激颈动脉体化学感受器，反射性地使迷走神经兴奋，可引起心动过缓。心肌细胞内 $K^+$ 减少、$Na^+$ 增加使静息膜电位降低，心肌兴奋性和自律性增高，传导性降低。缺氧部位的心肌静息电位降低，使其与相邻较完好的心肌之间形成电位差，容易产生"损伤电流"并成为异位激动的起源。严重的心肌受损也可导致完全性传导阻滞。因此，临床可见期前收缩和各种心律失常，包括心室颤动。

(3) 回心血量减少：严重、持久的缺氧，体内产生大量乳酸、腺苷等代谢产物，可直接使外周血管扩张，微血管床扩大，引起血液淤滞和回心血量减少。慢性缺氧时，红细胞代偿性增多，血液黏滞度增高，血液回流阻力增大。严重脑缺氧导致呼吸中枢抑制和胸廓运动减弱，回心血量减少。回心血量减少又进一步降低心排血量，使组织的供血、供氧量减少。

### 三、血液系统的变化

#### （一）代偿性反应

缺氧使红细胞增多和氧合血红蛋白解离曲线右移，使氧的运输和向组织释放氧的能力增强。

**1. 红细胞和血红蛋白增多** 急性缺氧时，交感神经兴奋，脾、肝等储血器官收缩，将储存血液释放入体循环，可使循环血中的红细胞数目增多。慢性缺氧时红细胞增多主要是由骨髓造血功能增强所致。当低氧血流经肾近球小体时，刺激肾小管旁间质细胞生成并释放促红细胞生成素（erythropoietin，EPO）增多，EPO 促进骨髓干细胞分化为原红细胞，并促进其分化、增殖、成熟和释放，加速血红蛋白合成。慢性缺氧时骨髓还能释放更多网织红细胞进入血液。红细胞增多可增加血氧容量和血氧含量，提高血液携带氧的能力，使组织缺氧有一定程度的改善。

**2. 2,3-DPG 含量增多，红细胞释放氧能力增强** 2,3-DPG 是在红细胞内糖酵解过程的中间产物，二磷酸甘油酸变位酶（diphosphoglycerate mutase，DPGM）催化其合成，二磷酸甘油磷酸酶（diphosphoglycerate phosphatase，DPGP）促进其分解（图 7-4）。2,3-DPG 是负电性很高的分子，可结合于血红蛋白分子的中央空穴内，调节血红蛋白与氧的亲和力。缺氧时，2,3-DPG 含量增高的主要机制是：①合成增加：低张性缺氧时氧合血红蛋白减少，去氧血红蛋白增多。氧合血红蛋白的中央孔穴小，不能结合 2,3-DPG，而 HHb 的中央空穴大，可结合 2,3-DPG（图 7-5）。去氧血红蛋白增多，对 2,3-DPG 的结合增加，红细胞内游离的 2,3-DPG 减少，使 2,3-DPG 对磷酸果糖激酶和 DPGM 的抑制作用减弱，从而使糖酵解增强，2,3-DPG 合成增加。缺氧时出现的代偿性过度通气所致呼吸性碱中毒，加之去氧血红蛋白偏碱性，pH 增高，进而激活磷酸果糖激酶，使糖酵解增强；②分解减少：pH 增高可抑制 DPGP 的活性，使 2,3-DPG 分解减少。缺氧时，红细胞内 2,3-DPG 增多，氧解离曲线右移对机体的影响取决于吸入气、肺泡气及动脉血氧分压的变化程度。若动脉血氧分压在 60 mmHg 以上时，氧解离曲线处于平坦段，此时的曲线右移，有利于血液内的氧向组织释放；若动脉血氧分压低于 60 mmHg，处于氧解离曲线陡直部分，氧解离曲线右移则会影响肺泡毛细血管中血红蛋白与氧的结合，使动脉血氧饱和度下降，因而失去代偿意义。

### （二）损伤性变化

红细胞过度增多，可使血液黏滞度和血流阻力明显增加，心脏的后负荷增加，是缺氧时发生心力衰竭的重要原因之一。严重缺氧时，红细胞内 2,3-DPG 增多引起的氧解离曲线右移将减少血红蛋白在肺中的氧合，使动脉血氧饱和度降低，组织供氧明显不足。

### 四、中枢神经系统的变化

脑内氧和葡萄糖贮备很少，但对氧和营养物质的需求量却很高。脑重仅占体重的 2% 左右，脑血流却占心排血量的 15%，可以说脑是一个"嗜血"的器官。脑所需的能量主要来自于葡萄糖的氧化，其耗氧量约占机体总耗氧量的 23%。因此，脑对缺氧十分敏感，一旦血流完全阻断，数分钟内脑细胞即可发生不可逆损害。脑灰质又比白质的耗氧量多 5 倍，对缺氧的耐受性更差。

缺氧可出现一系列中枢神经系统功能紊乱的症状。急性缺氧患者可出现头痛，情绪烦躁，思维力、记忆力、判断力降低或丧失及运动不协调等症状，严重者可出现惊厥和昏迷。慢性缺氧时症状比较缓和，表现有注意力不集中、易疲劳、嗜睡及精神抑郁等症状。

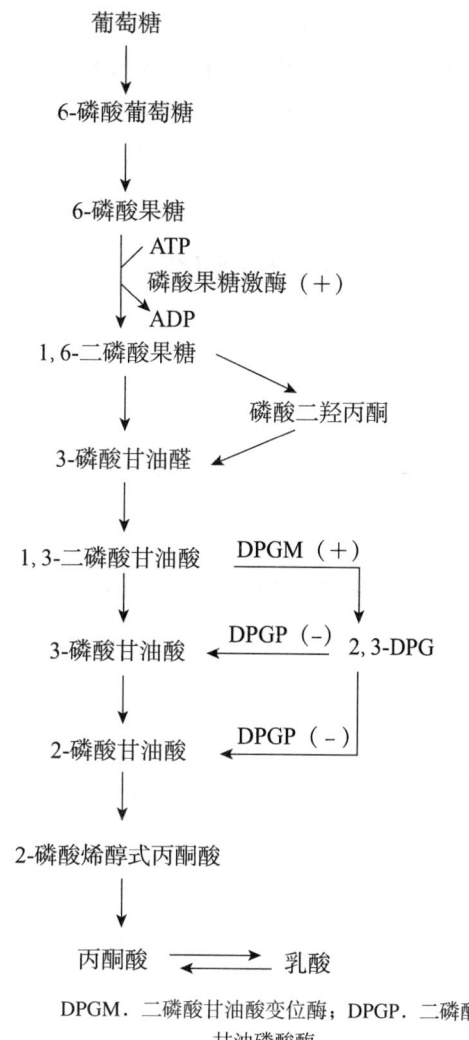

DPGM. 二磷酸甘油酸变位酶；DPGP. 二磷酸甘油磷酸酶；
（+）pH 增高时促进反应；（-）pH 增高时抑制反应

图 7-4　2,3-DPG 的生成与分解

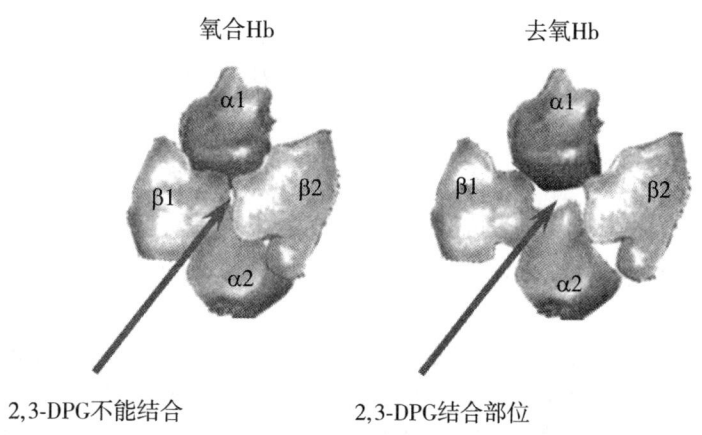

图 7-5　2,3-DPG 与血红蛋白分子中央空穴结合示意图

缺氧致中枢神经系统功能障碍与脑水肿和脑细胞损伤有关。脑水肿的发生机制是：①缺氧直接扩张脑血管，增加脑血流量和毛细血管内压，组织液生成增多；②缺氧所致代谢性酸中毒可增加毛细血管壁通透性，形成间质性脑水肿；③ATP生成减少，细胞膜钠泵功能障碍，细胞内钠水潴留，形成脑细胞水肿；④脑充血和脑水肿使颅内压升高，压迫脑血管，加重脑缺血和脑缺氧，形成恶性循环。

### 五、组织细胞的变化

#### （一）代偿性反应

在供氧不足的情况下，组织细胞可通过增强对氧利用的能力及使无氧酵解增强，以获取维持生命活动所必需的能量。

**1. 细胞利用氧的能力增强**　慢性缺氧时，细胞内线粒体的数目增多和膜表面积增大，同时呼吸链中的酶如琥珀酸脱氢酶、细胞色素氧化酶含量增多，酶活性增高，使细胞利用氧的能力增强。

**2. 无氧酵解增强**　严重缺氧时，ATP生成减少，ATP/ADP（二磷腺苷）比值下降，以致磷酸果糖激酶（控制糖酵解过程最主要的限速酶）活性增强，促使糖酵解过程加强，在一定程度上可补偿能量的不足。

**3. 肌红蛋白增加**　慢性缺氧可使肌肉中肌红蛋白（myoglobin，Mb）含量增多，有增加机体氧储存量的作用。肌红蛋白与氧的亲和力较大（图7-6）。当氧分压为10 mmHg时，血红蛋白的氧饱和度约为10%，而肌红蛋白的氧饱和度可达70%，当氧分压进一步降低时，肌红蛋白可释出大量的氧供细胞利用。

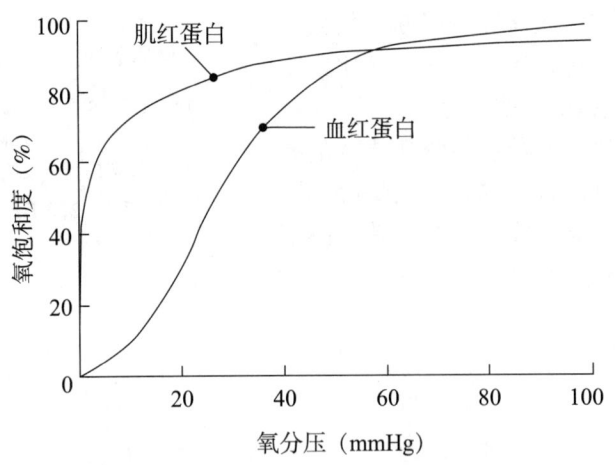

图7-6　血红蛋白、肌红蛋白的氧解离曲线

**4. 低代谢状态**　缺氧时ATP生成减少，细胞的耗能过程从总体上受到抑制，如糖、蛋白质合成减少，细胞处于低代谢状态，减少氧的消耗，以维持氧的供需平衡。引起细胞低代谢状态的机制目前尚不清楚。

缺氧时细胞水平发生的代偿适应性反应与缺氧相关基因的表达有着一定的关系。这些缺氧相关基因的表达均受到转录因子的调节，其中最为重要的就是缺氧诱导因子（hypoxia-induced factor，HIF）家族。该家族由成员HIF-1、HIF-2、HIF-3组成，其中HIF-1主要参与了缺氧的调节，由α和β两个亚基构成。常氧状态下，脯氨酸羟化酶可将HIF-1α第402和564位的脯氨酸羟化，进而通过泛素化途径被降解，因而胞质中HIF-1α保持较低水平。缺氧状态下，脯氨酸羟化酶活性下降，HIF-1α 降解减少而进入细胞核与 HIF-1β 结合形成二聚体，进而激活缺氧相关因子的表达（图 7-7）。

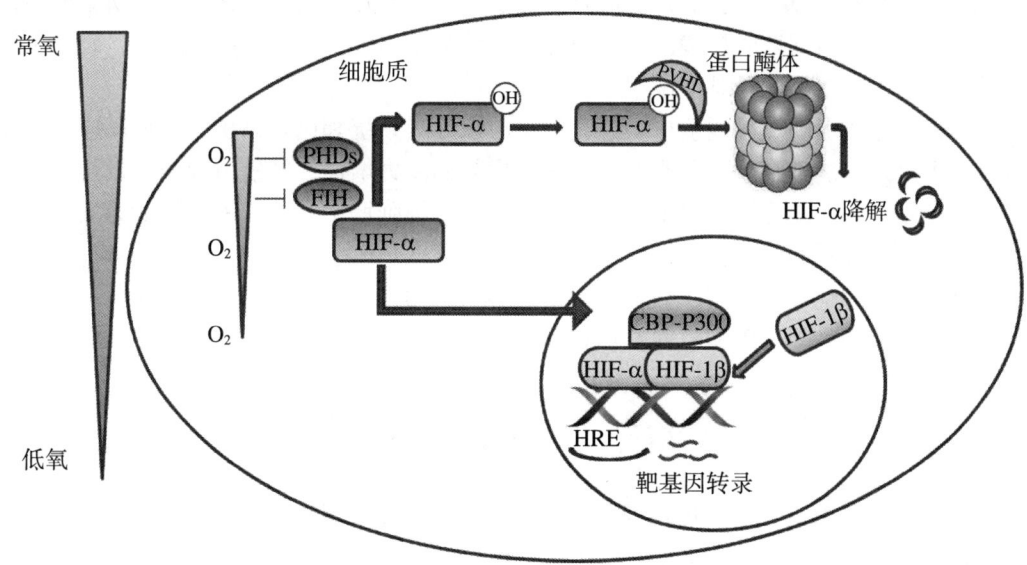

图 7-7　HIF 表达调控机制

### （二）损伤性变化

**1. 细胞膜损伤**　一般而言，细胞膜是细胞缺氧最早发生损伤的部位。在细胞内 ATP 下降之前，细胞膜电位已经开始下降，主要因为细胞膜离子泵功能障碍、膜通透性增加、膜流动性下降和受体功能障碍。

（1）$Na^+$ 内流：$Na^+$ 内流使细胞内 $Na^+$ 浓度增加并激活钠泵，在泵出 $Na^+$ 时需要消耗 ATP，这又进一步增强线粒体氧化磷酸化过程和加重缺氧。严重缺氧时，ATP 生成减少，钠泵功能降低，导致细胞内水钠潴留。细胞水肿、线粒体肿胀和溶酶体肿胀，是形成细胞损伤和破坏的基础。

（2）$K^+$ 外流：细胞膜通透性增高导致 $K^+$ 外流增加，钠泵功能障碍使细胞外 $K^+$ 不能泵入细胞。$K^+$ 是蛋白质包括酶等合成代谢所必需的离子，细胞内缺 $K^+$ 将导致合成代谢障碍，酶的生成减少，进一步影响 ATP 的生成和离子泵的功能。

（3）$Ca^{2+}$ 内流：严重缺氧使细胞膜对 $Ca^{2+}$ 的通透性增高，导致 $Ca^{2+}$ 内流增加。ATP 生成减少，影响细胞膜和肌质网钙泵功能，使 $Ca^{2+}$ 外流和肌质网摄取 $Ca^{2+}$ 减少，导致细胞内钙超载。$Ca^{2+}$ 进入线粒体增多，使线粒体功能障碍，加重 ATP 生成不足；$Ca^{2+}$ 可激活磷脂酶，使膜磷脂分解，进一步引起溶酶体损伤和水解酶释放；细胞内 $Ca^{2+}$ 增多可增加 $Ca^{2+}$ 依赖性蛋白激酶的活性，促进自由基生成而加重细胞的损伤。

**2. 线粒体变化**　轻度缺氧使线粒体功能加强，严重缺氧使线粒体受损，损伤的后果是使细胞赖以生存的能量减少。80%～90% 的氧在线粒体内接受电子，通过氧化磷酸化过程生成 ATP，余下的 10%～20% 在线粒体外用于生物合成、降解及生物转化等。严重缺氧引起线粒体损伤的机制是：①氧化应激：缺氧可使线粒体出现单价电子渗漏、毛细血管内皮细胞内黄嘌呤脱氢酶（xanthine dehydrogenase，XD）转化为黄嘌呤氧化酶（xanthine oxidase，XO），产生大量氧自由基诱发膜脂质过氧化反应，破坏线粒体膜的结构和功能；②钙稳态紊乱：缺氧时，胞内 $Ca^{2+}$ 超载可触发线粒体摄取 $Ca^{2+}$，使 $Ca^{2+}$ 在线粒体内聚集并形成磷酸钙沉淀，抑制氧化磷酸化作用，ATP 生成减少；$Ca^{2+}$ 能激活多种钙依赖型降解酶，如磷脂酶 C（phospholipase C，PLC）和磷脂酶 $A_2$（phospholipase $A_2$，$PLA_2$）、蛋白酶、核酸内切酶等，从而影响线粒体的结构和功能。缺氧时线粒体结构损伤主要表现为肿胀、嵴断裂崩解、钙盐沉积、外膜破裂和基质外溢等。

**3. 溶酶体的变化** 缺氧时因乳酸和酮体生成增多，导致酸中毒。pH 降低时磷脂酶活性增高，细胞的膜性成分包括溶酶体膜的磷脂被分解，使膜通透性增高致溶酶体肿胀、破裂和释出大量溶酶体酶，可引起细胞及其周围组织的溶解、坏死。

综上所述，机体对缺氧的反应中，急性缺氧时以呼吸系统和循环系统的代偿反应为主；慢性缺氧时，主要是血液携氧能力和组织、细胞利用氧的能力增强。缺氧时肺通气及心脏活动增强发生迅速，但这些代偿活动本身要消耗能量和氧。红细胞增生和组织利用氧能力增强虽发生较缓，但这种代偿方式经济、持久。

缺氧除导致上述呼吸、循环、血液和中枢神经系统器官功能障碍外，其他如肝、肾、胃肠道和内分泌等功能均可因严重缺氧而受损害。

## 第四节　缺氧与疾病

知识拓展 高原的分类

缺氧是临床上极为常见的病理过程，是许多疾病的主要原因之一。很多疾病或病理过程都可以引起缺氧，如冠心病、肺心病、脑卒中、糖尿病、肿瘤、呼吸功能障碍、休克、水肿等。而缺氧可对肿瘤、心血管系统疾病、代谢性疾病等疾病的发生发展和转归产生重要影响。在某些情况下缺氧还可以直接引起疾病，其中最为典型的就是高原病。

高原病（high altitude disease，HAD）是发生于高原低氧环境的一种高原特发性疾病，高原低压性缺氧是致病的主要因素，根据发病急缓分为急性高原病和慢性高原病。

### 一、急性高原病

急性高原病（acute high altitude disease，AHAD）根据不同表现分为三种类型。

#### （一）急性轻型高原病

急性轻型高原病（acute mild high altitude disease，AMAD）也叫急性高原反应，是指机体由平原进入到高原或从高原进入到更高海拔地区，在数小时或数日内出现头痛、头晕、心悸、胸闷、气短、乏力、食欲缺乏、睡眠障碍，重者出现恶心、呕吐、发绀及水肿等一系列临床综合征。

高原环境下的缺氧是引起 AMAD 的根本原因，但并非引起临床症状的直接原因。AMAD 常发生于到达高原后 6～96 小时，但进入高原数分钟后，肺泡、动脉和组织中的氧分压即显著下降，这表明缺氧是始动环节，进而引起相应的临床表现。AMAD 的发病机制可能与以下因素相关。

**1. 低氧血症** AMAD 患者低氧通气反应较弱，肺残气量显著增加，通气和流速降低，弥散功能减弱，摄氧减少，造成低氧血症，使得 $PaO_2$ 和 $SO_2$ 显著降低。

**2. 体液潴留和体液重分配** Singh 报道进入高原发生 AMAD 的青年尿量较未发病者少，Hackete 观察到进入高原后患 AMAD 的患者体重较在平原时显著增加，而未患病者体重则较在平原时显著减轻。目前认为，暴露于高原环境后，适应良好者表现为脱水，而适应不良者发生液体潴留。其机制与 ADH 分泌增多、肾素-血管紧张素-醛固酮系统活化及心房钠尿肽合成释放减少有关。

**3. 颅内压增高** AMAD 患者出现的头痛、头晕、心悸、恶心、呕吐等症状与颅内压增高相关。其机制可能为：① $PaO_2$ 降低引起脑血管扩张，脑血流量增加导致毛细血管流体静压增加；②缺氧使血中某些代谢产物如激肽、组胺、花生四烯酸等增加，导致脑毛细血管通透性增高；③缺氧直接抑制钠泵，使细胞内钠离子积聚，引起脑细胞水肿。

### （二）高原肺水肿

高原肺水肿（high altitude pulmonary edema，HAPE）是指进入高原后因低氧加之某种诱发因素引起的肺循环障碍而产生的、以肺间质或肺泡水肿为特征的一种高原特发病。临床表现为胸闷、呼吸困难、咳嗽、咳白色泡沫痰，严重时咳粉红色泡沫痰、严重发绀，发病高峰在进入高原后 48～72 小时，多于夜间发病。HAPE 有明显的个体易感性和再发倾向。高原缺氧是 HAPE 发病的根本原因，肺动脉压力过度增高是发病的中心环节。

**1. 肺动脉压力过度增高** 缺氧使得肺小动脉不均匀收缩，导致肺动脉压增加，同时血液向收缩弱的部位转移，使其毛细血管流体静压增加，血浆、红细胞经肺泡-毛细血管膜漏出，发生间质性或肺泡性肺水肿。

**2. 肺毛细血管壁通透性增加** 缺氧时肺实质细胞、肺血管内皮细胞、肺泡巨噬细胞、中性粒细胞等释放氧自由基、白介素-1、白介素-6、肿瘤坏死因子、C反应蛋白等炎性介质，引起肺血管内皮损伤，导致通透性增加。

**3. 肺血容量增加** 缺氧导致交感-肾上腺髓质系统兴奋性增强，外周血管收缩，肺血流量增多，流体静压增加。

### （三）高原脑水肿

高原脑水肿（high altitude cerebral edema，HACE）是指急速进入高原或从高原迅速进入更高海拔地区时，由于脑缺氧引起严重脑功能障碍，出现严重的神经精神症状、共济失调甚至昏迷的一种高原特发病，属急性高原病最严重的类型。其特点是起病急骤，病程进展快，常合并高原肺水肿、多器官功能衰竭，病死率高。高原缺氧是发生高原脑水肿的根本原因。

**1. 脑细胞能量代谢障碍** 脑细胞缺氧导致 ATP 生成减少，钠泵不能正常运转，脑细胞水肿。缺氧还导致糖酵解作用增强，产生代谢性酸中毒，进一步抑制脑能量代谢。

**2. 脑血管扩张** 缺氧可激活细胞膜上 ATP 敏感钾通道，导致脑血管平滑肌细胞膜超极化和钙通透性改变，使血管舒张。另外，缺氧刺激脑内一氧化氮、腺苷、前列腺素等多种舒血管物质生成及释放，导致血管舒张。脑血管扩张可导致脑血流量增加，进而引起脑循环流体静压增加。

**3. 脑血管通透性增加** 缺氧引起白介素-1 及一氧化氮释放增加，使脑毛细血管内皮细胞间紧密连接被破坏，而导致通透性改变。加之缺氧时，活性氧产生增加，引起氧化应激，导致脑血管内皮细胞脂质过氧化损伤，使通透性进一步增加。

知识拓展 急进高原的注意事项

## 二、慢性高原病

慢性高原病（chronic mountain sickness，CMS）是指长期居住在高原的人群因对高原环境丧失习服而发生的独特临床综合征，以红细胞增多、肺动脉高压和低氧血症为特征。高原移居者和世居者均可发病。

### （一）高原红细胞增多症

高原红细胞增多症（high altitude polycythemia，HAPC）是最常见的一种慢性高原病，指长期生活在海拔 2500 m 以上高原的世居者或移居者，对高原环境逐渐失去习服而导致的临床综合征，主要特征为过度的红细胞增多（男性 ≥ 200 g/L，女性 ≥ 190 g/L）。HAPC 患者主要表现为头痛、头晕、气短和（或）心悸、睡眠障碍、疲乏、局部发绀，手心、脚底有灼烧感、静脉扩张、肌肉及骨关节疼痛、食欲不振、记忆减退、精神不集中等症状。当患者转至低海拔地区时症状可逐渐消失，重返高原可复发。HAPC 主要发生机制是高原低氧环境使 EPO 合成释放增加，该过程受到低氧诱导因子的调节。

#### （二）高原心脏病

高原心脏病（high altitude heart disease，HAHD）是指长期生活于海拔 2500 m 以上高原的人群，由于慢性缺氧导致肺动脉高压、右心室肥大或功能不全，甚至发生心衰的一种慢性高原病，患者平均肺动脉压 > 30 mmHg 或肺动脉收缩压 > 50 mmHg，多发于高原移居人群。长期缺氧使肺小动脉持续收缩，引起肺小动脉肌层肥厚、管腔狭窄而导致肺动脉压持续升高是 HAHD 发病的主要机制，因此又称为高原肺动脉高压（high altitude pulmonary hypertension，HAPH）。

## 第五节　影响机体缺氧耐受性的因素

机体对缺氧有一定的耐受能力，不同年龄、机体功能、代谢状况、营养状况、生活环境等都可以影响到机体对缺氧的耐受。

### 一、机体功能和代谢状况

基础代谢率高者耗氧多，对缺氧耐受性差，如发热、甲状腺功能亢进、中枢神经兴奋等可增加机体耗氧量，对缺氧耐受差。反之，中枢神经抑制、人工低温可以降低机体耗氧量，增强对缺氧的耐受。机体内不同器官、组织因耗氧量不同而对缺氧的耐受不同。中枢神经系统因耗氧量大，而对缺氧耐受差，骨、结缔组织因耗氧量小，而对缺氧耐受相对较好。

### 二、个体差异

对缺氧耐受能力存在明显的个体差异。在同一海拔高度，有的人可以正常生活而没有明显症状，但有的人就可出现明显的高原反应。研究显示，对于高原肺水肿、高原红细胞增多症等急、慢性高原病有遗传易感性，存在有相关易感基因。

### 三、适应性锻炼

体育锻炼可以改善心肺功能，增强外呼吸，增加心排血量，提高血液携氧能力进而提高机体对缺氧的耐受性。进入高原之前，进行以增加耐力为特征的有氧锻炼，可以增强机体进入高原后对缺氧的耐受，减少高原病的发生。运动员在适当低氧环境中进行训练，可以提高抗缺氧能力，进而有效提高运动成绩。我国运动员在大赛前会到青海多巴国家高原体育训练基地、云南高原体育训练基地进行集训，通过集训提高运动员耐缺氧能力，进而有效提高运动成绩。

知识拓展 高原适应与高原习服

## 第六节　缺氧治疗的病理生理基础

### 一、去除病因

去除病因或消除缺氧的原因是缺氧治疗的关键，如改善肺的通气功能；应用甲基蓝和维生素 C 等还原剂促进高铁血红蛋白还原；对于先天性心脏病患者，应及时进行手术治疗；对中毒引起急性组织缺氧患者，应及时解毒。

### 二、氧疗

吸入氧分压较高的空气或纯氧治疗各种缺氧性疾病的方法为氧疗（oxygen therapy）。吸氧是治疗缺氧的基本方法，对各种类型的缺氧均有一定的疗效，可提高肺泡气 $PO_2$，从而提高 $PaO_2$ 和 $SaO_2$，增加动脉血氧含量，但因缺氧的类型不同，氧疗的效果有所不同。

氧疗对高原、高空缺氧以及由肺通气功能和（或）换气功能障碍等引起的低张性缺氧的效果最好。高原肺水肿患者吸入纯氧具有特殊的疗效，吸氧数小时至数日，肺水肿症状可显著缓解。常压氧疗对由右向左分流所致缺氧的作用较小，因为吸入的氧无法使经动-静脉短路流入左心的血液发生氧合作用。但吸入纯氧可使血浆中物理溶解的氧量从 3 ml/L 增至 20 ml/L，从而使动脉血氧含量增加 10% 左右。吸入 3 个大气压纯氧（高压氧疗）可使血浆中物理溶解的氧增至 60 ml/L，如果心排血量正常，则可维持整个机体的需氧量。

血液性缺氧、循环性缺氧和组织性缺氧患者动脉血氧分压和氧饱和度正常，此时吸氧虽然对提高 $SaO_2$ 的作用有限，但可明显提高 $PaO_2$，增加血液中溶解的氧量，改善组织氧供。此外，由于血液、组织液、细胞及线粒体之间的氧分压差是驱使氧弥散的动力，当氧分压差增大时，氧的弥散速度加快。一氧化碳中毒时吸入纯氧特别是高压氧可使血氧分压增高，氧与一氧化碳竞争与血红蛋白结合，促使碳氧血红蛋白解离，因而对一氧化碳中毒性缺氧氧疗效果较好。

### 三、氧中毒

吸入气氧分压过高、给氧时间过长，可引起细胞损害、器官功能障碍，称为氧中毒（oxygen intoxication）。氧中毒的发生主要取决于吸入气氧分压而不是氧浓度。一般认为氧中毒的发生与活性氧的毒性有关。吸入气压力、氧浓度和给氧持续时间不同，氧中毒的表现不同，可分为三种类型：①脑型氧中毒：吸入 2～3 个大气压以上的氧，可在短时间（6 个大气压的氧数分钟，4 个大气压的氧数十分钟）内引起氧中毒，主要表现为肌肉颤动、面色苍白、出汗、恶心、眩晕、幻视、幻听、抑郁、烦躁、抽搐、惊厥等神经症状，严重者可昏迷、死亡；②肺型氧中毒：发生于吸入一个大气压左右的氧 8 小时以后，表现为咽痛、胸骨后不适、烧灼或刺激感、胸痛、不能控制的咳嗽、呼吸困难、肺活量减小，肺部呈炎性病变，有炎细胞浸润、充血、出血、肺不张，两肺可闻及干、湿啰音，严重者可危及生命；③眼型氧中毒：新生儿尤其是出生体重低的早产儿，长时间吸入高浓度氧可引起视网膜广泛的血管阻塞、成纤维组织浸润、晶体后纤维增生、视网膜萎缩，严重者可致盲。

### 小 结

氧是生命活动必不可少的物质之一，缺氧是常见的病理过程。临床通过血氧指标的测定了解机体氧的获得和利用。常用血氧指标有血氧分压（$PO_2$）、血氧容量（$CO_2max$）、血氧含量（$CO_2$）、血氧饱和度（$SO_2$）和 $P_{50}$。根据缺氧发生的原因和血氧变化特点，可将缺氧分为低张性缺氧、血液性缺氧、循环性缺氧和组织性缺氧。缺氧对机体造成的影响与发生速度、部位、持续时间等因素相关，但一般情况下急性缺氧以损伤表现为主，慢性缺氧则代偿反应与损伤并存。高原病是缺氧直接引起的疾病，高原低压性缺氧是主要致病因素，分为急性高原病和慢性高原病。机体功能和代谢状况、个体差异、适应性锻炼等因素可以影响对缺氧的耐受。氧疗是治疗缺氧性疾病的有效方法，但要预防氧中毒的发生。

Summary

## 思考题

1. 缺氧患者是否都有发绀?
2. 为什么氧疗对低张性缺氧效果最好?

(刘永年　刘辉琦)

# 第 8 章 发 热

## 第一节 概 述

人和哺乳类动物具有比较完善的体温调节系统，维持相对恒定的体温，以适应正常生命活动的需要。正常成人体温保持在 37℃ 左右，昼夜上下波动不超过 1℃，即使处于极端气温（严寒或酷热）中，体温的变化也很少超过 0.6℃。体温的调节是由位于视前区 - 下丘脑前部（preoptic anterior hypothalamus，POAH，图 8-1）的体温调节中枢来调控的。

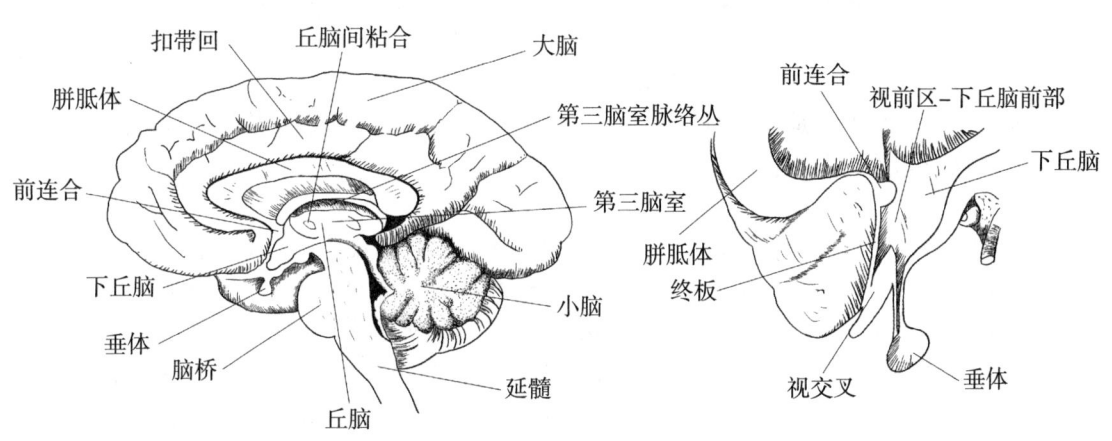

**图 8-1 视前区 - 下丘脑前部（POAH）**

根据体温调节的调定点（set point，SP）学说，发热（fever）是指机体在致热原作用下，体温调节中枢的调定点上移而引起的调节性体温升高。

一般认为超过正常体温的 0.5℃ 为体温升高。传统上曾把体温升高超过正常值 0.5℃ 的所有情况统称为发热，并且认为发热是体温调节功能紊乱的结果。实际上，发热不是体温调节障碍，而是将体温调节到较高的水平。体温升高也不一定是发热，除病理性体温升高外，还有生理性体温升高。生理性体温升高常见于剧烈运动、月经前期、妊娠及应激等。尤其在剧烈运动时更明显，人在赛跑时因肌肉产热过多，体温有时可比正常升高 3℃。病理性体温升高可分为调节性体温升高和非调节性体温升高。调节性体温升高即为发热，非调节性体温升高时，体温调节中枢的调定点并没有上移，而是由于体温调节障碍（如体温调节中枢受损），或散热障碍（如皮肤鱼鳞病、先天性汗腺缺乏及环境高温中暑等）及产热器官功能异常（如甲状腺功能亢进）等，体温调节中枢不能将体温控制在与调定点相适应的水平上，是被动性体温升高，因此，也把这类体温升高称之为过热（hyperthermia）（图 8-2）。

发热不是独立的疾病，而是多种疾病的重要病理过程和临床表现，也是疾病发生的重要信号。临床上通常把伴有发热表现的疾病称为发热性疾病，大多为传染病和炎症性疾病。不明发热（发热待查）者多半隐伏潜在病变，甚至可能存在恶性病灶。体温作为重要的生命体征，在

知识拓展 孕激素升高体温的作用

疾病过程中,体温曲线的变化往往反映了病情的变化,深入了解病程中发热的特点,对判断病情、评价疗效或估计预后均有重要的参考价值。

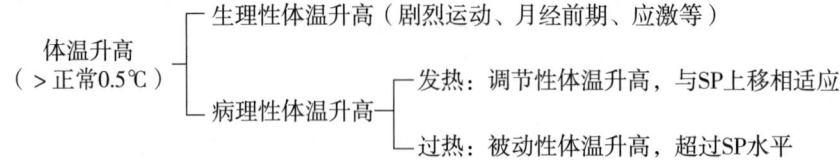

图 8-2 体温升高的分类

## 第二节 发热的原因和机制

### 一、发热激活物

机制动画 发热的发生机制

能够激活机体产内生致热原细胞产生和释放内生致热原(endogenous pyrogen,EP)的各种物质,称为发热激活物(pyrogenic activator),又称为内生致热原诱导物。它们可以是来自体外的致热物质外致热原(exogenous pyrogen),也可以是某些体内产物。

#### (一)体外发热激活物——外致热原

病原微生物及其产物是人类面临的主要发热激活物,临床上多数发热性疾病都是由病原微生物及其产物引起的,占所有发热的50%~60%。

**1. 细菌**

(1)革兰氏阳性菌:主要有葡萄球菌、链球菌、肺炎双球菌、白喉杆菌和枯草杆菌等。这类细菌的致热成分包括全菌体、菌体碎片及释放的外毒素等,如葡萄球菌细胞壁成分肽聚糖(peptidoglycan)、脂磷壁酸(lipoteichoic acid)可激活单核-巨噬细胞,产生并释放致热性细胞因子引起发热。而这些细菌的外毒素,如金黄色葡萄球菌肠毒素(staphylococcal enterotoxin,SE)和毒性休克综合征毒素-1(toxic shock syndrome toxin-1,TSST-1)主要以超抗原形式激活T淋巴细胞,引起发热。

(2)革兰氏阴性菌:典型菌群有大肠埃希菌、伤寒杆菌、淋球菌、脑膜炎球菌、志贺菌等。这类菌群的致热成分除全菌体和胞壁中所含的肽聚糖外,最突出的是其胞壁中所含的内毒素(endotoxin,ET)。内毒素的主要成分为脂多糖(lipopolysaccharide,LPS),脂多糖分子包含三个基本亚单位:O-特异侧链、核心多糖和脂质A,致热性主要取决于脂质A。内毒素耐热性高(干热160℃,2小时才能灭活),一般灭菌方法难以将其清除,临床上输液或输血过程中所产生的发热反应,多数就是由于污染内毒素所致。反复注射内毒素可致动物产生耐受性,连续数日注射相同剂量的内毒素,发热反应逐渐减弱。

(3)分枝杆菌:典型者为结核杆菌。其全菌体及细胞壁中所含的肽聚糖、多糖和蛋白质都具有致热作用。

**2. 病毒** 常见的有流感病毒、麻疹病毒、腮腺炎病毒、风疹病毒、柯萨奇病毒、流行性乙型脑炎病毒、出血热病毒、重症急性呼吸综合征(severe acute respiratory syndrome,SARS)冠状病毒等。病毒是以全病毒体和其所含有的血细胞凝集素(hemagglutinin)致热。病毒反复注射可导致动物产生耐受性。

**3. 真菌** 许多真菌感染引起的疾病也伴有发热。真菌的致热因素是全菌体及菌体内所含的荚膜多糖和蛋白质。如白念珠菌感染所致的鹅口疮、肺炎、脑膜炎,组织胞质菌、球孢子菌和副球孢子菌引起的深部感染,新型隐球菌所致的慢性脑膜炎等均可见发热。

**4. 螺旋体** 引起发热常见的有钩端螺旋体、回归热螺旋体和梅毒螺旋体。钩端螺旋体内含有溶血素和细胞毒因子等，感染后引起钩端螺旋体病，表现为发热、头痛及乏力。回归热螺旋体感染后，其代谢裂解产物入血后引起周期性高热、全身疼痛和肝脾大。梅毒螺旋体感染后可伴有较低的发热，可能是螺旋体内所含的外毒素所致。

**5. 疟原虫** 疟原虫感染人体后，其潜隐子进入红细胞并发育成裂殖子。当红细胞破裂时，大量裂殖子和代谢产物（疟色素等）释入血液，引起高热。

其他病原微生物如衣原体、支原体及立克次体感染机体后，有时也会引起发热，如衣原体肺炎、支原体肺炎及附红细胞体病等。

### （二）体内发热激活物——体内产物

**1. 抗原-抗体复合物** 抗原-抗体复合物对产内生致热原细胞有激活作用。许多自身免疫性疾病都伴有顽固性发热，如系统性红斑狼疮、类风湿关节炎、皮肌炎等，循环中持续存在的抗原-抗体复合物可能是其主要的发热激活物。

**2. 类固醇** 体内某些类固醇（steroid）产物有致热作用，睾酮的中间代谢产物本胆烷醇酮（etiocholanolone）是其典型代表。石胆酸也有类似作用。本胆烷醇酮可能与某些不明原因的周期性发热有关，而其他类固醇如糖皮质激素和雌激素，则能够抑制内生致热原的产生和释放。因此，有人认为类固醇代谢失调是某些周期性发热的原因，如肝癌、肝硬化及肾上腺癌等的周期性发热。

**3. 致炎刺激物** 有资料表明，尿酸盐结晶和硅酸盐结晶等在体内不仅可以引起炎症反应，其本身即可激活单核吞噬细胞产生和释放内生致热原。阻断吞噬过程并不影响内生致热原的产生。

**4. 组织损伤和坏死** 组织坏死过程的组织蛋白分解产物作为发热激活物，或者组织坏死引起的无菌性炎症释放某些发热激活物引起发热，见于大面积烧伤、严重创伤、大手术、心肌梗死、脾梗死、肺梗死、物理及化学因子作用所致的组织细胞坏死等。

## 二、内生致热原

内生致热原是指产内生致热原细胞在发热激活物作用下，产生和释放的一组具有致热活性并能引起体温升高的细胞因子。它们作为"信使"，携带着发热的信息，经血流或其他方式将致热信息传递到体温调节中枢。

### （一）产内生致热原细胞

在发热激活物作用下，机体多种细胞被激活，能够产生和释放内生致热原的细胞称为产内生致热原细胞，主要有三类：一是单核-巨噬细胞类，包括血单核细胞和各种组织巨噬细胞；二是肿瘤细胞类，如骨髓单核细胞性肿瘤细胞、白血病细胞、淋巴瘤细胞、肾癌细胞等；三是一些其他细胞，包括内皮细胞、淋巴细胞、朗格汉斯细胞、星形胶质细胞、肾小球系膜细胞等。其中单核-巨噬细胞是产生 EP 的主要细胞。

### （二）内生致热原的种类

从 1948 年 Beeson 发现白细胞致热原（leukocyte pyrogen，LP）以来，目前已有多种具有致热作用的细胞因子被不断发现，许多细胞因子注入实验动物体内都可引起发热，如白细胞介素-1(interleukin-1,IL-1)、白细胞介素-2(IL-2)、白细胞介素-6(IL-6)、白细胞介素-8(IL-8)、肿瘤坏死因子（tumor necrosis factor，TNF）、干扰素（interferon，IFN）、巨噬细胞炎症蛋白-1（macrophage inflammatory protein-1，MIP-1）、睫状神经营养因子（ciliary neurotrophic factor，CNTF）以及内皮素（endothelin）等。其中有些因子尚缺乏较系统研究。目前较为公认的内生致热原主要有以下四种：

**1. 白细胞介素-1（IL-1）** 早期发现的白细胞致热原实际上主要是 IL-1。IL-1 是由单核细胞、巨噬细胞、内皮细胞、星形细胞及肿瘤细胞等多种细胞在发热激活物作用下所产生的多肽类物质，其家族包括 IL-$1_\alpha$、IL-$1_\beta$ 和 IL-$1_\gamma$/IL-18，IL-$1_\alpha$ 和 IL-$1_\beta$ 分子量在 17 kD 左右。IL-1 不耐热，70℃ 30 分钟即失活。其受体广泛分布于脑内，在 POAH 密度最大。在 IL-1 家族中，IL-$1_\beta$ 的主要作用是刺激内皮细胞上调 IL-6 表达，IL-$1_\gamma$/IL-18 可刺激自然杀伤细胞（natural killer cell, NK cell）和 T 淋巴细胞分泌 IFN，说明 IL-1 亦可通过调控 IL-6 和 IFN 参与发热过程。

**2. 肿瘤坏死因子（TNF）** TNF 是重要的内生致热原之一。多种发热激活物，如葡萄球菌、链球菌、内毒素等都可诱导巨噬细胞、淋巴细胞等产生和释放 TNF。TNF 具有许多与 IL-1 相类似的生物学活性，包括 TNF-α 和 TNF-β 两种亚型。TNF-α 的分子量为 17 kD，TNF-β 的分子量为 25 kD。TNF 也不耐热，70℃ 30 分钟即失活。给动物静脉注射中低剂量的 TNF-α（50～200 ng/kg）引起单相热，大剂量（10 μg/kg）则引起双相热，多次注射不发生耐受。在内毒素导致的发热和肿瘤患者的发热中，TNF 可能是一种主要的内生致热原。TNF 在体内外都能刺激 IL-1 的产生，但它同时也可诱生 IL-10 而发挥解热效应。

TNF 除致热外，还作用于众多的靶位，引起多种生物学效应，如激活棕色脂肪组织分解增多，导致负氮平衡。TNF 还可引起厌食、乏力等临床症状。

**3. 干扰素（IFN）** IFN 是一种有抗病毒、抗肿瘤和免疫调节作用的糖蛋白，主要由单核细胞和淋巴细胞等产生。IFN 有多种亚型，其中 IFN-α、IFN-β 和 IFN-γ 均具有致热性，但作用方式可能不同，所引起的发热反应具有剂量依赖性。IFN 不耐热，60℃ 40 分钟可灭活。与 IL-1 和 TNF 不同的是，IFN 反复注射可发生耐受。在病毒感染后可明显促进体内 IFN 的表达和分泌，是病毒性发热的重要内生致热原。此外，IFN 还具有增强 TNF 表达及自然杀伤细胞活性的作用。

**4. 白细胞介素-6（IL-6）** IL-6 是一种能够引起发热反应，并具有多种生物学功能的细胞因子，由 184 个氨基酸组成，分子量为 21 kD。内毒素、病毒、IL-1、TNF、血小板生长因子等均可诱导单核细胞、巨噬细胞、内皮细胞、成纤维细胞、淋巴细胞和平滑肌细胞等分泌 IL-6。IL-6 引起发热反应的作用弱于 IL-1 和 TNF。近来有研究认为，脑组织内产生的 IL-6 在发热中的作用可能比血浆 IL-6 更为重要。

此外，TNF-α、IL-1 和 IL-6 对脂多糖的反应性存在时间及因果关系，静脉注射脂多糖后，观察到血浆中 TNF-α、IL-1 和 IL-6 水平依次升高。研究表明，TNF-α 通过上调 IL-1 进而增高 IL-6 表达，而 IL-6 则可下调 TNF-α 和 IL-1 的表达。

### （三）内生致热原的产生和释放

内生致热原的产生和释放是一个复杂的细胞信息传递和基因表达的调控过程。这一过程包括产内生致热原细胞的激活、内生致热原的产生释放。经典的产内生致热原细胞活化方式主要包括以下两种：

**1. Toll 样受体（Toll-like receptors，TLR）介导的细胞活化** 主要为革兰氏阴性细菌脂多糖激活产内生致热原细胞的方式。在上皮细胞和内皮细胞，先是脂多糖与血清中脂多糖结合蛋白（lipopolysaccharide binding protein，LBP）结合形成复合物，然后此复合物中的 LPS 又与可溶性 CD14（sCD14）结合形成 LPS-sCD14 复合物，再作用于细胞膜上的 TLR，使细胞活化。而在单核/巨噬细胞，LPS 与 LBP 形成复合物后，再与细胞膜表面 CD14（mCD14）作用，形成 LPS-LBP-CD14 三重复合物，再经 TLR 使信号向细胞内传递。较大剂量的脂多糖可不通过 CD14 途径直接激活单核巨噬细胞产生内生致热原。

**2. T 细胞受体（T cell receptor，TCR）介导的 T 淋巴细胞活化途径** 主要为革兰氏阳性菌的外毒素（如 SE 和 TSST-1）以超抗原形式活化细胞，此种方式亦可激活 B 淋巴细胞以及单核/巨噬细胞。细菌抗原可直接结合抗原提呈细胞上的 MHC-Ⅱ类分子的抗原结合槽外侧，以超抗原形式与淋巴细胞的T细胞受体结合，抗原与淋巴细胞的T细胞受体结合后可以导致一种或多种蛋白酪氨酸激酶的活化，胞内多种酶类及转录因子参与这一过程。

上述两种受体激活后启动相应的信号转导途径，活化核因子κB（nuclear factor-κB，NF-κB）等转录因子，引发内生致热原IL-1、TNF、IL-6等细胞因子的基因表达与合成（图8-3）。这些内生致热原在细胞内合成后即可作为发热信使释放入血，并随血流通过相应方式作用于体温调节中枢而引起发热。

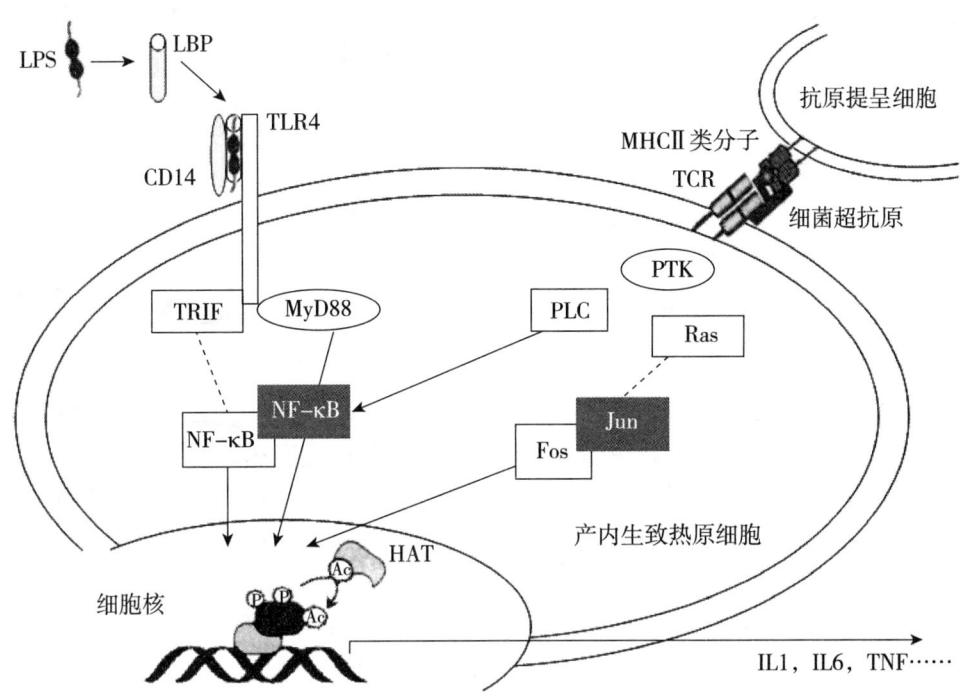

图8-3 Toll样受体和T细胞受体介导的细胞活化模式图

### （四）致热信号传入中枢的途径

作为发热信使的内生致热原产生后，随血流或其他方式作用于脑内体温调节中枢的途径可能有以下几种：

**1. 经血-脑屏障直接转运入脑** 这是一种较为直接的信号传递方式。研究认为，在血-脑屏障的毛细血管床部位分别存在有对蛋白质分子的可饱和转运机制，推测其可将相应的内生致热原特异性地转运入脑。另外，内生致热原也可能从脉络丛部位渗入或者易化扩散入脑，通过脑脊液循环分布到POAH区域。

**2. 通过下丘脑终板血管器作用于体温调节中枢** 终板血管器（organum vasculosum lamina terminalis，OVLT，图8-4）位于第三脑室壁视上隐窝上方，紧靠POAH。该区域具有丰富的有孔毛细血管，并且毛细血管未被星形胶质细胞终足完全包裹，因而对大分子物质有较高的通透性，内生致热原可能由此弥散入脑。目前认为这可能是内生致热原作用于体温中枢的主要通路。但也有人认为，内生致热原并不直接进入脑内，而是被分布在此处的相关细胞（巨噬细胞、神经胶质细胞等）膜受体识别结合，产生新的介质，将致热原的信息传递到POAH区域。

**3. 通过迷走神经传递发热信号** 研究发现，细胞因子可刺激肝巨噬细胞周围的迷走神经，迷走神经将外周的致热信息通过传入纤维传入中枢。大鼠腹腔注入LPS后可在脑内检测到IL-1生成增多，而膈下切断迷走神经的传入纤维则可阻断腹腔注入LPS所引起的脑内IL-1 mRNA的转录和发热反应。目前认为胸、腹腔的致热信号可以经迷走神经传入中枢。但是否确实存在肝内化学信号激活迷走神经从而将发热信号传入中枢的机制，尚待深入研究。

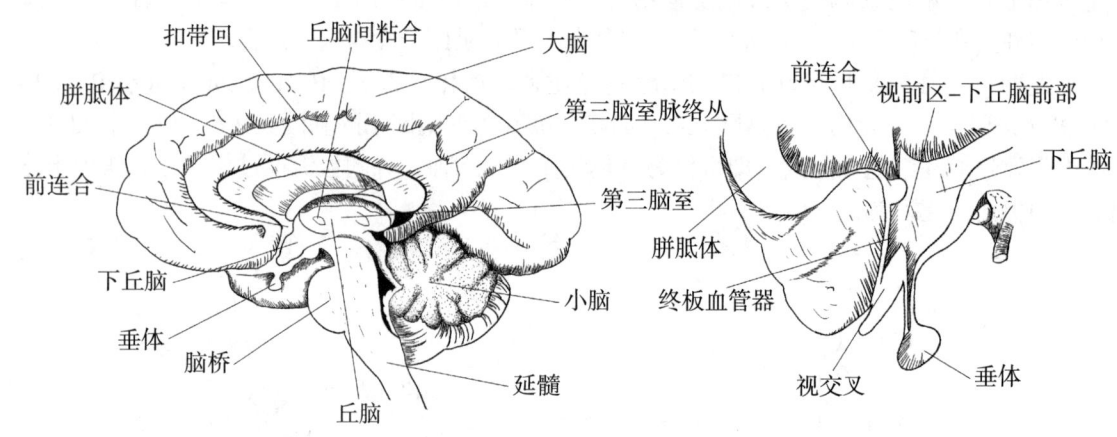

图 8-4　终板血管器（OVLT）

### 三、发热时的体温调节机制

#### （一）体温调节中枢

目前，一般认为体温调节中枢位于 POAH，该区含有温敏神经元，对来自外周和深部温度信息起整合作用。损伤该区可导致体温调节障碍。将致热原或发热介质微量注射于 POAH 可引起明显的发热反应，在发热时，该部位的发热介质显著升高，但这种体温调节主要表现为正调节。而另外一些下丘脑外的中枢部位，如腹中隔（ventral septal area，VSA）、中杏仁核（medial amygdaloid nucleus，MAN）和弓状核可释放中枢解热介质，对发热时的体温产生负向调节。因此，目前认为发热时的体温调节涉及中枢神经系统的多个部位，由两部分组成：一个是正调节中枢，主要包括 POAH 等；另一个是负调节中枢，主要包括 VSA 及 MAN 等。正、负调节的相互作用决定调定点上移的水平及发热的幅度和病程。因此，发热时体温调节中枢调定点的改变，可能是在正、负体温调节中枢构成的复杂的功能系统相互作用下完成的。

#### （二）发热的中枢调节介质

大量的研究证明，内生致热原无论以何种方式入脑，它们只是作为"信使"传递发热信息，而不是引起调定点上移的最终物质，内生致热原首先作用于体温调节中枢，引起中枢发热介质的释放，继而引起调定点改变。中枢的发热介质可分为正、负两类调节介质。

**1. 正调节介质**

（1）前列腺素 E（prostaglandin E，PGE）：细胞膜磷脂在磷脂酶 $A_2$（phospholipase $A_2$，$PLA_2$）的作用下生成花生四烯酸，花生四烯酸在环加氧酶的作用下生成 $PGH_2$，随后在异构酶的作用下生成 $PGE_2$ 及 $PGD_2$，均具有致热作用。目前认为 PGE 是引起发热的中枢介质，其致热敏感点在 POAH。在发热动物的脑脊液及第四脑室中，PGE 浓度较高，在下丘脑前部微量注射 PGE，可引起实验动物明显发热；给予 PGE 合成抑制剂阿司匹林后，在降低体温的同时，PGE 在脑脊液及脑室中的含量也下降，提示脑部 PGE 浓度升高与发热密切相关。

但也有学者认为 PGE 的前体花生四烯酸也是发热介质，多种动物脑室内注入花生四烯酸可以引起明显发热，且其致热作用不受 PGE 拮抗剂和水杨酸类药物的影响。

（2）$Na^+/Ca^{2+}$ 比值：实验研究表明，给多种动物脑室内灌注 $Na^+$ 使体温很快升高，灌注 $Ca^{2+}$ 则使体温很快下降；降钙剂（EGTA）脑室内灌注也引起体温升高。因此，认为 $Na^+/Ca^{2+}$ 比值改变在发热机制中担负着重要的中介作用，强调 $Ca^{2+}$ 浓度是调定点的生理学基础。内生致热原可能先引起体温中枢 $Na^+/Ca^{2+}$ 比值的升高，再通过其他环节使调定点上移。

（3）环磷酸腺苷（cyclic adenosine monophosphate，cAMP）：cAMP 作为细胞内的第二信

使，在内生致热原升高"调定点"的过程中可能是重要的中间环节。目前已有众多的事实支持 cAMP 作为重要的发热中枢介质：外源性 cAMP 注入动物脑室内迅速引起发热，潜伏期短；腺苷酸环化酶抑制剂能减弱致热原和 PGE 引起的发热。在致热因素及内生致热原诱导的发热期间，动物脑脊液中 cAMP 均明显增高，且与发热效应正相关。下丘脑组织中的 cAMP 含量也与内毒素和内生致热原双相热期间的体温变化同步增多。

有研究表明，$Na^+/Ca^{2+}$ 比值改变不直接引起调定点上移，而是通过 cAMP 起作用。因此，一些学者提出：内生致热原→下丘脑 $Na^+/Ca^{2+}$ 比值↑→ cAMP ↑→调定点上移可能是多种致热原引起发热的重要途径。鉴于此，许多学者认为 cAMP 可能是更接近终末环节的发热介质。

(4) 促肾上腺皮质激素释放素（corticotrophin releasing hormone，CRH）：CRH 是一种 41 肽的神经激素，主要由室旁核和杏仁核的神经元产生，调控垂体合成释放 ACTH、β- 内啡肽及黑素细胞刺激素等。应激时，CRH 在下丘脑 - 垂体 - 肾上腺皮质轴中具有重要作用。同时，中枢 CRH 也具有垂体外生理功能，是一种中枢致热介质。IL-1、IL-6 等均能够刺激下丘脑释放 CRH，用 CRH 单克隆抗体中和 CRH 或用 CRH 受体拮抗剂阻断 CRH 作用，可完全抑制 $IL-1_\beta$ 和 IL-6 等内生致热原的致热性。脑室内注射 CRH 可引起动物核心温度明显升高及下丘脑 cAMP 水平升高。使用相关抑制剂降低 cAMP 水平可阻断 CRH 的致热作用，说明 CRH 可能通过 cAMP 调控发热反应。但是，也有人发现 TNF-α 和 $IL-1_\alpha$ 引起的发热并不依赖于 CRH。还有研究表明，给发热动物脑室内注入 CRH 可使其升高的体温下降。因此，目前倾向认为 CRH 可能是一种双向调节介质。

(5) 一氧化氮（nitric oxide，NO）：一氧化氮作为一种新型的神经递质，广泛分布于中枢神经系统。目前认为一氧化氮与发热有关的机制可能涉及三个方面：①通过作用于 POAH 及 OVLT 等部位，介导发热时的体温上升；②通过刺激棕色脂肪组织的代谢活动导致产热增加；③抑制发热时负调节介质的合成与释放。

**2. 负调节介质** 现已证实，体内还存在一些对抗体温升高或降低体温的物质，主要包括精氨酸加压素、黑素细胞刺激素、膜联蛋白 A1 等一些发热的抑制物。

(1) 精氨酸加压素（arginine vasopressin，AVP）：AVP 是由下丘脑神经元合成的神经垂体肽类激素，也是一种与多种中枢神经系统功能（如心血管中枢和学习记忆功能）有关的神经递质。对其解热作用的研究表明：①脑内或经其他途径注射 AVP 具有解热作用；②不同的环境温度中，AVP 的解热作用机制不同：在 25℃ 环境中，AVP 的解热效应主要表现在加强散热，而在 4℃ 环境中，则主要表现在减少产热，说明 AVP 是通过中枢机制来影响体温的（有人认为是影响调定点）；③ AVP 拮抗剂或受体阻断剂能阻断 AVP 的解热作用或加强致热原的发热效应。AVP 有 $V_1$ 和 $V_2$ 两种受体，某些解热药物（如布洛芬）可能是通过 $V_1$ 受体起作用。新生儿或新出生的动物在感染时可不出现发热反应，可能与他们此时血浆中高水平的 AVP 有关。

(2) 黑素细胞刺激素（α-melanocyte-stimulating hormone，α-MSH）：α-MSH 是由腺垂体分泌、含 13 个氨基酸的多肽激素。α-MSH 和 γ-MSH 以及 ACTH 的共同前体分子阿黑皮素（proopiomelanocortin，POMC）来源于下丘脑弓状核，三者均具有解热作用。而 α-MSH 是迄今发现效应最强的解热物，其作用比醋氨基酚（acetaminophen）强 2.5 万倍。研究资料表明：① α-MSH 经不同途径引入脑室、静脉、VSA、POAH 甚至胃内均能减弱内生致热原性发热；②在内生致热原性发热时，脑室中隔区 α-MSH 含量增加，而且将 α-MSH 注射于此区可使发热减弱，说明其解热效应的作用位点在 VSA；③ α-MSH 的解热作用与增强散热有关；④内源性 α-MSH 能够限制发热的程度和持续时间，用 α-MSH 抗体阻断内源性 α-MSH 的作用则能明显增强 IL-1 的致热效应。

(3) 膜联蛋白 A1（annexin A1）：又称为脂皮质蛋白 -1（1ipocortin-1），是一种钙依赖性磷脂结合蛋白。体内分布十分广泛，但主要存在于脑及肺等器官之中。研究发现，向大鼠中枢内注射膜联蛋白 A1，可明显抑制 IL-1$_\beta$、IL-6、CRH 诱导的发热反应。糖皮质激素发挥解热作用依赖于脑内膜联蛋白 A1 的释放。

近来研究表明，IL-10 注入动物脑室或静脉内，可明显抑制 LPS 引起动物发热时所导致的 IL-1$_\beta$、IL-6 和 TNF 的增高，认为 IL-10 有可能是发热时体温调节中枢的负调节介质。

**3. 热限** 体温调节中枢的调定点上移后，正常血液温度变为冷刺激，体温调节中枢发出冲动，对产热和散热过程进行调整，引起调温效应器的反应，从而把体温升高到与调定点相适应的水平。在体温上升的同时，负调节中枢也被激活，产生负调节介质，进而限制调定点的上移和体温的上升。正负调节相互作用的结果决定了体温上升的水平。临床和实验研究均表明，发热时体温升高极少超过 41℃，即使大大增加致热原的剂量也难越此界线。这种发热时体温上升的高度被限制在一特定范围内的现象称为热限（febrile ceiling）。热限是机体进化过程中获得的固有自我保护功能和自稳调节机制，对于维持正常生命活动过程具有极其重要的生物学意义。有关热限成因的学说很多，但体温的负反馈调节是其基本机制。

综上所述，发热时机体对发热激活物损伤性刺激的反应和调控是一个有序递进、逐级整合并准确传送致热信息到达体温调节中枢的过程。发热的中枢机制在于体温调节中枢受到致热信息激活后，正、负体温调节中枢通过神经-内分泌一系列协同整合调控，以及中枢正、负发热调节介质间的相互作用，最终将调定点重置于与发热激活物刺激强度相吻合的高度。调定点的上移则引发了机体随后一系列功能代谢的调节性改变。

## 第三节 发热的时相及其热代谢特点

多数发热的临床过程可分为三个时相，即体温上升期、高温持续期和体温下降期，各期特点及临床表现见下表（表 8-1）。

表8-1 发热的时相及其特点

| 分期 | 特点 | 临床表现 |
| --- | --- | --- |
| 体温上升期 | SP 上移，中心体温低于 SP 水平；产热＞散热 | 皮肤苍白、畏寒、寒战、"鸡皮" |
| 高温持续期 | 中心体温与新 SP 水平相适应；产热＝散热，产热与散热在高水平保持相对平衡 | 皮肤干红，口干舌燥，自觉酷热 |
| 体温下降期 | SP 回降至正常，体温下降（骤退或渐退），直至与回降的 SP 相适应；产热＜散热 | 大量出汗，皮肤潮湿 |

### 一、体温上升期（寒战期）

在发热开始阶段，由于正调节占优势使调定点上移，原来的正常体温变成了"冷刺激"，体温调节中枢发出调控指令经交感神经到达散热中枢，引起皮肤血管收缩和血流减少，导致皮肤温度降低，散热随之减少，同时调控指令到达产热器官，引起寒战和物质代谢加强，产热随之增加。

临床上，患者自感发冷或畏寒，并可出现"鸡皮"和寒战、皮肤苍白等现象。此期相当于健康人暴露于冷环境中出现的生理性反应。皮肤血管收缩、血流减少使皮肤苍白。皮温下降刺激冷感受器，信息传入中枢使患者自感发冷或畏寒。交感神经传出冲动引起皮肤立毛肌收缩，关闭汗腺，出现"鸡皮"。有人认为，寒战是由寒战中枢的兴奋所引起。位于下丘脑后部、靠近第三脑室壁的寒战中枢发出冲动，经脊髓侧索的网状脊髓束和红核脊髓束，通过运动神经传递到运动终板，引起骨骼肌不随意的周期性收缩。由于是屈肌和伸肌同时收缩，所以不表现外功,但产热率较高,代谢可比正常增加 4～5 倍。故此期又称寒战期。此期热代谢特点是散热减少、产热增多,体温不断上升。故当患者感到发冷或畏寒时,中心温度其实已经升高。

## 二、高温持续期(高峰期)

当体温升高到调定点的新水平时,便不再继续上升,而是在这个与新调定点相适应的高水平上波动,所以称高温持续期,也称高峰期或稽留期(fastigium)。由于此期体温已与调定点相适应,所以寒战停止并开始出现散热反应。此时体温调节中枢以与正常同样的方式来调节产热和散热,所不同的是在一个较高的水平上进行调节。

此期患者自觉酷热,皮肤发红、口干舌燥。患者的中心体温已达到或略高于体温调定点新水平,故下丘脑不再发出引起"冷反应"的冲动。皮肤血管由收缩转为舒张,浅层血管舒张使皮肤血流增多,因而皮肤发红,散热增加。由于温度较高的血液灌注使皮温增高,热感受器将信息传入中枢而使患者有酷热感产生。高热时水分经皮肤蒸发较多,引起皮肤和口唇干燥。

不同的发热性疾病,高峰期持续时间长短不一。疟疾仅为几小时,大叶性肺炎可持续几天,伤寒持续 1 周以上。本期的热代谢特点是中心体温与上升的调定点水平相适应,产热与散热在较高水平上保持相对平衡。

## 三、体温下降期(退热期)

经历了高温持续期后,由于发热激活物、内生致热原及发热介质的消除,体温调节中枢的调定点返回到正常水平。这时由于血温高于调定点,POAH 的温敏神经元发放频率增加,通过调节作用使交感神经的紧张性活动降低,皮肤血管进一步扩张,散热增强,产热减少,体温开始下降,逐渐恢复到与正常调定点相适应的水平。

此期由于高血温及皮肤温度感受器传来的热信息对发汗中枢的刺激,汗腺分泌增加,引起大量出汗,严重者可致脱水。此期患者体温在几个小时或一昼夜退至正常为骤退(如疟疾、大叶性肺炎、输液反应等),体温在几天内逐渐降至正常为渐退(如伤寒、风湿热等)。对退热期患者应当注意监护,及时补充水、电解质,尤其是在体温骤退或伴有心肌劳损的患者,更应密切注意。本期的热代谢特点是散热多于产热,故体温下降,直至与回降的调定点水平相适应。

# 第四节 发热时机体的代谢与功能变化

除了原发病所引起的各种改变以外,发热时的体温升高、内生致热原以及体温调节效应可引起机体一系列代谢和功能变化。

## 一、物质代谢的变化

发热时机体物质代谢变化特点是通过寒战和代谢率的提高使三大营养素分解加强,这是体温升高的物质基础。一般认为,体温每升高 1℃,基础代谢率提高 13%,所以发热患者的物质消耗明显增多。如果持久发热,营养物质没有得到相应的补充,患者就会因消耗过多而出现消瘦和体重下降。

**1. 糖代谢** 发热时由于产热的需要,能量消耗大大增加,因而对糖的需求增多,糖的分解代谢加强,糖原贮备减少。尤其在寒战期肌肉活动量加大时更为明显,由于相对氧供不足,无氧酵解增强致乳酸产量大增,可引起代谢性酸中毒,发热时的肌肉酸痛也可能与此有关。

**2. 脂肪代谢** 发热时脂肪分解也明显加强。由于糖原储备不足,加上发热患者食欲较差,营养摄入不足，机体动员脂肪贮备。另外，交感-肾上腺髓质系统兴奋性增高，脂解激素分泌增加，也促进脂肪分解加速。此外，发热时人体内的棕色脂肪组织代谢亦明显增高，在婴儿期尤为突出。

**3. 蛋白质代谢与急性期反应**　发热时由于高体温和内生致热原的作用，尤其是在 IL-1、PGE 介导下患者骨骼肌蛋白分解加强，尿氮比正常人增加 2~3 倍。此时如果未能及时补充足够的蛋白质，将产生负氮平衡。

蛋白质分解加强可为肝提供大量游离氨基酸，用于急性期反应蛋白的合成和组织修复。急性期反应（acute phase response，APR）是机体在细菌感染和组织损伤等应激情况下所出现的一系列快速的急性时相反应，是机体的一种防御适应性反应。伴随 CRH、ACTH 及肾上腺皮质激素等应激激素升高，发热患者多数都有急性期反应，在体温升高的同时，急性期反应蛋白合成增多，血浆微量元素浓度改变（血浆铁和锌含量下降、铜含量升高）及白细胞计数增高。机体这些变化有助于抗感染和提高机体抵抗力。

**4. 水、电解质及维生素代谢**　在发热的体温上升期，由于血液重新分布，肾血流减少，尿量减少，$Na^+$ 和 $Cl^-$ 的排泄也减少。退热期则因尿量恢复和大量出汗，$Na^+$、$Cl^-$ 排出增加。高温持续期皮肤和呼吸道水分蒸发增多及退热期大量出汗可导致水分和 $Na^+$、$K^+$ 的大量丢失，严重者可引起脱水。因此，高热患者退热期应及时补充水分和适量的电解质。发热尤其是长期发热患者，由于糖、脂肪和蛋白质分解代谢加强，各种维生素消耗也增多，应注意及时补充。

## 二、生理功能变化

**1. 中枢神经系统**　发热时的主要症状大部分集中在中枢神经系统，患者常感不适、头痛、头晕、嗜睡，呈病态表现。这些症状基本上是由具有致热作用的细胞因子直接引起的。有的高热患者会出现烦躁、谵妄及幻觉。在 6 个月~4 岁儿童，高热比较容易引起抽搐（热惊厥），这可能与小儿中枢神经系统尚未发育成熟有关。有些高热患者神经系统可处于抑制状态，出现淡漠、嗜睡等，可能与 IL-1 的作用有关。

**2. 循环系统**　发热时，体温每上升 1℃，心率每分钟约增加 18 次（体温每上升 1℉，心率每分钟约增加 10 次），儿童可增加得更快。心率加快主要是血温升高刺激窦房结及交感-肾上腺髓质系统作用的结果。心率加快可增加心排血量，具有增加组织血液供应的代偿性效应，但对心肌劳损或有潜在性病灶的患者，则会加重心肌负担而诱发心力衰竭，特别是有些发热激活物（如内毒素）、内生致热原（如 TNF）可直接造成心肌和血管功能损害，导致循环功能不全。在寒战期间，心率加快和外周血管收缩，可使血压轻度升高；高温持续期和退热期因外周血管舒张，血压可轻度下降。少数患者可因大汗而致虚脱，甚至循环衰竭，严重者可发生失液性休克，应及时预防。

**3. 呼吸系统**　发热时，由于血温增高和酸性代谢产物的刺激作用，呼吸中枢兴奋使呼吸加深加快。深而快的呼吸在增加热量散发的同时，也可引起呼吸性碱中毒。持续的体温升高可因大脑皮质和呼吸中枢的抑制，使呼吸变浅慢或不规则。

**4. 消化系统**　发热时消化液分泌减少，胃肠蠕动减慢，使食物的消化、吸收与排泄功能异常。患者表现为口干舌燥、口腔异味、食欲低下、恶心和呕吐等。胰液和胆汁分泌不足，可致蛋白质、脂肪的消化不良，加之胃肠蠕动减弱，使食物在肠道发酵和腐败，产气增多，临床表现为便秘和腹胀。可能与交感神经兴奋、副交感神经抑制以及水分蒸发较多有关。也有实验证明 IL-1 和 TNF 能引起食欲减退。

**5. 免疫系统**　因为内生致热原本身即是一些免疫调控因子，如 IL-1、IL-6 可刺激 T 或 B 淋巴细胞的增殖分化，促使肝细胞产生急性期蛋白，诱导细胞毒淋巴细胞的生成等；IFN 是机体的一种主要抗病毒细胞因子，能增强自然杀伤细胞与吞噬细胞的活性；TNF 具有抗肿瘤活性，可增强吞噬细胞的杀菌活性，促进 B 淋巴细胞的分化，并诱导其他细胞因子的生成。此外，体温升高本身也可使吞噬细胞的活力加强。因此，发热时免疫系统的功能总体表现是增强的。有实验证明，被病原感染的蜥蜴随所处温度（35～42℃）的升高，其存活率也增高。说明发热能提高动物的抗感染能力。但持续高热也可造成免疫系统的功能紊乱。有资料表明，发热可降低免疫细胞功能，如抑制细胞毒淋巴细胞的活性；降低机体抗感染能力，如人工发热可降低已感染沙门菌的大鼠的生存率，提高内毒素中毒动物的死亡率等。

## 第五节　发热防治的病理生理基础

除对原发病进行病因学治疗外，针对发热的治疗，即解热治疗应尽可能谨慎地权衡利弊。

### 一、发热的一般处理

首先需要明确，发热是机体在进化过程中获得的一种防御反应，是疾病的重要信号，典型的体温曲线变化常具有重要的诊断价值，且适度发热有利于增强机体的免疫功能。有些致病微生物，如淋球菌和梅毒螺旋体不耐热，一定程度体温升高可将其杀灭。因此，对于不过高的发热（一般指体温低于 40℃ 的发热）又不伴有其他严重疾病者，可不急于解热。特别是某些有潜在病灶的病例，除了发热以外，其他临床症状尚不明显（如结核病早期），若过早予以解热，便会掩盖病情，延误原发病的诊断和治疗。但是，具体情况还应结合临床，例如，在小儿体温升高时，要注意观察患儿的神态和举止，体温 38℃ 神情呆滞的患儿和体温 40℃ 但仍然活泼的患儿相比，前者更应引起注意。

由于发热患者有一系列功能代谢变化，故必须对其进行必要的监护：

1．注意监护心血管功能状况，对既往有心脏疾患的患者，更应注意体温骤降时，防止发生循环衰竭。

2．对消耗性发热患者，提供足够营养物质，包括维生素，防止过多消耗和负氮平衡。

3．注意发热患者的水和电解质代谢，补充足够水分，防止脱水，及时纠正水、电解质紊乱和酸碱代谢障碍。

知识拓展 发热待查的诊断思路和步骤

### 二、必须及时解热的情况

下述情况时，发热能够加重病情或促进疾病的发生发展，甚至威胁生命，应不失时机地迅速解热。

**1．高热**　高热病例（一般指体温高于 40℃ 的病例），尤其是达到 41℃ 以上者，中枢神经细胞和心脏可能受到较大的影响。正常动物在极度高热的情况下，可出现心力衰竭。高热引起昏迷、谵妄等中枢神经系统症状也较常见。因而，对于高热病例，无论有无明显的原发病，都应尽早解热。尤其是小儿高热，容易诱发惊厥，更应及早预防。

**2．心脏病患者**　前已述及，发热时心率增快，循环加速，心脏负担增加，易诱发心力衰竭。因而，对心脏病患者及有潜在心肌损害者也须及早解热。

**3．妊娠期妇女**　发热可使胎儿发育障碍而导致畸胎，是一个重要的致畸因子，因此孕妇应尽量避免发热或人工过热（如洗桑拿浴），尤其在妊娠中晚期，循环血量增多，心脏负担加重，发热会进一步增加其负担，甚至可能诱发心力衰竭。

**4．肿瘤患者**　癌性发热是恶性肿瘤患者的常见症状，由于这类患者的抵抗力低下、能量消耗大，发热会导致体能的进一步消耗，应注意紧急解热。

### 三、解热的具体措施

#### (一) 药物解热

**1. 非甾体类药物** 具有解热作用的非甾体类解热镇痛药有多种类别，解热镇痛抗炎效果特点各异。水杨酸盐类是其典型代表。其解热机制可能是：作用于POAH附近，使中枢神经元的功能复原；阻断PGE合成；通过其他可能的方式发挥作用。

**2. 类固醇解热药** 以糖皮质激素为代表，主要原理可能是：①抑制内生致热原的合成和释放；②抑制免疫和炎症反应；③中枢效应。

**3. 清热解毒中草药** 有一定解热作用，可适当选用。

#### (二) 物理降温

从发热的机制看，物理降温作用有限，因为"调定点"未降之前用物理方法（冷敷、乙醇擦浴等）强行降低血温，会引起机体更明显的产热反应。但当过高的体温损害中枢神经系统时，头部的局部性物理降温可能有助于保护大脑。在高热或病情危急时，可采用冰帽或冰带冷敷头部、在四肢大血管处用乙醇擦浴以促进散热等。也可将患者置于较低温度的环境中，加强空气流通，以增加对流散热。有人报道针刺曲池、内关穴也有一定的退热作用。

**案例 8-1**

患儿男，1岁。因咳嗽、发热2天，抽搐1次入院。患儿于入院前2天无明显诱因出现咳嗽，无咳痰，无呼吸困难，伴发热，体温最高达39.8℃。予口服药治疗（具体药名、剂量不详），效果不佳。入院前1小时，患儿再次发热，体温达40.1℃，出现抽搐，双眼上翻，牙关紧闭，口唇发绀，四肢抽动，意识丧失，持续1分钟左右自行缓解。病程中无喷射性呕吐，无手拍头现象，精神食欲欠佳。饮食、二便正常。否认头部外伤史。

体格检查：体温39.5℃，心率135次/分，呼吸35次/分。神志清楚，颈软。咽充血明显。双肺呼吸音粗，未闻及干、湿啰音。心、腹未见异常，生理反射存在，病理反射未引出。

血常规：WBC $14.2 \times 10^9$/L，淋巴细胞16%，中性粒细胞80%。

问题：
1. 患儿体温升高的原因和机制是什么？
2. 患儿为什么出现抽搐？
3. 应如何治疗和护理？

案例分析

### 小结

发热是指机体在致热原作用下，体温调节中枢的调定点上移而引起的调节性体温升高。能够激活机体产内生致热原细胞产生和释放内生致热原的各种物质，称为发热激活物，又称为内生致热原诱导物。它们包括来自体外的致热物质外致热原（细菌、病毒、真菌、螺旋体、疟原虫等）和某些体内产物（抗原-抗体复合物、类固醇、致炎刺激物、坏死组织等）。内生致热原有白细胞介素-1、肿瘤坏死因子、白细胞介素-6、干扰素等。内生致热原信号经血-脑屏障、下丘脑终板血管器或迷走神经传入中枢，作用于体温调节中枢，引起正调节介质（前列腺素E、Na$^+$/Ca$^{2+}$比值、环磷酸腺苷、促肾上腺皮质激素释放素、一氧化氮等）和负调节介质（精氨酸加压素、黑素细胞刺激素、膜联蛋白A1等）的释放，在正负调节介质的共同作用下，使体温调定点上移。由于热限的存在，体温很少超过41℃。发热的临床过程可分为体温上升期、高温持续期和体温下降期三个时相。发热会引起机体的物质代谢增强和中枢、循环、呼吸、消化、免疫等系统功能的变化。高热和长期发热对机体存在危害，应及时通过药物或其他降温方法退热。

Summary

## 思考题

1. 体温高于正常就是发热吗？为什么？
2. 为什么发热时机体体温不会无限制上升？

思考题参考答案

（康毅敏）

# 第9章 应 激

## 第一节 概 述

### 一、应激的概念

应激(stress)是指机体在各种内、外环境因素刺激下产生的全身性、非特异性、适应性反应,又称为应激反应(stress response)。应激是生物界中一种普遍存在的现象,是机体适应、保护机制的重要组成部分。应激是一把双刃剑,适度的应激反应可增强机体的适应能力,维持机体的自稳态,有利于机体在紧急状态下的对抗或回避(fight or flight);而过度的应激反应则会对机体造成不同程度的躯体损伤及心理障碍。

### 二、应激原的概念

能够引起应激反应的体内、外刺激因素统称为应激原(stressor)。任何躯体的或心理的刺激只要达到一定的强度,都可成为应激原。根据来源不同,可将应激原分为三类:

**1. 外环境因素** 如高热、寒冷、射线、噪声、强光、电击、创伤、低氧、化学毒物及病原微生物等。

**2. 内环境因素** 机体自稳态失衡也是导致应激的一类重要因素,如血液成分的改变、休克、器官功能紊乱、酸碱平衡紊乱及性的压抑等。

**3. 心理、社会因素** 如紧张的工作、不良的人际关系、离婚、丧偶、突发的生活变故、种族歧视、自然或人为灾祸的打击,愤怒、焦虑及恐惧的情绪反应等。

### 三、应激的分类

应激原是产生应激反应的始动因素,因此,往往也根据应激原的性质、强度及作用时间不同对应激进行分类。

**1. 按性质分类** 分为躯体应激(physical stress)和心理应激(psychological stress)。前者为理化、生物因素所致,后者为心理、社会因素所致。在和平的生活环境中,心理应激比躯体应激更为多见。心理应激可以是良性的,也可以是劣性的,前者如获得褒奖、职位晋升等,后者如竞争失败、丧失亲人等。随着医学模式向"生物 - 心理 - 社会医学模式"转变,心理、社会因素与应激及应激相关疾病(特别是心身疾病)的关系受到了越来越多的关注,已成为医学、心理学、人类学和社会学等众多学科研究的重要课题。

**2. 按强度分类** 分为生理性应激和病理性应激。生理性应激又称为良性应激(eustress),指应激原不十分强烈,且作用时间较短的应激(如体育竞赛、饥饿、考试等),是机体适应轻度的内、外环境变化及社会心理刺激的一种重要防御适应反应。它有利于调动机体潜能、增强机体的适应能力,又不至于对机体产生严重影响。病理性应激又称为劣性应激(distress),是

学习目标

指应激原强烈且作用时间持久的应激（如休克、大面积烧伤、强烈的精神打击等），除仍具有某些防御代偿意义外，还可引起机体自稳态严重失调，导致非特异性损伤，甚至造成应激性疾病或应激相关性疾病，这种过度的应激反应对机体有害。值得注意的是，同一应激原，甚至是相同强度的应激原引起的应激反应可呈现明显个体差异，如进入陌生环境时，某些人会表现出明显的紧张和焦虑不安，而另一些人却可能平静坦然。这种个体差异与各人的遗传素质、个性特点、神经类型及既往经验有关。

**3．按持续时间分类**　可分为急性应激和慢性应激。急性应激一般持续数分钟到数天，而慢性应激可持续数天到数月。例如，过强的急性应激可诱发急性心肌梗死和心源性猝死以及精神障碍等；而慢性应激由于应激原长时间作用，可导致生长发育迟缓和多种器官功能障碍。

## 第二节　应激的全身反应

应激是一种全身性的非特异性、适应性反应，从整体到基因的不同层面都会出现相应的变化。根据层次不同，应激的全身反应主要包括：①以蓝斑 - 交感 - 肾上腺髓质系统和下丘脑 - 垂体 - 肾上腺皮质系统强烈兴奋为代表的神经内分泌反应；②以血浆急性期反应蛋白变化为代表的体液反应；③以热休克蛋白表达增多为代表的细胞应激反应。

### 一、神经内分泌反应

应激发生时，神经内分泌反应主要为蓝斑 - 交感 - 肾上腺髓质系统和下丘脑 - 垂体 - 肾上腺皮质系统的强烈兴奋，与此同时，副交感神经也被激活，并伴有其他多种内分泌激素的改变。

**（一）蓝斑 - 交感 - 肾上腺髓质系统**

**1．结构基础**　蓝斑 - 交感 - 肾上腺髓质系统（locus ceruleus-sympathetic-adrenal medulla system）是应激时机体发生快速反应的系统。脑桥蓝斑是交感 - 肾上腺髓质系统的中枢位点，其中的去甲肾上腺素能神经元具有广泛的上、下行纤维联系。其上行与大脑边缘系统形成密切的相互联系，是情绪、学习记忆及行为反应的结构基础；下行则主要支配脊髓侧角，行使调节交感神经张力及肾上腺髓质中儿茶酚胺（主要包括肾上腺素、去甲肾上腺素）分泌的功能。

**2．主要中枢效应**　应激时，该系统兴奋的中枢效应主要表现为兴奋、警觉、紧张、焦虑等情绪反应。这与脑桥蓝斑、边缘系统等脑区中释放的肾上腺素、去甲肾上腺素有关。此外，脑桥蓝斑中的去甲肾上腺素能神经元还与室旁核分泌促肾上腺皮质激素释放激素的神经元有直接的联系，在下丘脑室旁核神经元上分布有 α- 肾上腺素受体，去甲肾上腺素可作用于该受体，刺激促肾上腺皮质激素释放激素的释放，该通路可能是应激启动下丘脑 - 垂体 - 肾上腺皮质轴的关键结构之一。

**3．主要外周效应**　应激时，该系统兴奋的外周效应主要表现为血浆中儿茶酚胺的浓度迅速升高。已发现多种应激原可激活该系统，使血液、尿液和各种组织中儿茶酚胺的水平迅速升高，如低温、缺氧可使血浆中去甲肾上腺素浓度升高 10～20 倍，肾上腺素浓度升高 4～5 倍。

**4．代偿意义**

（1）对心血管的兴奋作用：交感神经兴奋及儿茶酚胺释放可使心率增快、心肌收缩力增强和外周阻力增加，从而增加心排血量和升高血压。由于外周血管中 α- 肾上腺素受体分布密度的差异，儿茶酚胺除使血压上升外还导致血液重新分配，表现为皮肤、腹腔内脏如肾的血管收缩，而脑血管口径无明显变化，冠状血管和骨骼肌的血管扩张。通过促进血流重新分布，使心、脑和骨骼肌的血液灌流得到保证。这对于在紧急情况下维持各重要器官的功能、加强骨骼肌的活动能力具有重要意义。

(2) 对呼吸的影响：儿茶酚胺兴奋支气管平滑肌上的 β- 肾上腺素受体，引起支气管扩张，有利于改善肺泡通气，适应应激时机体增加的用氧需求。

(3) 对代谢的影响：儿茶酚胺作用于胰岛，兴奋 α- 肾上腺素受体使胰岛素分泌减少，兴奋 β- 肾上腺素受体使胰高血糖素分泌增加，产生的效应为：促进糖原分解，升高血糖；促进脂肪动员，增加血浆中游离脂肪酸。通过上述变化适应应激时机体增加的能量需求。

(4) 对中枢神经系统的兴奋作用：应激时，蓝斑去甲肾上腺素能神经元激活，反应性增强；持续的应激原刺激还可增强酪氨酸羟化酶的活性，增加该脑区中儿茶酚胺类神经递质的含量。通过上述变化提高中枢神经系统的兴奋性，提升机体的警觉性和反应力，影响情绪和记忆。

(5) 对其他激素分泌的影响：儿茶酚胺还可使肾上腺皮质激素、生长激素、肾素、促红细胞生成素及甲状腺激素等激素分泌增多，更广泛地动员机体各方面的机制，有利于应付各种环境变化。

**5. 不利影响** 该系统持续或强烈兴奋也可对机体造成明显损害。

(1) 局部组织器官缺血：皮肤和腹腔内脏血管的持续收缩，组织微循环灌注减少，造成组织缺血；肾血管收缩，导致肾小球滤过率降低，尿量减少；胃肠血管收缩引起黏膜糜烂、溃疡、出血。

(2) 心血管应激性损伤：交感 - 肾上腺髓质系统激活促使心率增快，心肌耗氧量增加，导致心肌缺血；若原有冠状动脉和心肌损害，强烈的心理应激可诱发心室颤动，甚至心源性猝死；血中升高的儿茶酚胺促使外周小血管持续收缩，参与原发性高血压的发生、发展。

(3) 能量大量消耗：应激时，机体耗能增加，分解代谢增强，能量物质如蛋白质的大量消耗可导致负氮平衡。

(4) 情绪行为异常：在正常觉醒状态时，脑组织含有适量去甲肾上腺素，$\alpha_2$ 肾上腺素受体功能占优势，维持正常的认知功能。应激时产生大量去甲肾上腺素，转而形成 $\alpha_1$ 肾上腺素受体功能优势，促使长期处于应激状态的个体出现认知障碍。

(二) 下丘脑 - 垂体 - 肾上腺皮质系统

**1. 结构基础** 下丘脑 - 垂体 - 肾上腺皮质系统（hypothalamus-pituitary-adrenal cortex system，HPA）主要由下丘脑的室旁核、腺垂体及肾上腺皮质组成。作为该神经内分泌系统中枢部位的室旁核，上行与边缘系统的杏仁复合体、海马及边缘皮质形成广泛的往返联系，下行则通过促肾上腺皮质素释放激素（corticotropin releasing hormone，CRH）控制腺垂体促肾上腺皮质激素（adrenocorticotropic hormone，ACTH）的释放，进一步调控肾上腺糖皮质激素（glucocorticoid，GC）的合成和分泌。同时，室旁核 CRH 的释放还受到脑桥蓝斑中去甲肾上腺素能神经元的影响。

**2. 主要中枢效应** 应激时 HPA 轴兴奋释放的中枢介质包括 CRH 和 ACTH，其中最核心的介质是 CRH。其主要功能包括：①刺激 ACTH 的分泌，进而促进糖皮质激素的分泌，这是 CRH 最主要的功能；②调控应激时的情绪行为反应。适量的 CRH 增多可促进机体适应，表现为兴奋、愉悦等，而大量的 CRH 增加，特别是慢性应激时的持续增加可造成机体适应机制障碍，出现抑郁、焦虑、厌食、性欲减退等消极的情绪行为改变以及学习记忆能力的下降；③促进内啡肽的释放；④CHR 还可以促进蓝斑去甲肾上腺素能神经元的活性，使 HPA 轴与蓝斑 - 交感 - 肾上腺髓质系统发挥交互作用（图 9-1）。

**3. 主要外周效应** 应激时 HPA 轴兴奋的外周效应主要由糖皮质激素的分泌增多引起。正常人的糖皮质激素分泌量为 27～35 mg/d，应激时机体糖皮质激素分泌迅速增加。如外科手术后，糖皮质激素分泌量可增加 3～5 倍，达到或超过 100 mg/d。若应激原已排除（如手术完成且无并发症），血浆糖皮质激素可于 24 小时内恢复至正常水平。如果应激原持续存在，则糖

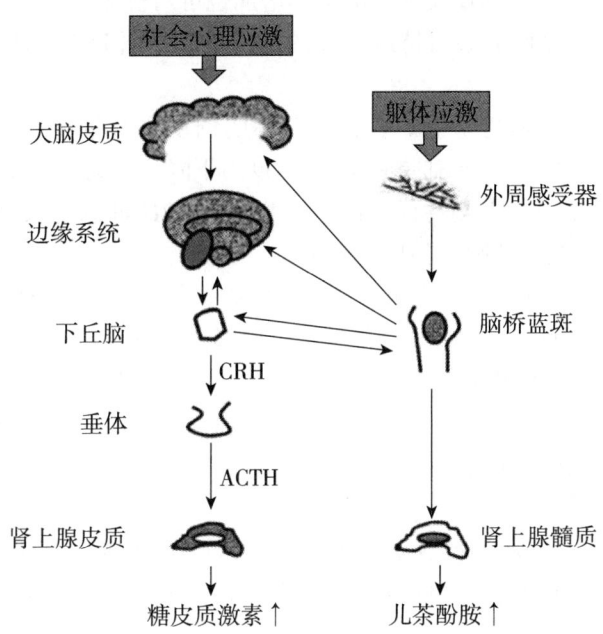

图 9-1　应激时蓝斑 - 交感 - 肾上腺髓质系统与下丘脑 - 垂体 - 肾上腺皮质系统的交互作用

皮质激素浓度持续升高。如大面积烧伤患者，血浆糖皮质激素浓度增高可持续 2～3 个月。临床上可通过测定血浆皮质醇浓度及尿中 17- 羟皮质类固醇排出量来判断应激的强度或术后并发症的存在。

**4．代偿意义**　动物实验结果表明，摘除双侧肾上腺后，轻微的有害刺激即可导致动物死亡，动物几乎不能适应任何应激环境。但给摘除肾上腺的动物注射糖皮质激素，可使动物恢复抗损伤能力。应激时糖皮质激素分泌增多对机体抵抗有害刺激起着极为重要的作用。

（1）促进蛋白质分解和糖原异生，提供能量：糖皮质激素可促进蛋白质分解和糖原异生，并保证儿茶酚胺、胰高血糖素等的脂肪动员作用。同时，糖皮质激素通过降低肌肉组织对胰岛素的敏感性而抑制外周组织对葡萄糖的利用，提高血糖水平，保证重要器官的能量供应。

（2）维持循环系统对儿茶酚胺的反应性：糖皮质激素本身并不导致血管平滑肌的收缩，但只有在其存在的情况下，儿茶酚胺类激素（去甲肾上腺素）才能充分发挥其缩血管的作用，称为糖皮质激素的"允许作用"。其机制可能是通过调节儿茶酚胺类激素靶细胞膜上肾上腺素受体的数目或调节受体介导的细胞内信号转导过程来完成，如影响腺苷酸环化酶的活性及 cAMP 的生成等。

（3）稳定溶酶体膜：糖皮质激素能诱导产生巨皮质素，从而抑制磷脂酶 $A_2$ 的活性，减少膜磷脂的降解，抑制多种炎症介质、细胞因子的生成、释放和激活，并稳定溶酶体膜，减少这些因子和溶酶体酶对细胞的损伤。

（4）抑制炎症反应：糖皮质激素可抑制多种促炎介质的产生，并诱导多种抗炎介质的生成。这种调控作用主要通过糖皮质激素受体（glucocorticoid receptor）来实现。糖皮质激素受体广泛存在于多种组织细胞中，作为核受体家族成员之一，由 777 个氨基酸残基组成，具有转录因子的结构特点。当未与糖皮质激素结合时，糖皮质激素受体主要存在于胞质，与分子量为 90 kD 的热休克蛋白（HSP 90）结合，不能进入核内。而当糖皮质激素与受体结合后，受体构象发生改变，与 HSP 90 解离，经过进一步磷酸化和二聚化后转入细胞核内，与靶基因 5' 调控区的糖皮质激素反应元件结合，通过发挥转录调节作用调控一系列促炎及抗炎基因的表达。目前已知受糖皮质激素调控的炎症相关基因有数十种。

**5. 不利影响** 慢性应激时糖皮质激素的持续增加也可对机体产生诸多不利影响。

（1）造成负氮平衡：慢性应激时持续升高的糖皮质激素引起蛋白质大量分解，导致机体出现负氮平衡。

（2）抑制机体免疫力：慢性应激时，持续升高的糖皮质激素使胸腺萎缩、淋巴结缩小、多种细胞因子及炎症介质的生成受到抑制，机体免疫力下降，容易并发感染。

（3）抑制其他激素作用：①慢性应激时，一方面，CRH抑制生长激素分泌；另一方面，持续增高的糖皮质激素降低靶细胞对胰岛素样生长因子1的敏感性，二者共同作用导致生长发育迟缓，伤口愈合不良；②糖皮质激素可抑制促性腺激素释放激素及黄体生成素的分泌，降低性腺细胞对上述激素的敏感性，导致性功能减退、月经不调或停经、哺乳期妇女泌乳减少等；③慢性应激时，持续增加的糖皮质激素可减少促甲状腺素释放激素及促甲状腺激素的分泌，阻碍$T_4$在外周组织转化为高活性的$T_3$，抑制甲状腺功能；④持续增加的糖皮质激素还可降低靶细胞对胰岛素的反应性，产生胰岛素抵抗，促使血糖升高。

### （三）其他激素的反应

除蓝斑-交感-肾上腺髓质系统及下丘脑-垂体-肾上腺皮质系统兴奋以外，应激时广泛的神经内分泌反应还表现在机体其他内分泌激素的水平也发生了不同程度的变化，具体变化情况见表9-1。

表9-1 应激时部分内分泌激素的变化

| 名称 | 主要分泌部位 | 应激时变化 |
| --- | --- | --- |
| 催乳素 | 腺垂体 | 升高 |
| 生长激素（GH） | 腺垂体 | 急性应激升高，慢性降低 |
| 促性腺素释放激素（GnRH） | 下丘脑 | 降低 |
| 促甲状腺素释放激素（TRH） | 下丘脑 | 降低 |
| 促甲状腺激素（TSH） | 腺垂体 | 降低 |
| 黄体生成素（LH） | 腺垂体 | 降低 |
| 促卵泡成熟激素（FSH） | 腺垂体 | 降低 |
| β-内啡肽 | 腺垂体 | 升高 |
| 抗利尿激素（ADH） | 下丘脑（室旁核） | 升高 |
| 醛固酮 | 肾上腺皮质 | 升高 |
| 胰高血糖素 | 胰岛α细胞 | 升高 |
| 胰岛素 | 胰岛β细胞 | 降低 |

**1. β-内啡肽** 创伤、休克、严重感染等多种应激原均能引起血浆β-内啡肽（β-endorphin）明显增高，达到正常水平的5～10倍。应激时，β-内啡肽的升高程度与ACTH平行。二者均来源于垂体，受促肾上腺皮质激素释放因子（CRF）的调节，并受肾上腺的反馈调控。β-内啡肽在应激反应的调控中发挥重要作用。一方面，它抑制ACTH和糖皮质激素的分泌，以避免应激时HPA的过度兴奋；另一方面，它还能抑制交感-肾上腺髓质系统的活性，避免血压过度升高，心脏负荷过度加重，减轻交感-肾上腺髓质系统的过度兴奋对机体的不利影响。此外，β-内啡肽具有很强的镇痛作用，可减轻创伤患者的疼痛及由此诱发的其他不良应激反应，因此，内啡肽也被称为"快感荷尔蒙"或者"年轻荷尔蒙"。

**2. 胰高血糖素和胰岛素** 应激时，交感-肾上腺髓质系统兴奋，儿茶酚胺促进胰岛α细胞分泌胰高血糖素，抑制胰岛 β 细胞分泌胰岛素，使血糖水平明显升高，有利于满足机体在应激时增加的能量需求。此外，应激时，外周组织对胰岛素的反应性也降低，表现为胰岛素抵抗（机制尚不完全清楚），进而可减少胰岛素依赖组织（主要是骨骼肌）对糖的利用，以保证创伤组织和胰岛素非依赖组织（如脑、外周神经等）能获得充分的葡萄糖。

**3．抗利尿激素与醛固酮** 多种应激原（如运动、情绪紧张、手术、创伤、感染及休克等）均可引起抗利尿激素（ADH）的分泌增多，同时也可以激活肾素-血管紧张素-醛固酮系统，使血浆醛固酮水平升高。增多的 ADH 和醛固酮可促进肾小管对钠、水重吸收增多，尿量减少，有利于应激时血容量的维持（表 9-1）。

## 二、体液反应

应激时，除血浆中儿茶酚胺、糖皮质激素等激素水平发生变化外，机体的体液反应还包括急性期反应和急性期反应蛋白的变化。

### （一）急性期反应与急性期反应蛋白的概念

感染、烧伤、大手术、创伤等应激原诱发机体产生的快速反应，除了表现为体温升高、血糖升高、分解代谢增强、负氮平衡外，还表现为血浆中某些蛋白质浓度迅速变化，这种反应称为急性期反应（acute phase response，APR）。在急性期反应中，机体血浆中浓度迅速变化的蛋白质，总称为急性期反应蛋白（acute phase protein，APP）。最早发现的 APP 是 C-反应蛋白（C-reactive protein，CRP），因其能与肺炎球菌的荚膜成分 C-多糖体起反应而得名。

### （二）急性期反应蛋白的主要成分

急性期反应蛋白属于分泌型蛋白，种类很多，主要在肝内产生。单核-巨噬细胞、血管内皮细胞、成纤维细胞及多形核白细胞亦可产生少量急性期反应蛋白。正常血浆中急性期反应蛋白浓度较低。在多种应激原的作用下，有些急性期反应蛋白浓度可以升高 1000 倍以上，如 C-反应蛋白及血清淀粉样蛋白 A 等；有些急性期反应蛋白只升高数倍，如 $\alpha_1$-抗胰蛋白酶、$\alpha_1$-酸性糖蛋白、$\alpha_1$-抗乳糜蛋白酶、结合珠蛋白、纤维蛋白酶等；有些急性期反应蛋白只升高 50% 左右，如铜蓝蛋白、补体 C3 等；少数急性期反应蛋白在应激反应发生时反而减少，称为负性急性期反应蛋白，如白蛋白、前白蛋白、运铁蛋白、$\alpha_1$-脂蛋白等（表 9-2）。

表9-2 几种重要的急性期反应蛋白

| 名称 | 反应时间（h） | 分子量（kD） | 应激时增加幅度 | 可能功能 |
| --- | --- | --- | --- | --- |
| C-反应蛋白 | 6~10 | 110 | >1000 倍 | 激活补体，调理作用，结合磷脂酰胆碱 |
| 血清淀粉样蛋白 A | 6~10 | 180 | >1000 倍 | 清除胆固醇 |
| $\alpha_1$-酸性糖蛋白 | 24 | 41 | 2~4 倍 | 促进成纤维细胞生长 |
| $\alpha_1$-抗胰蛋白酶 | 10 | 54 | 2~4 倍 | 抑制丝氨酸蛋白酶（特别是弹性蛋白酶）活性 |
| $\alpha_1$-抗乳糜蛋白酶 | 10 | 68 | 2~4 倍 | 抑制组织蛋白酶 G |
| 结合珠蛋白 | 24 | 86 | 2~4 倍 | 抑制组织蛋白酶 B、H、L |
| 纤维蛋白原 | 24 | 340 | 2~4 倍 | 促进血液凝固及组织修复时纤维蛋白基质形成 |
| 血浆铜蓝蛋白 | 48~72 | 132 | <1 倍 | 减少自由基产生 |
| 补体成分 C3 | 48~72 | 180 | <1 倍 | 趋化作用，肥大细胞脱颗粒 |

### （三）急性期反应蛋白的主要功能

急性期反应蛋白的生物学功能十分广泛，主要功能包括下述几个方面：

**1. 抑制蛋白酶活性**　炎症、创伤、感染等引起的应激，体内蛋白水解酶增多，可导致组织细胞损伤。多种急性期反应蛋白为蛋白酶抑制剂（如 $\alpha_1$- 抗乳糜蛋白酶、$\alpha_1$- 抗胰蛋白酶、$\alpha_2$- 巨球蛋白等），可抑制这些蛋白酶活性，从而减轻组织损伤，产生保护作用。

**2. 抗感染、抗损伤**　在炎症、创伤、感染等应激状态下，血浆中的 C- 反应蛋白、血清淀粉样蛋白 A、补体等在血浆中的浓度常迅速增高，具有迅速、非特异性清除异物和坏死组织的作用。C- 反应蛋白容易与细菌细胞壁结合，起抗体样调理作用；又可激活补体的经典途径，促进补体介导吞噬功能，这就使与 C- 反应蛋白结合的细菌能够迅速被清除；此外，C- 反应蛋白还能抑制血小板磷脂酶，减少其炎症介质释放。由于 C- 反应蛋白的血浆水平与炎症、组织损伤的程度呈正相关，因此临床上常将 C- 反应蛋白作为炎症性疾病活动性的判定指标。此外，血清淀粉样蛋白 A 可促进细胞修复；纤维连接蛋白可促进单核细胞和成纤维细胞的趋化性，并激活补体旁路，从而促进单核细胞的吞噬功能；凝血蛋白类的增加有利于止血和防止炎症扩散。

**3. 结合与运输功能**　结合珠蛋白、铜蓝蛋白、血红素结合蛋白等可与相应的物质结合，避免过多的游离 $Cu^{2+}$、血红素等对机体的危害，并可调节它们的体内代谢过程和生理功能。

**4. 抑制自由基产生**　急性期反应蛋白中铜蓝蛋白能促进亚铁离子的氧化，故能减少羟自由基的产生。然而，近期研究发现，急性期反应蛋白也可引起代谢紊乱、贫血、生长迟缓、恶病质等对机体不利的影响。在某些慢性应激患者中，血清淀粉样蛋白 A 浓度升高可能导致某些组织发生继发性淀粉样变。

### （四）急性期反应蛋白表达的调控

关于应激时急性期反应蛋白的产生机制，目前认为主要与单核 - 巨噬细胞释放的细胞因子有关。细胞因子产生增多，可刺激肝细胞及其他细胞产生和释放急性期反应蛋白。如白细胞介素 -1（IL-1）及肿瘤坏死因子 -α（TNF-α）可刺激 C- 反应蛋白、血清淀粉样蛋白及补体 C3 的产生，而白细胞介素 -6（IL-6）可刺激纤维蛋白原、$\alpha_1$ 抗胰蛋白酶及铜蓝蛋白等的产生。

## 三、细胞应激反应

与机体整体相似，当细胞处于不利环境或遇到有害刺激时，也会产生一系列防御或适应性反应，称为细胞应激（cell stress）。细胞应激反应过程包括一系列高度有序事件，表现为应激原诱发的细胞内信号转导，激活相关的转录因子并促进应激基因的快速表达，合成多种特异性和非特异性的对细胞具有保护作用的细胞应激相关蛋白，从而对细胞产生特异和非特异性的保护作用。热休克反应是最早被发现的细胞应激类型，而热休克蛋白则是最为经典的细胞应激相关蛋白。

### （一）热休克反应与热休克蛋白

**1. 概念**　20 世纪 60 年代，一些学者将 25℃培养的果蝇幼虫置于 30～32℃的热环境中，发现果蝇唾液腺能合成一些新的蛋白质，人们将这种现象称为热休克反应，也称为热应激。在热应激时新合成或合成增多的一组蛋白质则统称为热休克蛋白（heat shock protein，HSP）。HSP 属于非分泌型蛋白质，主要在细胞内发挥功能。后来发现，许多应激原，如缺血、缺氧、寒冷、感染、炎症、饥饿及创伤等都可以诱导 HSP 的产生，所以 HSP 又称为应激蛋白（stress protein）。

**2. HSP 的分类**　HSP 基因序列具有高度的同源性，是原核和真核生物中普遍存在的一组高度保守的蛋白质。HSP 成员众多，根据分子量大小可将其分为 HSP110、HSP90、HSP70、HSP60、HSP40、HSP30、小分子 HSP、泛素等多个亚家族，每个亚家族可含一个或多个成员（表 9-3）。

表9-3 热休克蛋白的分类与功能

| HSP亚家族 | 主要成员名称 | 细胞内定位 | 主要生物学功能 |
|---|---|---|---|
| HSP110 | HSP110 | 核仁、胞质 | 增加核对热应激的耐受性 |
|  | HSP105 | 胞质 | 蛋白质折叠 |
| HSP90 | HSP90α（HSP86） | 胞质 | 与类固醇激素受体结合，热耐受 |
|  | HSP90β（HSP84） | 胞质 | 与类固醇激素受体结合，热耐受 |
|  | GRP94 | 内质网 | 分泌型蛋白质的折叠 |
| HSP70 | HSC70（组成型） | 胞质 | 蛋白质折叠及转运 |
|  | HSP70（诱导型） | 胞质、胞核 | 蛋白质折叠，细胞保护作用 |
|  | GRP78（Bip） | 内质网 | 新生蛋白质的折叠 |
| HSP60 | HSP60 | 胞质 | 蛋白质折叠 |
|  | HSP58 | 线粒体 | 线粒体蛋白的折叠与装配 |
| HSP40 | HSP40（HDJ-1） | 胞质、胞核 | 蛋白质折叠 |
| HSP30 | HSP32（HO-1） | 胞质 | 抗氧化 |
| 小分子HSP | HSP27 | 胞质、胞核 | 稳定肌动蛋白微丝 |
|  | α-晶状体蛋白 | 胞质 | 稳定细胞骨架 |
| 泛素 | 泛素 | 胞质 | 蛋白质的非溶酶体降解 |

GRP：葡萄糖调节蛋白（glucose regulation protein）
Bip：免疫球蛋白重链结合蛋白（immunoglobulin heavy chains binding protein）
HDJ-1：人类 DnaJ 类似物 -1（human DnaJ homologue -1）
HSC70：热休克同族蛋白 70（heat shock cognate 70）
HO-1：血红素加氧酶 -1（hemeoxygenase-1）

在不同应激原刺激下，HSP 表达的种类和表达水平存在明显差异。如氧化应激主要诱导 HSP32 的表达，热应激主要诱导 HSP70 的表达。而且，HSP 在不同组织中表达的种类亦有差别。如小鼠在高温刺激下（42℃ 15 分钟，恢复 24 小时），心脏组织以诱导 HSP70 表达为主，肝组织则主要诱导 HSP27/25 的表达。

**3．HSP 的功能**

（1）分子伴侣：HSP 本身不是蛋白质代谢的产物或底物，但却始终伴随着蛋白质代谢的许多重要过程，因此被形象地称为"分子伴侣"（molecular chaperone），其主要的分子生物学功能是帮助新生蛋白质的折叠、移位、维持以及受损蛋白质的修复、移除和降解。

正常状态下，核糖体上新合成的蛋白质多肽链尚需经过正确折叠才能形成功能蛋白质，未折叠的蛋白质疏水基团常暴露在外。如果没有 HSP 的存在，这些蛋白质可通过其疏水基团互相结合、聚集而失去活性。HSP 通过其 C 端的疏水区与这些新合成的多肽链结合，从而防止其聚集，并帮助其正确折叠。在完成折叠后，蛋白质底物可与 HSP 脱离进入高尔基体进一步加工成熟，或在 HSP "护送"下直接转运至其他细胞器发挥作用。

应激时，除了新合成的蛋白质，还有一些蛋白质会发生变性。变性的蛋白质，其疏水区域重新暴露在外，可以互相结合形成蛋白质聚集物，对细胞造成严重损伤。HSP 可以防止这些蛋白质变性、聚集，并促进已经聚集的蛋白质解聚以及变性的蛋白质复性。如蛋白质损伤过于严重，HSP 的家族成员泛素可以与这些受损的蛋白质共价结合，再通过蛋白酶体将其降解，防止细胞的进一步破坏。

（2）细胞保护：HSP 可增强机体对多种应激原（如发热、内毒素、病毒感染、心肌缺血等）的耐受能力，具有协同免疫及抗炎、抗氧化、抗凋亡作用。但是，近年研究发现，某些

HSP 也可通过介导炎症反应和免疫反应加速细胞损伤,促进动脉粥样硬化的发生发展。

**4. HSP 表达的调控** 在正常状态下,HSP 在细胞中具有一定量的基础表达或表达很少,而在应激状态下,HSP 的表达水平显著增加,这种由应激原刺激的 HSP 表达称为诱导表达(inducible express)。

HSP 的诱导表达与热休克因子(heat shock factor,HSF)的作用有关。HSF 是一种转录因子,正常状态下,以无活性单体的形式存在于细胞质内,并与 HSP 结合在一起,不表现转录活性。应激时,胞质中变性蛋白质增加,通过与 HSP 结合,游离出 HSF 单体。HSF 单体进一步聚合成具有转录活性的三聚体并从胞质转移至核内,与 HSP 基因上游的热休克元件(heat shock element,HSE)结合,激活 HSP 基因的转录,促进 HSP 的合成。增多的 HSP 一方面可增强细胞的抗损伤能力,另一方面又可与 HSF 结合,抑制其继续活化,实现负反馈调控(图9-2)。

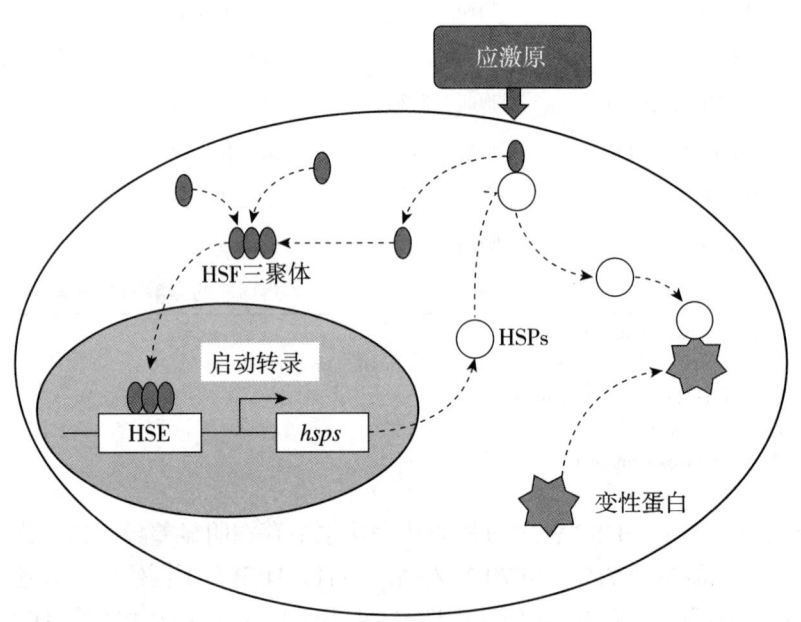

图 9-2 热休克蛋白表达的转录调控

### (二)其他细胞应激反应

除热应激外,细胞应激还有多种表现形式,如氧化应激、内质网应激、基因毒应激等。如活性氧导致的氧化应激可激活含 $Mn^{2+}$ 的 SOD、过氧化氢酶和谷胱甘肽过氧化物酶等氧化应激基因,诱导相应蛋白质表达增多,清除氧自由基,产生特异性的细胞保护作用。另外,多种因素(如缺血缺氧、葡萄糖或营养物质缺乏、药物、毒素等)可破坏内质网的稳态,导致错误折叠或未折叠的蛋白质在内质网内聚集,同时造成内质网 $Ca^{2+}$ 平衡紊乱。所谓内质网应激可通过未折叠蛋白反应(unfold protein response,UPR)促进内质网对多肽的折叠和加工能力,增加蛋白质的降解和清除,提高细胞在有害因素下的生存能力;但剧烈或者持久的内质网应激反应而会激活 caspase-12 介导的凋亡通路,触发细胞凋亡。基因毒应激指的是基因毒攻击和损伤的 DNA 可诱导 $p53$ 基因表达增加,使细胞周期停滞在 G1 期,以利于 DNA 的损伤修复。

细胞应激反应的程度和最终结果因应激原的强弱及细胞的反应性而异。总的说来,细胞能对有害因素产生积极主动的反应,以去除有害刺激,防止细胞损伤,或修复已经发生的损伤。若细胞的损伤比较严重,则可通过诱导细胞凋亡或促进细胞死亡来清除受损细胞,以维护内环境的稳定。

## 第三节　应激时机体的代谢及功能变化

### 一、物质代谢变化

应激时分解代谢增强，合成代谢减弱，代谢率明显升高。主要与儿茶酚胺、糖皮质激素、胰高血糖素及某些炎症介质（如肿瘤坏死因子、白细胞介素-1）释放增加、胰岛素的分泌减少等有关。如大面积烧伤患者每天的能量需求可高达 5000 千卡，相当于健康成年人安静状态下每天能量需求的 2.5 倍，近似健康人重体力劳动时的代谢率。机体可出现应激性高血糖，血液中游离的脂肪酸和酮体不同程度增加，蛋白质分解代谢增强，这种高代谢率在应激时可以为机体提供足够的能量。但长时间的应激反应，脂肪被消耗，血浆中氨基酸水平升高，尿氮排出量增加，出现负氮平衡。

### 二、功能变化

#### （一）心血管系统

应激时，心血管系统主要变化为心率增快、心肌收缩力增强、总外周阻力增加及血液重分布；但在格斗或剧烈运动等应激状态下，由于骨骼肌血管扩张，可表现为总外周阻力下降。导致这些变化的主要机制为交感-肾上腺髓质系统兴奋，儿茶酚胺分泌增多。这些变化有利于提高心排血量、升高血压，保证心脑血液供应以及适应"对抗或回避"的行为性反应。但交感-肾上腺髓质系统的过度兴奋对心血管系统自身的影响是不利的，可导致冠状动脉痉挛，血小板聚集和血液黏滞度升高，造成心肌缺血甚至心肌梗死。长期的精神心理性应激刺激（如精神紧张、工作压力大、长期焦虑、抑郁等）是导致原发性高血压的重要因素。

#### （二）免疫系统

应激时，免疫系统的功能往往表现为先增强、后抑制。急性应激时，机体非特异性免疫反应常有增强，表现为外周血中性粒细胞数目增多，吞噬活性增强，补体系统激活，C-反应蛋白、细胞因子、趋化因子及淋巴因子等释放增多。但是，持续强烈的应激常常造成免疫功能的抑制甚至功能紊乱。导致某些条件致病微生物致病，或使已有的疾病恶化，甚至增加发生肿瘤的可能性。免疫功能紊乱常常诱发多种自身免疫性疾病，如系统性红斑狼疮、类风湿关节炎、变应性湿疹和哮喘等。持续应激时出现的免疫功能抑制及功能紊乱与大量增加的糖皮质激素、儿茶酚胺与免疫交互作用增强密切相关。

#### （三）血液系统

急性应激时，血液凝固性升高，表现为血小板数目增多、血小板黏附与聚集性加强，纤维蛋白原、凝血因子浓度升高，凝血时间缩短。有利于抗感染及防止出血，但也有促进血栓形成、诱发 DIC 等不利作用。慢性应激时，单核吞噬细胞系统对红细胞的破坏加速，常表现为贫血。其特点常呈低色素性和血清铁降低，类似缺铁性贫血，但补铁治疗无效。

#### （四）泌尿系统

应激时泌尿系统的主要变化是尿量减少、尿比重增高及尿钠浓度降低，应激得到缓解，肾血液灌流得到恢复，上述泌尿功能变化可完全恢复。但如果应激原强烈且持续存在，则可能导致肾小管坏死，造成肾器质性损伤。

另外，应激还可引起食欲减退、腹痛、腹泻或便秘等消化系统症状。

## 第四节 应激与疾病

应激反应作为一种全身综合性反应，可对机体各系统器官的功能产生广泛影响。据估计，50%~70%的疾病可被应激所诱发，或是被应激所恶化。应激性疾病目前尚无明确的概念和界限，习惯上将由应激所引起的疾病称为应激性疾病（stress disease），如应激性溃疡；而以应激作为条件或诱因，在应激状态下加重或加速发生发展的疾病称为应激相关疾病，如原发性高血压、冠心病、溃疡性结肠炎、支气管哮喘、抑郁症等。应激相关性疾病分为应激相关性躯体疾病和应激相关性心理、精神障碍。

### 一、应激性溃疡

#### （一）概念

应激性溃疡（stress ulcer）指在大面积烧伤、创伤、休克、败血症、脑血管意外、严重心理精神刺激等强烈应激刺激作用下出现的以黏膜糜烂、多发性浅表性溃疡和出血为主要表现的胃、十二指肠急性损伤。应激性溃疡发生较快，可在严重应激后数小时内出现；但如能及时解除应激刺激，溃疡可在数日内愈合，且不留瘢痕。在严重应激情况下，应激性溃疡的发生率可达80%以上。值得注意的是，严重创伤、休克及败血症等患者如并发应激性溃疡大出血，其死亡率可明显增加。

#### （二）发生机制

应激性溃疡的发生是多种因素综合作用的结果（图9-3）。目前认为，应激时，交感-肾上腺髓质系统过度激活导致的胃、十二指肠黏膜缺血和糖皮质激素导致的$H^+$分泌增加及组织细胞修复障碍在应激性溃疡发生发展过程中可能发挥着关键作用。

机制动画 应激性溃疡的发生机制

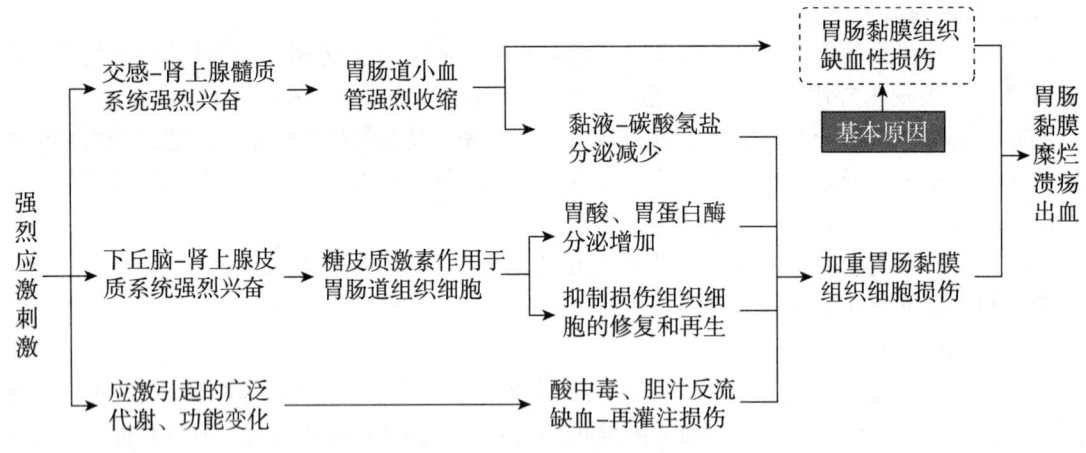

图9-3 应激性溃疡的发生机制

**1. 黏膜缺血** 胃肠黏膜缺血是应激性溃疡发生的基本条件。应激时，由于交感-肾上腺髓质系统强烈兴奋，血液发生重新分布促使胃和十二指肠黏膜小血管强烈收缩，血液灌流显著减少，胃肠黏膜组织细胞缺血。胃肠黏膜缺血一方面可造成组织细胞缺血性损伤，成为应激时出现胃黏膜糜烂、溃疡、出血的基本原因；另一方面，导致黏膜上皮细胞之间的紧密连接变得疏松、黏膜上皮细胞分泌黏液和碳酸氢盐减少，黏液-碳酸氢盐屏障被破坏，为$H^+$反向弥散创造了条件。

**2. 糖皮质激素的作用** 应激时，糖皮质激素对胃肠道有两方面主要作用：①促进胃酸、胃蛋白酶的分泌；②抑制胃肠黏膜损伤组织细胞的修复和再生，减少黏液蛋白和碳酸氢盐的分泌，加重黏液-碳酸氢盐屏障破坏。胃肠黏膜的缺血性损伤与修复抑制、黏液-碳酸氢盐屏障的破坏与 $H^+$ 反向弥散、胃肠黏膜血流减少与 $H^+$ 大量聚集，几方面作用相互叠加导致胃肠黏膜损伤进行性加重，表现为胃黏膜糜烂、溃疡，损伤侵犯血管，还可导致消化道出血。

**3．其他因素** ①酸中毒：应激时分解代谢增强，酸性代谢产物增加；肾小球滤过率下降，酸性产物排出减少，引起酸中毒。酸中毒消耗胃肠黏膜细胞中的 $HCO_3^-$，参与破坏黏液-碳酸氢盐屏障；同时，酸中毒降低溶酶体膜的稳定性，造成组织自损伤，加重溃疡形成。②胆汁反流：应激时，十二指肠中的胆汁酸（来自于胆汁）、溶血卵磷脂及胰酶（来自于胰液）返流入胃，参与胃黏膜损伤。③缺血-再灌注：胃肠黏膜富含黄嘌呤氧化酶，在缺血-再灌注时，生成大量氧自由基，可引起黏膜损伤。

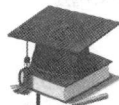

**案例 9-1**

患者，男，20 岁，因交通事故致右股骨干粉碎性骨折，伴创伤性休克。入院后立即给予止血、扩容、吸氧、强心、改善微循环等对症治疗。入院 6 小时后，患者出现呕吐；呕吐物先为暗红色血性液体，最后几口为鲜血，呕吐物总量约 300 ml。给予抗酸、止血治疗后，呕血停止。

问题：
该患者呕血的可能原因和机制是什么？

案例分析

## 二、应激相关性躯体疾病

由躯体应激或心理应激引起的以躯体症状、体征为主要表现的疾病称为应激相关性躯体疾病。其中，以心理应激作为主要病因或诱因的一类躯体疾病称为心身疾病（psychosomatic diseases）。随着生物医学模式向生物-心理-社会医学模式的转变，心身疾病这类应激相关性疾病越来越受到人们的高度重视。应激相关性躯体疾病种类繁多，常见应激相关性躯体疾病见表 9-4。

表9-4 常见的应激相关性躯体疾病

| 应激引起的主要变化 | 累及系统 | 常见疾病 |
|---|---|---|
| 神经内分泌失调 | 心血管系统 | 冠心病、动脉粥样硬化、高血压、卒中、心律失常 |
|  | 神经系统 | 痛觉过敏、自主神经功能失调 |
|  | 泌尿生殖系统 | 性欲减退、月经失调、阳痿、神经性多尿、经前期紧张症 |
| 免疫抑制、亢进 | 呼吸系统 | 过敏性鼻炎、支气管哮喘 |
|  | 消化系统 | 消化性溃疡、溃疡性结肠炎、结肠过敏、肠易激综合征 |
| 生理功能紊乱 | 内分泌系统 | 糖尿病、肥胖症、甲状腺功能亢进 |
|  | 全身 | 多种肿瘤 |

## 三、应激相关性心理、精神障碍

### （一）应激的心理性反应

应激反应涉及中枢神经系统的很多结构，特别是边缘系统。因此，绝大多数的应激反应都包含有认知、心理、情绪和行为上的反应。研究表明，社会心理应激对认知功能产生明显影响。良性应激如奖赏、适度的工作压力可使机体保持一定的唤起状态，对环境变化保持积极反应，有利于集中注意力，提高判断和应对能力，因而增强认知功能。而劣性应激（如过度的工作和升学压力）则可导致消极的心理反应，造成焦虑、紧张、情绪低落、学习能力降低、厌食、抑郁等。如噪声环境的持续刺激使儿童学习能力下降，特别是与声音相关的学习认知功能的损害。

同时，社会心理应激对情绪和行为也具有明显影响。动物实验证明：慢性精神、心理应激刺激能使海马神经元持续暴露于高糖皮质激素环境，引起中枢兴奋性氨基酸的大量释放，导致海马区椎体细胞萎缩和死亡，影响学习、记忆能力。同时，还可引起焦虑、抑郁、愤怒等情绪反应。愤怒易导致攻击性行为反应，焦虑使人变得冷漠，抑郁可导致自杀等消极行为反应。

（二）应激相关精神障碍

急剧而强烈的社会心理应激原能导致心理精神障碍。这些精神障碍与边缘系统（如扣带皮质、海马、杏仁复合体）及下丘脑等部位关系密切。根据其临床表现和病程长短，应激相关精神障碍可分为以下几类：

**1. 急性心因性反应（acute psychogenic reaction）** 指急剧而强烈的心理社会应激原在数分钟至数小时内所引起的功能性精神障碍。患者可表现为伴有情感迟钝的精神运动性抑制，如不言不语、对周围事物漠不关心、呆若木鸡；也可表现为伴有恐惧的精神运动性兴奋，如兴奋、激越、恐惧、紧张或叫喊、无目的地的乱跑，甚至痉挛发作。上述症状持续时间较短，一般在数天或一周内缓解。

**2. 延迟性心因性反应（delayed psychogenic reaction）** 又称创伤后应激障碍（post-traumatic stress disorder，PTSD），指受到严重而强烈的精神打击（如残酷战争，强烈地震，经历恐怖场面、凶杀场面、恶性交通事故或被强暴后等），而引起的延迟出现（遭受打击后数周至数月）或长期持续存在的精神障碍。发病多数在遭受创伤后数日至半年内出现，主要症状有以下三个方面：①闯入性体验：反复重现创伤性体验，做噩梦，易触景生情而增加痛苦；②回避反应：患者不愿提及有关事件，避免有关的想法、感受及交谈，回避反应一方面是个体的一种自我保护机制，但另一方面会延缓个体的复原；③警觉水平升高：焦虑和警觉水平增高，表现为敏感、容易受惊吓、易激惹或易怒、注意力不集中、对周围事物淡漠、不与周围人接触等。不少患者出现难以入睡、容易惊醒等睡眠障碍。病程有波动，大多数患者可望恢复。少数病例表现为多年不愈的慢性病程，或转变为持久的人格改变。

创伤性事件发生后，个体是否发生创伤后应激障碍（PTSD）以及 PTSD 持续时间与创伤性事件的刺激强度、机体抵抗创伤性事件的反应和促进个体恢复的恢复力等因素有关。其中影响个体恢复力的因素包括人格特点、应对方式、社会支持与认知方式4个方面。其中既有遗传素质因素，又有后天环境因素。

**3. 适应障碍（adjustment disorder）** 由于长期存在的心理应激或困难处境，加上患者本人脆弱的心理特点或人格缺陷，而产生的以抑郁、焦虑、烦躁等情感障碍为主，伴有社会适应不良、学习及工作能力下降、与周围接触减少等表现的一类精神障碍。常发生在应激事件或环境变化的一个月内，持续时间一般不超过6个月。

# 第五节 应激性损伤防治的病理生理基础

## 一、预防或排除应激原

及时排除一些劣性应激原，避免过强或过于持久的应激原作用于人体。如控制感染、修复创伤、清除有毒物质、改变生活环境、避免不良情绪和有害的神经刺激、避免过度而持久的神经紧张、改善人际关系等。

## 二、积极治疗应激性损伤

**1. 及时正确地处理伴有劣性应激的疾病或病理过程** 积极治疗感染、创伤、烧伤、休克、器官衰竭等原发病。积极预防、治疗应激性溃疡、应激性心律失常等应激继发疾病。

**2. 应激时心理、精神障碍的预防及治疗** 为患者提供舒适、温馨、安全的治疗环境；恰当的心理治疗和护理，能及时消除、缓解患者的心理应激，增强患者的康复信心。对于精神、心理障碍可采用心理治疗，辅以抗焦虑药、抗抑郁药等药物治疗。此外，还可采用针灸、理疗、音乐疗法等进行综合治疗。同时，在患者就诊、住院过程中，医护人员应注意工作态度以及有关患者病情的言谈举止等，避免对患者不必要的暗示，以免形成新的不良应激原。

## 三、合理使用糖皮质激素

在严重创伤、感染和败血症休克等应激状态下，糖皮质激素的释放是一种重要的防御保护机制。在机体应激反应低下（如肾上腺皮质功能减退症、年老体弱、严重营养不良等）的患者，及时、适当地补充糖皮质激素可帮助机体度过危险期。

## 四、补充营养

应激时高代谢率及脂肪、糖原、蛋白质的大量分解，对机体造成巨大的能量消耗，可经胃肠道或静脉补充氨基酸和白蛋白等。

## 五、增强机体对应激的适应能力

增强体质，提高心理素质，有意识地主动接受适量的刺激，增强自身的适应能力，能有效应对各种强烈应激的损伤作用。

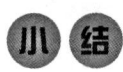

应激是指机体在各种内、外环境因素刺激下产生的全身性非特异性适应反应。应激时的神经-内分泌反应主要包括蓝斑-交感-肾上腺髓质系统和下丘脑-垂体-肾上腺皮质系统兴奋，分别释放儿茶酚胺和糖皮质激素，产生一系列防御反应和不利影响。急性期反应蛋白是在急性期反应中浓度发生变化的蛋白质，减少组织损伤、清除坏死组织。热休克蛋白的主要功能是帮助蛋白质折叠、移位、复性、降解，进而形成正确的空间构象。应激时分解代谢增强，合成代谢减少，可引起心肌缺血、食欲减退等功能变化。应激性溃疡是指在强烈应激刺激作用下出现的胃、十二指肠急性损伤，其发生机制主要包括胃肠黏膜缺血、$H^+$向黏膜内反向弥散、胆汁反流及酸中毒等。应激还可以引起冠心病、高血压等应激相关性躯体疾病以及应激相关性心理、精神障碍。应激引起的精神障碍主要包括急性心因性反应、延迟性心因性反应和适应障碍等。

## 思考题

1. 应激时，蓝斑-交感-肾上腺髓质系统兴奋对机体的代偿意义和不利影响有哪些？
2. 应激时，下丘脑-垂体-肾上腺皮质系统兴奋对机体的代偿意义和不利影响有哪些？

（王　麟）

思考题参考答案

# 第10章 休克

休克是指机体在多种强烈损害性因素的作用下，有效循环血量急剧降低，使组织微循环血液灌流量严重不足，引起组织细胞缺血、缺氧，各重要生命器官的功能、代谢障碍和结构损伤的病理过程。

"休克"（shock）原意为震荡和打击。目前，医学界对休克的认识和研究已有200多年的历史。1731年法国医生Le Dran首次用"休克"一词描述患者因创伤引起的危重临床状态。1895年，Warren详尽地描述了休克患者的临床征象，如面色苍白、皮肤湿冷、脉搏细速、尿少和精神淡漠等。第一次和第二次世界大战期间，大量伤员死于休克，促使人们对休克进行系统研究。当时认为休克是急性外周循环衰竭所致，其关键是血管运动中枢麻痹和动脉扩张引起低血压，因此，使用血管收缩药物成为当时治疗休克的重要手段。但临床实践表明，单纯使用血管收缩药物疗效欠佳，提示对休克本质的认识尚有缺陷。20世纪60年代，通过大量临床实验研究，人们提出了休克的微循环障碍学说。

20世纪80年代以来，对休克的研究逐渐深入到细胞和分子水平，发现感染性休克的发生发展与多种抗炎和促炎作用的体液因子有关，从细胞、亚细胞和分子水平加强了对休克发病机制的研究，发现休克除了与微循环障碍有关外，还与细胞和分子变化有关。

## 第一节 休克的病因和分类

临床上引起休克的原因很多，如失血、失液、创伤、烧伤、感染、严重过敏、心脏和大血管病变以及强烈的神经刺激或神经中枢抑制等。休克的分类方法也有多种，常用的分类方法有：

### 一、按病因分类

按病因进行分类有助于及时认识并消除病因，是目前临床上常用的分类方法。

#### （一）失血性休克

大量失血可引起失血性休克（hemorrhagic shock），常见于创伤失血、胃溃疡出血、食管静脉出血、宫外孕、产后大出血和弥散性血管内凝血（disseminated intravascular coagulation，DIC）。失液性休克是由于大量的体液丢失，使有效循环血量锐减而引起，常见于剧烈呕吐或腹泻、肠梗阻以及大汗淋漓等。

#### （二）烧伤性休克

严重的大面积烧伤常伴有血浆的大量渗出，造成有效循环血量减少，使组织灌流量不足而引起烧伤性休克（burn shock）。

#### （三）创伤性休克

严重的创伤常由于疼痛、大量失血、大面积组织坏死而引起创伤性休克（traumatic shock），特别是在战时（战伤性休克）或自然灾害、意外事故中多见。

学习目标

### （四）感染性休克

多种病原微生物引起的严重感染，均可引起感染性休克（infective shock）。最常见的原因是革兰氏阴性菌感染。细菌内毒素是革兰氏阴性菌引起休克的主要原因，因此又可称为内毒素性休克（endotoxic shock）。严重的革兰氏阴性菌感染常伴有败血症，故感染性休克又可称为败血症性休克（septic shock）。

### （五）过敏性休克

具有过敏体质的人注射某些药物（如青霉素）、血清制品或疫苗后，或进食某些食物、接触某些物质等可引起过敏性休克（anaphylactic shock）。过敏性休克属Ⅰ型变态反应，其发生与IgE和抗原在肥大细胞表面结合，使组胺和缓激肽大量释放入血，引起血管床容积扩大、毛细血管壁通透性增加有关。

### （六）心源性休克

大面积急性心肌梗死、心脏压塞、严重的心律紊乱（室颤或房颤）等心脏病变，可引起原发性心功能不全，使心排血量急剧降低，导致有效循环血量和组织灌流量显著减少，引起心源性休克（cardiogenic shock）。

### （七）神经源性休克

剧烈疼痛、高位脊髓麻醉或损伤、脑干损伤等，均可引起血管运动中枢抑制、阻力血管扩张、循环血量相对不足，引起神经源性休克（neurogenic shock）。

## 二、按始动环节分类

良好的心脏功能、正常的血管容积和充足的循环血量是保障微循环灌注的三个基本条件。尽管引起休克的原因很多，但休克的始动环节不外乎血容量减少，毛细血管和小静脉扩张致血容量相对不足，毛细血管通透性增加，血管床容量增加和心泵功能严重障碍（图10-1）。由于不同病因引起休克发生的起始环节不同，可将休克分为如下三类。

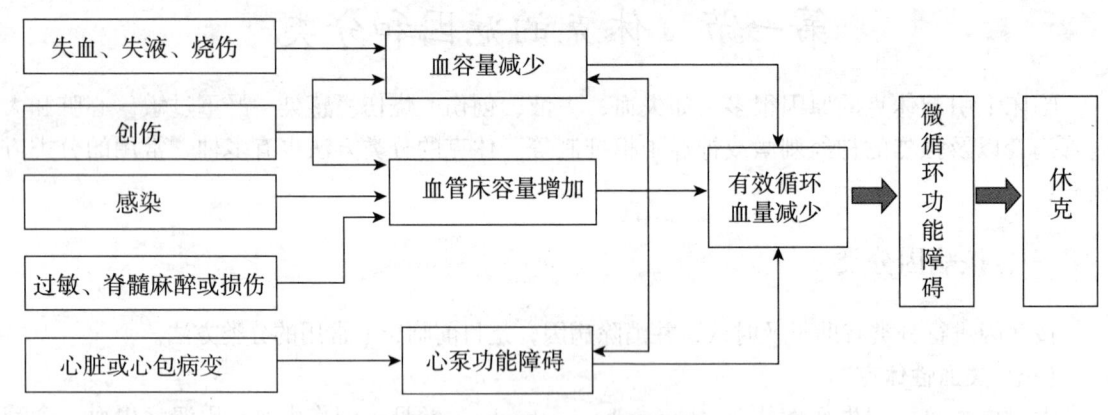

图 10-1　休克发生的始动环节

### （一）低血容量性休克

由于血容量减少而引起的休克，称为低血容量性休克（hypovolemic shock）。血容量绝对减少，引起心室充盈不足和心排血量减少，机体通过提高心率仍不能代偿，可导致组织器官灌流不足。低血容量性休克常见于失血、大面积烧伤、大量出汗、严重腹泻或呕吐等。大量体液丧失使血容量急剧减少导致静脉回流不足，心排血量减少和血压下降，压力感受器的负反馈调节冲动减弱，引起交感神经兴奋，外周血管收缩，组织灌流量进一步减少。临床上出现"三低一高"的现象，即中心静脉压、心排血量、动脉血压下降和总外周阻力增高。

### (二)血管源性休克

由于外周血管扩张,血管床容量增加,大量血液淤滞在扩张的小血管内,使有效循环血量减少且分布异常,导致组织灌流减少而引起的休克称为血管源性休克(vasogenic shock)。正常机体的微循环中约有20%的毛细血管轮流开放,80%的毛细血管处于关闭状态。当感染、过敏或强烈的神经刺激时,通过内源性或外源性介质的作用,使微血管舒张,血管床容积增大,大量血液淤滞在微循环中,心排血量减少,血压下降,组织血液灌流不足而发生休克,但此类休克血容量和心泵功能可能正常。常见于全身炎症反应综合征导致的感染性和非感染性休克以及过敏性休克和神经源性休克。

### (三)心源性休克

心源性休克的发生可以分为心肌源性和非心肌源性。心肌源性即心脏内部的原因所致,常见于心肌梗死、心肌病、严重的心律失常、瓣膜性心脏病及其他严重心脏病的晚期;非心肌源性即心脏外部的原因引起,包括压力性或阻塞性的原因使心脏舒张期充盈减少,如急性心脏压塞,或心脏射血受阻如肺血管栓塞、肺动脉高压等。

## 二、按血流动力学特点分类

### (一)低排高阻型或低动力型休克

血流动力学特点是心排血量低,外周血管收缩,总外周阻力增高。由于皮肤血管收缩,血流减少使皮肤温度降低,又称"冷休克"(cold shock)。常见于低血容量性休克、心源性休克、创伤性休克和大部分感染性休克。本型休克临床较常见。

### (二)高排低阻型或高动力型休克

血流动力学特点是总外周阻力降低,血压略低,心排血量高。由于皮肤血管扩张,血流量增多,使皮肤温度升高,又称"暖休克"(warm shock)。常见于过敏性休克、神经源性休克和部分感染性休克早期。

### (三)低排低阻型休克

由上述两型休克发展而来,是失代偿的表现,心排血量和血管总外周阻力均降低。

# 第二节 休克的发病机制

休克的发病机制尚未完全阐明,一般认为休克的发生有微循环障碍、神经、体液、细胞和分子机制等多个环节参与。

## 一、微循环机制

微循环(microcirculation)是指微动脉与微静脉之间微血管的血液循环,是循环系统的最基本结构。典型的微循环由微动脉、后微动脉、毛细血管前括约肌、真毛细血管、直捷通路、动静脉短路和微静脉组成。微循环的功能主要包括三个方面:通过阻力血管(微动脉和毛细血管前括约肌)的作用参与调节全身血压和血液分配;通过交换血管(真毛细血管)进行血管内、外物质交换;通过容量血管(微静脉)调控微循环流出量和回心血量。微循环作为直接进行物质交换的场所,是维持器官和组织正常功能的结构基础(图10-2A)。

20世纪60年代,Lillehei等对休克时的微循环变化进行了深入研究,认为各种类型休克的基本发病环节是微循环血液灌流障碍,因此提出了休克的微循环学说,并以失血性休克为例,根据微循环的变化特征将休克分为三期:微循环缺血期、微循环淤血期和微循环衰竭期。

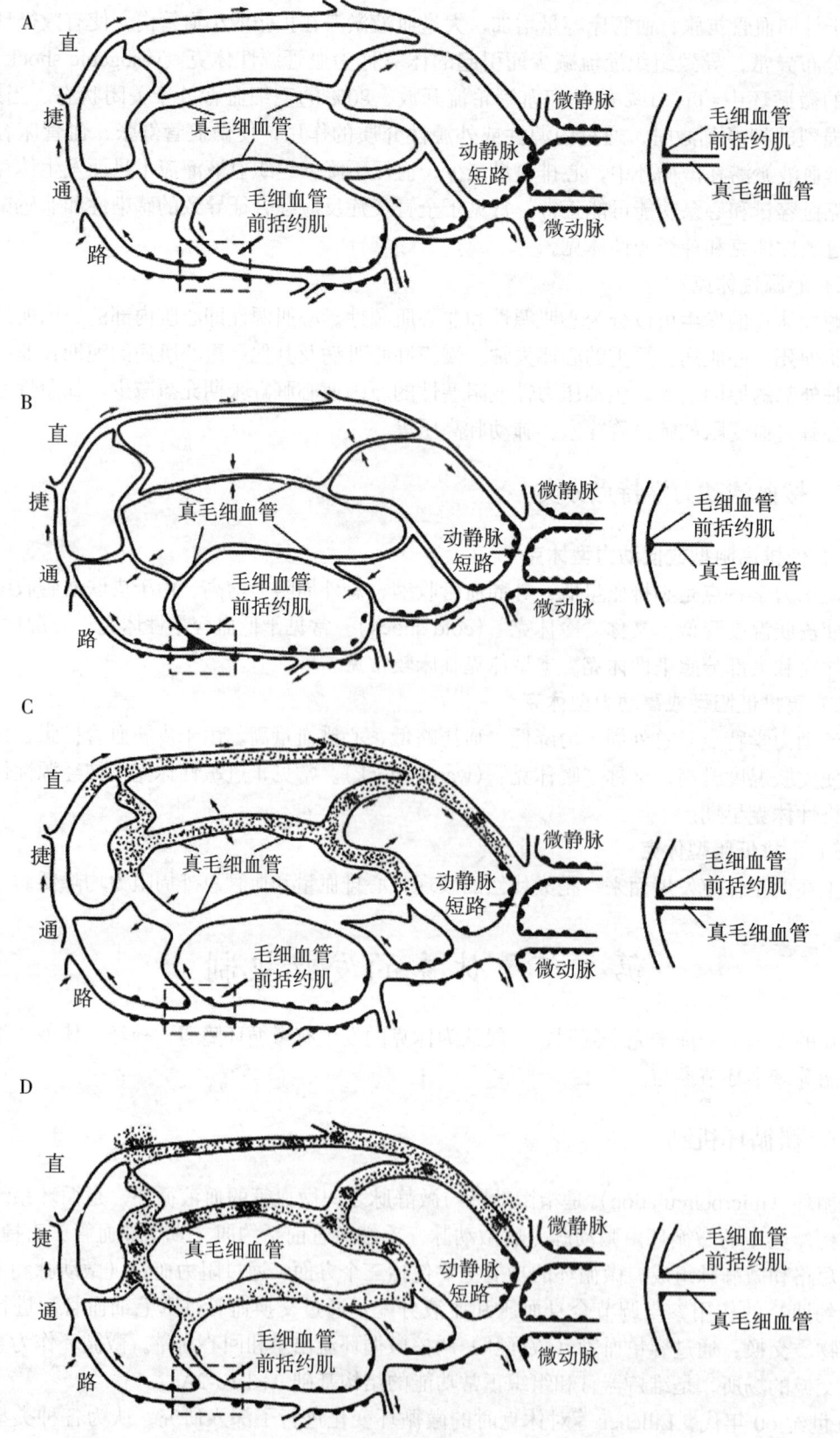

图 10-2 休克时微循环障碍发展过程示意图
A. 正常微循环；B. 休克代偿期微循环缺血性缺氧；C. 休克失代偿期微循环淤血性缺氧；D. 休克难治期微循环血流停滞或 DIC 形成

### (一)微循环缺血期

微循环缺血期为休克早期或休克代偿期,机体动员多种代偿机制以维持血压、稳定内环境。

**1. 微循环变化特点** 休克早期小血管持续收缩,微循环血液灌流减少,组织缺血缺氧,故又称缺血性缺氧期(ischemic hypoxic stage)。此期由于交感神经兴奋,小血管收缩或痉挛,尤其是微动脉、后微动脉和毛细血管前括约肌收缩,使毛细血管前阻力增加,真毛细血管关闭,血流减少,血流速度减慢;血液通过直捷通路和开放的动静脉短路回流,组织灌流量减少,出现少灌少流,灌少于流,组织呈缺血、缺氧状态(图10-2B)。

**2. 微循环变化机制** 本期微循环改变机制与交感-肾上腺髓质系统强烈兴奋和缩血管物质增多有关。

(1)交感-肾上腺髓质系统强烈兴奋:各种致休克因子均可通过不同途径引起交感-肾上腺髓质系统兴奋,儿茶酚胺大量释放入血,引起小血管收缩和痉挛。如低血容量性休克、心源性休克时,由于血压降低,通过窦-弓反射引起交感-肾上腺髓质系统强烈兴奋;创伤性休克、烧伤性休克时,由于疼痛和失血引起交感-肾上腺髓质系统兴奋;感染性休克时,内毒素具有强烈拟交感神经作用。不同脏器的血管对儿茶酚胺刺激的反应性也不同。现已证明各种类型休克血中儿茶酚胺含量比正常高几十倍甚至几百倍,儿茶酚胺主要发挥以下作用:①α-肾上腺素受体激活:皮肤、腹腔内脏特别是肾的小血管收缩,以微动脉和毛细血管前括约肌的收缩最为强烈,毛细血管前阻力明显升高,微循环灌流量急剧减少,微循环缺血缺氧,但对心脑血管影响不大;②β-肾上腺素受体效应:儿茶酚胺作用于β-肾上腺素受体,动-静脉短路开放,血液绕过真毛细血管网直接进入微静脉,使微循环血液灌流量减少,加重组织的缺血缺氧。

(2)其他缩血管体液因子作用:①血管紧张素Ⅱ(angiotensin Ⅱ,Ang Ⅱ):交感神经兴奋和儿茶酚胺增多以及血容量减少均可引起肾素-血管紧张素系统活动增强,Ang Ⅱ生成明显增多,Ang Ⅱ具有强烈的缩血管作用;②血管加压素(vasopressin):有效循环血量减少通过容量感受器反射性引起血管加压素的合成和释放,引起内脏小血管的收缩;③血栓素 $A_2$(thromboxane $A_2$,$TXA_2$):休克早期血小板产生 $TXA_2$ 增多,$TXA_2$ 也具有强烈的缩血管作用;④内皮素(endothelin,ET):休克时,缺血、缺氧、血小板聚集、凝血酶、肾上腺素等因素均可促进血管内皮细胞前内皮素原的基因表达,内皮素合成和释放增加,引起血管痉挛,高浓度内皮素对心肌有直接毒性作用。

**3. 微循环变化的代偿意义** 此期交感-肾上腺髓质系统强烈兴奋,儿茶酚胺大量增加,一方面引起皮肤、腹腔内脏和肾等多个器官缺血缺氧,另一方面又具有重要的代偿意义。

(1)有助于休克早期动脉压的维持:本期休克患者的动脉血压可不降低或轻度下降,有的甚至比正常略为升高,其机制包括以下几个方面:①回心血量增加:休克早期交感神经持续兴奋和儿茶酚胺大量分泌,血管明显收缩。由于静脉系统属于容量血管,可容纳血液总量的60%~70%。静脉的收缩可以迅速而短暂地增加回心血量,起到"快速自身输血"(rapid auto-blood transfusion)的作用,被称为休克时增加回心血量和循环血量的"第一道防线"(first defensive line);由于微动脉和毛细血管前括约肌比微静脉对儿茶酚胺更为敏感,导致毛细血管前阻力比后阻力升高更明显,毛细血管中流体静压下降,组织液进入血管,循环血量增加,起到"缓慢自身输液"(slow self-transfusion)的作用,被称为休克时增加回心血量的"第二道防线"(second defensive line);有效循环血量减少刺激抗利尿激素和醛固酮的分泌,肾保水保钠作用使钠水重吸收增多,也有助于回心血量的增加。②心排血量增加:休克早期,心脏尚有足够的血液供应,在回心血量增加的基础上交感神经兴奋和儿茶酚胺增多可使心率加快,心肌收缩力加强,心排血量增加。③外周总阻力增高:在回心血量和心排血量增加的基础上,全身小动脉痉挛收缩,可使外周阻力增高、血压回升。

（2）有助于心脑血液供应的维持：不同器官的血管对儿茶酚胺反应不一，皮肤及腹腔内脏的血管 α-肾上腺素受体密度高，儿茶酚胺反应敏感，收缩显著；而脑血管交感缩血管纤维分布较稀，α-肾上腺素受体密度较小，无明显收缩；冠状动脉虽有 α、β-肾上腺素受体的双重支配，但交感神经兴奋时由于心脏的活动增强，代谢产物中舒血管物质如腺苷、$PGI_2$ 增多，因此冠状动脉反而舒张。这种微血管对儿茶酚胺反应的不均一性导致血液的重新分布，从而保证心、脑生命重要器官的血液供应。

**4. 临床表现** 由于交感神经兴奋和儿茶酚胺增加，皮肤和腹腔内脏微血管收缩，因而患者脸色苍白、四肢湿冷、出冷汗、尿量减少、脉搏细速、心肌收缩力加强和外周阻力增加。中枢神经系统兴奋，可导致患者烦躁不安。由于血液重新分布，心、脑血流量仍可维持正常，故患者神志尚清楚。该期患者血压可骤降（如大失血）或略降，甚至因代偿作用可正常或轻度升高，但脉压明显缩小，患者脏器血液灌流量明显减少。因此，不能以血压下降与否作为判断早期休克的指标。微循环缺血期是机体的代偿期，应尽早去除休克病因，及时补充血容量，恢复有效循环血量，防止休克进一步发展（图10-3）。

知识扩展 休克患者血压的监测

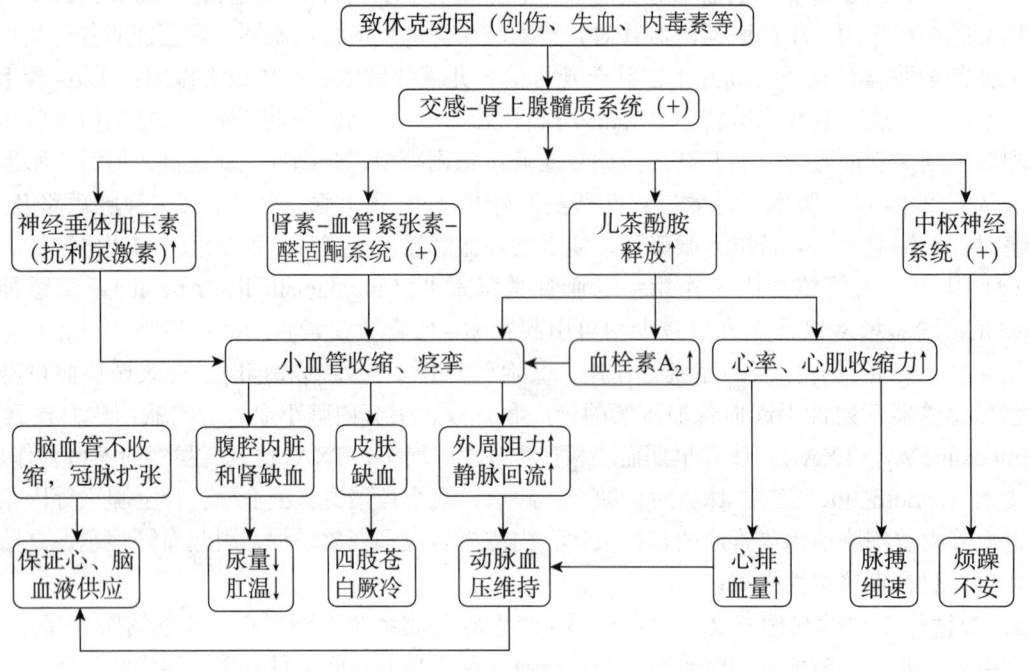

**图10-3 休克早期微循环变化机制和代偿意义**

（二）微循环淤血期

当休克的原始病因强度持续一段时间，又未得到及时和适当的救治，病情可继续发展为微循环淤血期，即休克进展期，又称淤血性缺氧期。

**1. 微循环变化特点** 本期微循环特征是血流淤滞。微循环中血管自律运动首先消失，终末血管床对儿茶酚胺的反应性进行性下降，微动脉和毛细血管前括约肌的收缩逐渐减退，血液大量涌入毛细血管网；血液浓缩和黏度增大以及红细胞聚集等使微循环血流速度显著减慢；白细胞滚动、贴壁、黏附于内皮细胞上，嵌塞毛细血管和微静脉，微循环淤血，组织灌流量进一步减少，缺氧更为严重，故又称淤血性缺氧期（stagnant hypoxic stage）。此期微循环灌流特点是灌而少流，灌大于流，组织呈淤血性缺氧状态（图10-2C）。

**2. 微循环变化机制** 微循环淤滞与长时间微血管收缩、缺血、缺氧、酸中毒及多种扩血管体液因子的作用密切相关。

(1) 微循环血管扩张的机制：①酸中毒：微循环缺血期长时间的缺血、缺氧引起二氧化碳和乳酸堆积，血液中 [$H^+$] 增高，致使微血管对儿茶酚胺反应性下降，收缩性减弱；②扩血管物质生成增多：长期缺血、缺氧、酸中毒可使血管平滑肌对儿茶酚胺的敏感性下降，尽管此时交感-肾上腺髓质系统仍持续兴奋，血中儿茶酚胺浓度进一步增高，但微血管由收缩转向扩张。在缺氧和儿茶酚胺的刺激下，血管内皮细胞、血小板、肥大细胞和肠道的嗜铬细胞释放组胺；ATP 分解增强，其代谢产物腺苷在局部堆积；激肽释放酶被激活，使激肽类物质生成增多等，均可引起后微动脉和毛细血管前括约肌舒张。此外，当细胞 ATP 减少时，ATP 敏感 $K^+$ 通道开放，$K^+$ 外流增加，使电压依赖性 $Ca^{2+}$ 通道受抑制，$Ca^{2+}$ 内流减少，使血管反应性及收缩性降低，引起微血管扩张。

(2) 血液淤滞的机制：血液流变学的改变对休克失代偿期微循环淤血的发生发展具有非常重要的作用。白细胞滚动、黏附于微静脉，正常情况下，白细胞在血管中流动，与血管壁不发生接触和黏着。休克时，在缺氧、酸中毒、感染等因素刺激下，炎症细胞及血管内皮细胞活化，释放大量炎症因子和黏附分子 (adhesion molecules)。在肿瘤坏死因子 (tumor necrosis factor, TNF)、白细胞介素-1 (interleukin 1, IL-1)、白细胞三烯 B1 (leukotriene, LTB1)、血小板活化因子 (platelet activating factor, PAF) 和黏附分子等体液因子作用下，白细胞滚动并且与血管内皮细胞 (vascular endothelial cell, VEC) 黏附。白细胞在血管内皮细胞上黏附、脱落、再黏附交替进行称为白细胞滚动。白细胞黏附于微静脉，增加了微循环流出通路的血流阻力，导致毛细血管中血流淤滞。同时，黏附且激活的白细胞可释放氧自由基和溶酶体酶，导致内皮细胞和其他组织细胞的损伤。

**3. 微循环改变的后果** 由于此期微血管反应性低下，不能参与重要生命器官血流的调节，促使整个心血管功能恶化，引起严重后果。此期由于微循环淤血，内脏器官毛细血管血流淤滞，血管内流体静压上升，组织液进入毛细血管的"自身输液"停止，血浆大量外渗引起血液浓缩，血液黏度升高，血液流速更加缓慢，淤血进一步加重。静脉系统容量血管扩张，血管床容积增大，回心血量减少，"自身输血"停止。微循环的淤血和血浆外渗，引起循环血量锐减，回心血量进一步减少，心排血量和动脉血压进行性下降。此时，交感-肾上腺髓质系统持续兴奋，组织血液灌流更为减少，组织缺氧更趋严重，形成恶性循环，休克进一步恶化。

**4. 临床表现** 此期循环血量和回心血量减少，心排血量下降，动脉血压进行性降低，脉搏细速，静脉充盈不良和静脉压（包括中心静脉压）下降；由于脑供血不足，患者出现神志淡漠甚至昏迷；冠状动脉供血不足使心搏无力，心音低钝，脉搏细速；肾血流严重不足，出现少尿甚至无尿；皮肤淤血缺氧，出现发绀或花斑（图 10-4）。

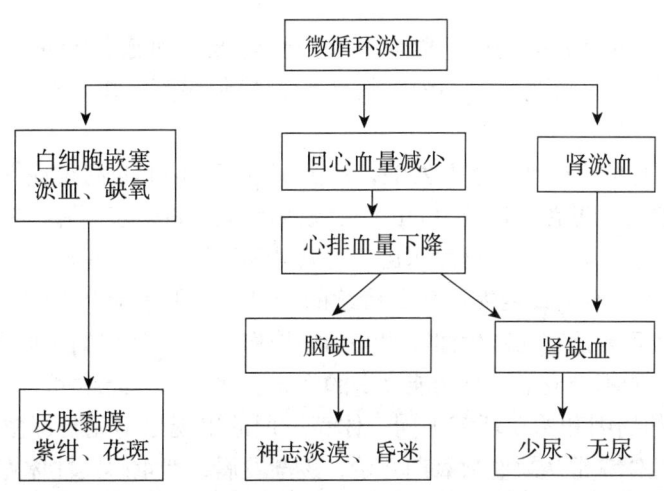

图 10-4　休克进展期的代偿机制及临床表现

### (三) 微循环衰竭期

微循环衰竭期（microcirculatory failure stage）又称休克难治期（refractory stage of shock）、DIC期或不可逆休克期（irreversible phase of shock）。此期微循环淤滞更加严重，但与休克由微循环缺血期进入微循环淤血期不同，此期微循环变化特征不明显。

**1. 微循环变化特点** 此期微循环血流淤滞更加严重，微血管麻痹扩张，对血管活性物质失去反应。毛细血管大量开放，血液淤滞、红细胞聚集，可有大量的微血栓形成，阻塞血管，微循环血流停止，不灌不流，后期可见微血管出血。组织几乎完全不能进行物质交换，得不到氧气和营养物质供应，甚至可出现毛细血管无复流现象（no-reflow phenomenon），即指在输血补液治疗后，血压可一度回升，但微循环灌流量仍无明显改善，毛细血管中淤滞停止的血流也不能恢复流动的现象（图10-2D）。

**2. 微循环变化机制**

（1）微血管麻痹性扩张：长期严重缺氧、酸中毒使微血管丧失了对缩血管物质的反应性，导致微血管麻痹扩张，同时微血管壁通透性增强，血浆大量外渗，血液浓缩、淤滞，血流缓慢。微血管麻痹扩张的机制目前尚不完全清楚，可能既与酸中毒有关，也与一氧化氮和氧自由基等炎症介质生成增多有关。研究表明，自由基氧化引起的内源性儿茶酚胺失活及其受体敏感性降低可能参与了此期微循环的改变。

（2）弥散性血管内凝血（disseminated intravascular coagulation，DIC）：微血栓形成将阻塞血流，加重微循环障碍。微循环衰竭期易发生DIC，其机制涉及以下三个方面：①血液流变学的改变：微循环淤血，血浆外渗使血液浓缩，血流缓慢，血液黏度升高，红细胞和血小板易于聚集而形成微血栓。②凝血系统激活：严重缺氧、酸中毒及内毒素的作用使内皮细胞受损，大量组织因子释放入血，启动外源性凝血系统。内皮细胞损伤还可暴露胶原纤维，激活凝血因子Ⅻ，启动内源性凝血系统，同时血管内皮的抗凝功能降低。休克时红细胞破坏释放的ADP等也可启动血小板的释放反应，促进凝血过程。③$TXA_2$-$PGI_2$平衡失调：$PGI_2$具有抑制血小板聚集和扩张小血管的作用，而$TXA_2$则具有促进血小板聚集和收缩小血管的作用。休克时内皮细胞的损伤既可使$PGI_2$生成释放减少，也可因胶原纤维暴露，使血小板激活、黏附、聚集、生成和释放增多。因此，$TXA_2$-$PGI_2$的平衡失调将促进DIC的发生。

**3. 微循环改变的后果** 微循环无复流现象及微血栓的形成导致多个重要器官和系统功能衰竭，严重持续的全身器官低灌流、内环境紊乱和体内大量损伤性体液因子生成，特别是溶酶体酶的释放，细胞因子、活性氧和大量炎症介质的产生，造成严重器官代谢障碍和结构损伤，发生多个重要生命器官功能衰竭甚至死亡。

**4. 临床表现**

（1）循环衰竭：休克衰竭期由于微血管反应性降低，动脉血压进行性下降，升压药难以恢复血压；脉搏细弱而频速，中心静脉压降低，静脉塌陷，出现循环衰竭，甚至导致患者死亡。

（2）DIC：DIC是休克晚期严重并发症，但由于休克病因和自身反应性的差异，并非所有休克患者都会发生DIC。患者一旦发生DIC，有效循环血量进一步下降，中心静脉压、心排血量、平均动脉血压显著下降，病情迅速恶化，对微循环和器官功能将产生严重影响。

（3）重要器官功能不全或衰竭：严重持续的全身器官低灌流和DIC引起血液灌流停止，加重细胞损伤，造成重要器官功能代谢障碍和结构损伤，可出现呼吸困难、少尿或无尿、意识模糊、甚至多器官功能不全或多器官功能衰竭的临床表现。

由于引起休克的病因和始动环节不同，休克三期的出现也不完全遵循循序渐进的发展规律。如失血、失液性休克常从缺血缺氧期开始，逐渐发展；严重感染性休克，可能从微循环衰竭期开始，很快发生DIC和多器官功能衰竭；而严重过敏性休克，由于微血管大量开放和毛

机制动画 休克的发生机制

## 第10章 休 克

细血管壁通透性增加，微循环障碍可能一开始就从淤血性缺氧期开始。由此可见，不同原因和不同程度的休克，体内微循环变化可处在不同阶段。休克微循环的三期变化，既有区别，又相互联系，其间并无明显的界限。表10-1 总结了休克不同时期微循环变化的特征。

知识扩展 低血容量性休克的诊断标准

表10-1 休克不同时期微循环变化的特征

| 休克分期 | 微循环变化特点 |
| --- | --- |
| 微循环缺血期 | 微动脉、前括约肌、微静脉收缩，毛细血管缺血、缺氧，直捷通路及动静脉吻合支开放 |
| 微循环淤血期 | 血管平滑肌反应性下降，微血管收缩性减退，微静脉中白细胞黏着、红细胞聚集、血流淤滞 |
| 微循环衰竭期 | 血管反应性进行性下降；微血管麻痹扩张；毛细血管血流淤滞，出现无复流现象；部分患者可并发 DIC，多器官功能障碍综合征 |

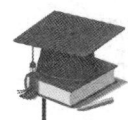

### 案例 10-1

患者男，16 岁，10 天前由 4 米高处不慎坠落，感心慌、出汗 1 小时。患者臀部及左季肋部着地，除受伤部位疼痛外，可以行走。曾到医院检查：P 84 次/分，BP 108/80 mmHg，胸部 X 线透视未见异常，要求回家，医生同意随诊观察，嘱如有不适即返院。1 小时前排便时突感心慌、出冷汗，立即来院。

体格检查：P 120 次/分，BP 80/60 mmHg，神志尚清，面色苍白，四肢发冷，尿量减少，心、肺未见异常，全腹压痛，左上腹为著，伴有轻度肌紧张、反跳痛。移动性浊音（+），肠鸣音 8 次/分。

辅助检查：血红蛋白 80 g/L。

问题：

1．该患者休克的原因是什么？
2．该患者休克处于何种时期？
3．解释患者临床表现的病理生理基础。

案例分析

### 二、细胞分子机制

休克时细胞和器官功能的障碍除了可继发于神经体液因子的作用和微循环障碍以外，也可由休克的原始动因直接损伤所致。研究发现，休克时细胞膜电位的变化可以发生在血压降低和微循环障碍之前；器官微循环灌流恢复后，器官功能仍无好转；而细胞功能的恢复则可促进微循环的恢复，改善细胞功能的药物有抗休克的疗效。随着分子生物学的进展，对休克发病机制的研究逐步深入到分子水平，对休克过程中的细胞信号转导调控和细胞功能损伤机制有了进一步认识，休克发生机制十分复杂，其发生发展与许多细胞分子机制有关。

#### （一）细胞损伤的变化

**1. 细胞膜的变化** 细胞膜是休克时最早发生损伤的部位。损伤的原因有缺氧、ATP 减少、酸中毒、溶酶体酶释放、自由基的脂质过氧化作用等。细胞膜的损伤表现为细胞膜结构和蛋白功能的变化，膜通透性增高，各种离子泵功能障碍，导致水、$Na^+$ 和 $Ca^{2+}$ 内流，$K^+$ 外流，细胞水肿，跨膜电位明显降低。血管内皮细胞水肿可能是引起或加重微循环障碍的重要原因。

**2. 线粒体的变化** 线粒体是细胞氧化磷酸化和能量生成的主要部位。休克时，线粒体

ATP合成减少，细胞能量生成严重不足，导致细胞功能障碍。休克后期线粒体肿胀和线粒体膜电位改变，致密结构与嵴消失，钙盐沉积，最后崩解破坏。线粒体损伤导致呼吸链与氧化磷酸化障碍，能量产生进一步减少，导致细胞死亡。线粒体是细胞凋亡调控的中心。线粒体损伤后，线粒体膜电位降低，细胞色素C大量释放，激活细胞内凋亡蛋白酶Caspase的级联反应，最终导致细胞凋亡。

**3. 溶酶体的变化** 休克时溶酶体损伤释放溶酶体酶，溶酶体酶包括酸性蛋白酶、中性蛋白酶和β葡糖醛酸酶等，其主要危害是引起细胞自溶，溶酶体酶进入循环系统，可损伤血管内皮细胞，降解基底膜，破坏血管平滑肌，增加血管通透性，激活激肽系统、纤溶系统及促进组胺等介质释放等。因此，溶酶体酶的释放加重了休克时微循环障碍，导致组织细胞损伤和多器官功能障碍，在休克发生发展和病情恶化过程中起着重要作用。

（二）细胞损伤的机制

休克时，细胞的原发性损伤可能与下列因素有关：

**1. 炎症介质的作用** 感染性休克，内毒素可以激活单核-巨噬细胞、中性粒细胞和内皮细胞等，产生大量炎症介质，如TNF-α、IL-1、IL-6、PAF等。这些炎症介质可以造成细胞损伤，甚至引起细胞死亡。

**2. 氧自由基的作用** 内毒素等作为休克的动因可以激活单核-巨噬细胞、中性粒细胞和内皮细胞等，产生大量的氧自由基。自由基通过脂质过氧化损伤细胞膜结构、抑制蛋白质功能、破坏核酸及染色体，引起细胞死亡。

**3. 能量代谢障碍和环磷酸腺苷（cAMP）减少** 休克时细胞能量不足，一方面使细胞膜离子泵功能障碍，钠、水内流导致细胞水肿，细胞内$Ca^{2+}$超载；另一方面抑制腺苷酸环化酶，cAMP生成减少，使细胞对某些内分泌激素反应降低，影响细胞代谢，造成细胞损伤，最终可导致细胞死亡。

**4. 细胞死亡** 死亡包括凋亡和坏死两种形式，休克时氧化应激、钙稳态失衡以及线粒体损伤，均可激活凋亡相关基因，导致细胞凋亡。凋亡和坏死既是细胞损伤的一种表现，也是导致器官功能障碍和衰竭的基础之一。

# 第三节 休克对机体代谢和功能的影响

## 一、机体的代谢变化

（一）物质代谢紊乱

休克是以外周循环衰竭为特征的严重病理过程，可导致机体发生严重的代谢失衡和器官功能障碍。休克时糖、脂肪和蛋白质三大物质代谢反应比较复杂。由于微循环严重障碍，出现组织低灌流、细胞缺氧以及线粒体功能障碍。休克时代谢的总体变化为氧耗减少，糖酵解加强，脂肪和蛋白质分解增加，合成减少。表现为一时性高血糖和糖尿，血中游离脂肪酸和酮体增多；蛋白质分解增加，血浆氨基酸含量增高，尿氮排泄增多，出现负氮平衡。然而部分感染性休克可能出现高代谢状态（hypermetabolism）。这些物质代谢变化及高代谢的出现，与休克状态下代谢活动的重新调整有关，如儿茶酚胺、生长激素、皮质激素和胰高血糖素分泌增多，胰岛素分泌减少。

（二）电解质与酸碱平衡紊乱

**1. 代谢性酸中毒** 休克时微循环障碍及组织缺氧，线粒体氧化磷酸化受抑制，葡萄糖无氧酵解增强及乳酸增多。同时，由于肝、肾功能受损，葡萄糖转化和乳酸排除障碍，导致高乳酸血症和代谢性酸中毒。同时酸中毒可降低心肌收缩力和血管平滑肌对儿茶酚胺的反应性，减少心排血量和降低血压。酸中毒可损伤血管内皮，激活溶酶体酶，诱发 DIC，进一步加重微循环紊乱和器官功能障碍。

**2．呼吸性碱中毒** 休克早期由于创伤、出血、感染等刺激作用引起呼吸加快，肺通气量增多，$PaCO_2$ 下降导致呼吸性碱中毒。它发生于血压下降和血中乳酸盐增高之前，可作为早期休克的诊断指标之一。碱中毒可减少脑血流和影响心功能。休克后期由于肺功能出现障碍，还可导致呼吸性酸中毒，与代谢性酸中毒一起使机体处于混合型酸中毒状态，从而加重了酸碱平衡紊乱。

**3．高钾血症** 大面积组织损伤引起的创伤性休克，细胞损伤破裂等将释放大量 $K^+$ 入血；缺氧导致的酸中毒可引起细胞内外阳离子交换的变化，$K^+$ 移出细胞明显增多；细胞膜上钠泵功能障碍加重了 $K^+$ 在细胞外的滞留；肾缺血肾小球滤过率下降，$K^+$ 排泌明显减少，足以抵消由于有效循环血量减少、醛固酮分泌引起的保钠排钾作用，也促使 $K^+$ 在体内的滞留。

## 二、器官功能的变化

休克时各器官功能均可发生改变，其中最易受累的器官是肺、肾、心、脑和肝，特别是发生在肺、肾、心的功能衰竭，称为休克的三大危症。休克患者常因某个或数个重要器官发生功能障碍甚至衰竭而死亡。

### （一）肺功能的改变

据统计，急性呼吸衰竭约占休克死因的 1/3，是休克致死的主要原因。休克早期微循环缺血、缺氧，呼吸中枢兴奋，呼吸加深、加快，通气过度，可导致低碳酸血症和呼吸性碱中毒；继之，由于交感-肾上腺髓质系统兴奋和血管活性物质的作用，可使肺血管阻力升高。休克进一步发展时，通过中性粒细胞、肺泡巨噬细胞、补体、氧自由基以及炎症介质等作用，气血屏障（肺泡-毛细血管膜）弥漫性损伤，导致通透性增高，引起急性肺损伤（acute lung injury，ALI），进而发生急性呼吸窘迫综合征（acute respiratory distress syndrome，ARDS）。患者突发进行性呼吸困难、顽固性低氧血症和严重发绀，常因急性呼吸衰竭而死亡。

### （二）肾功能的变化

休克时肾是最易受损的器官之一。各类休克常伴发急性肾衰竭（acute renal failure，ARF），称为休克肾（shock kidney）。临床表现为少尿、无尿，同时伴有氮质血症、高钾血症和代谢性酸中毒。但是，近年来发现非少尿型肾衰竭的发病率增高，其尿量并无明显减少，对休克患者应通过血清肌酐和尿素氮水平增高及时诊断；否则，发展至器质性肾衰竭，常成为休克难治的重要因素。

休克早期并发肾功能的变化大多为功能性，变化可逆。一旦休克逆转，血压恢复，肾血流量和肾功能即可恢复正常，尿量也随之恢复正常，故尿量变化是临床判断休克预后和疗效的重要指标。休克持续时间较长或病情严重时，由于持续肾缺血和严重肾低灌流，以及微血栓形成、炎症介质作用等，引起肾小管上皮细胞坏死，发生器质性肾衰竭。

### （三）心功能的变化

除心源性休克有原发性心功能障碍外，其他各型休克也可引起心功能改变。休克早期由于血液重新分布，能够维持冠状动脉血流量，对心泵功能影响不明显。随着休克进展，心泵功能障碍，甚至出现急性心力衰竭。其主要发生机制包括：①冠状动脉血流量减少和心肌耗氧量增加：由于休克时血压降低，以及心率加快所引起的心室舒张期缩短，使冠脉灌流量减少和心肌供血不足；心率加快和心肌收缩力增强使心肌耗氧量增加，更加重了心肌缺氧；②休克时出现酸中毒和高钾血症，酸中毒导致心肌收缩力减弱；高钾血症使心律失常，导致心排血量下降；③休克晚期心肌微血管内 DIC 形成，引起局灶性心肌坏死，致使心肌收缩力减弱；④休克时炎症介质增多，损伤心肌细胞；⑤细菌感染或出现肠源性内毒素血症时，内毒素也可直接或间接损伤心肌细胞，抑制心功能。当心功能降低时，心排血量进一步减少，更促进休克的发展。心功能不全是休克恶化的重要因素之一，可使循环障碍进一步加重。

#### （四）脑功能的变化

休克早期，通过血液重新分布和脑循环自身调节，可暂时维持脑的血液供应，除因应激反应有兴奋性升高、烦躁外，无明显的脑功能障碍。休克进一步发展，使心排血量减少和血压降低，当平均动脉压低于 50 mmHg 时，脑血流量明显降低，发生缺氧。严重的缺氧和酸中毒，引起脑的微血管内皮细胞和小血管周围的神经胶质细胞肿胀，致脑微血管狭窄或阻塞，脑血液灌流更加减少。如果脑发生 DIC，脑血管内可有微血栓形成和出血。大脑皮质对缺氧极为敏感，当缺氧逐渐加重，患者神志由兴奋转为淡漠，甚至发生抽搐和昏迷。缺氧、酸中毒还可使脑血管壁通透性增高，导致脑水肿和颅内高压，严重者形成脑疝。脑疝如压迫延髓生命中枢，可迅速导致患者死亡。

#### （五）肝功能的变化

休克时由于肝缺血、淤血和 DIC 等原因，引起肝功能障碍，而肝功能受损时，肝细胞能量代谢障碍，生物转化和解毒功能降低，乳酸蓄积加重酸中毒，炎性细胞因子产生，以及单核吞噬细胞系统功能降低等，可进一步诱发 DIC、肠源性感染及细胞损伤，使休克不断恶化。

#### （六）胃肠道功能的变化

休克时胃肠道功能的变化主要为应激性溃疡和出血。休克早期有效循环血量减少，机体因代偿而血液重新分布，胃肠微血管痉挛导致缺血，继而引起肠壁淤血水肿，甚至坏死。此外，由于胃肠肽和黏蛋白对胃肠黏膜的保护作用减弱，使胃肠黏膜糜烂或形成应激性溃疡。严重的胃肠功能改变可通过黏膜屏障作用减弱、细菌或毒素移位等进一步使休克恶化。

#### （七）器官功能障碍综合征

近年来，随着器官支持疗法的发展，休克所致的单个器官功能衰竭的存活率明显提高，休克严重时可同时或相继出现两个或两个以上的器官功能障碍或衰竭，称多器官功能障碍综合征（multiple organ dysfunction syndrome，MODS）或多系统器官衰竭（multiple systemic organ failure，MSOF），MODS 或 MSOF 是休克患者死亡的重要原因（见第 17 章）。

## 第四节　休克防治的病理生理基础

休克的防治均应在去除病因的前提下采取综合措施，以支持生命器官的微循环灌流和防治细胞损害为目的，并监测临床重要指标，为临床治疗提供依据。

创伤和感染是休克发生的最常见原因，对创伤和感染的早期处理可以有效预防休克的发生，如及时止血、止痛、控制感染、恢复血容量等。

对休克患者积极实施治疗，医生必须熟悉休克患者的临床征象、分期，对患者发生休克的危险性有充分认识。改善微循环，恢复有效循环血量，尽快恢复组织的氧供以保护细胞和器官功能是治疗的中心环节。

#### （一）补充血容量

各种类型休克共同的发病基础是微循环灌流量减少。因此，补充血容量是提高心排血量和改善组织灌流量的根本措施。微循环缺血期要尽早、尽快补液，以降低交感-肾上腺素髓质系统兴奋性，缓解微循环前阻力血管收缩程度，提高微循环灌流量，防止休克进一步加重。微循环淤血期输液原则是"需多少，补多少"，补液量应大于失液量。但应注意不要超量输液，否则输液过多、过快将会导致肺水肿，诱发心力衰竭，甚至造成水中毒。

#### （二）合理使用血管活性药物

血管活性药物包括缩血管药物和扩血管药物。一般休克早期，需选择性地扩张微血管以减少微血管的过度代偿（强烈收缩）；休克后期，可选用血管收缩剂，具有轻度选择性收缩作用，特别是作用于肌性小静脉或微静脉后可防止容量血管的过度扩张。对于失血性休克，只有对失血已终止、液体复苏完成后仍然有低血压的患者，才考虑使用血管活性药物，而对于特殊类型的休克，如过敏性休克和神经源性休克，使用缩血管药物是最佳选择。

### （三）改善心功能

加强心泵功能可以改善微循环和增加灌流量。适当控制输液，减少心脏的前负荷，降低外周阻力，减轻心脏的后负荷，这些措施在一定程度上有加强心功能的作用。

知识扩展 血管扩张药的临床应用

### （四）治疗 DIC

由于 DIC 病情复杂，治疗的首要目标是要恢复体内正常的凝血和抗凝血活性之间的平衡，具体原则包括：①治疗原发病和改善微循环：休克时有效控制感染，及时清创，预防 DIC，终止促凝物质入血，及时纠正微循环障碍，改善组织灌流；②恢复凝血和纤溶的正常动态平衡：为了防止血小板和各种凝血因子的进一步消耗，抑制微血栓的形成，重建正常的凝血和抗凝血的平衡是 DIC 治疗的重要原则，其中包括合理适时地使用抗凝和抗纤溶药物，治疗持续性凝血和过度纤溶，以便恢复正常的凝血与纤溶的平衡。

### （五）纠正酸中毒

休克时缺血、缺氧必然导致乳酸性酸中毒。及时补碱、纠酸不仅可以纠正微循环的紊乱，还可以减轻酸中毒对细胞的损伤，并通过减少 $H^+$ 与 $Ca^{2+}$ 的竞争而增强血管活性药物的疗效，加强心肌收缩力。

### （六）拮抗炎症介质

炎症介质在休克发病中的作用非常复杂且相互依赖，有一些因子参与机体代偿防御反应，不能一概加以清除。因此，提倡免疫调节治疗。对于全身炎症反应综合征的患者，由于他们处于高炎症时期，因此需要进行拮抗促炎因子治疗，而处于免疫抑制或免疫麻痹的患者需要进行免疫重建和免疫刺激治疗。在拮抗炎症介质的治疗中，正在寻找新的治疗靶点，包括产生多种炎症介质的共同信号转导通路，从而阻止多种炎症介质的生成。

同时，对休克患者要给予营养支持，确保热量平衡；对危重患者，应行代谢支持，确保正氮平衡，加强对患者的整体保护。为防止肠道屏障作用降低导致的肠源性内毒素/细菌移位对全身的危害，尽量缩短禁食时间，通过鼻饲和经口摄食，以维持和保护肠黏膜屏障功能。为防止高代谢带来的自耗，特别是支链氨基酸的大量氧化，应提高蛋白质和氨基酸摄入量，提高缬氨酸等支链氨基酸的比例，从而促进肝利用氨基酸合成蛋白质，并减少芳香族氨基酸和含硫氨基酸对器官的损害。随着对线粒体功能变化在休克发展过程中作用的认识，近年提出了监控线粒体功能以及防止线粒体功能紊乱的新思路。

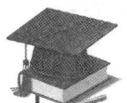

**案例 10-2**

患者女，56 岁，工人。因咳嗽、气促、发热 6 天，全身散在出血点 1 天入院。患者 6 天前出现咳嗽、流涕，体温 38.7～39.7℃。1 天前病情加重，咳黄色脓痰，呼吸急促，口唇发绀，四肢湿冷，双下肢出现散在出血点，入院就诊，门诊以"肺炎"收入院。患者曾患"慢性支气管炎"十余年。

体格检查：体温 36.5℃，脉搏 100 次/分，呼吸 35 次/分，血压 75/55 mmHg。神志欠清楚，嗜睡。全身散在出血点及瘀斑。呼吸急促，口唇发绀，双肺呼吸音粗糙，两侧中下肺可闻及湿啰音。脉搏细速，心律齐，未闻及病理性杂音。腹软，肝脾未肿大，双肾区无叩痛，尿量减少。

## 案例 10-2

实验室检查：血常规：WBC $16 \times 10^9$/L，N 0.92，L 0.08，Hb 110g/L。痰培养、血培养提示革兰氏阴性杆菌感染。活化部分凝血活酶时间 56.8 s（↑），凝血酶原时间 16.4 s（↑），凝血时间 35.9 s（↑），血浆纤维蛋白 1.4 g/L（↓），D-二聚体大于 0.9 mg/L（↑），3P 试验（++）。

患者入院后给予抗生素控制感染，葡萄糖盐水扩充血容量，纠正酸中毒，应用血管活性药物，肝素静脉注射等治疗。经治疗后，患者血压恢复正常，面色红润，尿量增多，未见新的出血点，双肺啰音减少，全身出血点逐渐消退，2 周后病愈出院。

问题
1. 患者是否发生休克？原因是什么？
2. 患者出现哪些病理过程？机制是什么？
3. 应如何进行治疗？

## 小 结

休克是指在多种强烈损害性因素的作用下，有效循环血量急剧降低，使组织微循环血液灌流量严重不足，导致细胞损伤，重要器官功能障碍、代谢紊乱和结构破坏的急性病理过程。休克的发病机制尚未完全阐明，目前认为休克的发生有微循环障碍以及神经、体液、细胞、分子机制和炎症反应等多个环节参与。休克早期微循环缺血，组织缺血缺氧，交感神经兴奋引起的微循环改变对机体有一定的代偿意义。休克进展期微循环淤血，组织淤血缺氧，病程由代偿逐渐向失代偿发展。休克晚期微循环衰竭，可发生 DIC，细胞损伤，器官功能严重障碍。休克的发生发展与许多细胞分子机制密切相关。感染、创伤性休克可显著刺激炎症细胞活化，促炎症介质异常增多，大量炎症因子生成，促炎-抗炎介质平衡失调，抑制免疫功能，增加机体的感染易感性，最终导致多器官功能障碍，特别是肺、肾、心功能衰竭，称为休克的三大危症。休克的防治应在去除病因的前提下采取综合措施，通过补充血容量、合理使用血管活性药物、改善心功能和治疗 DIC，改善微循环灌流，同时改善细胞代谢，减轻细胞损伤，应用炎症介质的拮抗剂，阻止多种促炎因子的生成，并不断检测临床重要指标，为临床治疗提供依据。

## 思考题

1. 休克早期微循环改变有何代偿意义？
2. 休克进展期微循环改变会产生什么后果？
3. 为什么 DIC 使休克病情加重？
4. 非心源性休克发展到晚期为什么会引起心力衰竭？

（林 岩）

# 第11章 弥散性血管内凝血

学习目标

弥散性血管内凝血 (disseminated intravascular coagulation, DIC) 是指在多种致病因子作用下，凝血因子和血小板被激活，大量促凝物质入血，进而微循环中形成广泛的微血栓，同时或继发纤维蛋白溶解功能亢进，从而出现出血、多器官功能障碍、休克及溶血性贫血的病理过程。近年来，随着对 DIC 发生机制的深入研究，发现微血管体系损伤在 DIC 发生过程中起着重要作用，因此，DIC 的新概念由此产生。新概念认为 DIC 是在许多疾病基础上，以微血管体系损伤为病理基础，凝血系统被激活，导致全身微血管血栓形成，凝血因子大量消耗并继发纤溶亢进，引起全身出血及微循环衰竭的临床综合征。

由于 DIC 的发病机制和临床表现比较复杂，既往对其命名各异。如，因 DIC 时血液凝固性降低是继发于凝血因子大量消耗之后，因此被称为"消耗性凝血病"(consumption coagulopathy)。大多数 DIC 患者血浆中纤维蛋白因大量消耗而降低，DIC 又被称为"去纤维蛋白综合征"(defibrination syndrome)。DIC 时先有微血栓大量形成，后又因继发性纤维蛋白溶解亢进，DIC 还被称为"消耗性血栓出血性疾病"(consumptive thrombus hemorrhagic disease) 等等。这些名称均源于从不同角度对同一病理过程的命名，目前广泛使用的还是"弥散性血管内凝血"一词，简称 DIC。

DIC 并非独立的疾病，是多种原发疾病的中间病理环节，是一种危重的临床综合征。急性重症 DIC 往往病情进展迅速，若不积极进行救治，预后凶险。

## 第一节 弥散性血管内凝血的病因与诱因

### 一、DIC 的病因

DIC 的常见病因见表 11-1。

**表11-1 DIC的常见病因**

| 类型 | 所占比例 | 主要疾病 |
| --- | --- | --- |
| 感染性疾病 | 31% ~ 43% | 革兰氏阴性或阳性菌感染、败血症等，病毒性肝炎、流行性出血热、病毒性心肌炎等，寄生虫或立克次体感染等 |
| 肿瘤性疾病 | 24% ~ 34% | 白血病、淋巴瘤、前列腺癌、胰腺癌等 |
| 病理产科 | 4% ~ 12% | 羊水栓塞、宫内感染、宫内死胎、子痫及先兆子痫、子宫破裂、胎盘早剥、妊娠期急性脂肪肝和前置胎盘等 |
| 创伤及手术 | 1% ~ 5% | 大面积烧伤、严重挤压伤、骨折等，脑、前列腺、胰腺、子宫及胎盘等部位的手术 |
| 严重中毒或免疫反应 | | 药物中毒、输血反应、移植排斥反应、毒蛇咬伤等 |

续表

| 类型 | 所占比例 | 主要疾病 |
|---|---|---|
| 其他 | | 恶性高血压、巨大血管瘤、急性胰腺炎、肝衰竭、溶血性贫血、急进性肾炎、糖尿病酮症酸中毒、系统性红斑狼疮、中暑、脂肪栓塞、放疗、化疗等 |

## 二、DIC 的诱因

### （一）单核-吞噬细胞系统功能受损

体内的单核-吞噬细胞系统可吞噬、清除进入血液的凝血酶、纤维蛋白颗粒及内毒素等促凝物质，也可清除纤溶酶、纤维蛋白（原）降解产物（fibrin degradation product，FDP）等抗凝物质，对调节凝血-抗凝血平衡有一定作用。当这一功能严重障碍或由于大量吞噬了某些物质而使其功能"封闭"时，则可促进 DIC 发生。如严重的肝脾疾病、多种慢性病、长期大量应用糖皮质激素等均可不同程度降低单核-吞噬细胞功能，而大量坏死组织、细菌等吞噬物可"封闭"单核-吞噬细胞系统的吞噬功能，使机体凝血-抗凝血失衡，容易诱发 DIC。如全身性 Shwartzman 反应时，由于第一次注入小剂量内毒素，使单核吞噬细胞系统"封闭"，第二次注入内毒素则易引起 DIC。

### （二）肝功能障碍

肝细胞不仅可合成多种凝血因子、抗凝物质和纤溶酶原，还可灭活多种活化的凝血因子。肝功能严重障碍时，可使机体凝血、抗凝、纤溶过程失调，容易诱发 DIC。可能的机制为：①损伤的肝细胞释放大量组织因子；②肝产生蛋白 C（protein C，PC）、AT-Ⅲ及纤溶酶原等抗凝物质减少，血液处于高凝状态；③致肝损伤因素可损伤血管内皮细胞，激活内源性凝血系统；④肝的单核-吞噬细胞系统的吞噬功能显著下降。

### （三）血液高凝状态

临床上因血液高凝状态诱发 DIC 最常见于妊娠和酸中毒。

妊娠 3 周开始，孕妇血液中多种凝血因子和血小板逐渐增多，抗凝物质减少，纤溶活性降低，到妊娠末期最为明显。加之一些妊娠并发症的发生，如酮症酸中毒、重症妊娠高血压综合征等导致的血流动力学异常，均可促进 DIC 的发生。因此，产科意外（如宫内死胎、胎盘早剥、羊水栓塞等）时 DIC 的发生率较高。

酸中毒可使 DIC 的发生率增加 3~4 倍。酸中毒是 DIC 的原因，可损伤血管内皮细胞，启动凝血系统，引起 DIC 的发生。另一方面，在酸性条件下，肝素的抗凝活性减弱、凝血因子活性增强、血小板聚集性也增加，血液处于高凝状态，容易诱发 DIC。

### （四）微循环障碍

休克是机体有效循环血量急剧减少所致的急性循环衰竭，其主要病理变化就是微循环障碍。休克可以是 DIC 的重要临床表现之一，也可以是 DIC 发生的重要诱因。休克引起 DIC 的可能机制有：①血流动力学紊乱，易出现血流缓慢、淤滞，甚至呈淤泥状；②组织细胞和血管内皮细胞发生缺氧性损伤，启动凝血系统；③休克时的酸中毒启动凝血系统、增强血液凝固性；④肝、肾等脏器的低灌流状态，无法及时清除某些凝血因子或纤溶产物；⑤休克时的多种血管活性物质可增强血管壁的通透性，引起血液浓缩、血黏度增大。

### （五）其他

不恰当地应用纤溶抑制剂如氨基己酸（6-aminocaproic acid，EACA）、氨甲苯酸（paminomethyl benzoic acid，PAMBA）等药物造成纤溶系统的过度抑制，一旦有较强激活凝血系统的因素出现（如严重感染、创伤等），即可促进 DIC 形成。

# 第二节 弥散性血管内凝血发生与发展的机制

正常机体的凝血与抗凝血功能处于动态平衡。DIC 是机体凝血与抗凝血平衡紊乱的一种重要表现，其发病机制极为复杂，至今仍未能完全阐明。目前认为，各种病因引起 DIC 的发病机制可总结为以下几个方面。

## 一、凝血系统强烈激活

凝血系统活化具有级联反应和正反馈调节的特征。引起 DIC 发生的各种疾病通过不同的机制引起相关凝血因子的活化，再通过凝血级联反应的正反馈放大和（或）抗凝作用相对或绝对的降低，引起过度的凝血反应。

### （一）血管内皮细胞损伤

严重感染时的病原微生物、强烈免疫反应生成的抗原-抗体复合物、持续广泛的组织缺血缺氧和酸中毒、大量颗粒物质入血等，都能强烈刺激和损伤血管内皮细胞，尤其是毛细血管和微静脉。血管内皮细胞损伤可引起如下效应：①内皮下带负电荷的胶原暴露后可激活血浆中Ⅻ因子，启动内源性凝血系统，同时激活激肽和补体系统，促进 DIC 发生；②损伤的血管内皮细胞可表达、释放组织因子，启动外源性凝血系统；③血管内皮细胞受损，其抗凝作用减弱，NO、$PGI_2$、二磷酸腺苷（adenosine diphosphate，ADP）酶等产生减少，抑制血小板黏附、聚集的功能降低。同时内皮下胶原的暴露可使血小板的黏附、活化和聚集性增强。

### （二）严重组织损伤

在外科大型手术、严重或广泛创伤、产科意外、感染、肿瘤溶解或实质性脏器坏死等情况下，均可导致组织因子或类似物释放入血，激活外源性凝血系统。此外，蛇毒等外源性物质亦可激活此凝血途径，或直接激活因子X及凝血酶原。急性坏死性胰腺炎时大量入血的胰蛋白酶也可激活凝血酶原。

### （三）血细胞大量破坏，血小板活化

**1. 红细胞的大量破坏** 异型输血、疟疾、阵发性睡眠性血红蛋白尿等，血液中红细胞大量破坏，可释放大量 ADP，促进血小板黏附、聚集等，使凝血过程增强。红细胞膜磷脂则可浓缩并局限Ⅶ、Ⅸ、Ⅹ及凝血酶原等凝血因子，导致大量凝血酶生成，促进 DIC 的发生。

**2. 白细胞的破坏或激活** 急性早幼粒细胞白血病患者，在化疗、放疗等致白细胞大量破坏时，释放组织因子样物质，促进 DIC 的发生。血液中的单核细胞、中性粒细胞在内毒素、IL-1、TNF-α 等刺激下，可诱导表达组织因子，从而启动凝血反应。

**3. 血小板的活化** 凡是血管内皮损伤、血流切变应力改变、某些药物和各种疾病（如系统性红斑狼疮）都可导致血小板功能亢进，活性增强，从而促进血栓形成。

知识拓展 凝血系统简介

## 二、抗凝系统功能抑制

### （一）抗凝血酶减少

血浆中的抗凝血酶Ⅲ（antithrombin，AT-Ⅲ）为凝血酶最重要的抑制物。严重感染时 AT-Ⅲ明显减少，具体机制为：①因中和产生的凝血酶而被消耗；②被活化的中性粒细胞释放的弹性酶降解；③肝合成 AT-Ⅲ不足。

### （二）蛋白 C 系统功能障碍

蛋白 C 系统具有抗凝和纤溶双重作用。肝细胞合成蛋白 C，血管内皮细胞产生血栓调节蛋白。肝细胞及血管内皮细胞的损伤可严重降低蛋白 C 系统的抗凝功能。

知识拓展 抗凝血系统简介

### （三）血管舒缩性和血液流动性的改变

在原发病和不同诱发因素作用引起 DIC 的过程中，常存在交感-肾上腺髓质系统兴奋和（或）局部血管舒缩调节活性的改变，后者与微血管内皮细胞损伤使 NO 和 $PGI_2$ 产生减少、内皮素生成增加有关。血小板活化产生的血栓素 $A_2$（thromboxane $A_2$，$TXA_2$）、血小板活化因子（platelet-activating factor，PAF）、组胺和缓激肽，也可引起血管壁通透性增大，局部血液黏度增加。由于微血管和血流状态的变化，无论是血管收缩、血流减少，还是血管舒张、血流淤滞，都不利于促凝物质和活化凝血因子从局部清除，反之却有利于纤维蛋白在局部的沉积和微血栓形成。

## 三、继发性纤溶激活

知识拓展 纤维蛋白溶解系统简介

DIC 发生和发展过程中，随着凝血活性的增强，纤溶系统活性也相继进行性增强，故称为继发性纤溶功能亢进。随着凝血系统的启动，纤溶系统可被多条反馈通路激活：①凝血过程中形成的凝血酶、激肽释放酶、Ⅺa、Ⅻa 等可激活纤溶酶原；②凝血过程中产生的纤维蛋白、缓激肽可刺激正常和轻度损伤的血管内皮细胞分泌释放 t-PA；③血管内凝血引起组织缺氧性损伤，存在于某些含腺体组织（卵巢、子宫、肾上腺等）中的纤溶酶原被激活形成纤溶酶。

继发性纤溶亢进在促进 DIC 由早期高凝转入后期低凝过程中起着关键的作用。纤溶系统激活后产生的纤溶酶可使纤维蛋白（原）降解为纤维蛋白（原）降解产物（fibrin or fibrinogen degradation product，FDP）。FDP 有抗凝作用，还可激活激肽和补体系统，产生扩血管物质，使微循环血管扩张，通透性增强。另外，纤溶酶是血浆中活性最强的蛋白酶，但特异性较低，除降解纤维蛋白外，还能水解凝血因子Ⅱ、Ⅴ、Ⅷ和Ⅻ等，使凝血功能障碍。

随着继发性纤溶的激活，凝血因子进一步减少，血液抗凝活性增强，血管床容积扩大、微血管壁通透性增强，这些都与 DIC 出血及休克等临床表现密切相关。

## 四、细胞因子释放

知识拓展 免疫微血栓简介

在 DIC 的发生发展过程中，大量血小板、白细胞及免疫细胞被活化，多种细胞因子释放入血，参与了凝血与纤溶紊乱。

### （一）白介素-1（interleukin-1，IL-1）

实验性菌血症与内毒素血症时，血清 IL-1 浓度增高。IL-1 是一种非常强烈的组织因子表达增效剂。

### （二）白介素-6（interleukin-6，IL-6）

IL-6 能介导凝血过程的活化，输入抗 IL-6 单抗，可使内毒素诱导的凝血活化完全消除。

### （三）肿瘤坏死因子-α（tumour necrosis factor-α，TNF-α）

细菌性败血症时，革兰氏阴性菌产生的脂多糖（LPS）能够刺激 TNF-α 的释放。适量的 TNF-α 能促进细胞增殖和分化，调节免疫功能。但过度生成将触发一系列不可控制的全身炎症反应，引起抗凝机制受抑和纤溶系统受损，最终导致感染性休克和 DIC。

# 第三节　弥散性血管内凝血的分期与分型

## 一、DIC 的分期

根据 DIC 的病理生理特点及发展过程，典型的 DIC 可分为以下三期：

## （一）初发性高凝期

此期为 DIC 的早期改变，主要病理生理变化为血小板活化、黏附、聚集并释放大量血小板因子，凝血酶及纤维蛋白大量形成，血液呈高凝状态。微循环中形成广泛微血栓。

## （二）消耗性低凝期

随着广泛性微血栓的形成和纤溶系统的激活，大量凝血因子和血小板被消耗和（或）被纤溶酶降解，血液呈低凝状态，凝血障碍渐趋明显，有出血倾向，凝血酶原时间（PT）显著延长，血小板和多种凝血因子水平低下。此期持续时间较长，常构成 DIC 的主要临床表现及实验室检测异常。

## （三）继发性纤溶亢进期

多出现在 DIC 后期，但亦可出现在凝血过程激活的同时。此期凝血过程逐渐减弱，纤溶活性继发性增强，产生大量纤溶酶，使微血栓和多种凝血因子被水解，生成的纤维蛋白降解产物（FDP）具有较强的抗凝作用。此期，DIC 患者出血表现十分明显。

此期继发性纤溶亢进发生的具体机制有：①活化的Ⅻ因子可激活纤溶系统；②纤维蛋白可刺激某些器官（如肺、前列腺、肾等）毛细血管内皮细胞表达释放组织型纤溶酶原激活物（tPA），进而激活纤溶系统；③凝血过程中形成的大量凝血酶亦可激活纤溶酶原，从而大大加强纤溶过程。

应当指出，DIC 的发生发展是一个动态过程，微血栓形成与微血栓溶解在时相上并不能截然分开，即使较为典型的 DIC，三期之间也可能存在交错与重叠。

## 二、DIC 的分型

### （一）按病情发展速度分型

**1. 急性型 DIC** 可在几小时或 1～2 天内发生，病情凶险，进展迅速，临床表现明显。常见于严重感染、血型不合的输血、严重创伤、移植后急性排异反应等。

**2. 亚急性型 DIC** 在数天内逐渐形成，常见于恶性肿瘤转移、胎死宫内等，其临床表现介于急性型和慢性型之间。

**3. 慢性型 DIC** 病程较长，机体有一定的代偿时间和能力，单核-吞噬细胞系统的功能也较健全，各种异常表现均轻微或不明显，往往在尸解后做组织病理学检查时才被发现。常见于恶性肿瘤、胶原病、慢性溶血性贫血及慢性肝病等。

### （二）按机体的代偿情况分型

在 DIC 发生发展过程中，凝血因子与血小板不断消耗，但是骨髓和肝可通过增加血小板和凝血因子的生成而发挥代偿作用。根据凝血物质的消耗与代偿性生成增多之间的对比关系，可将 DIC 分为以下三型：

**1. 代偿型** 凝血因子与血小板的消耗与生成之间基本保持平衡状态。主要见于慢性 DIC。此型患者可无明显临床表现或仅有轻度出血和血栓形成，易被忽视。

**2. 失代偿型** 凝血因子和血小板的消耗超过生成。主要见于急性 DIC。此型患者出血及休克等表现明显。

**3. 过度代偿型** 机体代偿功能较好，凝血因子和血小板的生成迅速，甚至超过其消耗量。因此有时出现纤维蛋白原等凝血因子暂时升高的表现。主要见于慢性 DIC 或 DIC 恢复期。此型患者出血或血栓栓塞的表现可不明显，但在致病因子的性质和强度发生改变时，也可转化为典型的失代偿型。

# 第四节 弥散性血管内凝血的主要临床表现

DIC 的临床表现复杂多样，可因原发病、DIC 类型、分期不同而有较大差异，轻者无任何临床表现，重者病情危险，死亡率高。如图 11-1，其中尤以出血及休克最为突出。

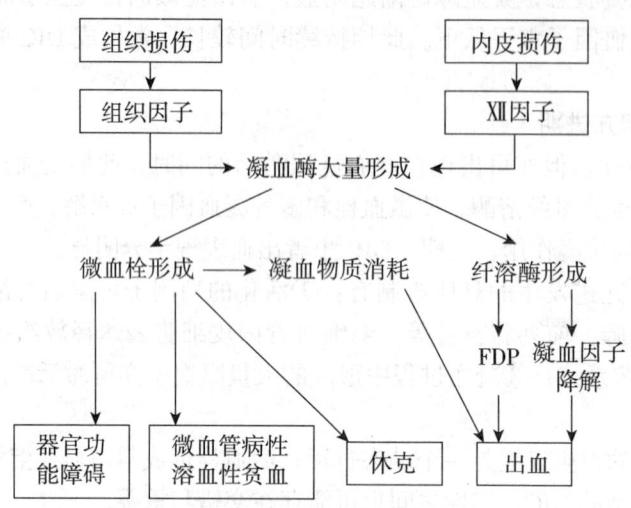

**图 11-1　DIC 的临床表现及其机制**

机制动画 DIC 的临床表现及其机制

### （一）出血

出血是 DIC 最常见的临床表现。有 30%~80% 的 DIC 患者以不同程度出血为初发表现。特点为自发性、多发性出血，且无法用原发疾病进行解释。常表现为皮肤的点、片状出血和手术切口部位渗血不止，或注射部位针孔发生大片皮下瘀斑。其次为某些内脏出血，表现为呕血、咯血、尿血或阴道流血不止，严重者可发生颅内出血。重要脏器出血是 DIC 患者致死的主要原因。DIC 患者出血的机制可能与下列因素有关。

**1. 多种凝血因子和血小板被消耗而减少**　广泛微血栓的形成消耗了大量凝血因子和血小板，特别是纤维蛋白原、凝血酶原以及因子 XIII、IX、X 等。DIC 的某些病因可直接导致血小板损伤，或 DIC 进展过程中血小板黏附、聚集，形成微血栓，均可致循环血液中血小板进行性减少，进而引起凝血功能障碍。

**2. 继发性纤溶亢进**　随着微血栓的形成，纤溶系统相继被多种物质激活，导致循环血中纤溶酶明显增多。纤溶酶是一种活性较强的蛋白酶，不但能降解纤维蛋白，使已形成的微血栓溶解，还能水解包括纤维蛋白原在内的多种凝血因子，如因子 V、VIII 和凝血酶原等，使血液中凝血物质进一步减少，引起凝血功能障碍，导致血管损伤部位再出血。

**3. 纤维蛋白（原）降解产物的形成**　纤溶酶产生后，可将纤维蛋白原分解形成的 A、B、D、E、Y 等片段，将纤维蛋白分解形成的 X'、Y'、D'、E' 及各种二聚体、多聚体等片段，统称为纤维蛋白（原）降解产物（FDP）。FDP 具有强烈的抗凝血作用：①抑制血小板黏附、聚集，大多数降解片段有此作用；② Y、E 片段具有抗凝血酶作用；③ D、X、Y 片段具有抑制纤维蛋白交联聚集的作用；④增加毛细血管壁通透性，促进血浆渗出。血液 FDP 大量增多，使患者出血症状加重。

各种 FDP 片段检查在 DIC 的诊断中具有重要意义。其中主要有 D- 二聚体检查和"3P"试验（图 11-2）。

（1）D- 二聚体检查：D- 二聚体（D-dimer，DD）是纤溶酶分解纤维蛋白多聚体的产物，仅在继发性纤溶亢进时出现。原发性纤溶亢进时，因血中没有纤维蛋白多聚体形成，故 D- 二聚体并不增高。因此，D-二聚体是反映继发性纤溶亢进的重要指标。

（2）"3P"试验：即血浆鱼精蛋白副凝试验（plasma protamine paracoagulation test，"3P"试验）。FDP 中的 X 片段等可以和纤维蛋白单体（FM）形成可溶性纤维蛋白单体复合物，阻断 FM 之间的聚集。受检血浆加入鱼精蛋白，可将复合物中的 FM 及 X 片段分离开来，游离的 FM 又自行聚合成肉眼可见的凝胶状物析出，此即为阳性反应结果。主要反映血液中有无 FDP，患者呈阳性反应。

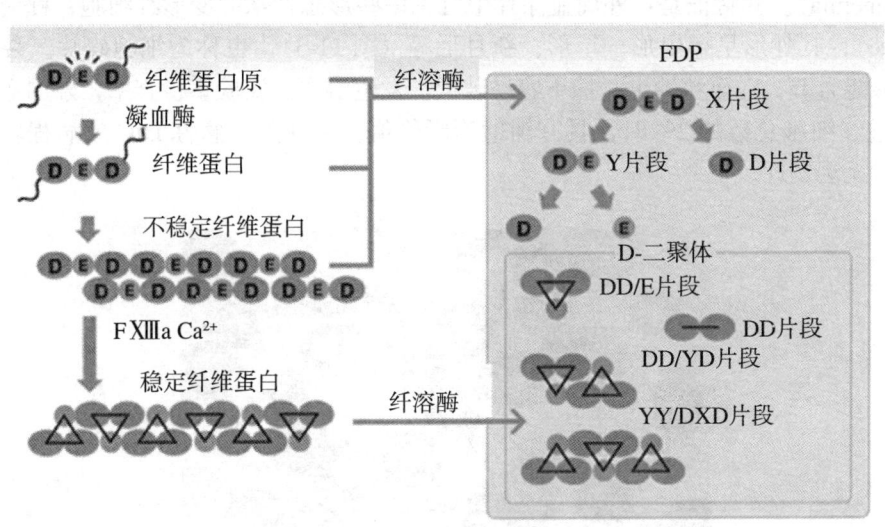

图 11-2　FDP 和 D-二聚体的形成

**4. 微血管舒张，血管壁通透性增加**　DIC 时，大量微血栓形成、休克、缺氧、酸中毒等均可损伤微血管内皮细胞，引起血管壁通透性增加。另外，激活的血小板和白细胞释放出的多种细胞因子，纤溶亢进时微血栓溶解致血流再灌注生成的自由基，随凝血系统激活而相继活化的激肽、补体系统生成的多种血管活性物质和细胞损伤性体液因子等，都可加重微血管的扩张和损伤，是出血发生的血管结构基础。

但是，出血不是 DIC 患者必须具备的临床表现，如慢性代偿型 DIC。

### （二）休克

DIC（特别是急性 DIC）常伴有休克。此类休克表现为一过性或持续性血压下降，早期即出现肾、肺、脑等器官功能不全表现，常伴严重广泛的出血，但休克程度与出血量常不成比例。顽固性休克是 DIC 病情严重、预后不良的征兆。DIC 和休克可互为因果，形成恶性循环。

DIC 时易发生休克的具体机制有：①毛细血管和微静脉中大量微血栓形成，回心血量明显减少；②广泛出血使血容量丢失，有效循环血量减少；③心肌受累发生结构损伤和功能障碍，心排血量减少；④DIC 的形成过程中，凝血因子Ⅻ的激活，可相继激活激肽系统、补体系统和纤溶系统，产生血管活性物质，如激肽、组胺、补体成分（C3a、C5a 等）。C3a、C5a 可使肥大细胞和嗜碱性粒细胞脱颗粒而释放组胺，组胺、激肽可舒张血管平滑肌，增强血管壁通透性，使外周血管阻力降低，回心血量减少。这也是急性 DIC 时动脉血压下降的重要原因；⑤FDP 的某些部分（如裂解碎片 A、B 等）能增强组胺和激肽的作用，促进微血管舒张。

### （三）微血栓性器官功能障碍

DIC 形成的血栓位于微血管（包括细动脉、细静脉和毛细血管），与动静脉栓塞的临床表现不同。多由于重要脏器的微血管栓塞而表现为顽固性的休克、呼吸衰竭、意识障碍、颅内高压和肾衰竭等，严重者可导致多器官功能衰竭。微血管栓塞也可发生于浅层的皮肤、消化道黏膜，但较少出现局部坏死和溃疡。

DIC 患者尸检或活检时，常发现微血管内有微血栓存在。但在某些情况下，患者虽然有典型的 DIC 临床表现，但病理检查却未能发现阻塞性微血栓，这可能是由于体内凝血系统启动后，纤溶系统同时被激活，使微血栓溶解所致；也可能是继发性纤溶亢进导致纤维蛋白聚合不全。

### （四）微血管病性溶血性贫血

DIC 患者可伴发一种特殊类型的贫血，即微血管病性溶血性贫血（microangiopathic hemolytic anemia）。其特征是：外周血涂片中可见一些形态特殊的变形红细胞，称为裂体细胞（schistocyte），其外形呈盔甲形、星形、新月形等（图11-3），也称为细胞碎片。裂体细胞脆性高，变形能力差，在血流冲击碰撞下容易破裂，发生溶血。实验室检查中，外周血涂片上所呈比例超过红细胞总数的 2% 时，具有辅助诊断价值。但在某些急性 DIC 或病程较短的 DIC 患者中有时无法发现。

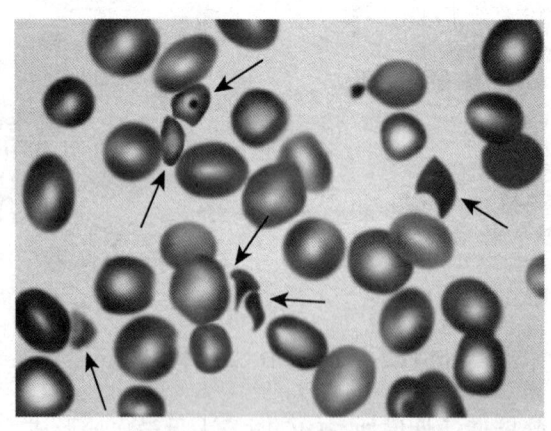

**图 11-3　微血管病性溶血性贫血血涂片的裂体细胞**

DIC 时，微血管病性溶血性贫血的发生机制为：

1. 当微血管中有纤维蛋白性微血栓形成时，纤维蛋白丝在微血管腔内形成细网，当循环中的红细胞流过网孔时，常会黏着、滞留或挂在纤维蛋白丝上，在血流的不断冲击作用下，红细胞破裂。

2. 广泛微血栓形成引起的组织缺氧、酸中毒，以及某些 DIC 的病因（如内毒素等）可引起红细胞变形性降低，脆性增加，容易破裂。

3. 在微血流通道发生障碍时，红细胞还可通过组织的微血管内皮细胞间的裂隙，被"挤压"到血管外，这种"挤"过裂隙的机械作用可引起红细胞变形和碎裂。

## 第五节　弥散性血管内凝血防治的病理生理基础

### 一、防治原发性疾病及消除诱因

预防和迅速去除引起 DIC 的病因和诱因是防治 DIC 的根本措施。例如，控制感染，治疗肿瘤，及时处理产科意外和外伤，纠正缺血、缺氧及酸中毒等。

### 二、抗凝治疗

抗凝治疗是终止 DIC 病理过程，减轻器官损伤，重建凝血与抗凝动态平衡的重要措施。

一般认为，DIC 的抗凝治疗应在处理原发疾病的前提下，与凝血因子补充同步进行。临床上常用的抗凝药物为肝素，治疗 DIC 的机制主要是阻止微血栓继续形成，但对已形成的血栓无效。但下列情况时应慎用或禁用肝素：① DIC 晚期，患者有多种凝血因子缺乏及明显纤溶亢进；②手术后或损伤创面未经良好止血者；③近期有大咯血或有大量出血的消化性溃疡；④蛇毒所致的 DIC。

## 三、替代治疗

DIC 时由于大量凝血因子及血小板消耗，因此对已进行病因及抗凝治疗、DIC 未能得到良好控制，有明显出血表现者，可适当输入新鲜冷冻血浆、血小板悬液及纤维蛋白原等，在严重肝病合并 DIC 时可考虑应用因子Ⅷ及凝血酶原复合物。

## 四、其他治疗

**1. 支持对症治疗**　抗休克治疗，纠正缺氧、酸中毒及水、电解质平衡紊乱。

**2. 纤溶抑制药物**　临床上一般少用，仅适用于 DIC 的原发病因及诱因已经去除或控制，并有明显纤溶亢进的临床及实验依据，继发性纤溶亢进已成为迟发性出血主要或唯一原因者，常用氨基己酸（EACA）、氨甲苯酸（对羧基苄胺，PAMBA）等。

**3. 糖皮质激素**　不做常规使用，但如果原发疾病需要糖皮质激素治疗，或感染性休克合并 DIC 已经有效抗感染治疗，或 DIC 并发肾上腺皮质功能不全时可适当应用。

### 案例 11-1

患者女，39 岁，无明显诱因出现口渴 5 个月，饮水量约 3000 ml/d。近 3 天出现发热伴咳嗽与咳痰，体温最高达 38.9℃入院。查体：双肺呼吸音粗，左侧臀部可见一处面积约 5cm×4cm 瘀斑。胸部 CT 示双肺可见散在结节状与斑片状密度增高影，边缘不清。临床检验：血糖 26 mmol/L，尿素氮 19.6 mmol/L 和肌酐 327.8 μmol/L↑↑，pH 7.18，$PaCO_2$ 33 mmHg，$HCO_3^-$ 12 mmol/L，WBC $18×10^9$/L，RBC $2.4×10^{12}$/L，血红蛋白（Hb）90 g/L，血小板计数（PLT）$50×10^9$/L，纤维蛋白原（FIB）↓，D-二聚体↑↑，尿酮体（+）。

临床表现：经积极治疗，患者的体温经历了先升高再下降的过程，体温最高时达 42℃，病程中曾经出现 2 次鼻出血，1 次便血，对症处理后好转。各项指标逐渐恢复正常。

问题：
1. 该患者发生 DIC 的主要原因是什么？
2. 哪些因素促使患者发生 DIC？
3. 该患者发生 DIC 的机制是什么？
4. 请解释该患者临床表现的病理生理基础。

案例分析

## 小结

DIC 是指由多种疾病引起的、以微血管体系损伤为病理基础,凝血系统被激活,导致全身微血管血栓形成,凝血因子大量消耗并继发纤溶亢进,引起全身出血及微循环衰竭的临床综合征。引发 DIC 的常见病因包括严重感染性疾病、恶性肿瘤、妇产科疾病、手术及创伤、严重中毒或免疫反应等。促进 DIC 发生发展的诱因包括单核-吞噬细胞系统功能受损、肝功能障碍、血液高凝状态、微循环障碍等。DIC 是机体凝血与抗凝血平衡紊乱的一种重要表现,其发病机制极为复杂,目前总结为四大方面:凝血系统激活、抗凝系统功能抑制、继发性纤溶激活和细胞因子释放。典型的 DIC 可分为三期:初发性高凝期、消耗性低凝期和继发性纤溶亢进期。DIC 按病情发展速度可分为:急性型、亚急性型和慢性型;按机体的代偿情况可分为:代偿型、失代偿型和过度代偿型。DIC 的临床表现复杂多样,主要包括出血、休克、微血栓性器官功能障碍、微血管病性溶血性贫血。DIC 防治的病理生理基础为防治原发性疾病及消除诱因,建立新的凝血、抗凝和纤溶间的动态平衡。

## 思考题

1. DIC 的基本发病机制有哪些?
2. 简述 DIC 的临床表现及主要机制。
3. DIC 和休克之间互为因果,形成恶性循环的可能机制有哪些?

(门秀丽)

# 缺血-再灌注损伤

## 第12章

## 第一节 概 述

良好的血液循环是组织细胞获得充足氧气和营养物质的基本保障，血管收缩、血栓形成、肿瘤压迫血管、失血和失液等引起组织血流减少，导致缺血性损伤。近年来，随着溶栓疗法、导管技术、动脉旁路移植术、冠脉血管成形术、心肺旁路术、心肺复苏、体外循环和断肢再植等技术的发展，缺血组织得以恢复血流，患者的生命得以挽救。但随之而来的后果，是部分患者缺血器官的功能和结构并没有得到相应的改善，反而使损伤进一步加重。这种在缺血基础上恢复血流后组织损伤反而更为加重，甚至发生不可逆损伤的现象称为缺血-再灌注损伤（ischemia-reperfusion injury，IRI）。与缺血-再灌注损伤相关的研究还发现：用无钙液灌流后再用含钙液灌流，可造成细胞和器官的代谢功能障碍及结构破坏更趋加重，这种现象称为钙反常（calcium paradox）。用缺氧溶液灌流组织器官或培养细胞一定时间后，再恢复正常氧供应，组织和细胞损伤更趋严重的现象，称为氧反常（oxygen paradox）。再灌注时迅速纠正酸中毒，反而会进一步加重缺血性损伤的现象，称为pH反常（pH paradox）。钙反常、氧反常和pH反常与缺血-再灌注损伤都属于再灌注损伤的范畴。

学习目标

## 第二节 缺血-再灌注损伤的原因和影响因素

### 一、缺血-再灌注损伤的原因

在组织器官缺血后进行血液再灌注均可能成为缺血-再灌注损伤的发病原因。但不是所有的缺血组织器官恢复血流后均会发生缺血-再灌注损伤，主要见于：①组织器官缺血后恢复血流：如器官移植、休克后恢复血液灌注、断肢再植术后；②医疗新技术的应用：如溶栓疗法、冠脉旁路移植术及经皮腔内冠脉血管成形术；③体外循环条件下的心脏手术和心、肺、脑复苏等。

知识拓展 缺血-再灌注损伤的认识简史

### 二、影响缺血-再灌注损伤的因素

不是所有缺血的组织器官在血流恢复后都会发生缺血-再灌注损伤，许多因素可以影响再灌注损伤的发生和严重程度，常见的有：

#### （一）缺血时间

缺血时间是决定缺血性损伤程度的最重要因素，也与再灌注损伤的发生密切相关。在一定范围内，缺血时间越长，再灌注损伤越重，甚至可引起细胞坏死。但缺血时间过短或过长都不易引起再灌注损伤。

#### （二）侧支循环的建立

侧支循环能够缩短缺血时间和减轻缺血程度，再灌注损伤主要影响组织的微循环。因此，缺血后易于建立侧支循环的组织，不易发生再灌注损伤。

### （三）需氧程度

再灌注损伤主要影响的是氧和能量依赖性细胞。对氧需求量高的组织器官，如心、脑等最易发生再灌注损伤。若缺血前组织器官有较多的能量贮备，有丰富的侧支循环，则缺血-再灌注损伤较轻。

### （四）再灌注条件

研究证实，再灌注时的压力大小、灌注液的温度、pH及电解质的浓度与再灌注损伤密切相关。再灌注压力愈高，再灌注损伤愈严重；适当减低灌注液的 $Ca^{2+}$ 和 $Na^+$ 含量，或适当增加 $K^+$ 和 $Mg^{2+}$ 含量，能够减轻再灌注损伤；适当降低灌注液的温度、pH也能减轻再灌注损伤。

## 第三节　缺血-再灌注损伤的发生机制

缺血-再灌注损伤的发生机制十分复杂，目前认为，氧自由基生成增多、钙超载和细胞激活的炎症反应在其发生与发展中起重要作用。

### 一、自由基学说

#### （一）概述

**1. 自由基的概念**　自由基（free radical）系指外层轨道上有单个不配对电子的原子、原子团和分子的总称，又称游离基。

**2. 自由基的特性**　自由基和离子不同，前者往往是具有共价键的化合物发生均裂的产物，后者则为异裂的产物。以 $H_2O$ 为例，均裂产生 $H·+OH·$，异裂则产生 $H^++OH^-$。自由基的特点是：体内存在时间短（平均寿命仅1毫秒），化学性质极活泼，易与其他物质反应形成新自由基，呈现连锁反应。

**3. 自由基的种类**

（1）氧自由基：由氧诱发的自由基称为氧自由基（oxygen free radical），如超氧阴离子（$O_2^-$）和羟自由基（$OH·$）。单线态氧（$^1O_2$）及过氧化氢（$H_2O_2$）虽不是自由基，但氧化作用很强，与氧自由基共同称为活性氧（reactive oxygen species，ROS）。

（2）脂性自由基：指氧自由基与多价不饱和脂肪酸作用后生成的中间代谢产物，如烷自由基（$L·$）、烷氧自由基（$LO·$）、烷过氧自由基（$LOO·$）等。

（3）其他：如氯自由基（$Cl·$）、甲基自由基（$CH_3·$）、活性氮（reactive nitrogen species，RNS）等。活性氮是气体自由基，本身是一种氧化剂。缺血-再灌注时，NO能与 $O_2^-$ 快速反应生成强氧化剂——过氧亚硝基阴离子（$ONOO^-$）。$ONOO^-$ 具有极强的细胞毒性，在偏酸条件下极易自发分解生成 $NO_2·$ 和 $OH·$。

**4. 自由基的代谢**

（1）体内自由基的产生：氧在体内获得一个电子时还原生成 $O_2^-$，获得两个电子时生成 $H_2O_2$，获得三个电子时生成 $OH·$。因此，$O_2^-$ 是其他自由基和活性氧产生的基础。

$O_2^-$ 的产生途径包括：

1）线粒体：生理条件下绝大多数氧通过细胞色素氧化酶系统作用还原生成 $H_2O$。仅有2%~4%的 $O_2$ 接受一个电子生成少量氧自由基，但立即被线粒体内的超氧化物歧化酶、过氧化氢酶等抗氧化物质清除。获得4个电子时还原生成 $H_2O$，此过程称为Fenton反应。

2）自然氧化：在血红蛋白、肌红蛋白、儿茶酚胺和甲状腺素等自然氧化过程中生成 $O_2^-$。

3）酶化物：体内黄嘌呤氧化酶、醛氧化酶等氧化过程中生成 $O_2^-$。

4）毒物：如 $CCl_4$、除草剂百草枯等作用于细胞。

5）电离辐射：常可引起共价键化合物均裂。

（2）自由基的清除：主要依靠小分子自由基清除剂（VE、VA、VC 和谷胱甘肽等）和酶性自由基清除剂。超氧化物歧化酶（superoxide dismutase，SOD）可歧化 $O_2^-$ 生成 $H_2O_2$，过氧化氢酶（catalase，CAT）及过氧化物酶（perioxidase）可清除 $H_2O_2$。

**5. 自由基的生物学意义** 自由基及其衍生物犹如一把"双刃剑"，参与许多生理和病理过程。例如，适度 $O_2^-$ 和 $H_2O_2$ 作为生理功能的信号转导分子，可调节血管张力，抑制血小板黏附，诱导血红素加氧酶基因表达，激活 NF-κB 等转录因子（transcription factor），参与细胞增殖和分化等。但是，活性氧浓度过高可致氧化应激（oxidative stress）损伤，参与许多疾病和病理过程的发生，例如心脑血管疾病、神经退行性疾病、免疫性疾病、炎症和缺血 - 再灌注损伤等。

（二）缺血 - 再灌注时氧自由基生成增多的机制

**1. 中性粒细胞的呼吸爆发** 中性粒细胞在吞噬过程中，其摄取的氧在 NADPH 氧化酶和 NADH 氧化酶的催化下接受电子生成氧自由基，用以杀灭病原微生物及异物。组织缺血可激活补体系统或经细胞膜分解产生多种具有趋化活性的物质，如白三烯等趋化因子，吸引或激活中性粒细胞。再灌注时，组织重新获得 $O_2$ 供应，激活的中性粒细胞耗氧量显著增加，产生大量的氧自由基，称为呼吸爆发（respiratory burst）或氧爆发（oxygen burst）。

**2. 线粒体单电子还原增多** 缺血和再灌注使 ATP 减少，$Ca^{2+}$ 经钙泵摄入肌质网减少，进入线粒体增多，使线粒体细胞色素氧化酶系统功能失调，经单电子还原而形成的氧自由基增多。同时，$Ca^{2+}$ 进入线粒体内，使自由基清除酶超氧化物歧化酶、过氧化氢酶和过氧化物酶活性下降，也导致氧自由基增多。

**3. 黄嘌呤氧化酶形成增多** 在哺乳动物，黄嘌呤氧化酶（xanthine oxidase，XO）系统是缺血 - 再灌注时活性氧产生的主要来源。正常时，XO 及其前身黄嘌呤脱氢酶（xanthine dehydrogenase，XD）主要存在于毛细血管内皮细胞内，90% 为 XD，XO 仅占 10%，$Ca^{2+}$ 是 XD 转化为 XO 的必需激活剂。缺血时，ATP 减少，膜泵障碍，$Ca^{2+}$ 进入细胞，激活 $Ca^{2+}$ 依赖性蛋白水解酶，使 XD 转变成 XO；同时大量 ATP 消耗，导致嘌呤代谢产物次黄嘌呤和黄嘌呤大量堆积。再灌注时，大量分子氧随血液进入缺血组织，XO 催化次黄嘌呤转变为黄嘌呤，进而催化黄嘌呤转变为尿酸的两步反应中，都以分子氧为电子接受体，从而产生大量的 $O_2^-$ 和 $H_2O_2$，后者在还原性过渡金属离子——亚铁或亚铜离子参与下形成 $OH·$（图 12-1）。XO 可在体内循环，攻击体内许多器官。

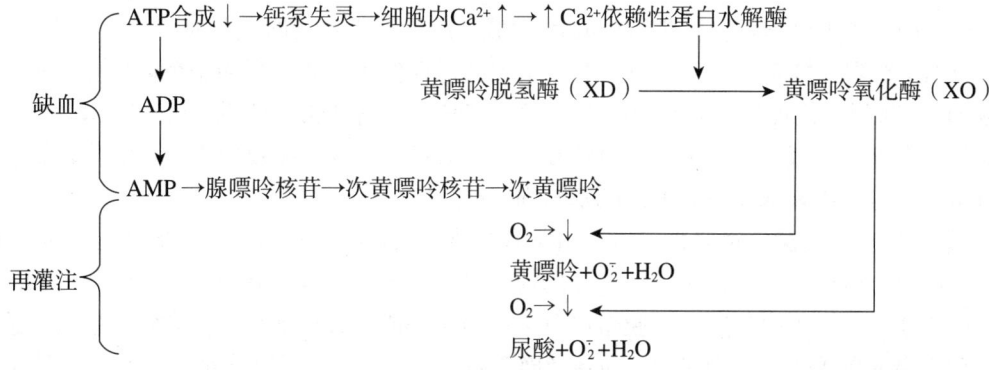

图 12-1 黄嘌呤氧化酶源性氧自由基的生成

**4. 儿茶酚胺自氧化增强** 在缺血缺氧的应激刺激下，交感 - 肾上腺髓质系统分泌大量儿茶酚胺，后者在自身氧化的过程中产生 $O_2^-$。

### (三)自由基的损伤作用

**1. 生物膜脂质过氧化增强**　再灌注时形成大量自由基,尤其是 OH·,可引发生物膜多不饱和脂肪酸均裂,形成脂性自由基诱发脂质过氧化(lipid peroxidation),使膜受体、膜蛋白酶、离子通道和膜转运系统等的脂质微环境改变,导致:①膜结构破坏:膜的液态性和流动性减弱,通透性增强;②膜蛋白功能抑制:离子泵失灵和细胞内信号传递障碍;③线粒体功能受损:ATP 生成减少(图 12-2)。

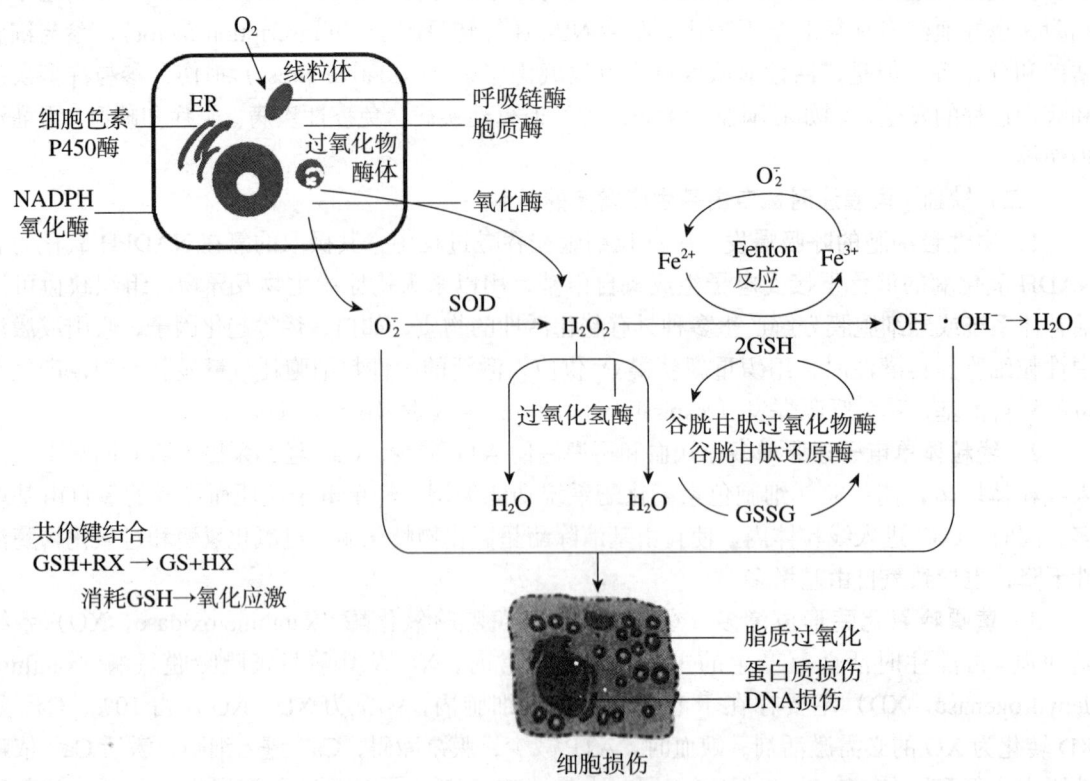

**图 12-2　缺血 - 再灌注时活性氧产生增多并导致细胞损伤的机制**

**2. 细胞内 $Ca^{2+}$ 超载**　自由基引起细胞膜通透性增强,膜外 $Ca^{2+}$ 内流;膜上 $Na^+$-$K^+$-ATP 酶失活,使细胞内 $Na^+$ 升高,$Na^+$-$Ca^{2+}$ 交换增强;线粒体膜的液态及流动性改变,导致线粒体功能障碍,ATP 生成减少,使质膜与肌质网钙泵失灵,不能将肌质网中过多的 $Ca^{2+}$ 泵出或摄入肌质网。以上因素可导致细胞内 $Ca^{2+}$ 超载,成为细胞致死的主要原因。

**3. DNA 断裂和染色体畸变**　自由基对细胞的毒性作用主要表现为染色体畸变、核酸碱基改变或 DNA 断裂。这种作用 80% 为 OH· 所致。OH· 与脱氧核糖及碱基反应并使其发生改变。外面无组蛋白保护的线粒体 DNA(mtDNA)对氧化应激和线粒体膜的脂质过氧化较敏感,故易受自由基攻击造成碱基片段丢失、碱基修饰及插入突变等。

**4. 蛋白质变性和酶活性降低**　氧自由基和脂质过氧化物可攻击蛋白质形成蛋白质自由基,引起蛋白质分子肽链断裂,使酶活性中心的巯基氧化形成二硫键。脂质过氧化物的产物丙二醛是重要的交联分子,可引起胞质和膜蛋白及某些酶交联成二聚体或更大聚合物。这些可造成蛋白质(包括酶)的变性和功能丧失。如肌纤维蛋白巯基氧化,可使其对 $Ca^{2+}$ 反应性降低,导致心肌收缩力下降。

**5. 诱导炎症介质产生**　ROS 是强大的氧化还原剂,可通过脂质过氧化和胞内游离钙增加,激活质膜磷脂酶 $A_2$(phospholipase $A_2$,$PLA_2$),形成花生四烯酸(arachidonic acid,AA)。

后者在脂加氧酶及环加氧酶的作用下，形成具有高度生物活性的前列腺素、血栓素 $A_2$ 和白三烯等。ROS 也激活 NF-κB，刺激白细胞黏附分子（leukocyte adhesion molecule）和细胞因子（cytokine）基因的表达。因此，ROS 可增加缺血 - 再灌注后白细胞激活、趋化及黏附，导致炎症介质大量产生和释放。

**6. 促进细胞凋亡**　缺血和再灌注器官中存在坏死和凋亡两种细胞死亡形式，其中细胞凋亡主要发生在再灌注期。细胞凋亡是再灌注引起细胞功能障碍和结构改变的重要病理生理基础。

知识拓展 活性氧诱发
细胞凋亡的基本机制

## 二、钙超载

各种原因引起的细胞内钙含量异常增多，并导致细胞结构损伤和功能代谢障碍的现象，称为钙超载（calcium overload）。严重者可致细胞死亡。

### （一）细胞内钙稳态调节

在正常情况下，细胞内游离钙浓度为 $10^{-8} \sim 10^{-7}$ mol/L，细胞外钙浓度为 $10^{-3} \sim 10^{-2}$ mol/L。上述电化学梯度的维持，取决于生物膜对钙的不自由通透性和转运系统的调节。

**1. $Ca^{2+}$ 进入胞液的途径**　$Ca^{2+}$ 进入胞液是顺浓度梯度的被动过程。一般认为，细胞外钙跨膜进入是细胞内钙释放的触发因素，但在心肌细胞内游离钙浓度增加主要取决于内钙释放。

（1）质膜钙通道：主要有两大类型：①电压依赖性钙通道（voltage dependent calcium channel，VDCC）可分为 L 型、T 型、N 型等亚型；②受体操纵性钙通道（receptor operated calcium channel，ROCC），亦称配体门控性钙通道，此类受体多由多个亚基组成，当其与激动剂结合后，通道便开放。

（2）胞内钙库释放通道：属于受体操纵性钙通道，包括三磷酸肌醇（inositol triphosphate，$IP_3$）操纵的钙通道（$IP_3$ 受体通道）、ryanodine 敏感的钙通道。

**2. $Ca^{2+}$ 离开胞液的途径**　$Ca^{2+}$ 离开胞液是逆浓度梯度、耗能的主动过程。

（1）钙泵的作用：钙泵即 $Ca^{2+}$-$Mg^{2+}$-ATP 酶，它存在于质膜、内质网和线粒体膜上，当 $[Ca^{2+}]i$ 升高到一定程度时，该酶被激活，水解 ATP 供能，将 $Ca^{2+}$ 泵出细胞或泵入内质网及线粒体，使细胞内 $Ca^{2+}$ 浓度下降。

（2）$Na^+$-$Ca^{2+}$ 交换：$Na^+$-$Ca^{2+}$ 交换蛋白是一种跨膜蛋白，以双向转运方式，通过一种产电性电流（以 3 个 $Na^+$ 交换 1 个 $Ca^{2+}$），参与细胞内钙稳态的维持。$Na^+$-$Ca^{2+}$ 交换主要受跨膜 $Na^+$ 梯度调节。生理条件下，$Na^+$ 顺电化学梯度进入细胞，而 $Ca^{2+}$ 则逆电化学梯度移出细胞。

（3）$Ca^{2+}$-$H^+$ 交换：$[Ca^{2+}]i$ 升高时，$Ca^{2+}$ 被线粒体摄取，$H^+$ 则排至胞液，线粒体通过此方式发挥缓冲作用。

### （二）再灌注时细胞内钙超载的机制

再灌注时细胞内钙超载的机制可能与下列因素有关：

**1. $Na^+$-$Ca^{2+}$ 交换异常**　缺血时，ATP 生成减少，钠泵失灵，细胞内 $Na^+$ 浓度升高，再灌注时迅速激活 $Na^+$-$Ca^{2+}$ 交换蛋白，以反向转运方式将 $Ca^{2+}$ 运入胞质。缺血时，无氧代谢增强，发生细胞内酸中毒。再灌注时，恢复能量供应和 pH，细胞内外 pH 梯度差激活 $Na^+$-$H^+$ 交换，使细胞内 $Na^+$ 进一步增多，促进 $Na^+$-$Ca^{2+}$ 交换蛋白活性增加，细胞外 $Ca^{2+}$ 大量内流。这是细胞内钙超载的主要机制。

**2. 细胞膜通透性增高**　①细胞膜外板与糖被表面由 $Ca^{2+}$ 相连，缺血可使两者分离；②再灌注时，$H^+$-$Na^+$ 交换和 $Na^+$-$Ca^{2+}$ 交换增强，细胞内钙增加，激活磷脂酶，使膜磷脂降解；③细胞内游离钙浓度增加，引起微管和微丝收缩，导致心肌细胞之间的连接（闰盘）破坏；④再灌注时，细胞膜脂质过氧化增强而使结构破坏。上述机制可导致细胞膜通透性增高。再灌注时，$Ca^{2+}$ 顺着化学梯度大量内流，导致细胞内钙超载。

**3. 线粒体功能障碍**　缺血 - 再灌注时产生大量氧自由基，可使线粒体膜流动性降低，氧化磷酸化障碍，ATP生成减少，使质膜和肌质网膜的钙泵功能失灵，不能排出和摄取钙，以致胞质内游离钙增加。

**4. 儿茶酚胺增多** 缺血时，内源性儿茶酚胺释放增加，心肌α和β肾上腺素受体密度也增加：① $α_1$ 肾上腺素受体激活G蛋白-磷脂酶C（phospholipase C，PLC）介导的信号转导通路，促进磷脂酰肌醇（phosphatidylinositol，PI）分解，生成 $IP_3$ 和二酰甘油（diacylglycerol，DG），$IP_3$ 可促使肌质网释放 $Ca^{2+}$，而DG激活蛋白激酶C（protein kinase C，PKC），刺激 $H^+$-$Na^+$ 交换，进而引起 $Na^+$-$Ca^{2+}$ 交换，使细胞内钙超负荷；② β肾上腺素受体兴奋，通过受体依赖性钙通道和电压依赖性L-型钙通道，引起 $Ca^{2+}$ 内流增加。

### （三）钙超载引起再灌注损伤的机制

**1. 线粒体功能障碍** 线粒体是再灌注损伤的重要靶细胞器。在再灌注早期就出现线粒体肿胀、线粒体膜通透性增加和完整性的破坏。再灌注后，胞质内 $Ca^{2+}$ 浓度明显增加，激活线粒体钙泵摄钙，使胞质内 $Ca^{2+}$ 向线粒体转移。再灌注早期有一定代偿意义，可减少胞质钙超载的程度。但线粒体过多摄入 $Ca^{2+}$ 除增加ATP消耗外，$Ca^{2+}$ 与线粒体内含磷酸根的化合物结合，形成不溶性磷酸钙，干扰线粒体的氧化磷酸化，使ATP生成减少。此外，损伤的线粒体成为活性氧生成的重要来源。再灌注引起的氧化应激反应诱导线粒体释放细胞色素C和半胱天冬酶（caspase-3）激活，启动细胞凋亡。

**2. 激活钙依赖性降解酶** 细胞内游离钙增加，使 $Ca^{2+}$ 与钙调蛋白（calmodulin，CaM）结合增多，进而激活多种钙依赖性降解酶。其中，磷脂酶导致细胞膜及细胞器膜受损，生成的花生四烯酸和溶血卵磷脂等可加重细胞功能紊乱；蛋白酶（protease）、核酸内切酶（endonuclease）的活化，可引起细胞骨架和核酸的分解。

**3. 促进氧自由基生成** 钙超载使钙依赖蛋白水解酶活性增高，促使黄嘌呤脱氢酶转变为黄嘌呤氧化酶，使自由基生成增加。另外，钙依赖性磷脂酶 $A_2$ 的激活，使花生四烯酸生成增加，通过环加氧酶和脂加氧酶作用产生大量 $H_2O_2$ 和 $OH·$。

## 三、炎症反应与微循环障碍

缺血组织在获得再灌注的同时也触发了炎症反应。因此，再灌注期的细胞损伤是缺血期细胞损伤的延续，也是炎症反应的新结果。炎症反应始于细胞，特别是内皮细胞和巨噬细胞因氧化应激和钙超载而激活；也可由非细胞成分如补体触发。

### （一）缺血-再灌注组织中白细胞的激活机制

中性粒细胞是在缺血组织中观察到的最主要的细胞类型，也是引起缺血-再灌注时微血管堵塞和局部组织损伤的主要细胞。中性粒细胞和血管内皮细胞间的相互作用是引起细胞炎症反应的主要因素。

**1. 趋化因子增多并激活** 缺血-再灌注组织细胞受损，细胞膜磷脂降解，花生四烯酸代谢产物、血小板活化因子、补体及缺血导致组织损伤而产生的激肽、细胞因子等，具有很强的趋化作用，能吸引大量白细胞进入缺血组织或黏附于血管内皮细胞。同时，这些物质激活白细胞和血管内皮细胞，激活的细胞本身也可释放许多具有趋化作用的炎症介质，使缺血-再灌注后微血管中的白细胞进一步增加。

**2. 黏附分子生成增多** 缺血-再灌注损伤过程中生成的大量炎症介质和趋化因子，激活白细胞、血小板、血管内皮细胞，表达大量的黏附分子，如整合素（integrin）、选择素（L-selectin、P-selectin）、细胞间黏附分子（intercellular adhesion molecules，ICAM）、血小板内皮细胞黏附分子（platelet-endothelial cell adhesion molecules，PECAMs）等，促进白细胞与血管内皮细胞之间广泛黏附、聚集。而激活的中性粒细胞又可分泌TNF-α、IL-1、IL-6、IL-8等细胞因子，导致血管内皮和中性粒细胞表面的黏附分子暴露，促使中性粒细胞穿过血管壁，

机制动画 钙超载引起再灌注损伤的机制

使白细胞在缺血-再灌注组织中浸润增多。

增多的大量白细胞，在发挥其细胞功能、清除坏死组织细胞的同时，也产生大量的ROS，加剧再灌注组织的损伤。此外，白细胞的聚集、黏附也导致微循环障碍。

(二) 缺血-再灌注组织中微循环障碍的机制

实验与临床观察发现，在缺血原因去除后，缺血区并不能得到充分的血流灌注，此现象称无复流现象（no-reflow phenomenon）。这种无复流现象不仅存在于心肌，也见于脑、肾、骨骼肌缺血后的再灌注过程。无复流现象是缺血-再灌注损伤中微循环障碍的主要表现。

**1. 微血管内血液流变学改变** 生理情况下，血管内皮细胞与血液中流动的中性粒细胞的相互排斥作用是保证微血管血液灌流的重要条件。缺血-再灌注过程中，增多、激活的白细胞在黏附分子的参与下，黏附在血管内皮细胞上，而且不易分离，极易嵌顿、堵塞微循环血管。此外，在细胞因子与P-选择素的作用下，大量血小板在缺血组织中聚集、黏附，形成血小板栓子和微血栓等，加重了组织的无复流现象。

**2. 微血管结构损伤** 激活的中性粒细胞与血管内皮细胞可释放大量的致炎物质，如ROS、蛋白酶、溶酶体酶等，引发自身的膜结构、骨架蛋白降解等，甚至细胞死亡，从而导致微血管结构损伤，造成：①微血管管径狭窄：缺血-再灌注损伤早期，细胞内$Na^+$、$H^+$、$Ca^{2+}$增加引起的细胞内渗透压升高与细胞膜结构损伤和膜离子泵、离子通道蛋白功能障碍，共同导致血管内皮细胞肿胀，引起微血管管径狭窄；②微血管通透性增高：微血管结构损伤，使其通透性增高，既能引发组织水肿，又可导致血液浓缩，进一步促进缺血-再灌注组织无复流现象的发生。同时，白细胞从血管内游走到细胞间隙，释放的大量致炎物质也造成周围组织细胞的损伤。

**3. 微血管收缩-舒张功能失调** 微血管的收缩-舒张平衡是维持正常微循环灌注的基础，它依赖于微血管的血管收缩物质和扩张物质的调控。在缺血-再灌注时，一方面，激活的中性粒细胞和血管内皮细胞可释放大量缩血管物质，如内皮素、血管紧张素Ⅱ、血栓素$A_2$（thromboxane $A_2$，$TXA_2$）等；另一方面，因血管内皮细胞受损而导致扩血管物质如NO、前列环素（prostacyclin，$PGI_2$）合成释放减少。如前面自由基产生机制中所述，自由基损伤使内皮细胞eNOS催化产生的NO减少，同时产生的少量NO与$O_2^-$快速反应生成$ONOO^-$，使NO进一步减少。$PGI_2$主要由血管内皮细胞生成，除了有很强的扩血管作用外，还能抑制血小板的黏附、聚集。$TXA_2$主要由血小板生成，其不仅是一个很强的缩血管物质，而且也是一种能引起血小板黏附、聚集的因子，因此是一个很强的致血栓形成的物质。缺血缺氧时，一方面因血管内皮细胞受损而致$PGI_2$和$TXA_2$调节失衡，因而发生强烈的血管收缩和血小板聚集，并进一步释放$TXA_2$，从而促使血栓堵塞，有助于无复流现象的发生。

目前认为缺血-再灌注损伤的基本机制主要是自由基、细胞内钙超载及白细胞介导的微循环障碍的共同作用。自由基是各种损伤机制学说中重要的启动因素，而细胞内钙超载是细胞不可逆性损伤的共同通路，白细胞与微循环障碍是缺血-再灌注损伤引起各脏器功能障碍的关键原因。

# 第四节 主要器官缺血-再灌注损伤的特点

缺血-再灌注损伤的临床表现多种多样，从短暂再灌注性心律失常到致死性多器官功能障碍综合征（multiple organ dysfunction syndrome，MODS）。高胆固醇血症、高血压或糖尿病等风险因子可增强微血管对缺血-再灌注损伤的易感性。

## 一、心脏缺血-再灌注损伤

心肌缺血-再灌注损伤最常见。实验表明，家兔心肌缺血40分钟是敏感时间点，之前再灌注为可逆性损伤，之后则多为不可逆性损伤。

## （一）心功能变化

**1. 心肌舒缩功能降低** 表现为心排血量降低。随缺血时间延长，静止张力（指心肌在静息状态下受前负荷作用而被拉长时产生的张力）逐渐升高，发展张力（指心肌收缩时产生的主动张力）逐渐下降。再灌注时上述变化更明显，表现为心室舒张末期压力（ventricular end diastolic pressure，VEDP）进一步增大，心室收缩峰压（VPSP）和心室内压最大变化速度（$\pm dp/dt$ max）进一步降低。

缺血-再灌注所致心肌收缩力降低，不仅与氧化应激、钙超载、能量代谢障碍和线粒体功能紊乱等有关，巨噬细胞和心肌细胞产生 TNF-α 增多也是一个重要因素。

**2. 缺血-再灌注性心律失常** 发生率较高，以室性心动过速或心室颤动等室性心律失常为主。其基本条件是再灌注区存在功能可恢复的心肌细胞，也和缺血时间长短、缺血心肌数量、缺血程度和再灌注恢复速度有关。再灌注性心律失常在溶栓或心外科手术患者常可观察到，特别是在缺血 15～20 分钟后突然再灌注时，这是短期冠状动脉缺血后猝死的原因。其发生机制：①主要与氧自由基和钙超载有关，两者均可造成静息膜电位负值变小，电位震荡，引起早期后除极（early after-depolarization，EAD）和延迟后除极（delayed after-depolarization，DAD）；②再灌注被冲刷出来的儿茶酚胺刺激 α 肾上腺素受体，提高心肌细胞的自律性；③再灌注明显降低心室颤动阈；④再灌注时缺血区离子浓度的快速和突然改变，导致心肌细胞的传导性与不应期的不均一性，为折返激动心律失常创造了条件。

**3. 心肌顿抑（myocardial stunning）** 指心肌短时间缺血后不发生坏死，但引起的结构、代谢和功能改变在再灌注后延迟恢复的现象，其特征为收缩功能障碍常需数小时、数天或数周才能恢复。其发生机制与高能磷酸化合物合成能力丧失、冠状动脉微血管痉挛或栓塞、交感神经反应性受损、氧自由基产生、白细胞激活、磷酸激酶活性降低、钙稳态紊乱等有关。其中，氧自由基和钙超载被公认为起关键作用。

### 案例 12-1

患者女，68 岁。因胸痛约 1 小时入院。经心电图诊断为急性心肌梗死。体检：血压 110/72 mmHg，心率 65 次 / 分，律齐，意识淡漠。既往有高血压病史 15 年。给予吸氧、心电监护，同时急查肌酸激酶同工酶 5.96 ng/ml（0.00～5.20 ng/ml）、超敏肌钙蛋白 I 152.4 pg/ml（0.00～34.20 ng/ml），PT 凝血酶原时间 11.4 s（9.80～12.1 s）、PT% 凝血酶原活动度 98.6%（70%～130%）、TT 凝血酶时间 16.2 s（14～21 s）、纤维蛋白原定量 5.43 g/L（1.8～3.5 g/L）；白细胞 $10.62\times10^9$/L[（3.97～9.15）$\times10^9$/L]、中性粒细胞百分比 69.24%（50%～70%）、淋巴细胞百分比 18.54%（20%～40%）。入院后约 1 小时给予尿激酶 150 万单位静脉溶栓（30 分钟内滴完）。用药完毕患者胸痛即消失，但用药后约 20 分钟时心电监护显示频发室性期前收缩，血压 100/60 mmHg。立即给予利多卡因 50 mg 静脉推注、750 mg 静脉滴注，10 分钟后心电监护显示为窦性心律，室性期前收缩明显减少，20 分钟后室性期前收缩消失。血压达正常范围。复查心电图为广泛前壁心肌梗死。

问题：
1. 给予患者尿激酶起到什么作用？
2. 为什么患者用药完毕、胸痛症状消失后又出现严重的心律失常、血压下降？

案例分析

### （二）心肌能量代谢变化

氧化磷酸化功能障碍，线粒体耗氧量、呼吸控制率、磷氧比值及质子ATP酶合成活性下降，质子电子比失调，ATP和磷酸肌酸（creatine phosphate，CP）含量减少。

### （三）心肌超微结构变化

再灌注时，重新获得能量并排除抑制心肌收缩的$H^+$，加之细胞内游离钙增加，可使肌原纤维挛缩、断裂，超微结构出现收缩带，生物膜机械损伤，细胞骨架破坏，线粒体损伤表现为极度肿胀，嵴断裂、溶解，空泡形成，基质内磷酸盐沉积形成的致密物增多。

## 二、脑缺血-再灌注损伤

脑组织主要依靠葡萄糖有氧氧化提供能量，故对缺氧最敏感。脑缺血时，生物电出现病理性慢波，再灌注时慢波持续并加重。中枢神经系统的缺血-再灌注损伤，可发生于卒中、头部创伤、颈动脉内膜切除术、动脉瘤修补或低温循环终止后等，其特点是血脑屏障被破坏，使白细胞游走至脑组织周围，并释放各种蛋白酶、脂源性介质和活性氧，导致脑组织不可逆损伤。临床上可表现为感觉、运动或意识严重障碍，甚至死亡。

**1. 能量代谢变化**　脑缺血后ATP、CP、葡萄糖、糖原等均减少，乳酸增加，cAMP增加，cGMP减少。再灌注后，上述变化更明显。cAMP激活磷脂酶，使磷脂降解，游离脂肪酸增多，自由基与之作用使过氧化脂质生成增多，损伤生物膜。

**2. 组织学变化**　缺血时最明显的组织变化为脑水肿及脑细胞坏死，两者互为因果。脂质过氧化导致的血脑屏障破坏是脑水肿和颅内压升高的主要原因。脑缺血-再灌注时，脑组织释放兴奋性氨基酸递质（谷氨酸和天冬氨酸）增多，作用于相应的受体，使钙通道开放，引起钙超载，加之自由基生成增多，共同导致神经细胞死亡。

## 三、肝缺血-再灌注损伤

肝移植和复杂肝切除术等需阻断血管，均可发生肝缺血-再灌注损伤。它是影响移植物长期存活的主要风险因子。肝缺血-再灌注损伤呈双相反应：①急性期的特点是肝细胞损伤发生在再灌注3～6小时，伴有自由基产生及T淋巴细胞和库普弗细胞（Kupffer cell）激活；②亚急性期的特点是再灌注后18～24小时出现大量中性粒细胞浸润。白细胞、细胞因子和趋化因子的相互作用，导致中性粒细胞增多。

肝再灌注早期，内皮细胞和库普弗细胞肿胀，血管痉挛，白细胞和血小板集聚，导致微循环障碍。细胞肿胀源于缺血时能量不足，引起主动跨膜转运障碍。血管挛缩则是NO和内皮素（endothelin，ET）间平衡失调的结果。库普弗细胞和中性粒细胞激活，释放$O_2^-$、炎症介质和致炎性细胞因子，进一步加强氧化应激，导致组织不可逆性损伤，表现为肝窦淤血，肝细胞质空泡化和坏死，库普弗细胞进行性变圆、起皱、偏极化、空泡形成和脱颗粒。

除富含黄嘌呤氧化酶的肝血管内皮细胞、库普弗细胞、中性粒细胞和线粒体可产生氧自由基外，肝细胞的过氧化物酶体（peroxisome）也是ROS产生的重要位点。令人感兴趣的是，ROS产生系统（XO和细胞色素P450羟基化系统）和抗氧化酶（例如，过氧化氢和Cu/Zn SOD）都位于过氧化物酶体。因此，过氧化物酶体可能在调节肝细胞内氧化还原阶段发挥重要作用。

## 四、肾缺血-再灌注损伤

肾缺血-再灌注时，血清肌酐明显增高，表明肾功能严重受损。肾组织再灌注时，损伤较单纯缺血明显加重，线粒体高度肿胀、嵴减少，甚至崩解等。肾缺血-再灌注，可发生一系列级联反应，导致细胞损伤和器官功能障碍。肾释放TNF-α，可引起肾小球纤维蛋白沉积、细胞浸润和血管收缩,导致肾小球滤过率降低。TNF-α 和特异性膜受体结合可激活 NF-κB,进而上调致炎因子的表达,形成炎症反应的正反馈,诱导肾细胞凋亡。

### 五、胃肠道缺血-再灌注损伤

许多病理状态和外科处置,例如肠套叠、血管外科手术和失血性休克等,均可伴有胃肠道缺血-再灌注损伤,其后果是导致肠道屏障功能破坏。

各脏器中,小肠血管内皮中的黄嘌呤脱氢酶和黄嘌呤氧化酶的活性最高,再灌注时易产生大量自由基。严重肠管缺血-再灌注损伤的特征为黏膜损伤,其特征表现为广泛的上皮细胞与绒毛分离,上皮细胞凋亡,大量中性粒细胞浸润,固有层破损,出血及溃疡形成。肠道缺血-再灌注损伤,除影响肠道运动和吸收外,还可造成广泛肠管功能障碍及黏膜屏障通透性增高,导致细菌移位进入门静脉和体循环,通过细胞因子的瀑布式激活,参与全身性炎症反应综合征的发生。

### 六、肺缺血-再灌注损伤

肺缺血-再灌注损伤的主要介质,是由中性粒细胞和黄嘌呤氧化酶产生的氧自由基。NO 发挥有害或保护作用,取决于肺泡中 $PO_2$ 水平。肺缺血-再灌注可引起肺微血管损伤、通透性增加和肺水肿。其损伤程度取决于肺代谢应激的平衡、炎症反应的强度、内源性抗氧化水平和氧自由基产生速度、量的多少和持续时间。内皮细胞收缩机制的激活,是肺微血管通透性增加的最后共同通路。

## 第五节 缺血-再灌注损伤防治的病理生理基础

根据缺血-再灌注损伤的发生机制、特点和规律,采取各种有效措施,既保证尽早恢复缺血组织的血液供给,又避免或减轻缺血-再灌注损伤的发生,这是防治缺血-再灌注损伤的总体原则。

### 一、尽早恢复血流

不同器官耐受缺血的时间不同,例如:人脑约为 30 分钟,心脏约为 1 小时。为避免和减轻再灌注损伤,应针对缺血原因采取有效措施,尽可能在再灌注损伤发生的缺血时间之前恢复血流,以减轻缺血性损伤,避免严重的再灌注损伤。

### 二、抗氧化和清除自由基

氧化应激和自由基损伤是缺血-再灌注损伤的主要机制。因此,抗氧化和清除自由基成为防治缺血-再灌注损伤的重要手段。我们可给予低分子自由基清除剂(维生素 C、维生素 E、维生素 A、谷胱甘肽等)、酶性自由基清除剂(过氧化氢酶、过氧化物酶和 SOD 等)及其他清除剂(甘露醇、二甲基亚砜、铁螯合剂、N-乙酰半胱氨酸、硫醇、别嘌醇等)。另外,丹参、人参等中草药也具有抗氧化和自由基清除作用。甘露醇可清除 OH·,并通过高渗减轻毛细血管内皮细胞肿胀和降低血液黏滞度,有助于克服无复流现象。

### 三、保护生物膜,改善缺血组织的代谢

缺血组织糖酵解过程增强,因而补充糖酵解底物可保护缺血组织,有利于生物膜功能的恢

复。缺血时线粒体氧化磷酸化受阻，鉴此可给予外源性 ATP、磷酸肌酸、细胞色素 C 等。

### 四、抑制炎症介质产生，抗白细胞疗法

全身炎症反应失控是缺血-再灌注损伤引起细胞损伤，尤其 MODS 的重要机制。因此，抑制白细胞激活和炎症介质的释放，例如，可以给予糖皮质激素稳定溶酶体膜，给予抗白细胞黏附因子单克隆抗体、内皮素受体阻滞剂、血小板活化因子拮抗剂、白三烯 $B_4$ 拮抗剂、可溶性 IL-1β 受体阻滞剂以及免疫抑制剂、吗啡、雌激素、洋地黄等，均可降低血清中 TNF-α 水平，可明显减轻缺血-再灌注损伤。

### 五、减轻细胞内钙超载，调节血管张力

酌情选用维拉帕米（异搏定）等钙通道阻滞剂、$H^+$-$Na^+$ 交换阻断剂和 $Na^+$-$Ca^{2+}$ 交换阻断剂等，阻断细胞外钙内流，减轻细胞内钙超载。使用血管紧张素转换酶抑制剂和 ET 单克隆抗体、ET 转换抑制剂或 ET 受体拮抗剂等，促使血管扩张，减轻无复流。

### 六、缺血预适应和后适应，调动机体内源性适应保护机制

可采用多次短暂缺血预适应或后适应，以增强对缺血-再灌注损伤的耐受性。缺血预适应（ischemic preconditioning，IPC）简称预适应（preconditioning，PC），是短期缺血应激使机体组织对随后更长时间缺血-再灌注损伤产生明显保护作用的一种适应性机制。预适应既是一种处理方法，也是一种现象和过程，更是机体内源性保护机制。

与缺血预适应相对应，人们将这种长时间组织器官缺血后，首先进行短暂的重复性血管开通及再闭，最后实施持续性复灌而产生对缺血-再灌注损伤的保护作用称为缺血后适应（ischemic postconditioning）。

缺血预适应与缺血后适应对器官缺血-再灌注损伤的保护作用机制十分相似：腺苷、激肽是触发器，再灌注损伤存活激酶（reperfusion injury survival kinase，RISKs）通路（包括磷脂酰肌醇-3-激酶、ERK1/2 等）为其主要的信号转导途径，NO、线粒体 ATP 敏感钾通道（$K_{ATP}$）、活性氧、线粒体通透性转换孔等亦参与其保护机制。

### 七、开展耐力运动，提高对缺血-再灌注损伤的耐受能力

研究表明，肌肉活动，尤其是有规律的耐力运动，可诱导对缺血-再灌注损伤的心肌保护，其可能机制包括：促进冠状动脉侧支循环形成、增加内质网应激蛋白的表达、增强环加氧酶-2 的活性、诱导心肌热休克蛋白（heart shock protein，HSP）表达、提高心肌抗氧化能力和促使质膜和线粒体内膜 ATP 敏感钾通道（ATP-sensitive potassium channel，$K_{ATP}$）活化。

## 小结

缺血-再灌注损伤是指在缺血的基础上，恢复血流后组织损伤反而加重，甚至发生不可逆性损伤的现象。缺血-再灌注损伤发生的基本机制主要是自由基损伤、细胞内钙超载及中性粒细胞和内皮细胞的共同作用。其中自由基产生过量是再灌注损伤的重要发病环节，细胞内钙超载是细胞不可逆性损伤的共同通路，而细胞膜损伤则是不同机制相互作用引起的共同的病理改变。缺血-再灌注损伤的程度因缺血的程度、再灌注时的条件及组织器官不同而不同。机体内许多器官如心、脑、肾、肝、肺、胃肠、肢体和皮肤都可发

生缺血-再灌注损伤。针对缺血原因，尽早恢复血流、缩短缺血时间、改善缺血组织的代谢、清除自由基、减轻钙负荷、应用缺血预适应与缺血后适应，均可减轻缺血-再灌注损伤。

Summary

## 思考题

1. 自由基对细胞有何损伤作用？
2. 造成细胞内钙超载的机制是什么？
3. 什么是心肌无复流现象？其可能的发生机制是什么？

（张伟华）

思考题参考答案

# 呼吸功能不全

第13章

机体通过呼吸不断地从外界环境中摄取氧并排出代谢所产生的二氧化碳。呼吸包括三个基本过程：①外呼吸：指肺通气（肺与外界的气体交换）和肺换气（肺泡与血液之间的气体交换）；②气体在血液中的运输；③内呼吸：指血液与组织细胞间的气体交换，以及细胞内生物氧化的过程。肺除了基本的呼吸功能外，还具有屏障防御、免疫和代谢分泌等非呼吸功能。正常人动脉血氧分压（arterial partial pressure of oxygen，$PaO_2$）随年龄、运动及所处海拔高度而异，成年人在海平面静息时吸入空气，$PaO_2$ 的正常范围计算公式为 $(100-0.33\times 年龄)\pm 5$ mmHg，动脉血二氧化碳分压（arterial partial pressure of carbon dioxide，$PaCO_2$）极少受年龄的影响，正常范围为 $40\pm 5$ mmHg。

学习目标

## 第一节 呼吸功能不全的概念和分类

### 一、呼吸功能不全的概念

呼吸功能不全（respiratory insufficiency）是指外呼吸功能障碍，静息时虽能维持较为正常的血气水平，但在体力活动、发热等因素致呼吸负荷加重时，不能维持正常机体所需要的气体交换，以致 $PaO_2$ 低于正常范围，伴有或不伴有 $PaCO_2$ 升高，并出现一系列临床症状和体征的病理过程。当外呼吸功能严重障碍，以致静息状态吸入空气时，$PaO_2 < 60$ mmHg，伴有或不伴有 $PaCO_2 > 50$ mmHg，并出现一系列临床表现时称为呼吸衰竭（respiratory failure）。如果吸入气的氧浓度（$FiO_2$）$< 20\%$ 时，可用呼吸衰竭指数（respiratory failure index，RFI）作为诊断呼吸衰竭的指标（RFI=$PaO_2/FiO_2$，若 RFI $\leq$ 300 可诊断为呼吸衰竭）。呼吸功能不全包括外呼吸功能障碍的全过程，而呼吸衰竭是呼吸功能不全的严重阶段。

### 二、呼吸功能不全的分类

呼吸功能不全的分类方法较多，常见的分类方法按照 $PaO_2$ 和 $PaCO_2$ 的变化特点、发病机制、原发病部位以及病程等进行分类。

#### （一）根据 $PaO_2$ 和 $PaCO_2$ 的变化特点分类

呼吸功能不全必有低氧血症。根据是否伴有高碳酸血症，可分为低氧血症（hypoxemia）型（Ⅰ型）和高碳酸血症（hypercapnia）型（Ⅱ型）呼吸功能不全。Ⅰ型呼吸功能不全仅有 $PaO_2$ 降低，没有 $PaCO_2$ 增高；Ⅱ型呼吸功能不全不仅 $PaO_2$ 降低，还有 $PaCO_2$ 增高。因其发病原因、发病机制、对机体的影响及治疗原则均不相同，因此，临床上要对这两种类型的呼吸功能不全进行鉴别诊断。

#### （二）根据发病机制分类

根据呼吸功能不全的发病机制分为通气功能障碍型和换气功能障碍型呼吸功能不全。

### (三) 根据原发病变部位分类

根据引起呼吸功能不全的原发病变部位分为中枢性和外周性呼吸功能不全。呼吸中枢发生病变造成的呼吸功能不全称为中枢性呼吸功能不全。支配呼吸肌的外周神经和神经肌肉接头的损伤，以及外周呼吸器官（胸廓、胸膜、呼吸道、肺等）病变造成的呼吸功能不全称为外周性呼吸功能不全。

### (四) 根据病程分类

根据呼吸功能不全发生快慢和持续时间长短，分为急性和慢性呼吸功能不全。急性呼吸功能不全发病急速，一般在数分钟至数小时内发生，机体往往来不及进行代偿，就出现明显的血液气体分压的改变和酸碱平衡失调；慢性呼吸功能不全发病缓慢，在数月或更长时间内发生发展，早期可以代偿，只有当代偿失调时才发生严重的病理生理变化。

案例分析

> **案例 13-1**
>
> 患者男，50 岁，重症肺炎患者。入院后次日病情加重，突发持续性呼吸急促，发绀，伴烦躁，双肺可闻及湿啰音。血气分析：$PaO_2$ 50 mmHg，$PaCO_2$ 30 mmHg。
>
> 问题：
> 1. 根据血气变化，呼吸功能不全如何分类？
> 2. 患者属于何种类型的呼吸衰竭？

机制动画 呼吸功能不全的发生机制

## 第二节 呼吸功能不全的原因和发病机制

呼吸功能不全是外呼吸功能障碍引起的临床综合征，外呼吸又包括肺通气和肺换气两个基本过程，因此凡能导致肺通气和肺换气障碍的因素皆可引起呼吸功能不全。

### 一、肺通气功能障碍

正常成人在静息状态下，肺通气量为 6～8 L/min，有效通气量约为 4 L/min。有效通气量即肺泡通气量 =（潮气量 - 无效腔气量）× 呼吸频率，因此，除无效腔气量增加可直接减少肺泡通气量外，凡能使呼吸活动减弱及气道受阻的病变，均可引起肺泡通气不足。依据发病机制的不同，可将肺泡通气不足分为限制性通气不足和阻塞性通气不足两种类型。

#### (一) 限制性通气不足

吸气时肺泡扩张受限制所引起的肺泡通气不足称为限制性通气不足（restrictive hypoventilation）。正常的呼吸运动包括两个环节，即吸气肌收缩使胸腔内压下降，将外界气体吸入肺泡的主动过程，以及吸气末肋骨与胸骨借重力复位和肺泡弹性回缩形成高压，将肺内气体呼出体外的被动过程。其中，主动过程更易发生障碍，限制性通气不足主要由肺泡扩张受限所致，其原因包括四种。

**1. 呼吸肌活动障碍** 过量镇静药、麻醉药、安眠药引起的呼吸中枢抑制；中枢或周围神经器质性病变，如脑血管意外、脊髓灰质炎等；呼吸肌本身的病变，如营养不良所致呼吸肌萎缩、重症肌无力；低钾血症、家族性周期性麻痹所致呼吸肌无力等，均可导致呼吸肌收缩功能障碍，引起限制性通气不足。

**2. 胸廓的顺应性降低** 顺应性（compliance）是指单位压力的变化所引起的容量变化，为弹性阻力的倒数。弹性阻力是指在外力作用下被变形的弹性物体所产生的对抗变形的力量或视为弹性物体变形后回位的能力。如果弹性阻力增大，顺应性减小，则难以扩张；反之，弹性阻力小，顺应性大，则容易扩张。因此，凡能增加胸廓弹性阻力、降低顺应性的病变，均可引起肺泡扩张受限而降低肺泡通气量。胸廓顺应性可因胸廓畸形、胸膜粘连增厚或纤维化而降低。

**3. 肺的顺应性降低** 肺的顺应性降低多见于以下几种情况：

（1）肺的弹性阻力增加：如严重的肺纤维化、肺淤血、肺水肿、肺不张和肺部分切除等肺组织疾病。

（2）肺泡表面活性物质减少：所谓肺泡表面活性物质是指肺泡 II 型上皮细胞合成与分泌的一种脂蛋白，其主要活性成分是二棕榈酰卵磷脂（二软脂酰卵磷脂），具有降低肺泡液 - 气界面表面张力、提高肺的顺应性、防止肺水肿和保证肺泡大小稳定性的作用。根据 Laplace 定律，肺泡的弹性回缩力（P）与肺泡表面张力（T）成正比，与肺泡的半径（r）成反比，即 P=2T/r，肺泡的半径越小，表面张力越大，其弹性回缩力越大。然而生理情况下，肺泡并不随着呼气过程的进行而萎缩塌陷，吸气时肺泡也容易扩张。这是由于吸气末肺泡扩张，肺泡表面活性物质分布密度减低，肺泡表面张力增大，有利肺泡回缩；呼气末肺泡缩小，表面活性物质分布密度增加，肺泡表面张力降低，有利肺泡再次扩张。因此，肺泡表面活性物质减少是导致肺顺应性降低，甚至出现肺不张的重要因素。肺泡表面活性物质减少的原因主要有以下几个方面。

1）肺泡 II 型上皮细胞受损（如急性肺缺血缺氧、氧中毒）或发育不全（新生儿呼吸窘迫综合征），导致肺泡表面活性物质合成与分泌不足。

2）肺泡表面活性物质可因急性胰腺炎、肺水肿和过度通气等情况被大量破坏或消耗。这些均可导致肺的顺应性降低，甚至肺不张。

**4. 胸腔积液和气胸** 胸腔大量积液，导致肺严重受压而扩张受限；开放性气胸时，胸内负压减小，限制肺的扩张，甚至造成压迫性肺萎缩、塌陷，从而发生限制性通气障碍。

### （二）阻塞性通气不足

由气道狭窄或阻塞所致的通气障碍称为阻塞性通气不足（obstructive hypoventilation）。肺通气阻力主要来自肺组织及胸廓的弹性阻力和呼吸道气流摩擦的非弹性阻力即气道阻力两方面。气体在气道内流动必须克服一定的气道阻力。阻塞性通气不足是气道阻力增高所致。

影响气道阻力的因素有气道内径、长度和形态、气体黏滞度、气流速度和形式（层流和涡流）等，其中最重要的是气道内径。当气流为层流时，由泊肃叶定律可知：

$$R = \frac{8\eta L}{\pi r^4}$$

气道阻力（R）与气道黏滞度（$\eta$）、气道长度（L）成正比，与气道半径（r）的四次方成反比。当气流为涡流（如气道口径或其方向突然发生改变、变形）时，气流阻力比层流时明显增加，一般认为与气道半径的五次方成反比，即 $R \approx 8\eta L/(\pi r^5)$。在整体上，由于并列气道的分流作用，不能只看单一气道的口径，而必须考虑同一级段支气管床的总横截面积。大气道总横截面积小，流速快，气流常混有涡流形式，是产生气道阻力的主要部位；而小气道总横截面积反而大，流速慢，气流常呈层流形式，所以产生的阻力较小。生理情况下 80% 以上的气道阻力产生于直径大于 2 mm 的支气管和气管；直径小于 2 mm 的外周小气道，只占总阻力的 20% 以下。气道被异物、渗出物阻塞，管壁肿胀或痉挛（如支气管哮喘），以及肺组织弹性降低，使之对气道壁的牵引力减弱等，均可使气道内径变小或气流形式改变而增加气道阻力，从而引起阻塞性通气不足。根据病变部位将气道阻塞分为中央性与外周性气道阻塞。由于中央气道和外周气道在结构和功能上存在明显差异，所以阻塞的部位不同，呼吸功能障碍的表现也有不同的特点。

**1. 中央性气道阻塞** 指气管分叉处以上至环状软骨下缘的气道阻塞，又可分为胸外阻塞和胸内阻塞。

（1）阻塞若位于胸外气道（如声带麻痹、炎症、水肿或气道异物等），中央气道的跨壁压力取决于气道内压与大气压之差。吸气时气流经过病灶，可导致文丘里（Venturi）效应（高速流动的流体附近会产生低压）及涡流的形成，这使得阻塞部位的气道内压明显低于大气压，跨壁压明显增加，因而导致气道阻塞加重；呼气时则因气道内压大于大气压，气道呈扩张性变化，使阻塞减轻，故患者表现为吸气性呼吸困难（inspiratory dyspnea）。患者在吸气时呼吸肌非常用力，吸气时胸骨上窝、肋间隙、肋下及剑突下凹陷。时间稍久导致体内缺氧，面色青紫，烦躁不安，需要紧急处理（如气管切开），否则会危及生命。

（2）阻塞若位于中央气道的胸内部位（气管狭窄和阻塞，如气管肿瘤、气管异物、甲状腺及纵隔肿瘤压迫等），中央气道的跨壁压力取决于气道内压与胸内压之差。吸气时胸内压相对于气道内压力为负压，跨壁压趋向于使胸内气道扩张，可使阻塞减轻；呼气时则相反，气道外压力（胸内压）上升对阻塞部位产生压迫，跨壁压趋向于使胸内气道缩窄，使气道阻塞加重，故患者表现为呼气性呼吸困难（expiratory dyspnea）（图13-1）。

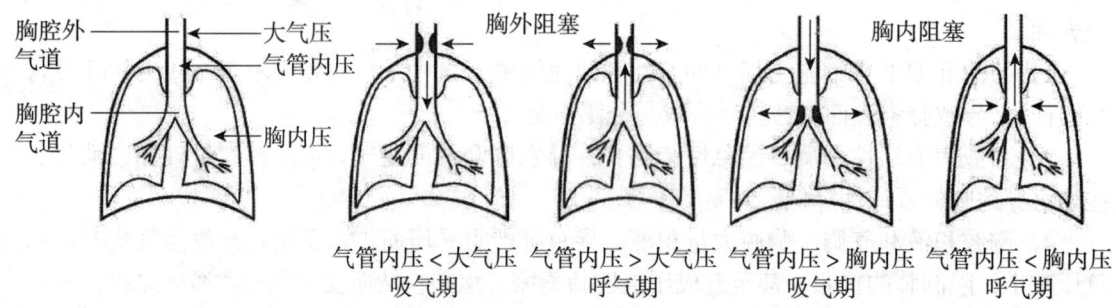

图13-1 中央气道压力和不同部位气道阻塞所致呼气与吸气时气道阻力的变化

**2. 外周性气道阻塞** 外周气道指内径小于2 mm的小、细支气管阻塞。内径小于2 mm的小支气管软骨为不规则块片状，细支气管无软骨支撑，管壁薄，又与气管周围的肺泡结构紧密相连接，所以外周性气道的管径在呼吸运动过程中可随肺泡的扩张及回缩而发生相应的变化。吸气时，胸内压下降，肺泡扩张，管周弹性组织被拉紧，管壁受牵拉而使管径增大，气道阻力变小；呼气时，胸内压增高，肺泡回缩，管周弹性组织松弛，对小气道的牵拉力减小，管径变小，气道阻力增大。外周性气道阻塞常见于慢性阻塞性肺疾病患者，表现为明显的呼气性呼吸困难，其发生机制主要有两个方面。

（1）呼气时小气道狭窄更加严重：这是由于慢性阻塞性肺疾患不仅可使管壁增厚或痉挛，而且管腔也可被分泌物堵塞，使管径进一步变小；另外，肺泡壁的损坏还可降低对细支气管的牵引力，呼气时管周组织的牵拉力大大降低，因此小气道狭窄加重，阻力进一步增加。

（2）呼气时等压点（isobaric point，IP）移向小气道：用力呼气时，胸内压和气道内压均高于大气压，在呼出气道上，压力由小气道至中央气道逐渐下降，且必有一点气道内压与胸内压相等，该点通常称为"等压点"。等压点的上游端（肺泡端），呼气时气道内压大于胸内压，气道不被压缩；等压点的下游端（通向鼻腔的一端），呼气时气道内压小于胸内压，气道可能被压缩。正常人的等压点位于有软骨支撑的较大气道，即便胸内压大于气道内压，气道也不会被明显压缩。当出现慢性阻塞性肺部疾患时，由于病变导致小气道狭窄，气道阻力异常增加，气流经过狭窄部位时耗能增加，气道内压迅速下降；或由于病变导致细支气管与肺泡壁中的弹性纤维因蛋白酶的作用而降解，使肺泡的弹性回缩力下降，气道内压降低，从而使"等压点"上移（移至肺泡端）。当等压点移到无软骨支撑的膜性气道时，导致小气道动力性压缩而闭合（图13-2），出现呼气性呼吸困难。

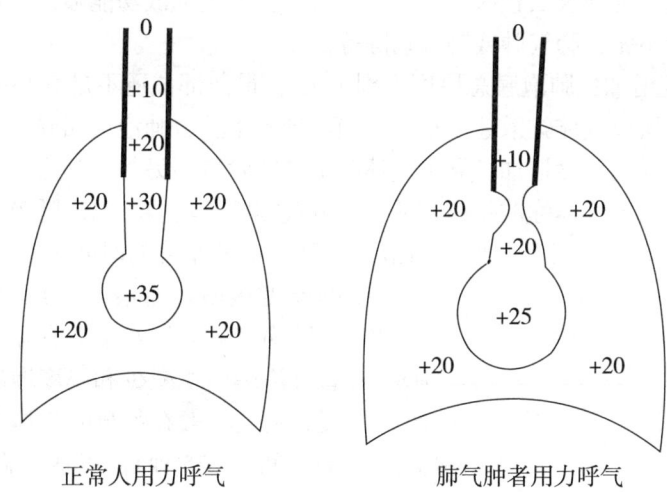

**图 13-2　气道等压点上移与气道闭合**
压力单位为 $cmH_2O$；$0.1\ cm\ H_2O = 0.098\ kPa$

### （三）肺泡通气不足时的血气变化

无论是上述哪种类型的通气障碍，氧的吸入和二氧化碳的排出均受阻，肺泡气氧分压（$P_AO_2$）降低，肺泡气二氧化碳分压（$P_ACO_2$）增高，使流经肺泡毛细血管的血液得不到充分交换。同时，限制性通气不足时为克服弹性阻力，阻塞性通气不足时为克服气道阻力，皆使呼吸肌做功明显增加，氧耗量和二氧化碳生成量也随之增多，诸因素都导致 $PaO_2$ 降低和 $PaCO_2$ 升高。因此，肺通气功能障碍引起的呼吸功能不全为低氧血症伴高碳酸血症型，即Ⅱ型呼吸衰竭。

## 二、肺换气功能障碍

肺换气功能障碍包括弥散障碍、肺泡通气与血流比例失调和解剖分流增加。

### （一）弥散障碍

弥散是指肺泡气通过肺泡毛细血管膜（简称肺泡膜，又称呼吸膜）与肺泡毛细血管血液中的气体进行交换的物理过程。气体分子在肺泡内依次经过的结构包括：含肺泡表面活性物质的液体分子层、肺泡上皮、上皮基底膜、间隙、毛细血管基膜、毛细血管内皮、血浆、红细胞膜，然后才能与血红蛋白分子结合，其中肺泡膜由肺泡上皮、毛细血管内皮及两者共有的基底膜所组成（图13-3）。气体弥散的速度取决于肺泡膜两侧的气体分压差、肺泡膜的面积与厚度以及气体的弥散能力，弥散能力又与气体的分子量和溶解度，即弥散系数相关。此外，气体弥散量还取决于血液与肺泡接触的时间。弥散障碍（diffusion impairment）是指由于肺泡膜面积

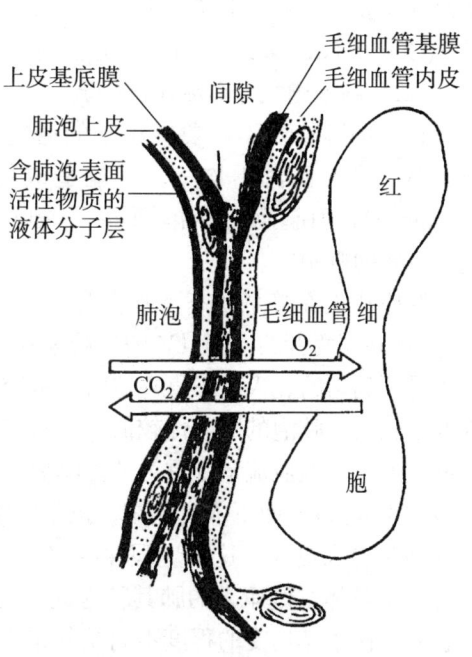

**图 13-3　肺泡膜结构示意图**

减少、肺泡膜异常增厚或弥散时间缩短所引起的气体交换障碍。

**1. 弥散障碍的原因**

（1）肺泡膜面积减少：正常成人约有 3 亿个肺泡，肺泡膜面积为 $60 \sim 100 \ m^2$。安静状态下参与换气的肺泡膜面积仅 $35 \sim 40 \ m^2$，运动时可增至 $60 \ m^2$。因为肺泡膜气体弥散的储备或代偿能力很强，只有在肺泡膜面积减少一半以上时才会发生弥散功能障碍。临床上肺泡膜面积减少见于肺实变、肺不张、肺气肿或肺叶切除等。

（2）肺泡膜厚度增加：肺泡膜总厚度不到 $1 \ \mu m$，最薄部位还不足 $0.2 \ \mu m$。肺泡膜的薄部为气体交换的部位，所以气体弥散速度很快。当出现肺水肿、肺泡透明膜形成、间质性肺炎及肺纤维化时，因肺泡膜的厚度增加，导致气体弥散功能障碍。另外，肺泡毛细血管扩张或稀释血症使血浆层变厚，增加气体弥散距离，从而影响气体弥散功能，出现呼吸功能不全。

（3）弥散时间缩短：正常静息时，血液流经肺泡毛细血管的时间为 0.75 秒。由于肺泡膜的厚度很薄，血液氧分压只需 0.25 秒就可升至肺泡气氧分压水平。有肺部疾病的患者，尽管肺泡膜面积减少和厚度增加可使弥散速度减慢，但是一般在静息时气体交换仍有充足的接触时间（0.75 秒），以达到血气与肺泡气的平衡，而不出现血气异常（图 13-4）。只有在体力负荷增加等使心排血量增加和肺血流加快，血液和肺泡接触时间过于缩短的情况下，才会由于气体交换不充分而发生低氧血症。

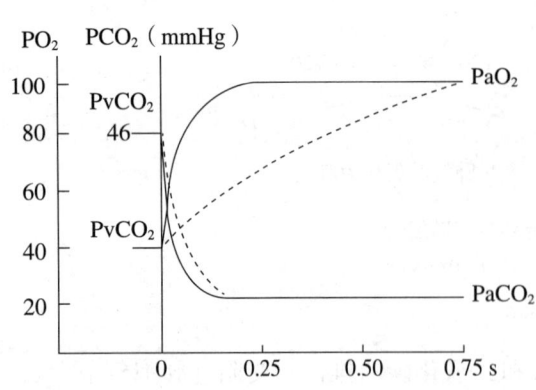

图 13-4　血液通过毛细血管时的血气变化
——表示健康者，---- 表示肺泡膜增厚者

**2. 弥散障碍的血气变化**　单纯的弥散障碍主要导致 $PaO_2$ 下降，而 $PaCO_2$ 一般不升高。其机制是 $CO_2$ 的分子量虽然比 $O_2$ 的分子量大，但 $CO_2$ 在水中的溶解度却比 $O_2$ 大 24 倍，弥散系数是 $O_2$ 的 21 倍，弥散速率（弥散系数与分压差的乘积）一般较 $O_2$ 大 1 倍，因而血液中的 $CO_2$ 能够较快地弥散到肺泡中，使动脉血中的 $CO_2$ 分压与肺泡中的 $CO_2$ 分压平衡。如果患者肺通气量正常，则会将 $CO_2$ 呼出体外，$P_ACO_2$ 与 $PaCO_2$ 正常。如果存在代偿通气过度，可造成 $P_ACO_2$ 与 $PaCO_2$ 低于正常。因此，弥散障碍导致的呼吸功能不全多为 I 型呼吸功能不全。

**（二）肺泡通气与血流比例失调**

有效的肺换气不仅要求正常的通气量和肺血流量，而且二者应保持一定的比例。当肺通气或（和）血流不均一，可能造成部分肺泡通气与血流比例失调（ventilation perfusion imbalance），引起换气功能障碍，导致呼吸功能不全。这是肺部疾患引起呼吸功能不全最常见和最重要的机制。

健康成人在静息状态下呼吸时，肺泡有效通气量（$\dot{V}_A$）约为 4 L/min，肺血流量（$\dot{Q}$）约为 5 L/min，两者的比例（$\dot{V}_A/\dot{Q}$）约为 0.8。由于重力的作用，正常人肺内各部分通气与血流的分布是不均匀的。人处于直立位时，胸腔内负压上部比下部大，生理情况下肺尖部肺泡的扩张程度已较大，肺泡的顺应性较低，故吸气时流向肺上部肺泡的气量较少，使肺泡通气量自上而下依次递增。但血流量受重力的影响更大，自上而下依次递增的血流量更为显著，因而各部分肺泡的 $\dot{V}_A/\dot{Q}$ 自上而下依次递减。正常青年人肺尖部 $\dot{V}_A/\dot{Q}$ 可达到 3.0，而肺底部仅 0.6，且随年龄的增长差别更大。这种生理性的 $\dot{V}_A/\dot{Q}$ 不协调是造成正常 $PaO_2$ 比 $P_AO_2$ 稍低的主要原因。但作为一个整体，健康人的肺其肺泡通气与血流是保持平衡的，即其比值约为 0.8。当出现肺部疾患时，由于其病变的程度不同及分布不均，使各部分肺的通气与血流比例偏离正常，可造成严重的比例失调（图 13-5），导致换气功能障碍，出现呼吸功能不全。

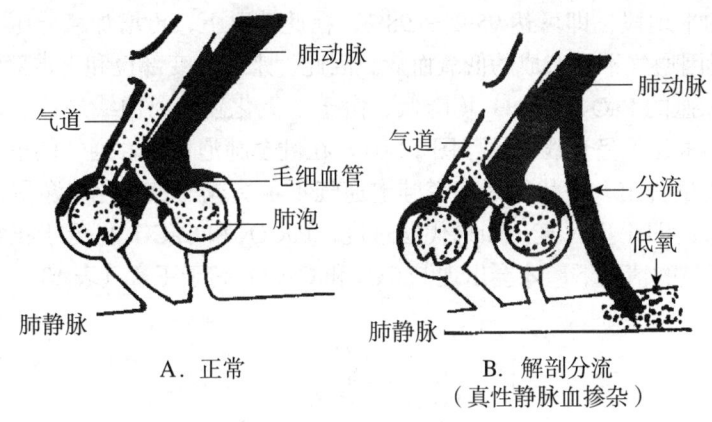

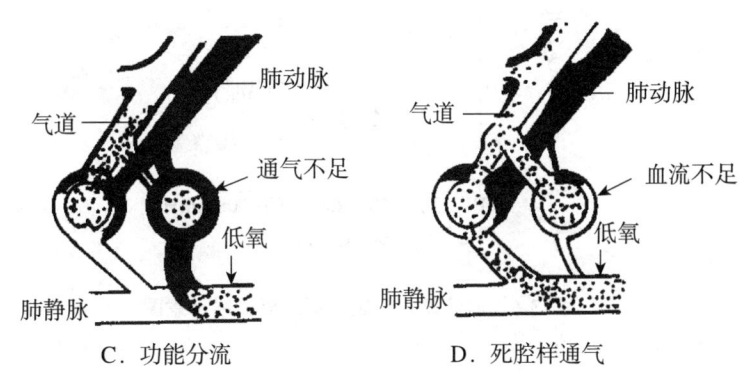

图 13-5　肺泡通气与血流比例失调模式图

**1. 肺泡通气与血流比例失调的类型和原因**

（1）部分肺泡通气不足：支气管哮喘、慢性支气管炎、阻塞性肺气肿、肺纤维化、肺萎缩和肺水肿等，均可引起病变部位肺泡通气不足，但流经该部位的毛细血管血流并未减少，甚至还可由于炎症充血等原因而使血流增加（如大叶性肺炎早期），导致 $\dot{V}_A/\dot{Q}$ 比例降低。流经这部分肺泡的静脉血未经充分动脉化便掺入动脉血内，故称静脉血掺杂（venous admixture）。这种情况属功能性变化，因其类似动 - 静脉短路开放，又称为功能性分流（functional shunt）。正常情况下，因生理性肺内通气分布不均匀，可形成一定量的功能性分流，约占肺血流量的 3%，严重的慢性阻塞性肺部疾患时可增加到 30%～50%，可造成严重的低氧血症。

（2）部分肺泡血流不足：肺动脉栓塞、弥散性血管内凝血、肺血管收缩等均可使部分肺泡血流减少，而肺泡通气量无相应减少，导致 $\dot{V}_A/\dot{Q}$ 比例增高。由于病变部位肺泡血流量少而通气多，肺泡内的气体不能充分被利用，如同进入没有气体交换功能的气道内，在功能上扩大了生理无效腔，称为死腔样通气（dead space like ventilation）。正常人的生理无效腔约占潮气量的 30%，严重肺疾患时死腔样通气可高达 60%～70%，从而导致呼吸功能不全。

**2. 肺泡通气与血流比例失调时的血气变化**　不论是功能性分流增加还是死腔样通气，均导致 $PaO_2$ 下降，而 $PaCO_2$ 可正常、升高或降低，这主要与健全肺泡的代偿及氧解离曲线和二氧化碳解离曲线的特点有关。

（1）当部分肺泡通气不足时，$\dot{V}_A/\dot{Q} < 0.8$，流经该处肺泡的血流未充分动脉化，致使血液的氧分压和氧含量都明显下降，二氧化碳分压和含量都明显升高。此时健全肺泡因血液氧分压下降而代偿性通气，使健全肺泡通气增加，$\dot{V}_A/\dot{Q} > 0.8$，流经该部肺泡的血液氧分压明显升高。由于氧解离曲线为"S"型的特点（图 13-6），当氧分压达到 100 mmHg 时，血氧饱和度已达到曲线上端的平坦段，即可达95%～98%，在此情况下，再增加氧分压，血氧含量增加极少，也无法代偿因通气不足造成的低氧血症。因此，来自病变部位和正常部位这两部分的血液混合而成的动脉血的$PaO_2$和$CaO_2$均降低。由于二氧化碳解离曲线的特点，使血液中二氧化碳的含量与其分压几乎呈直线关系（图13-6），在健全肺泡代偿性通气的过程中，血液中的二氧化碳就可以大量排出，可代偿因病变肺泡通气不足造成的二氧化碳潴留，使$PaCO_2$和$CaCO_2$保持正常水平，即Ⅰ型呼衰。如果代偿过度，$PaCO_2$和$CaCO_2$可低于正常。只有在通气严重障碍和代偿不足的情况下，才会出现$PaCO_2$和$CaCO_2$高于正常（表13-1）。

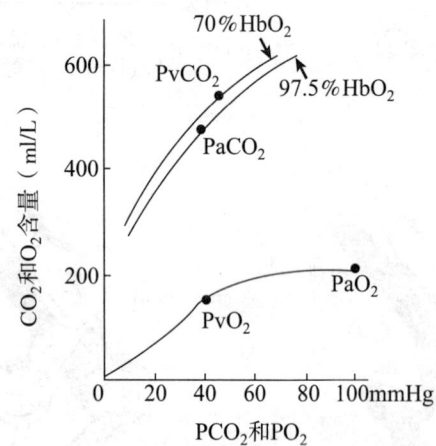

**图13-6 血液氧和二氧化碳解离曲线示意图**

注：上面两曲线表示二氧化碳含量取决于二氧化碳分压和血氧饱和度；下面的曲线表示氧分压与氧含量的关系

**表13-1 部分肺泡通气不足时血气变化特点**

| 血气指标 | 病变肺区 | 健全肺区 | 全肺 | | |
|---|---|---|---|---|---|
| $V_A/Q$ | < 0.8 | > 0.8 | = 0.8 | < 0.8 | > 0.8 |
| $PaO_2$ | ↓↓ | ↑↑ | ↓ | | |
| $CaO_2$ | ↓↓ | ↑ | ↓ | | |
| $PaCO_2$ | ↑↑ | ↓↓ | 正常 | ↑ | ↓ |
| $CaCO_2$ | ↑↑ | ↓↓ | 正常 | ↑ | ↓ |

（2）当部分肺泡血流不足时，$\dot{V}_A/\dot{Q} > 0.8$，流经该处血液的氧分压显著升高，同样因氧解离曲线的特点而氧含量增加有限。健全肺泡因血流量增加使$\dot{V}_A/\dot{Q} < 0.8$，流经这里的血流不能充分氧合而致使氧分压和氧含量显著降低，这两部分的血液混合而成的动脉血的$PaO_2$和$CaO_2$均降低，$PaCO_2$和$CaCO_2$根据代偿情况可正常、低于正常或高于正常（表13-2）。

**表13-2 部分肺泡血流不足时血气变化特点**

| 血气指标 | 病变肺区 | 健全肺区 | 全肺 | | |
|---|---|---|---|---|---|
| $V_A/Q$ | > 0.8 | < 0.8 | = 0.8 | < 0.8 | > 0.8 |
| $PaO_2$ | ↑↑ | ↓↓ | ↓ | | |
| $CaO_2$ | ↑ | ↓↓ | ↓ | | |
| $PaCO_2$ | ↓↓ | ↑↑ | 正常 | ↑ | ↓ |
| $CaCO_2$ | ↓↓ | ↑↑ | 正常 | ↑ | ↓ |

### （三）解剖分流增加

生理情况下，肺内存在解剖分流（anatomic shunt），即一部分静脉血经支气管静脉和极少的肺内动静脉短路直接流入肺静脉。这些解剖分流的血流量占心排血量的2%～3%。解剖分流的血液未经气体交换过程，故称为真性分流（true shunt）。解剖分流增加可见于以下几种情况：①支气管扩张、支气管癌时，可伴有支气管血管扩张；②肺小血管收缩或栓塞时引起肺动脉高压，导致肺内动静脉短路开放；③慢性阻塞性肺部疾病时，支气管静脉和肺静脉之间形成较多的吻合支，使较多的静脉血掺杂入动脉血中。另外，肺的严重病变，如肺实变和肺不张等，该部分肺泡完全失去通气功能，但仍有血流，流经的血液完全未经气体交换而掺入动脉血，类似解剖分流。由解剖分流增加引起换气障碍时的血气变化也仅有 $PaO_2$ 降低。真性分流和功能性分流的有效鉴别方法是吸入纯氧。吸入纯氧后可提高功能性分流的 $PaO_2$，而解剖分流增加所造成的低氧血症，吸入纯氧后其 $PaO_2$ 不能得到明显提高。

## 三、常见呼吸系统疾病导致呼吸功能不全的机制

呼吸功能不全并不是独立的疾病，可由许多种疾病引起，亦可有多种原因同时或相继发生作用。在呼吸功能不全的发病机制中，单纯的通气不足、弥散障碍、肺内分流增加或死腔增加的情况较少见，而往往是多种因素同时或相继发生作用。如急性呼吸窘迫综合征患者和慢性阻塞性肺疾病患者发生的呼吸功能不全就有多种机制参与。

### （一）急性呼吸窘迫综合征

**1. 急性呼吸窘迫综合征的概念**　急性呼吸窘迫综合征（acute respiratory distress syndrome，ARDS）是指由心源性以外的各种肺内外致病因素导致的急性肺损伤（acute lung injury，ALI）而引起的急性进行性缺氧性呼吸功能不全。临床上以呼吸窘迫、顽固性低氧血症和非心源性肺水肿为特征。病理上主要为肺血管内皮和肺泡上皮的弥散性损伤，表现为急性期肺水肿、炎性变化、肺透明膜形成、肺泡出血和微血栓形成等。

**2. 急性呼吸窘迫综合征的病因**　引起 ARDS 的病因很多，可以分为肺内因素和肺外因素。肺内因素是指对肺造成直接损伤的因素，包括化学性因素如吸入毒性气体、烟尘、胃内容物等，物理性因素如肺或胸部挫伤、放射性损伤，生物性因素如严重肺部感染。肺外因素包括全身性病理过程如休克、大面积烧伤、败血症等，或由某些治疗措施如体外循环或血液透析等所致，其中最重要的原因是严重的创伤、感染性休克和吸入胃内容物。

**3. 急性肺损伤的发生机制**　ALI 和 ARDS 的病理过程是相似的，主要为肺泡毛细血管膜损伤。而 ALI 的发生机制很复杂，尚未完全阐明，可能与下列因素有关。

（1）有些致病因素直接作用于肺泡膜，进而引起肺损伤。如吸入有毒的烟雾或胃内容物等。

（2）有些致病因素通过激活巨噬细胞、血管内皮细胞及白细胞，释放活性物质，间接损伤肺泡上皮细胞及毛细血管内皮细胞。如中性粒细胞在趋化因子的作用下聚集于肺，黏附于肺泡毛细血管内皮细胞，释放氧自由基、蛋白酶和炎性介质等，损伤肺泡上皮细胞及毛细血管内皮细胞；血管内膜受损和中性粒细胞及肺组织释放的促凝物质导致血管内凝血，阻断血流，进一步引起肺损伤，通过形成纤维蛋白降解产物及释放 $TXA_2$ 等血管活性物质，使肺血管通透性进一步增加。

**4. 急性呼吸窘迫综合征时呼吸功能不全发生的机制**

（1）弥散功能障碍：肺不张、肺水肿及透明膜形成可引起弥散功能障碍。

（2）肺泡通气功能障碍：肺不张、肺水肿致气道阻塞，以及炎症介质引起的支气管痉挛造成阻塞性通气不足；肺泡Ⅱ型上皮细胞损伤，表面活性物质合成减少，肺泡表面张力增高，

兼之肺水肿，肺的顺应性降低，引起限制性通气不足，均增加了功能性分流。

(3) 通气与血流比例失调：肺泡通气与血流比例失调是急性呼吸窘迫综合征患者出现呼吸功能不全的主要发病机制。严重肺不张、肺水肿致部分肺泡通气功能部分或全部丧失，可导致功能性分流；肺内 DIC 及炎症介质引起的肺血管收缩，形成了死腔样通气。

总之，急性肺损伤可通过上述弥散功能障碍、肺泡通气功能障碍、肺泡通气与血流比例失调，导致呼吸功能不全。弥散障碍、肺泡通气与血流比例失调造成了顽固性低氧血症。由于低氧血症对外周化学感受器的刺激，以及肺充血、肺水肿对肺泡毛细血管旁 J 感受器 (juxtapulmonary-capillary receptor) 的刺激，使呼吸运动加深、加快，导致呼吸窘迫和 $PaCO_2$ 下降，因此患者通常发生 I 型呼吸功能不全。病情严重者，由于肺部病变广泛，肺泡通气量减少，亦可发生 II 型呼吸功能不全（图 13-7）。

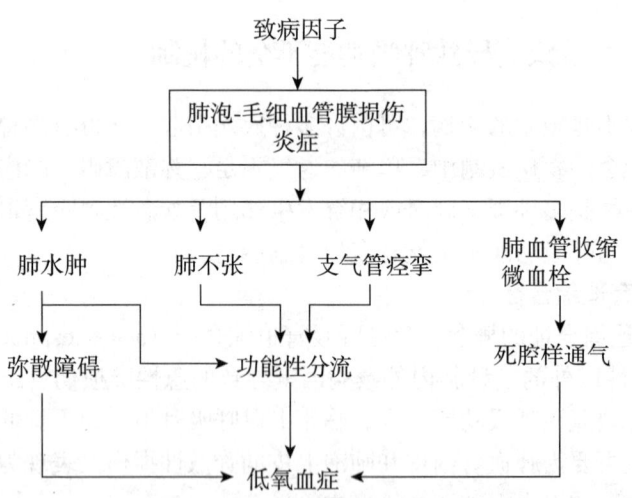

图 13-7　ARDS 患者呼吸衰竭的发病机制示意图

### （二）慢性阻塞性肺疾病与呼吸功能不全

**1. 慢性阻塞性肺疾病的概念**　慢性阻塞性肺疾病 (chronic obstructive pulmonary disease, COPD) 是以持续存在的呼吸症状和气流受限为特征，通常是由于明显暴露于有毒颗粒或气体引起的气道和（或）肺泡异常所导致。

慢性气流受限是 COPD 的特征，由小气道疾病（阻塞性支气管炎）和肺实质破坏（肺气肿）共同引起。COPD 是引起慢性呼吸功能不全常见的原因。

**2. 慢性阻塞性肺疾病引起呼吸功能不全的发生机制**

(1) 阻塞性通气障碍：炎性细胞浸润、充血、水肿，黏液腺及杯状细胞增殖、肉芽组织增生使支气管壁肿胀；气道高反应性、炎症介质作用引起支气管痉挛；炎性渗出物使支气管管腔堵塞；小气道阻塞、肺泡弹性回缩力降低导致气道等压点上移。

(2) 限制性通气障碍：II 型肺泡上皮细胞受损及表面活性物质消耗过多，使表面活性物质减少；缺氧、酸中毒、呼吸肌疲劳引起的呼吸肌衰竭；肺纤维化以及炎症累及胸膜，使肺和胸廓的顺应性降低。

(3) 弥散功能障碍：肺泡壁损伤引起的肺泡弥散面积减少和肺泡膜炎性增厚。

(4) 肺泡通气与血流比例失调：气道阻塞不均引起部分肺泡通气不足，肺小血管收缩、血栓形成引起部分肺泡血流不足（图 13-8）。

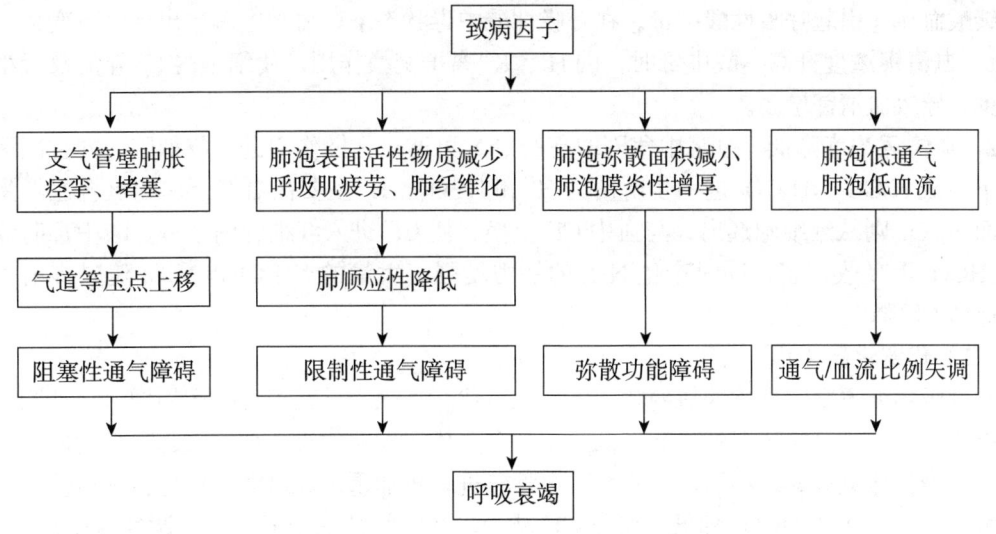

图 13-8 慢性阻塞性肺疾病发病机制示意图

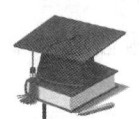

**案例 13-2**

患者男，64 岁，16 年前因感冒、发热，出现咳嗽，开始白痰，后变黄痰，治疗后好转。但冬春季节或气候突变时反复发作，近 6 年发作频繁。近 2 年有轻度咳喘，咳白色黏痰，夜间较重，多于早上 4～5 点出现喘息。本次因感冒、发热、黄痰、咳喘加重、尿少而入院。入院后急查血气变化：$PaO_2$ 52 mmHg，$PaCO_2$ 58 mmHg，$HCO_3^-$ 28 mmol/L，SB 21 mmol/L，pH 7.26。体格检查：T 38.2℃，P 110 次/分，R 25 次/分，呼气明显延长，口唇轻度发绀伴颜面水肿，胸廓前后径增宽，叩诊呈过清音，肺肝界于右侧第 6 肋间，双肺可闻及干、湿啰音。

问题：
1. 患者发生呼吸功能不全的可能机制有哪些？
2. 如何对该患者进行氧疗？

知识拓展 临床常用肺通气功能评价指标

案例分析

## 第三节 呼吸功能不全时机体的主要功能和代谢变化

血气改变是呼吸功能不全的必然结果，而低氧血症和高碳酸血症是影响全身各系统代谢和功能变化的根本原因。机体在呼吸功能不全早期常以代偿性反应为主，严重呼吸功能不全或晚期，则出现以功能和代谢障碍为主的变化，主要表现在以下六个方面。

### 一、酸碱平衡及电解质紊乱

呼吸功能不全可引起单纯性酸碱平衡紊乱，但更多的是混合性酸碱平衡紊乱，甚至出现三重酸碱失衡。

**（一）呼吸性酸中毒**

在慢性呼吸功能不全中最常见。Ⅱ型呼吸功能不全时，因通气不足，$CO_2$ 在体内潴留，产生高碳酸血症，引起呼吸性酸中毒。在呼吸性酸中毒状态下，血液电解质出现以下变化：

**1. 血清钾浓度升高**　酸中毒时，因 $H^+$、$K^+$ 离子交换作用，使细胞内 $K^+$ 外流及肾小管排钾减少，导致血清钾增多。

**2. 血清氯浓度降低**　血浆中急剧增高的 $CO_2$ 可通过弥散作用进入红细胞，并在碳酸酐酶催化下生成 $H_2CO_3$，$H_2CO_3$ 进一步解离为 $H^+$ 和 $HCO_3^-$，$H^+$ 主要被血红蛋白和氧合血红蛋白缓冲，而 $HCO_3^-$ 则从红细胞逸出，与血中 $Cl^-$ 交换，使 $Cl^-$ 进入红细胞内增多。酸中毒时肾小管对 $NaHCO_3$ 重吸收增多，同时产生 $NH_3$ 的能力增强，大量的 $NH_4Cl$ 和 $NaCl$ 随尿排出，因此导致血清 $Cl^-$ 降低。

### （二）代谢性酸中毒

在呼吸功能不全、严重缺氧的状态下，无氧代谢加强，乳酸等酸性产物增多，若同时伴有肾功能不全，肾小管排酸保碱功能降低，则会合并代谢性酸中毒。如果引起呼吸功能不全的原发病如感染、休克等处理不当，代谢性酸中毒将进一步加重。此时病情危重、预后差。存在代谢性酸中毒时，由于 $HCO_3^-$ 降低，肾排 $Cl^-$ 减少，在呼吸性酸中毒合并代谢性酸中毒时血 $Cl^-$ 可正常。

### （三）呼吸性碱中毒

多见于 I 型呼吸功能不全患者，缺氧引起肺通气过度、$CO_2$ 排出过多所致。呼吸性碱中毒时血清钾浓度可降低，血氯浓度则可升高。

### （四）代谢性碱中毒

多为医源性，常见于 II 型呼吸功能不全患者。往往在治疗过程中或治疗后，因过多、过快排出 $CO_2$（如人工呼吸机使用不当），使血浆中碳酸浓度迅速纠正，而体内代偿性增加的 $HCO_3^-$ 来不及排出，从而发生代谢性碱中毒。当钾摄入不足或应用糖皮质激素、利尿剂等使钾排出增加，可导致低钾性碱中毒。在纠正酸中毒时，补碱过量也会引起代谢性碱中毒。

## 二、呼吸系统变化

呼吸功能不全时伴有的低氧血症和高碳酸血症会影响呼吸功能。$PaO_2$ 降低刺激颈动脉体与主动脉体外周化学感受器，反射性增强呼吸运动，当 $PaO_2$ 低于 60 mmHg 时作用才明显。当 $PaO_2$ 为 30 mmHg 时，肺通气量最大。缺氧对呼吸中枢有直接抑制作用，当 $PaO_2$ 低于 30 mmHg 时，此作用可大于反射性兴奋作用而使呼吸抑制。$PaCO_2$ 升高主要作用于中枢化学感受器，使呼吸中枢兴奋，引起呼吸加深、加快。当 $PaCO_2$ 超过 80 mmHg 时，反而抑制呼吸中枢，此时呼吸运动主要依赖动脉血低氧分压对血管化学感受器的刺激得以维持。在这种情况下，氧疗只能吸入浓度不高于 30% 的氧，以免缺氧完全纠正后反而抑制呼吸，$CO_2$ 进一步潴留，加重高碳酸血症而使病情恶化。

呼吸功能不全时呼吸运动的形式和导致呼吸功能不全的原发病及机制有关。中枢性呼吸衰竭可出现呼吸浅慢，或出现潮式呼吸、间歇呼吸、抽泣样呼吸、吸气样呼吸、下颌呼吸等呼吸节律紊乱，其中以潮式呼吸最为常见。其发生机制一般认为是由于呼吸中枢的兴奋性降低，血液中正常的 $CO_2$ 浓度不足以引起呼吸中枢兴奋而致呼吸暂停；呼吸暂停后血液中的 $CO_2$ 浓度逐渐升高，对呼吸中枢的刺激逐渐增强，而促进 $CO_2$ 排出，$CO_2$ 浓度逐渐降低，对呼吸中枢的刺激又逐渐减弱，呼吸逐渐抑制，以至停止。如此周而复始，即为潮式呼吸。限制性通气功能障碍的患者，由于牵张感受器或 J 感受器受刺激，反射性引起呼吸变浅、变快。阻塞性通气障碍患者，由于气道阻力增加，呼吸深慢、呼吸时间延长，因阻塞部位不同，可出现吸气性或呼气性呼吸困难。

## 三、循环系统变化

轻度的 $PaO_2$ 降低和 $PaCO_2$ 升高可兴奋交感神经和心血管运动中枢，使心率加快、心肌收缩力增强，腹腔内脏血管收缩，心排血量增加，血压升高。这样可增加组织血流量，同时还使血流重新分配，以保证心、脑的血液供应。这一反应特别在急性呼吸功能不全时有代偿意义。但严重的缺氧和二氧化碳潴留可直接抑制心血管中枢，并直接造成心肌损害，导致心率减慢，心肌收缩力降低。$CO_2$ 浓度升高对血管有直接的扩张作用（肺血管例外）。

在慢性肺部病变的过程中，由于肺血管阻力增加、肺动脉压升高、右心负荷增加，造成右心室肥大，同时伴有心肌损害，最后发展为右心衰竭，称为慢性肺源性心脏病（chronic corpulmonale），简称肺心病。其发生机制比较复杂，肺动脉高压的形成是其关键。

（一）肺动脉高压

**1．肺小血管收缩**　缺氧可引起肺血管收缩，若合并二氧化碳潴留，血液 $H^+$ 浓度增高，更增加肺血管对缺氧的敏感性，使肺血管收缩进一步加重，从而大大增加肺循环的阻力，导致肺动脉压力增高。

**2．肺小动脉管壁增厚、口径变小**　慢性缺氧引起肺小动脉壁增生、肥大，如肺部炎症波及肺小动脉引起小动脉纤维化，内膜增生，管壁增厚，从而导致管腔狭窄，阻力增大，引起肺动脉高压。

**3．肺毛细血管网减少**　肺气肿时，肺泡内压力增高，肺泡壁的毛细血管受压；或肺泡壁萎缩、断裂，使毛细血管遭受破坏，由此造成的毛细血管床减少，亦可增加肺循环阻力而导致肺动脉高压。

**4．血液黏滞性增加**　有的慢性呼吸功能不全患者血液中的红细胞增多，因而血液黏滞性增高，而后者又可因合并酸中毒而加重，这也是肺动脉高压发病的一个因素。

（二）心肌受损

缺氧、高碳酸血症、酸中毒和高钾血症均可直接损害心肌，降低心肌的舒缩性；长期持续缺氧还可引起心肌变性、坏死、纤维化等病变。

（三）心室舒缩活动受限

呼吸困难时，用力呼气则使胸内压明显增高，心脏受压，影响心脏的舒张功能；用力吸气时则胸内压异常降低（心脏外面的负压增大），心室收缩时负荷增加，心肌受损加上负荷过重，导致右心衰竭。

呼吸功能不全也可以影响左心功能。近年来临床观察发现，肺源性心脏病患者发生肺水肿者并不少见，失代偿性的肺心病患者，约有半数肺动脉楔压增高。由此可见，呼吸功能不全同样可累及左心。其发生机制与以下几个方面有关：①低氧血症、高碳酸血症、酸中毒及高钾血症等因素同样对左心有损害作用，同样可降低左心室心肌收缩力；②血液黏滞性增高，也可使左心负荷加重；③胸膜腔内压的高低同样影响左心的收缩与舒张功能；④右心扩大，右心室压力增高，将室间隔左推，使左室的顺应性降低、左室舒张末期压力增高，导致左室舒张功能障碍。

## 四、中枢神经系统变化

中枢神经系统对缺氧最敏感，当 $PaO_2$ 降至 60 mmHg 时，可出现智力和视力轻度减退。如 $PaO_2$ 迅速降至 40～50 mmHg 以下，会引起一系列神经精神症状，如头痛、定向与记忆障碍、嗜睡以至昏迷。当 $PaO_2$ 低于 20 mmHg 时，几分钟就可造成神经细胞的不可逆损害。

当 $PaCO_2$ 超过 80 mmHg 时，患者可出现头痛、烦躁不安、扑翼样震颤、定向力障碍、记忆力减退以及中枢抑制之前的兴奋症状，如失眠、睡眠习惯改变等，称"$CO_2$ 麻醉"（carbon dioxide narcosis）。当 $PaCO_2$ 达到正常的 3 倍即 120 mmHg 时，患者将不可避免地发生昏迷。

由呼吸功能不全引起的中枢神经功能障碍称为肺性脑病（pulmonary encephalopathy）。肺性脑病的发病机制可能与低氧血症、高碳酸血症和酸中毒所致的脑血管的改变以及脑细胞功能障碍有关。

### （一）缺氧和二氧化碳潴留对脑血管的作用

缺氧和二氧化碳增加可扩张脑血管，增加脑血流量，造成脑充血。$PaCO_2$ 升高 10 mmHg，可使脑血流量增加 50%。缺氧和酸中毒使血管内皮细胞受损，血管的通透性增加，造成脑间质水肿。缺氧时 ATP 生成减少，脑细胞膜上"钠泵"失灵，造成脑细胞水肿。脑充血、水肿使颅内压增高，压迫脑血管，使脑缺氧进一步加重，形成恶性循环，重者可形成脑疝。此外，脑血管内皮受损后可引起血管内凝血，也是促进肺性脑病发生的机制之一。

### （二）缺氧和二氧化碳潴留对脑细胞的作用

脑组织和脑脊液 pH 降低。由于存在血脑屏障，正常时脑脊液 pH（7.33～7.40）较血液低，缓冲作用也较弱，$PCO_2$ 比动脉血高。当 $CO_2$ 潴留时，脂溶性的 $CO_2$ 能自由通过血脑屏障，使脑脊液内碳酸很快增加，同时血液中 $HCO_3^-$ 又不易通过血脑屏障进入脑脊液，故脑内 pH 降低更为明显。当脑脊液 pH 低于 7.25 时，脑电波变慢；pH 在 6.8 以下时脑电活动完全停止。$H^+$ 由脑脊液进入脑细胞，使细胞内酸中毒。神经细胞内酸中毒一方面可增加脑谷氨酸脱羧酶活性，使 γ 氨基丁酸生成增多，导致中枢抑制；另一方面增强磷脂酶活性，使溶酶体酶释放，引起神经细胞和组织的损伤。另外，缺氧导致能量生成减少，可引起脑细胞肿胀、变性、坏死，细胞功能严重障碍。

## 五、肾功能变化

呼吸功能不全患者严重时可发生急性肾衰竭，出现少尿、氮质血症和代谢性酸中毒，此时肾结构往往并无明显改变，为功能性肾衰竭。肾衰竭的发生是由于缺氧与高碳酸血症反射性通过交感神经使肾血管收缩、肾血流量严重减少所致。

## 六、胃肠道变化

缺氧使胃壁血管收缩，从而导致胃壁黏膜的屏障作用降低，呼吸功能不全的晚期可出现胃肠道黏膜的糜烂、坏死出血和急性溃疡形成。$CO_2$ 潴留可增加胃壁细胞碳酸酐酶的活性，使胃酸分泌过多，参与溃疡的形成。

# 第四节 呼吸功能不全防治的病理生理基础

任何患者发生呼吸功能不全都是由一定的原发病引起，其基本病理生理变化是低氧血症或伴有高碳酸血症。因此，除对引起呼吸功能不全的原发病进行治疗外，还需对呼吸功能不全的基本病理生理改变进行处理，即提高 $PaO_2$ 及氧饱和度（$SaO_2$）和降低 $PaCO_2$。

## 一、积极防治原发病

积极防治原发病是防治呼吸功能不全的关键。如由气管和支气管异物阻塞引起的通气不足而造成的呼吸功能不全，应尽快取出异物以解除狭窄和阻塞；由支气管哮喘或炎症引起的小气道阻塞，应用解痉、抗炎的药物解除支气管痉挛，控制炎症与感染，去除诱发因素的作用。

## 二、保持呼吸道通畅，改善肺通气，降低 $PaCO_2$

$PaCO_2$ 升高是由呼吸道不畅、肺总通气量下降所致。增加肺通气量的常用方法有：①解除支气管痉挛，用解痉平喘药扩张支气管；②清除呼吸道分泌物，用体位引流或吸痰以清除分泌物；③应用抗炎药物消除气道黏膜的炎症反应；④必要时使用呼吸中枢兴奋剂、气管插管及人工辅助通气。

## 三、提高 $PaO_2$

无论何种类型的呼吸功能不全都必定有 $PaO_2$ 降低即低氧血症，氧疗即吸入氧的治疗方法，可直接提高 $PaO_2$，改善低氧血症造成的组织缺氧，但根据呼吸功能不全时的血气变化特点，可有不同的治疗方案。Ⅰ型呼吸功能不全患者只有缺氧而无 $CO_2$ 潴留，可吸入较高浓度的氧（$FiO_2$ 为 40%～50%），尽快使 $PaO_2$ 上升到 60 mmHg 以上。Ⅱ型呼吸功能不全患者，既有低氧血症，又有高碳酸血症，因血中高浓度 $CO_2$（$PaCO_2$ 超过 80 mmHg）对呼吸中枢产生抑制作用，此时主要依靠低氧血症刺激外周化学感受器，反射性兴奋呼吸中枢而调节呼吸，因此宜吸入较低浓度的氧（$FiO_2$ 为 25%～29%），流速为 1～2 L/min，以免给高浓度氧使呼吸中枢抑制加深，加重 $CO_2$ 潴留，甚至产生肺性脑病。

## 四、改善内环境和支持重要器官功能

注意纠正酸碱平衡紊乱与水、电解质平衡紊乱，积极预防与治疗肺源性心脏病和肺性脑病等。

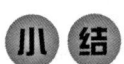

呼吸功能不全指外呼吸功能障碍，静息时虽能维持较为正常的血气水平，但在体力活动、发热等因素致呼吸负荷加重时，不能维持正常机体所需要的气体交换，以致 $PaO_2$ 低于正常范围，伴有或不伴有 $PaCO_2$ 升高，并出现一系列临床症状和体征的病理过程。根据是否伴有 $PaCO_2$ 升高，可分为Ⅰ型和Ⅱ型呼吸功能不全。呼吸功能不全发生的原因和机制主要包括肺通气功能障碍、气体弥散障碍、肺泡通气/血流比例失调和解剖分流增加，其中肺泡通气/血流比例失调是肺部疾患引起呼吸功能不全最常见和最重要的机制。呼吸功能不全时引起机体各系统功能和代谢变化的最重要原因是低氧血症和高碳酸血症。慢性呼吸功能不全患者常出现一系列代偿适应反应，可改善组织供氧，改变组织器官的功能代谢，一般不会出现明显的代谢异常。急性呼吸功能不全患者无法代偿时会出现酸碱平衡及电解质紊乱，以及呼吸、循环和中枢神经等系统功能障碍。呼吸功能不全患者要积极治疗，主要措施有防治原发病、降低 $PaCO_2$、提高 $PaO_2$ 和改善内环境及支持重要器官功能。

## 思考题

1. 何谓呼吸衰竭？根据血气变化分几型？每型氧疗原则有何不同，为什么？

2. 举例论述限制性肺通气障碍的原因。
3. 什么是阻塞性通气不足？阻塞的部位不同，呼吸困难的性质有何不同，为什么？
4. 试述肺泡通气与血流比例失调的表现形式、原因及其血气变化。

（赵士弟）

# 心功能不全 第14章

正常情况下，心脏具有强大的适应代偿能力，又称心力储备（cardiac reserve），包括心搏量储备和心排血量储备，能够使心排血量随着机体代谢水平的升高而增加，但是此作用有一定限度。心功能不全（cardiac insufficiency）是指各种原因引起心脏结构和功能的改变，使心室泵血量和（或）充盈功能低下，以至不能满足组织代谢需要的病理生理过程，在临床上表现为呼吸困难、水肿及静脉压升高等静脉淤血和心排血量减少的综合征，又称为心力衰竭（heart failure）。以往强调心功能不全包括心脏泵血功能受损后由完全代偿直至失代偿的全过程，而心力衰竭是指心功能不全的失代偿阶段。但随着对心功能不全早期预防的重视，两者已无明显差别，可以通用。由于心肌肌原纤维自身舒缩功能障碍所致的心力衰竭称为心肌衰竭（myocardial failure）。当心功能不全患者有钠水潴留、血容量增加和静脉淤血等表现，同时伴有心腔扩大时，临床上称之为充血性心力衰竭（congestive heart failure）。

学习目标

随着人口老龄化及城镇化进程的加速，我国心功能不全的患病率处于持续上升阶段。据国内调查资料显示，35～74岁的人群中，慢性心力衰竭患病率为0.9%。目前，全国心力衰竭患者约为450万，以心力衰竭和脑卒中为代表的心脑血管疾病的死亡率仍居首位，高于肿瘤及其他疾病。心力衰竭的防治已成为关系人口健康的重要公共卫生问题。

## 第一节 心功能不全的原因、诱因和分类

### 一、原因

心功能不全是多种心血管疾病发展到终末阶段的共同结果。无论是组织结构的改变，还是功能代谢的变化，只要能使心排血量降低，均可能导致心功能不全的发生。

#### （一）心肌损伤

各种原因导致的心肌炎、心肌病、心肌梗死、心肌中毒等可引起心肌细胞变性、坏死及组织纤维化等形态结构改变，导致心肌舒缩功能障碍。冠状动脉粥样硬化、低血压、严重贫血等引起的心肌细胞缺血、缺氧，严重维生素 $B_1$ 缺乏引起的心肌能量代谢障碍，久之也会累及心肌的结构，导致心脏泵血能力降低。此外，乙醇和阿霉素等药物也可影响心肌的代谢甚或损害心肌的结构，使心脏舒缩功能降低。

#### （二）心脏负荷过重

**1. 压力负荷（后负荷）过重（pressure overload）** 指心脏收缩时所承受的负荷增加。左心室压力负荷过重常见于高血压、主动脉流出道受阻如主动脉瓣狭窄、主动脉缩窄等，右心室压力负荷过重常见于肺动脉高压、肺动脉瓣狭窄、肺栓塞等。血黏度明显增加时，左、右心室压力负荷都会相应增加。

**2. 容量负荷（前负荷）过重（volume overload）** 指心脏收缩前所承受的负荷过大，即心室舒张末期容积过度增加。常见于主动脉瓣或二尖瓣关闭不全所致的左心室容量负荷过重，

三尖瓣或肺动脉瓣关闭不全所致的右心室容量负荷过重。另外，甲亢、严重贫血、先天性房室间隔缺损伴有左向右分流、肺动静脉瘘等可导致左、右心室容量负荷都增加。

为维持相对正常的心排血量，心肌将发生适应性改变以承受增加的心室工作负荷，但长期的适应性代偿最终会导致心肌的舒缩功能减弱。

### （三）心脏舒张期充盈受限

如限制性心肌病、房室瓣狭窄、缩窄性心包炎和心脏压塞等可引起心脏舒张性能异常和顺应性降低，造成心脏舒张期充盈受限，心室舒张末期容积减少，因而使心排血量降低。

## 二、诱因

据统计，临床上 90% 以上心力衰竭的发生都是在心功能不全基本病因的基础上由许多因素诱发的。凡是能增加心脏负担，使心肌耗氧量增加和（或）心肌损伤加重的因素皆可能成为心力衰竭的诱因。

### （一）感染

呼吸道感染是心力衰竭最常见的诱因，其次是风湿活动、消化系统感染及泌尿道感染等。各种感染通过加重心脏负荷和心肌损伤，削弱心肌的舒缩能力而诱发心力衰竭。其主要机制为：①发热时交感神经兴奋，代谢率升高，增加心肌耗氧量；②致病微生物及其产物可直接损伤心肌细胞，抑制其舒缩性；③心率加快，一方面增加心肌耗氧量，另一方面缩短心脏舒张期，导致心肌供血供氧不足，加重心肌损伤；④呼吸道感染时，肺循环阻力增大，加重右心负荷。

### （二）酸碱平衡及水、电解质代谢紊乱

**1. 酸中毒** 各种原因引起的酸中毒通过下列作用抑制心肌舒缩功能而诱发心力衰竭：① $H^+$ 竞争性抑制 $Ca^{2+}$ 与肌钙蛋白的结合、$Ca^{2+}$ 内流和肌质网 $Ca^{2+}$ 释放，使心肌收缩力减弱；② $H^+$ 抑制肌球蛋白 ATP 酶活性，使心肌收缩功能障碍；③糖、脂肪酸等氧化过程发生障碍，ATP 生成减少，导致心肌舒缩功能障碍。

**2. 高钾血症** 高钾血症可抑制心肌动作电位复极化期 $Ca^{2+}$ 内流，使心肌收缩性降低。高钾血症还可引起心肌传导性降低，易形成兴奋折返而造成心律失常，促使心力衰竭发生。

### （三）心律失常

心律失常尤其是快速型心律失常，如阵发性室性或室上性心动过速、阵发性心房颤动、心房扑动等可诱发心力衰竭。心率加快一方面使心肌耗氧量增加，另一方面使舒张期缩短导致冠脉血流减少和心室充盈不足。此外，心房、心室收缩不协调可使心脏泵血功能下降。缓慢型心律失常如高度房室传导阻滞等，虽在一定程度上增加每搏输出量，但当每搏输出量的增加不能弥补心率减少造成的心排血量降低时，同样也会诱发心力衰竭。

### （四）妊娠与分娩

患心脏病的女性在妊娠与分娩时，易诱发心力衰竭。机制为：①妊娠期血容量明显增加，至临产期可比妊娠前增加 20% 以上，使心脏负荷加重；②妊娠期血浆容量增加超过红细胞数量的增加，易出现稀释性贫血，导致心肌供血、供氧不足，加重心肌损伤；③分娩时宫缩疼痛、精神紧张，使交感-肾上腺髓质系统兴奋，一方面使静脉回心血量增加，心脏前负荷加大；另一方面使外周小血管收缩，外周阻力增加，血压升高，使心脏后负荷加重；加之心率加快使心肌耗氧量增加和冠脉灌流量不足，从而诱发心力衰竭。

除上述常见诱因外，过量、过快输液，过度劳累、情绪波动、气温变化、洋地黄中毒及外伤与手术等均可加重心脏负荷而诱发心力衰竭。近年研究发现，感染仍是心力衰竭最常见的诱因（45.9%），其次为劳累或应激反应（26.0%）和心肌缺血（23.1%）。因此，熟悉诱因并及时有效地加以防治对心力衰竭的控制是十分必要的。

## 三、分类

### (一) 按发展速度分类

**1. 急性心力衰竭 (acute heart failure)** 发病急,进展快,心脏的排血量在短时间内急剧下降,机体来不及代偿。多见于急性心肌梗死、急性弥漫性心肌炎、严重心律失常、大面积肺梗死、急性心脏压塞等。临床上可突然出现晕厥、急性肺水肿、心源性休克等。

**2. 慢性心力衰竭 (chronic heart failure)** 发病缓,进展慢,经历心肌肥大 (myocardial hypertrophy) 等代偿阶段。多见于慢性肺源性心脏病、高血压性心脏病等。临床表现以血容量增加、循环淤血和水肿为主。

急性与慢性心力衰竭在不同因素影响下可以相互转化。急性心力衰竭经代偿或治疗后可持续较长时间而转变成慢性心力衰竭,而慢性心力衰竭在多种诱因作用下可促使心力衰竭急性发作。

### (二) 按发生部位分类

**1. 左心衰竭 (left heart failure)** 因左心室受损或负荷过重,导致左心室泵血功能下降,使左心房压力增高,血液从肺静脉回流到左心房受阻。临床上以肺循环淤血、肺水肿为主要特征。常见于冠心病、高血压病、主动脉(瓣)狭窄及关闭不全等。

**2. 右心衰竭 (right heart failure)** 因右心室受损或负荷过重,导致右心室泵血功能下降,使右心房压力增高,体循环的血液回流到右心房受阻。临床上以体循环淤血、静脉压升高,下肢甚至全身性水肿为主要特征。常见于肺部疾患引起肺微循环阻力增加,如慢性阻塞性肺疾病引起的缺氧可导致肺小血管收缩;也可见于肺大血管阻力增加,如肺动脉狭窄、肺动脉高压及某些先天性心脏病(如法洛四联症、房室间隔缺损)。

**3. 全心衰竭 (whole heart failure)** 左、右心室同时或先后发生衰竭称为全心衰竭。可因左、右两侧心室同时受累,如严重的心肌炎或心肌病等,也可由一侧心力衰竭波及另一侧演变而来。例如左心衰竭导致肺循环阻力增加,久之发生右心衰竭。

### (三) 按心排血量的高低分类

**1. 低输出量性心力衰竭 (low output heart failure)** 大多数心力衰竭属于此类。患者的心排血量低于正常群体的平均水平。常见于冠心病、心肌病、心脏瓣膜病、高血压病等引起的心力衰竭。

**2. 高输出量性心力衰竭 (high output heart failure)** 甲亢、严重贫血、动静脉瘘和严重维生素 $B_1$ 缺乏时,因血容量扩大或血液循环速度加快,静脉回心血量增加,心脏过度充盈。由于心脏容量负荷长期过重,心脏做功增强,能量消耗过多而心肌供氧相对不足,容易发生心力衰竭。此类患者发生心力衰竭后,心排血量较心力衰竭发生前(心功能不全的代偿阶段)有所降低,仍可高于正常群体的平均水平,但却不能满足上述病因导致的机体高水平代谢的需要。

### (四) 按左心室射血分数的高低分类

射血分数 (ejection fraction, EF) 是每搏输出量与心室舒张末期容积的百分比,是评价心室射血效率的指标,能较准确敏感地反映心肌收缩能力的变化。临床上左心室射血分数 (left ventricular ejection fraction, LVEF) 是评价绝大多数患者左心收缩功能的首选指标。按左心室射血分数的高低可将心力衰竭进行如下分类:

**1. 射血分数降低的心力衰竭 (heart failure with reduced ejection fraction, HFrEF)** 指左心室射血分数低于 40% 的心力衰竭,在心力衰竭患者中的比例约为 37.5%,多因心肌收缩功能障碍所致心脏泵血量减少而引起,属于收缩性心力衰竭 (systolic heart failure),常见于冠心病、心肌病等。

**2. 射血分数中间范围的心力衰竭**（heart failure with midrange ejection fraction，HFmrEF） 指左心室射血分数介于40%～49%的心力衰竭，在心力衰竭患者中的比例约为20.5%。HFmrEF患者可出现左心室肥大和（或）左心房扩大，有轻度的左心室收缩功能不全，同时也存在心脏舒张功能不全，常见于高血压伴左室肥大等。

**3. 射血分数保留的心力衰竭**（heart failure with preserved ejection fraction，HFpEF）指左心室射血分数不低于50%的心力衰竭，在心力衰竭患者中的比例约为42%。HFpEF患者一般没有左室扩大，但常出现左心室肥大和（或）左心房扩大及心脏舒张功能异常，属于舒张性心力衰竭（diastolic heart failure）。

## 第二节 心功能不全的发生机制

心功能不全的发生机制十分复杂，目前尚未完全阐明。其病因不同或发展阶段不同，发病机制也各异，但各种病因均可通过削弱心肌舒缩功能导致心力衰竭的发生。近年来，神经-体液调节失衡在其发生发展整个过程中的作用备受关注，而心室重塑（ventricular remodeling）是其分子基础，最终结果是导致心肌舒缩功能障碍。

### 正常心肌舒缩的分子生物学基础

心肌细胞内有成束的肌原纤维平行排列。肌原纤维由多个肌节（sarcomere）连接而成。肌节是心肌舒缩的基本单位，心肌收缩和舒张的实质是肌节的缩短与伸长。

**收缩蛋白**：主要由肌球蛋白（myosin）和肌动蛋白（actin）组成，是心肌舒缩活动的物质基础。肌节由粗、细两种肌丝构成。粗肌丝（相当于肌节的暗带区）的主要成分是肌球蛋白，其头部含有与肌动蛋白形成横桥的位点，且具有ATP酶活性，可分解ATP，供粗、细肌丝滑行所需。细肌丝（相当于肌节的明带区）的主要成分是肌动蛋白，其含有特殊的位点，与肌球蛋白横桥形成可逆结合。

**调节蛋白**：主要由细肌丝上的原肌球蛋白（tropomyosin）和肌钙蛋白（troponin）组成。每个原肌球蛋白分子附有一个肌钙蛋白复合体，后者由三个亚单位组成，即原肌球蛋白亚单位（tropotroponin，TnT）、抑制亚单位（inhibitor troponin，TnI）和钙结合亚单位（calcium combining troponin，TnC）。调节蛋白本身不起收缩作用，但能通过肌钙蛋白与$Ca^{2+}$的可逆性结合改变原肌球蛋白的位置，以调控粗、细肌丝的结合与分离。

**心肌的兴奋-收缩耦联**：指心肌细胞膜除极化继而激发心肌收缩的过程。胞质中$Ca^{2+}$瞬变是连接电活动与机械收缩活动的耦联体。当心肌细胞兴奋时，细胞膜电位变化可以激活细胞膜上的L-型钙通道，细胞外$Ca^{2+}$顺浓度梯度转移到细胞内，进而激活肌质网内储存的$Ca^{2+}$释放，使胞质内$Ca^{2+}$浓度迅速升高至$10^{-5}M$（收缩阈值）时，$Ca^{2+}$与肌钙蛋白的TnC结合，从而改变原肌球蛋白的位置，暴露肌动蛋白与肌球蛋白的结合位点，形成横桥。同时，激活肌球蛋白头部的ATP酶，水解ATP而释放能量，引发心肌收缩。

**心肌的舒张**：当心肌细胞复极化时，大部分$Ca^{2+}$由肌质网钙泵（$Ca^{2+}$-ATP酶）摄取并储存在肌质网内，小部分由细胞膜钠-钙交换蛋白和钙泵转运至细胞外，使细胞质$Ca^{2+}$浓度迅速降低至$10^{-7}M$（舒张阈值）时，$Ca^{2+}$与肌钙蛋白解离，肌动蛋白上的作用位点又被掩盖，横桥解除，心脏舒张（图14-1）。

### 一、心肌收缩性减弱

心肌收缩性减弱是导致心脏泵血功能降低的主要原因，可由心肌收缩结构改变、能量代谢障碍以及心肌兴奋-收缩耦联障碍三个环节分别或共同引起。

机制动画 心功能不全的发生机制

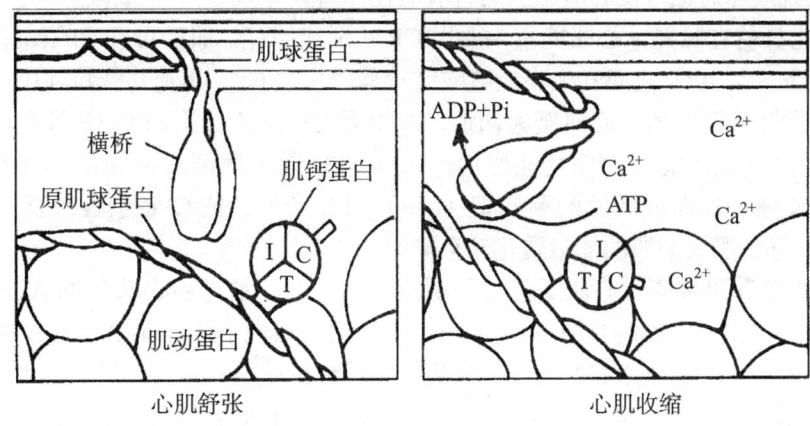

图 14-1　正常心肌舒缩的分子生物学基础

（一）心肌收缩结构改变

**1. 心肌细胞数量减少**　当严重心肌梗死、心肌炎和心肌病等原因造成心肌损害时，心肌细胞可发生变性、萎缩甚至死亡，使有效收缩的心肌细胞数量减少，影响心肌收缩功能。心肌细胞死亡分为坏死（necrosis）和凋亡（apoptosis）两种形式。

（1）心肌细胞坏死：当心肌细胞受到严重的心肌缺血、缺氧、致病微生物感染及中毒等损伤性因素作用后，由于溶酶体破裂，大量溶酶体酶，尤其是蛋白水解酶释放，引起细胞自溶，心肌细胞发生坏死。此时，心肌收缩的结构基础被大量破坏，引起心肌收缩性显著减弱。临床上最常见的原因是急性心肌梗死。一般而言，当梗死面积达左室面积的 23% 时即可发生急性心力衰竭。

（2）心肌细胞凋亡：目前，已在多种心力衰竭的动物模型和患者的心脏中证实有细胞凋亡的现象存在，而凋亡是引起老年患者心脏心肌细胞减少的主要原因。实验研究还发现，在心肌缺血的中心区以细胞坏死为主，而在边缘区则可观察到细胞凋亡。引起细胞凋亡最后导致心力衰竭的机制可能与细胞应激-生长-凋亡失衡，以及促凋亡-抑凋亡失衡有关。心肌细胞凋亡不仅在调节细胞数量和心室重塑中起一定作用，而且在代偿性心肌肥大向失代偿转变过程中也占有重要地位。干预心肌细胞凋亡已成为心力衰竭防治的重要目标之一。

**2. 心肌结构改变**　在细胞水平，心肌细胞过度肥大时，其肌丝与线粒体数目增加不成比例，肌节不规则叠加，并且显著增大的细胞核对邻近肌节有挤压，肌原纤维排列紊乱，使心肌收缩性降低；在组织水平，不同部位的心肌肥大、坏死和凋亡，心肌细胞和非心肌细胞的肥大与萎缩、增殖与死亡并存。这种不均一性改变是导致心肌收缩性减弱而发生心力衰竭的基础。

（二）心肌能量代谢障碍

心肌收缩是一个主动耗能的过程，$Ca^{2+}$ 的转运和肌丝的滑动都需要 ATP。而心肌细胞能广泛地利用脂肪酸、葡萄糖等物质进行有氧氧化，产生能量后储存于 ATP 和磷酸肌酸（creatine phosphate，CP）分子中，其中只有 ATP 能被心肌直接利用。因此，凡是干扰能量生成、储存或利用的因素，都可使心肌收缩性减弱。

**1. 心肌能量生成障碍**　心脏是绝对需氧器官，心脏活动所需的能量几乎全部来自有氧氧化。要保证心肌的能量供应，就必须保证充分的血液供应。临床上引起心肌能量生成障碍最常见的原因是冠心病引起的心肌缺血、缺氧，休克和严重贫血等也可引起心肌缺血、缺氧。常温下，心肌缺血 15 分钟，ATP 含量降到对照水平的 35%；缺血 40 分钟，将下降到对照水平的 10% 以下。另外，过度肥大的心肌细胞内线粒体含量相对不足且氧化磷酸化水平降低，同时毛细血管数量增加不足，这些均导致肥大的心肌细胞能量生成减少。此外，维生素 $B_1$ 缺乏引起丙酮酸氧化脱羧障碍也可使心肌细胞的有氧氧化障碍，导致ATP生成减少。

**2. 心肌能量储存障碍**　心肌能量主要以CP的形式储存。肌酸可在CP激酶（CP kinase, CPK）的催化下，与ATP之间发生高能磷酸键转移而生成CP，迅速将线粒体中产生的高能磷酸键以CP形式转移至胞质。心肌肥大初期，ATP及CP含量以及CP/ATP可在正常范围。随着心肌肥大的进展，产能减少而耗能增加，尤其CPK同工酶谱发生变化，高活性的成人型（MM型）CPK减少，而低活性的胎儿型（MB）CPK增加，使CPK活性降低，储能形式的CP含量减少，导致肥大心肌的能量转化储存障碍。

**3. 心肌能量利用障碍**　心肌对能量的利用是通过位于肌球蛋白头部的ATP酶水解ATP实现的。过度肥大的心肌细胞其肌球蛋白头部ATP酶的活性下降，即使心肌ATP含量是正常的，该酶也不能正常利用（水解）ATP，将化学能转为机械能，供肌丝滑动。人体衰竭心肌中的ATP酶活性降低，主要与心肌调节蛋白改变有关，如肌球蛋白轻链-1由心室型向心房型转变，肌钙蛋白中TnT由成年型向胚胎型转变等。这些蛋白同工型的转变被视为心脏对供能不足的一种适应性反应。然而肌球蛋白ATP酶活性降低并不能减少肥大心肌的能量消耗，反而成为肥大心肌收缩能力降低的重要原因。此外，酸中毒抑制肌球蛋白ATP酶活性，是造成心肌能量利用障碍的另一重要原因。

### （三）心肌兴奋-收缩耦联障碍

心肌兴奋-收缩耦联是指从心肌兴奋时膜电位的变化到心肌收缩的整个过程。在此过程中，$Ca^{2+}$转运的速度与量是决定心肌收缩强度的重要因素。任何影响$Ca^{2+}$转运和分布的因素都会导致心肌兴奋-收缩耦联障碍。

**1. 肌质网$Ca^{2+}$转运障碍**　肌质网通过摄取、储存、释放三个环节维持胞质$Ca^{2+}$动态变化，从而调节心肌收缩性。心肌收缩所需$Ca^{2+}$主要来自肌质网释放的$Ca^{2+}$，肌质网主要通过肌质网膜上的Ryanodine受体（RyR）将$Ca^{2+}$释放至胞质中。过度肥大或衰竭的心肌细胞中，肌质网RyR的含量或活性明显降低，使$Ca^{2+}$释放量减少；心力衰竭时，由于心肌内去甲肾上腺素减少或β-肾上腺素受体下调，导致受磷蛋白磷酸化程度减弱，使肌质网钙泵活性降低，在心肌复极化时使肌质网摄取、储存$Ca^{2+}$减少，因而供给心肌收缩的$Ca^{2+}$不足。如伴有细胞内酸中毒时，$H^+$增多还可使$Ca^{2+}$与钙储存蛋白结合更牢固，不易解离，导致兴奋-收缩耦联障碍，抑制心肌收缩性。

**2. 胞外$Ca^{2+}$内流障碍**　心肌收缩时胞质中的$Ca^{2+}$除大部分来自肌质网，还有一部分从细胞外经L-型钙通道内流。$Ca^{2+}$内流不但能直接提高胞质中$Ca^{2+}$浓度，更主要的是诱发肌质网释放$Ca^{2+}$。长期心脏负荷过重、严重心肌缺血缺氧时，出现$Ca^{2+}$内流障碍的机制有：①交感神经持续兴奋，使心脏内储存的去甲肾上腺素含量下降，β肾上腺素受体依赖的L-型钙通道开放减少，$Ca^{2+}$内流受阻；②肥大心肌细胞膜β肾上腺素受体密度相对降低、敏感性减弱，使L-型钙通道开放减少；③因细胞外液的$K^+$与$Ca^{2+}$在心肌细胞膜上有竞争作用，高钾血症时$K^+$可阻止$Ca^{2+}$内流，使胞质中$Ca^{2+}$浓度降低。

**3. 肌钙蛋白与$Ca^{2+}$结合障碍**　完成兴奋-收缩耦联过程，最终需要$Ca^{2+}$与肌钙蛋白的结合。这不仅需要胞质中$Ca^{2+}$浓度迅速升至足以启动收缩的阈值，还需要肌钙蛋白活性正常。各种原因引起心肌细胞酸中毒时，细胞内$H^+$增多，因$H^+$与肌钙蛋白的亲和力较$Ca^{2+}$大，于是，$H^+$便占据了肌钙蛋白上$Ca^{2+}$的结合位点，即使胞质中$Ca^{2+}$浓度达到收缩阈值，也无法与肌钙蛋白结合，使心肌的兴奋-收缩耦联无法实现。

心肌收缩性减弱的发生机制归纳见图14-2。

机制动画 心肌收缩性减弱的发生机制

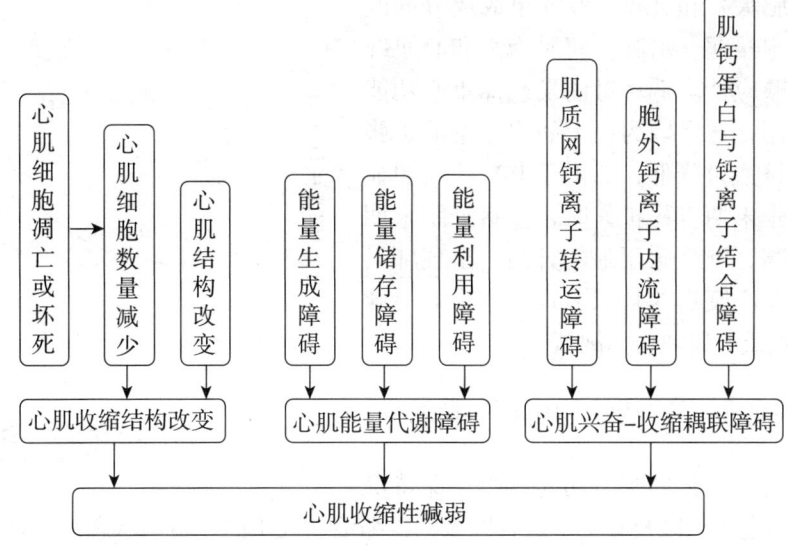

图 14-2 心肌收缩性减弱的发生机制

## 二、心室舒张功能和顺应性异常

心脏舒张是保证心室有足够血液充盈的基本因素。任何使心室充盈量减少、弹性回缩力降低、心室僵硬度增加的因素都可以引起心室舒张功能降低。据统计，由心室舒张功能障碍引起的心功能不全占总数的 20%～40%，尤其在老年患者中发病率较高。

心室舒张功能障碍的机制尚不十分清楚，可能与下列因素有关：

**1. $Ca^{2+}$ 复位延缓** 心肌舒张的前提是胞质中的 $Ca^{2+}$ 浓度迅速降到舒张阈值，这样 $Ca^{2+}$ 才能与肌钙蛋白解离，使其恢复原来的构型。肥大或受损的心肌细胞由于 ATP 供给不足、肌质网或细胞膜上 $Ca^{2+}$-ATP 酶活性降低，不能迅速将胞质中 $Ca^{2+}$ 移至细胞外或重新摄入肌质网，使心肌收缩后胞质中 $Ca^{2+}$ 浓度不能迅速降低并与肌钙蛋白解离，使心肌舒张迟缓和不完全，导致心肌舒张功能下降。

**2. 肌球-肌动蛋白复合体解离障碍** 正常心肌细胞舒张时，$Ca^{2+}$ 从肌钙蛋白上脱离，使肌球-肌动蛋白复合体迅速解离，这样肌动蛋白才能恢复原有构型，其结合位点重新被原肌球蛋白掩盖，细肌丝向外滑行，恢复到收缩前的位置。而这是一个需要 ATP 支持的主动过程。心功能不全时，因 ATP 不足和肌钙蛋白与 $Ca^{2+}$ 的亲和力增加，使肌球-肌动蛋白复合体难以解离，影响心肌的舒张。

**3. 心室舒张势能减少** 心室收缩末期，由于心室几何结构的改变可产生一种促使心室复位的舒张势能。这种势能来自心室的收缩，心室收缩功能越好，这种舒张势能就越大，对于心室的舒张也就越有利。因此，任何引起心肌收缩性减弱的原因，都可通过降低心室舒张势能进而影响心室舒张。此外，主动脉瓣关闭后的冠脉血液迅速灌流，是促使心室舒张的重要因素。如发生冠脉阻塞性病变，或室壁张力和室内压增大（如高血压病和心肌病），或心率过快等都会引起冠脉的灌流不足，从而影响心室舒张功能。

**4. 心室顺应性降低** 心室顺应性（ventricular compliance）是指心室在单位压力变化下所引起的容积改变（d$V$/d$p$），其倒数 d$p$/d$V$ 即为心室僵硬度（ventricular stiffness）。心室舒张末期压力-容积（P-V）曲线可反映心室的顺应性或僵硬度（图 14-3）。当心室顺应性降低（或僵硬度升高）时，P-V 曲线向左移；反之则右移。引起心室顺应性降低的主要原因是室壁厚度

机制动画 心室舒张功能障碍的发生机制

增大（如心肌肥大）和（或）室壁组成成分的改变，如炎症细胞浸润、水肿、间质增生和心肌纤维化等。心室顺应性降低，对诱发或加重心功能不全起重要作用，这是因为：①妨碍心室的扩张及充盈导致心排血量降低；②由于P-V曲线明显左移，左室舒张末期容积扩大时，左室舒张末期压力进一步升高，肺静脉压随之升高，出现肺淤血、肺水肿等左心衰竭的临床表现；③影响冠脉血液灌流量，加重心肌缺血、缺氧。

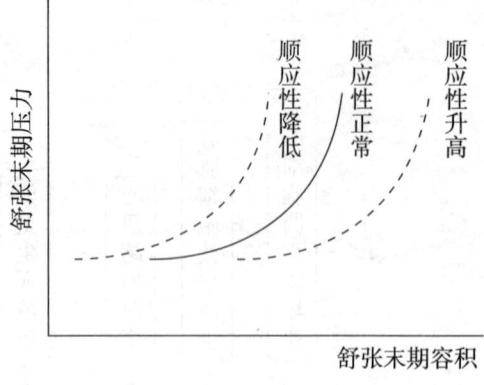

图 14-3　心室舒张末期压力 - 容积（P-V）曲线

### 三、心脏各部舒缩活动的协调性障碍

心脏为了实现正常的泵血功能，必须保持房室之间、左右心之间，以及心室本身各区域的舒缩活动处于高度协调状态。一旦这种协调性被破坏，将会引起心泵功能紊乱而导致心排血量下降。各种引起心功能不全的病因如心肌炎、甲亢、严重贫血、高血压性心脏病、肺心病等，其病变呈区域性分布，病变轻的区域心肌舒缩活动减弱，病变重的区域完全丧失收缩功能，非病变心肌功能相对正常甚至代偿性增强。三种状态的心肌共处一室，特别是病变面积较大时必然使全室舒缩活动不协调，最终会导致心排血量下降（图 14-4）。例如，心肌梗死部分形成瘢痕组织后可以变薄，在心室收缩时，瘢痕不仅不缩短，反而向外膨出，形成所谓心室壁瘤（ventricular aneurysm）。室壁瘤导致反常收缩，即心室收缩时这一部位膨出，血液停留在室壁瘤内，心室舒张时这部分血液又回到了心室腔内，室壁出现运动不协调，导致心排血量下降。此外，心脏舒缩活动协调性的破坏还见于各种类型的心律失常。特别是冠心病心肌梗死患者，病变区和非病变区的心肌在兴奋性、自律性、传导性和收缩性方面都存在差异，在此基础上易引起如心房颤动、左右束支传导阻滞、房室传导阻滞等不同类型的心律失常。

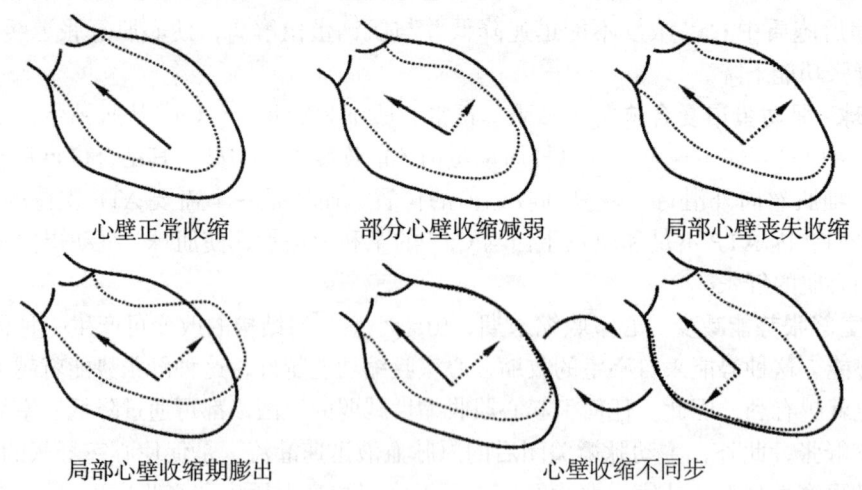

**图 14-4　心室壁收缩不协调常见类型**

实线为舒张末期心腔容积，虚线为收缩末期心腔容积；实线箭头示心室收缩期指向流出道的射血向量，虚线箭头示心室收缩期分流的射血向量

综上所述，心功能不全的发生机制归纳如图 14-5。

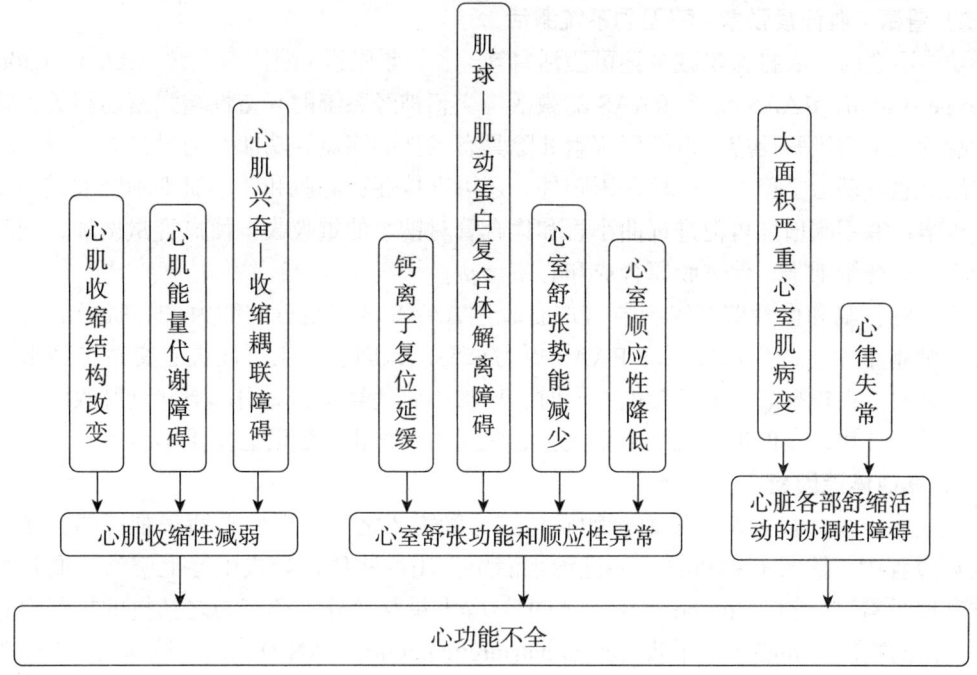

图 14-5　心功能不全的发生机制

## 第三节　心功能不全时机体的代偿适应反应

生理条件下,机体通过对心率、心室前后负荷和心肌收缩性的调控使心排血量能够随着机体代谢需要的增强而增加。心功能不全发病的关键环节是心排血量减少。心功能不全发生时,机体可通过一系列代偿反应防止心排血量进一步减少。通过代偿,心排血量尚可满足机体正常代谢需求,患者未出现心功能不全的临床表现,此为完全代偿(complete compensation);若心排血量仅能满足机体在静息状态下的代谢需要,患者有轻度心力衰竭的表现,为不完全代偿(incomplete compensation);心排血量不能满足机体在静息状态下的代谢需要,患者有明显的心力衰竭表现,称之为失代偿(decompensation)或代偿失调。

### 一、神经-体液的适应性变化在机体代偿反应中的作用

心脏泵血功能受损使心排血量降低时,机体可通过多条途径使神经-体液调节机制激活,这是心功能不全时机体发生一系列代偿反应的基本机制,也是导致心功能不全发生发展的关键途径。

#### (一)交感神经系统的兴奋性增强

各种原因引起心功能不全时,心排血量绝对或相对减少。由于心腔淤血和血压下降,分别通过增强心交感传入反射和刺激压力感受器兴奋交感神经系统,使血浆中儿茶酚胺浓度显著升高。儿茶酚胺作用于心脏β肾上腺素受体,使心率增快、心肌收缩性增强,迅速提高心排血量;同时通过刺激α肾上腺素受体,使外周血管选择性收缩、血流重新分布,以维持动脉血压、保障重要器官(脑和心脏)的血流灌注。

但是,该系统持久、过度激活的负面影响将成为心功能恶化的重要因素。例如,过量儿茶酚胺使心肌细胞膜离子转运异常可诱发心律失常,外周血管阻力增加会加重心脏后负荷,内脏器官供血不足可引起其代谢、功能和结构的改变。

## （二）肾素-血管紧张素-醛固酮系统激活

心功能不全时，心排血量减少还可激活肾素-血管紧张素-醛固酮系统（renin-angiotensin-aldosterone system，RAAS），且 RAAS 的激活与交感神经系统的兴奋性增强密切相关。肾素释放后便触发一系列级联反应。血管紧张素 II 除具有极强的缩血管功能，通过与去甲肾上腺素的协同作用对血流动力学稳态产生显著影响外，还可直接促进心肌和非心肌细胞肥大或增殖，引起心室重塑；醛固酮增加可促进远曲小管和集合管对钠水的重吸收，使血容量增加，同时还可作用于心脏成纤维细胞，促进胶原合成和心室重塑。

心肌、肾、脑和血管壁等组织器官都有表达 RAAS 全部组分的能力，心肌局部 RAAS 在促进心肌细胞重塑中的作用较循环 RAAS 更为重要，原因有：①可促进心交感神经末梢释放去甲肾上腺素，在提高心肌舒缩功能的同时，增加心肌耗氧量；②引起冠状动脉收缩，促进血管壁增生及纤维化；③促进心肌细胞肥大、心肌间质纤维化，激活心室重塑。

## （三）其他体液因素

研究表明，循环稳态是由缩血管物质与扩血管物质之间的微妙平衡来维持的。在心功能不全发病过程中，除具有缩血管、促进钠水潴留作用的物质，如去甲肾上腺素、血管紧张素 II、抗利尿激素（antidiuretic hormone，ADH）等大量释放外，还有与之拮抗的扩张血管、促进钠水排出的物质，如心房钠尿肽（atrial natriuretic peptide，ANP）、前列腺素 $E_2$、NO 等体液因素参与。这两类活性物质的平衡与失衡调控心功能代偿与失代偿状态的转换。值得一提的是ANP，其主要由心房分泌，具有利钠、利尿、舒张血管和降低血压的作用，是目前衡量心功能的重要标志物，日益受到临床的重视。

心功能不全时，在神经-体液机制的调控下，机体通过一系列代偿反应以维持心排血量及组织细胞供氧和用氧。

知识扩展 钠尿肽与心功能不全

# 二、维持心排血量

## （一）心率加快

这是一种启动快、见效迅速的代偿反应，贯穿于心功能不全发生发展的全过程。其主要机制是：①心排血量减少时，对位于主动脉弓和颈动脉窦血管壁的压力感受器的刺激减弱，经窦神经传至中枢的抑制性冲动减少，使心率加快；②心脏泵血减少，使心腔内剩余血量增多，心室扩张增强，刺激心交感传入反射，使交感神经系统活动加强，心率加快；③心排血量减少，使静脉回心血量减少，右心房和腔静脉容量感受器兴奋性下降，经迷走神经传至中枢，使迷走神经抑制，交感神经兴奋；④如伴有缺氧，可刺激主动脉体和颈动脉体化学感受器，也能反射性地引起心率加快。

心率加快在一定范围内有代偿意义。表现为：①可提高心排血量（心排血量 = 每搏输出量 × 心率）；②可提高舒张压，有利于冠脉的血液灌流。这对维持动脉血压，保证重要器官的血流供应有积极意义。但是，心率增快的代偿是有限度的，因为：①心率增快使心肌耗氧量增加；②当成人心率超过 180 次/分时，心脏舒张期明显缩短，不仅影响冠脉血液灌流，加重心肌缺血缺氧，而且心室充盈量明显减少，反而使心排血量进一步降低。

## （二）心肌收缩性增强

心功能损害的急性期，由于交感-肾上腺髓质系统兴奋，使儿茶酚胺释放增加，通过激活 β 肾上腺素受体，增加胞质 cAMP 浓度，激活蛋白激酶 A，使胞膜钙通道蛋白磷酸化，胞质 $Ca^{2+}$ 浓度升高而发挥正性变力作用。这是动用心排血量储备的最基本机制，也是心脏最经济的代偿方式。但是心肌收缩性的增强，必然伴有耗氧量的增加，有可能使心功能由代偿转向失代偿。慢性心功能不全时，心肌 β 肾上腺素受体敏感性降低，虽然血浆中存在大量的儿茶酚胺，但其正性变力作用的效果却显著减弱。

### (三) 心脏紧张源性扩张

根据 Frank-Starling 定律，肌节长度在 1.7～2.2 μm 之间，心肌收缩能力随心脏前负荷（肌节初长度）的增加而增强。当肌节初长度达到 2.2 μm 时，粗、细肌丝处于最佳重叠状态，形成有效横桥的数目最多，产生的收缩力最大。这个肌节长度称为最适初长度 ($L_{max}$)。正常情况下，心室舒张末期压力为 0～6 mmHg，肌节长度为 1.7～1.9 μm，尚未达到 $L_{max}$。因此，心室尚有进一步扩张的余地，以增强心肌收缩力、增加心排血量，这对心功能不全是一种有价值的代偿方式。当心脏收缩功能受损时，由于每搏输出量降低，使心室舒张末期容积增加，导致肌节初长度增加（不超过 2.2 μm），此时心肌收缩力增强，代偿性增加每搏输出量，这种伴有心肌收缩力增强的心腔扩大称为紧张源性扩张 (tonogenic dilatation)，有利于将心室内过多的血液及时泵出。但这种代偿也是有限度的。当心脏前负荷（心脏舒张末期容积或压力）过大时，心腔扩张使肌节长度超过 2.2 μm，心肌收缩力反而下降，每搏输出量减少。当肌节长度达到 3.65 μm 时，粗、细肌丝不能重叠，肌节弛张，丧失收缩能力。这种心肌过度拉长并伴有收缩力减弱的心腔扩张称为肌源性扩张 (myogenic dilatation)，此时已丧失代偿意义。此外，过度的心腔扩张还会增加心肌耗氧量，加重心肌损伤。

### (四) 心室重塑

心脏由心肌细胞、非心肌细胞（成纤维细胞、血管平滑肌细胞、内皮细胞等）及细胞外基质（主要是胶原纤维）组成。心室重塑是心室长期容量或压力负荷增加时，通过改变细胞的代谢、功能和结构而发生的一种慢性代偿适应反应：不仅有体积的增加（心肌肥大），还伴有细胞表型 (phenotype) 改变，同时非心肌细胞和细胞外基质也会发生明显变化。

**1. 心肌肥大** 指心肌细胞体积增大，即直径增宽或长度、重量增加。心肌细胞一般不增生。但也有研究表明，当心肌肥大达到一定程度（成人心脏重量超过 500 g 或心脏超过体重的 0.43%）时，心肌细胞还可有数量上的增多。按照心脏负荷过重的类型和心肌反应方式，心肌肥大可分为：

(1) 向心性肥大 (concentric hypertrophy)：指心脏在长期过重的压力负荷作用下，收缩期室壁张力持续增加，引起心肌肌节并联性增生 (parallel hyperplasia)，心肌纤维增粗，其特征为心室壁增厚而心腔容积正常甚或缩小，使室壁厚度与心腔半径之比增大。常见于高血压性心脏病、主动脉瓣狭窄等疾病。

(2) 离心性肥大 (eccentric hypertrophy)：指心脏在长期过重的容量负荷作用下，舒张期室壁张力持续增加，引起心肌肌节串联性增生 (series hyperplasia)，心肌纤维增长，其特征为心腔明显扩大与心室壁轻度增厚并存，使室壁厚度与心腔半径之比基本正常。常见于二尖瓣或主动脉瓣关闭不全等疾病。

心肌肥大是心肌细胞对室壁应力增加产生的适应性结构变化，是慢性心功能不全时最重要的代偿方式。其代偿意义有：①单位重量心肌的收缩性是降低的，但由于整个心脏重量的增加，故心脏总的收缩力是增加的，这有助于维持心排血量；②心肌肥大时，室壁厚度增加，通过降低室壁张力而使心肌耗氧量减少，有助于减轻心脏负担。心肌肥大后心脏做功增大，心排血量增加，这样心脏在较长一段时间内能够满足机体对心排血量的需求而不致发生心力衰竭。与心率增快相比，心肌肥大是一种较经济且持久有效的代偿方式。

但是心肌肥大的代偿也有一定限度。过度肥大的心肌细胞具有不平衡生长的特性，即心肌细胞体积的增长超过神经、血管和细胞器的生长，导致心肌交感神经末梢、毛细血管、线粒体分布的密度相对下降，而发生不同程度的缺血、缺氧、能量代谢障碍以及心肌舒缩功能减弱等，使心功能由代偿转向失代偿，进而发生心力衰竭。

**2. 心肌细胞表型改变** 在引起心肌肥大的机械性或化学性信号刺激下，成年心肌细胞中处于静止状态的胎儿期基因可被激活，如 ANP 基因、β 肌球蛋白重链基因等。合成的胎儿期蛋白质增加，或是某些功能基因的表达受到抑制，发生同工型蛋白之间的转换，引起细胞表型的转变。表型转变的心肌细胞可以通过分泌细胞因子或局部激素等进一步促进其他细胞在表型、生长周期、增殖、凋亡等方面发生改变。

**3. 非心肌细胞及细胞外基质的变化** 心室重塑时，血管紧张素Ⅱ、去甲肾上腺素和醛固酮等可促进非心肌细胞活化和增殖，分泌大量细胞外基质，引起心肌间质的增生与重塑。细胞外基质是存在于细胞间隙、肌束之间及血管周围的结构糖蛋白、蛋白多糖及糖胺聚糖的总称，以Ⅰ型和Ⅲ型胶原纤维为主。Ⅰ型胶原是与心肌束平行排列的粗大胶原纤维的主要成分，Ⅲ型胶原则形成了较细的纤维网状结构。重塑早期以Ⅲ型胶原增多为主，这有利于肥大心肌束组合的重新排列以及心室的结构性扩张；而后期则以Ⅰ型胶原增多为主，可提高心肌的抗张强度，防止室壁变薄和心腔扩大。但是，过度的非心肌细胞增殖和基质重塑（Ⅰ型和Ⅲ型胶原纤维的比值增大）会使心室僵硬度增加而降低室壁的顺应性，影响心脏舒张功能。另一方面，冠状动脉周围的纤维增生和室壁增厚使冠脉循环的储备能力和供血量降低。同时，心肌间质的增生和重塑还会影响细胞之间的信息传递和舒缩的协调性，影响心肌细胞的血氧供应，促进心肌细胞的凋亡和纤维化。

### （五）血容量增加

这是慢性心功能不全时的主要代偿方式。其发生机制有：①交感神经系统兴奋：心功能不全时，心排血量和有效循环血量减少可使交感神经兴奋，引起肾血流量减少，肾小球滤过率下降，使钠水排出减少，钠水潴留，血容量增加；② RAAS 的激活：肾血流量减少可激活 RAAS，促进远曲小管和集合管重吸收钠和水；③ ADH 释放增多：随着对钠重吸收增多，ADH 分泌和释放也增加，加之此时肝对其灭活能力下降，血浆中 ADH 水平升高，促进远曲管和集合管对水的重吸收；④拮抗钠、水重吸收的激素水平降低：前列腺素 $E_2$ 除扩血管作用外，还促进钠的排泄并减少集合管对水的通透作用。心功能不全患者，前列腺素 $E_2$ 的合成及分泌减少，促进钠水潴留。一定程度的血容量增加可提高心排血量，但长期过度的血容量增加可加重心脏负荷，反而加速心功能不全的进展。

## 三、维持组织细胞供氧和用氧

心功能不全发生时，心排血量减少，使机体器官血流量下降，从而引起脏器缺血、缺氧。机体通过上述代偿反应使心排血量增加，全身各器官的缺血缺氧在一定程度上得以缓解。此外，机体还可以启动其他多种代偿机制，以维持组织细胞的供氧和用氧。

### （一）红细胞增多

心功能不全时，体循环淤血和血流速度减慢可引发循环性缺氧；肺淤血、肺水肿又可导致乏氧性缺氧。慢性缺氧可刺激肾间质细胞分泌促红细胞生成素，使骨髓造血功能增强，红细胞和血红蛋白生成增多，可提高血氧容量和血氧含量，具有代偿意义。但红细胞过多可使血液黏滞性增加，加重心脏后负荷。

### （二）血液重新分布

心功能不全时，由于交感神经系统兴奋，使皮肤、腹腔器官及肾血管收缩，血流量减少，而心和脑的供血、供氧量增加，这样既可防止血压下降，又可保证心、脑的血流量和供氧量，对急性或轻度心功能不全有重要的代偿意义。但外周器官的长期缺血、缺氧，亦可导致该脏器功能减退；外周血管长期收缩，还会加重心脏的后负荷，使心排血量进一步减少。所以血液重新分布对重度慢性心力衰竭的代偿作用有限。

### （三）组织细胞利用氧的能力增强

心功能不全时，除增加器官供氧的代偿外，组织细胞还可通过对自身代谢、功能与结构的调整，使细胞利用氧的能力增强，以克服低灌注对周围组织供氧不足所带来的不利影响。例如，慢性缺氧可使细胞线粒体数量增多、表面积加大、细胞色素氧化酶活性增强，这些变化有助于细胞内呼吸功能的改善；细胞内磷酸果糖激酶活性增强有助于细胞从糖酵解中获得能量的补充；肌肉中肌红蛋白含量增加可改善肌肉组织对氧的储存和利用。研究证实，随着心功能减弱，动静脉氧含量差增大，其机制是心功能不全时红细胞内 2，3- 二磷酸甘油酸增多，血红蛋白与氧的亲和力降低，有利于血红蛋白释放更多的氧到组织细胞。

心功能不全时机体的代偿反应归纳见图 14-6。

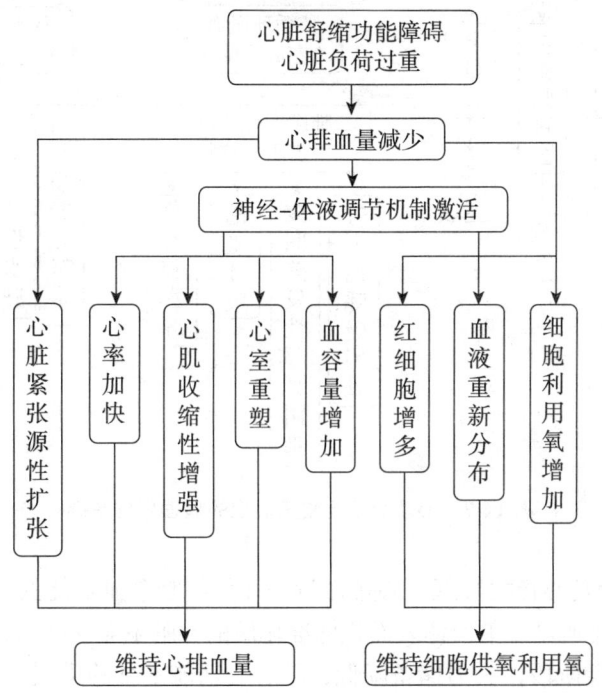

**图 14-6　心功能不全时机体的代偿**

综上所述，心功能不全时，机体可通过多条信号转导途径使内源性神经 - 体液调节机制激活，从而启动一系列代偿反应，并贯穿于心功能不全的全过程。一般而言，在心功能不全的最初或急性阶段，神经 - 体液的适应性变化对于维持心脏泵血功能、血流动力学稳态及重要器官的血流灌注有非常重要的作用，但长期、慢性的激活状态又必将促进心室重塑、加重心肌损害，形成恶性循环而使心功能减退、心功能不全进一步恶化。

## 第四节　心功能不全临床表现的病理生理基础

心功能不全时由于心脏泵血功能障碍与神经 - 体液调节机制过度激活的共同作用导致全身血流动力学异常。临床上表现为两类症候群：一类是心排血量减少引起的低输出量综合征，另一类为静脉回流障碍导致的静脉淤血综合征（图 14-7）。

### 一、心排血量减少

#### （一）心脏泵血功能降低

心力储备反映心脏的代偿能力。心功能降低是心功能不全时最根本的变化，主要表现为心力储备降低，心排血量减少。同时，射血后心室残余血量增多。用以评价心脏泵血功能的指标通常都发生显著的改变。

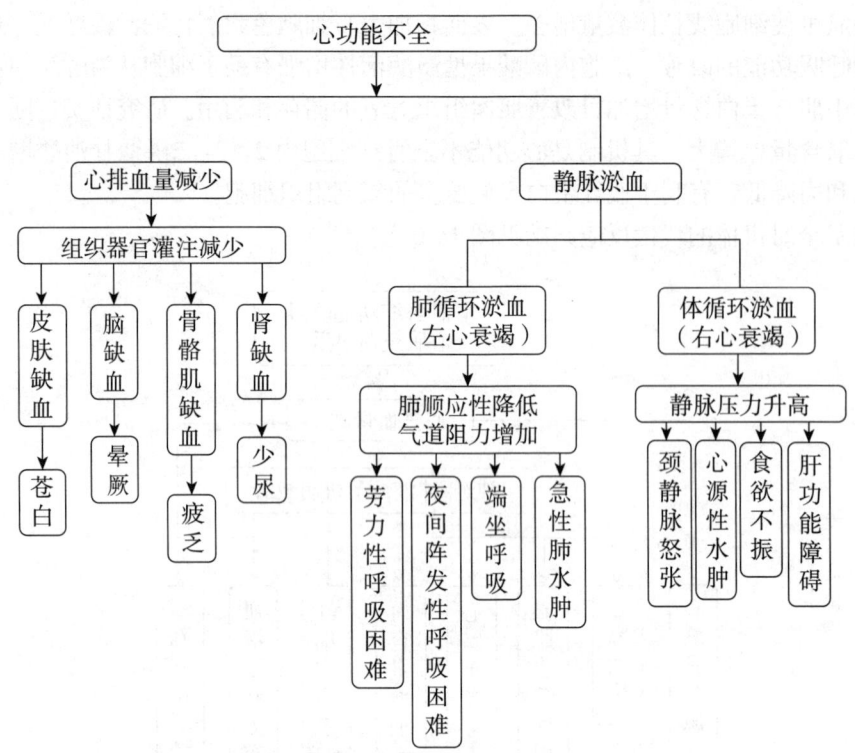

**图 14-7　心功能不全临床表现的病理生理基础**

**1. 心排血量减少及心指数降低**　心排血量是评价心脏泵血功能的重要指标之一。心指数（cardiac index）是心排血量经单位体表面积标准化后的心脏泵血功能指标，横向可比性好。心脏泵血功能受损的早期阶段，心力储备降低；随着心功能不全的进展，心排血量会明显降低，至失代偿期时，每搏输出量显著降低，依赖升高的充盈压或（和）增快的心率以尽量满足组织代谢对心排血量的需要。严重心力衰竭时，经机体最大代偿，心排血量仍难满足静息状态下机体代谢的需要。

**2. EF 降低**　EF 是评价心室射血效率的指标，较少受心室舒张末期容积的影响，能较准确敏感地反映心肌收缩能力的变化。心功能不全时，由于心肌收缩性减弱，每搏输出量减少，因而心室收缩末期余血较多，心室舒张末期容积也必然增大，故 EF 降低。此外，反映心肌收缩性能的指标，如等容收缩期心室内压上升的最大速率（$+dp/dt_{max}$），以及反映心肌舒张性能的指标，如等容舒张期心室内压下降的最大速率（$-dp/dt_{max}$），在心功能不全时均有不同程度降低。

**3. 心室充盈压升高和心室舒张末容积增大**　心室充盈压升高是心功能不全时出现较早的变化。心脏泵血功能障碍使 EF 降低，收缩末期心室残余血量增多，造成心室收缩末容积增大，心室容量负荷加大，引起心室充盈压即心室舒张末压升高和（或）心室舒张末容积增大。临床上通常以肺毛细血管楔压（pulmonary capillary wedge pressure，PCWP）反映左心房压与左心室舒张末压（left ventricular end diastolic pressure，LVEDP），以中心静脉压（central venous pressure，CVP）反映右心房压与右心室舒张末压（right ventricular end diastolic pressure，RVEDP）。

**4. 心率加快**　由于交感神经系统兴奋性增高，心功能不全早期即可出现心率加快。随着心肌收缩能力降低，每搏输出量减小，机体更大程度依赖加快心率以维持心排血量。因此，心悸是心功能不全最早和最明显的症状。而静息状态持续过快的心率，既是心功能降低时机体代偿机制启动的标志，也是心功能障碍的临床体征。

### (二)动脉血压的变化

急性心力衰竭时,因心排血量急剧减少,使动脉血压下降,组织灌流量减少,甚至发生心源性休克。慢性心力衰竭时,机体可通过外周血管阻力增加和心率加快以及血容量增多等代偿反应,使动脉血压维持在正常范围。

### (三)器官血流量重新分配

心排血量的减少使神经-体液调节系统激活,循环血中儿茶酚胺、血管紧张素Ⅱ等缩血管物质含量增加,而阻力血管收缩程度不一,加之各组织器官的灌注压降低,导致器官血流量的重新分配。心功能不全较轻时,心、脑血液供应可维持正常,而皮肤、肾及其他腹腔内脏的灌流量则显著减少。当心功能不全进展到严重阶段,心、脑血液供应也可减少。

器官血流量重新分配是心功能不全患者出现体力活动能力降低的主要机制。早期由于心排血量减少使骨骼肌血流量也相应减少,表现为体力活动受限、易疲劳,但可通过减少骨骼肌耗氧量以适应低灌注,具有一定保护意义。然而由于心功能不全患者的血管内皮功能受损、缺血或运动引起的扩血管反应减弱,难以抗衡神经-体液调节系统激活带来的外周血管收缩。长期的低灌注可导致骨骼肌萎缩、氧化酶活性降低和线粒体减少,而使患者体力活动能力不断降低。严重心功能障碍使多数组织器官持续低灌流时必将影响其功能。如皮肤血流量减少,表现为皮肤苍白、皮肤温度降低,部分患者出现头晕、晕厥等直立性低血压的表现。由于肾血流减少最明显,可出现少尿甚或氮质血症等。

## 二、静脉淤血综合征

慢性心力衰竭常以钠水潴留、血容量增加、静脉淤血及组织水肿为突出表现。心排血量减少和血容量增多是造成静脉淤血的两个主要因素。心排血量减少,一方面使心室舒张末压增高,造成充盈阻力增大,静脉回流受阻;另一方面使肾灌流量减少,肾小球滤过率降低的同时,肾小管重吸收钠水增多,加之慢性缺氧的刺激使骨髓造血活动增强,血红蛋白和红细胞也增多,均可导致血容量增加。这些对增加心室充盈量,从而提高心排血量和维持组织器官灌注压有一定代偿作用。但随着心肌收缩性的不断减弱和神经-体液调节机制的过度激活,通过增加血容量和收缩容量血管所致的前负荷增大反而使充盈压进行性升高,进而造成静脉淤血。根据静脉淤血的部位不同,分为体循环淤血和肺循环淤血。

### (一)体循环淤血

体循环淤血见于右心衰竭和全心衰竭,以体循环静脉系统的过度充盈、静脉压升高、内脏淤血和水肿为主要表现。

**1. 静脉淤血和静脉压升高**  因水钠潴留及RVEDP升高使上腔静脉、下腔静脉回流受阻,静脉异常充盈。临床上以受重力影响最大的下肢和内脏淤血表现最明显。严重时出现颈静脉怒张。按压肝后,出现颈静脉异常充盈的现象称为肝颈静脉回流征阳性。

**2. 水肿**  右心衰竭及全心衰竭的主要临床表现之一,可以表现为皮下水肿、腹水及胸腔积液等,一般统称为心源性水肿(cardiac edema)。因受重力作用的影响,下肢毛细血管压升高更为明显,故心源性水肿以下肢出现早、程度重为特点。静脉淤血所致的毛细血管压升高和水钠潴留是引起心源性水肿的主要机制。此外,摄食减少、肝功能障碍导致的低蛋白血症以及淋巴回流障碍也是导致心源性水肿的因素。

**3. 肝大及肝功能障碍**  右心衰竭时由于下腔静脉回流受阻,使肝静脉压升高,肝小叶中央区淤血,肝窦扩张、出血及周围水肿,导致肝淤血、肿大,局部压痛;加之心排血量减少使肝动脉血液灌流不足,导致肝功能障碍,患者出现转氨酶水平升高、黄疸等。久之肝细胞发生变性、坏死和纤维组织增生,严重时发展为心源性肝硬化。

**4. 胃肠功能的改变**  因胃肠淤血和动脉血液灌流不足,使消化系统功能障碍,表现为消化不良、食欲不振、恶心、呕吐、腹泻等。

### (二) 肺循环淤血

肺循环淤血见于左心衰竭。左心功能不全使肺毛细血管楔压升高，可引起肺循环淤血，严重的肺淤血可导致肺水肿。呼吸困难（dyspnea）为左心衰竭最早出现的症状，其病理生理基础是肺淤血、肺水肿。呼吸困难是指患者感到呼吸费力或"喘不过气"的主观感觉，具有一定的限制体力活动的保护意义，也是判断肺淤血严重程度的指标。

**1. 呼吸困难的机制** 肺淤血、肺水肿使：①肺顺应性降低：要吸入等量的空气，呼吸肌需增加做功和消耗更多的能量，故患者易感到呼吸费力；②肺泡通气减少及气体弥散障碍，并伴有肺内通气与血流比例失调，引起低氧血症；低氧血症可反射性地兴奋呼吸中枢，引起呼吸运动增强；呼吸运动增强导致呼吸肌做功和耗氧量增加，进而又加重呼吸困难；③肺毛细血管压力增高和间质水肿使肺间质压力增高，刺激肺毛细血管旁J-感受器，经迷走神经传入中枢引起反射性浅快呼吸；④支气管黏膜充血、肿胀及小气道内分泌物增多，使气道阻力明显增大。

**2. 呼吸困难的表现形式** 根据肺淤血、肺水肿的严重程度，呼吸困难可有不同的表现形式。

(1) 劳力性呼吸困难（dyspnea on exertion）：为左心衰竭的最早表现之一，指患者仅在体力活动时出现呼吸困难，休息后消失。由于体力活动时：①四肢血流量增加，回心血量增多而加重肺淤血；②心率加快，舒张期缩短，左心室充盈减少而加重肺淤血；③需氧量增加，但衰竭的左心室不能相应地提高心排血量，反而使缺氧进一步加重，刺激呼吸中枢使呼吸加深、加快，发生呼吸困难。

(2) 夜间阵发性呼吸困难（paroxysmal nocturnal dyspnea）：是左心衰竭的典型表现。指患者夜间入睡后因突感气闷而被惊醒，坐起咳嗽和喘气后有所缓解。其发生机制是：①入睡后迷走神经兴奋性相对升高，使小支气管收缩，气道阻力增大；②入睡后患者往往滑向平卧体位，使下肢静脉血回流及水肿液吸收入血增多，加重肺淤血、肺水肿，并使膈肌上移，降低肺活量；③熟睡后中枢神经系统处于抑制状态，对传入刺激的敏感性降低，只有当肺淤血较严重、$PaO_2$降到一定程度时才能刺激呼吸中枢，使患者突感呼吸困难而被憋醒。如果患者在气促、咳嗽时伴有哮鸣音，则称为心源性哮喘（cardiac asthma）。

(3) 端坐呼吸（orthopnea）：指患者在静息时已出现呼吸困难，平卧时加重，故被迫采取端坐位或半卧位以减轻呼吸困难。因端坐位时：①下肢和腹腔脏器血液回流减少，肺淤血、肺水肿减轻；②膈肌下移，胸腔容积变大，使肺活量增加，呼吸困难得以缓解；③下肢和腹腔水肿液的吸收减少，肺淤血、肺水肿减轻。

(4) 急性肺水肿：重度急性左心衰竭时，由于肺毛细血管内压力升高，使毛细血管壁通透性增大，血浆渗出到肺间质和肺泡引起急性肺水肿。患者可出现发绀、气促、端坐呼吸、咳嗽、双肺湿啰音、咳粉红色（或无色）泡沫痰等症状和体征。

**案例 14-1**

患者女，47岁，1年前出现胸闷、气喘，活动及平卧时加重，坐位休息后减轻。3天前患者劳累后上述症状加重，夜间不能平卧入睡，活动耐量较前降低。查体：BP 118/66 mmHg，双下肺可闻及湿啰音。心浊音界扩大。超声心动图提示：左室增大，左室壁运动不协调，左心功能降低。心电图示：窦性心律，90次/分；完全性左束支传导阻滞；ST-T 改变。B型脑钠肽 311.2 pg/ml（↑）。

问题：

1. 患者出现了何种病理生理过程？为什么？
2. 解释患者出现上述临床表现的病理生理基础。

左心衰竭引起的肺淤血、肺循环阻力增加，使右心室后负荷不断增加，久之可引起右心衰竭。当发展为全心衰竭时，因部分血液淤积在体循环，肺淤血反而较单纯左心衰竭时减轻。

# 第五节 心功能不全防治的病理生理基础

随着对心功能不全发病机制认识的不断深入，对其防治的方法和目标也在逐渐改变。治疗方法已从以往旨在改善短期血流动力学状态转变为长期的修复性策略，以改变功能不全心脏的生物学性质；从采用强心、利尿、扩血管药物转变为神经 - 体液系统阻断剂，并积极应用非药物治疗。治疗目标不仅仅是改善症状、提高生活质量，更重要的是要针对心室重塑的机制，防止和延缓心室重塑的发展，从而降低心力衰竭患者的住院率和死亡率。

## 一、防治原发病及消除诱因

采取积极有效的措施防治可能导致心功能不全发生的原发性疾病，通过治疗心力衰竭危险因素来预防或延缓心力衰竭的发生发展和改善预后。例如，采用溶栓、放置支架或冠脉旁路移植术以解除冠状动脉堵塞，适当的药物控制可明显降低高血压患者心力衰竭的发生率。此外，还有纠正血脂异常、戒烟、控制肥胖、限制饮酒和坚持有规律的运动等。临床资料证实，90%以上心力衰竭的发生都和诱因有关，因而避免和消除如感染、过度劳累、心律失常、电解质紊乱与酸碱失衡等诱因是心力衰竭防治不容忽视的重要环节。

## 二、干预心室重塑

治疗心功能不全的关键是阻断神经 - 体液系统的过度激活以及由此引起的心室重塑。血管紧张素转换酶（ACE）抑制剂主要通过抑制循环和心脏局部的 RAAS，延缓心室重塑，是目前临床治疗慢性心功能不全的常规药物。对于不能耐受 ACE 抑制剂者，可用血管紧张素Ⅱ受体阻滞剂（ARB）替代。β肾上腺素受体阻滞剂可通过抑制受体活性，防止交感神经对衰竭的心肌细胞的恶性刺激。醛固酮拮抗剂螺内酯对中重度心力衰竭患者也有一定的心脏保护作用。

## 三、改善心脏泵血功能

### （一）减轻心脏前、后负荷

**1. 调整心脏前负荷** 前负荷过重可引发甚或加重心力衰竭。对于伴有钠水潴留和静脉淤血症状和体征的患者，使用利尿剂可通过减少肾小管钠水重吸收、降低血容量，以减轻心脏前负荷。同时，限制钠水摄入、输液时适当使用扩张静脉血管的药物如硝酸甘油等，也可减少回心血量。

**2. 降低心脏后负荷** 心功能不全时，由于交感神经兴奋以及大量缩血管物质的分泌，使外周阻力增加，心脏后负荷加重。合理选用如 ACE 抑制剂、ARB 等不仅可以降低外周阻力，减轻心脏后负荷，减少心肌耗氧量，而且可因射血时间延长及射血速度加快，在每搏功不变的条件下使心排血量增加。对于不能耐受此类药物的患者，也可合用血管扩张剂如肼苯达嗪和二硝酸异山梨醇，但使用一定要适量，否则会使血压过度降低，将严重影响冠脉灌流量。

### （二）改善心肌的能量代谢

心肌能量药物如能量合剂、葡萄糖、氯化钾、肌苷等均具有改善心肌代谢的作用。脂肪酸是心肌优先利用的底物，但当缺血缺氧时，其氧化的限速酶活性增强，产生等量的 ATP 需消耗更多的氧，故脂肪酸作为心肌能量的来源不如葡萄糖有效。因此，有学者主张提高心肌对丙酮酸的氧化能力，以及改善线粒体功能以减少氧自由基的产生来增加供能。

### (三)改善心肌舒缩功能

对于收缩性心力衰竭患者,临床上可选择性应用洋地黄类药物,它通过抑制衰竭心肌细胞的 $Na^+$-$K^+$-ATP 酶,使细胞内 $Na^+$ 浓度升高,促进 $Na^+$-$Ca^{2+}$ 交换,提高细胞内 $Ca^{2+}$ 浓度,从而发挥正性肌力作用以提高心肌收缩力;其虽能缓解症状,但并不能降低死亡率。所以,应根据病变程度与利尿剂、ACE 抑制剂、钙通道阻滞剂、钙增敏剂、β 肾上腺素受体阻滞剂等联合使用。对于舒张性心力衰竭患者,目前尚无明确治疗措施和方案,多采取针对原发病或伴随疾病如高血压、糖尿病和冠心病等治疗的原则。

### (四)心脏再同步治疗

心脏再同步治疗不仅可从多方面纠正心脏电、机械不同步性,产生更为同步的双室收缩,增加心排血量,有效改善患者的临床表现,而且还能明显减轻心室重塑的程度。

## 四、其他

植入性心律转复除颤器可预防伴有心力衰竭的室颤及影响血流动力学的室速的心源性猝死。对于有严重血流动力学障碍的瓣膜狭窄或反流的患者,可考虑做瓣膜修补或置换;对于难治性的严重心力衰竭,可考虑施行人工心脏或心脏移植术。基因治疗和干细胞移植已成为目前防治心力衰竭的新方向。

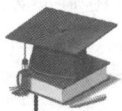

### 案例 14-2

患者男,54 岁,2 个月前受凉后出现胸闷、气短,伴流涕、咳嗽、咳白痰,活动及平卧时加重,坐位休息后减轻。5 天前感冒后上述症状加重,双下肢轻度凹陷性水肿。查体:BP 135/97 mmHg。B 型脑钠肽 164.8 pg/ml(↑)。心脏超声显示:全心扩大,左室收缩及舒张功能下降,二尖瓣重度关闭不全,三尖瓣中度关闭不全,肺动脉高压。

问题:
1. 患者发生了何种病理生理过程?为什么?
2. 解释患者出现上述临床表现的病理生理基础。

案例分析

## 小 结

在各种致病因素的作用下,由于心肌收缩结构改变、心肌能量代谢和兴奋-收缩耦联障碍,致使心脏收缩功能减弱,或因心室舒张势能降低、顺应性降低引起心室舒张功能障碍,或心脏舒缩活动不协调,导致心排血量下降,不能满足机体代谢需要,心功能不全随即发生。为了维持正常的心排血量,机体通过多条信号转导途径激活交感神经系统、肾素-血管紧张素-醛固酮系统等内源性神经-体液调节机制,从而启动了心率加快、心肌收缩性增强、心脏紧张源性扩张、心室重塑和血容量增加的一系列代偿反应以增加心排血量。同时,机体还通过增加红细胞数量、促使血液重新分布和增强组织细胞利用氧的能力来维持组织细胞供氧和用氧。这些代偿反应在心功能不全的最初或急性阶段发挥了非常重要的作用,但长期代偿又必将促进心室重塑、加重心肌损害,形成恶性循环而使心功能不全进一步恶化,出现组织器官灌流量减少和呼吸困难、水肿及静脉压升高等临床症状。心功能不全的治疗目标不仅仅是改善症状、提高生活质量,更重要的是要针对心室重塑的机制,防止和延缓心室重塑的发展,从而降低心力衰竭患者的住院率和死亡率。

Summary

## 思考题

1. 心功能不全时心脏自身通过哪些代偿方式来维持组织和器官的供血?
2. 冠心病患者突发心肌梗死并发心力衰竭。那么,该患者发生心力衰竭的机制是什么?
3. 为什么说心肌肥大是心功能不全时的重要代偿形式,但其不平衡生长却促进心力衰竭的发生?

思考题参考答案

(张丽萍)

# 第15章 肾功能不全

学习目标

肾是人体重要的生命器官，通过泌尿功能排出体内代谢产物、药物和毒物，维持体液量及各种成分的恒定，调节机体水、电解质和酸碱平衡。肾还具有内分泌功能，能够产生肾素、促红细胞生成素，1, 25-$(OH)_2$-$D_3$ 和前列腺素，灭活胃泌素及甲状旁腺素等。此外，肾也具有一定的代谢功能，如氨的生成、葡萄糖异生。所以，肾是一个多功能器官，在维持人体内环境的恒定中起着非常重要的作用。

当各种原因引起肾功能严重障碍时，人体内环境就会发生紊乱，出现多种代谢产物、药物和毒物在体内堆积，水、电解质和酸碱平衡紊乱，以及肾内分泌功能障碍，从而出现一系列症状和体征，这种临床综合征称为肾功能不全（renal insufficiency）。肾衰竭（renal failure）是肾功能不全的晚期阶段。两者在本质上是相同的，只是程度不同而已。在临床应用中，两者往往属同一概念而不加区别。

根据发病时间和病程的长短，肾衰竭可分为急性和慢性两种。急性者一般起病急骤，发展快，机体来不及代偿适应，代谢产物骤然在体内堆积可导致严重的后果，但处理及时大多数是可以逆转的，这与慢性肾衰竭的不可逆明显不同。无论急性还是慢性肾衰竭，当发展到严重阶段时，均以终末性肾病（end-stage renal disease，ESRD）尿毒症（uremia）而告终。

## 第一节 肾功能不全的基本发病环节

肾发挥排泄与调节作用是通过肾小球滤过、肾小管重吸收及肾的内分泌与生物代谢活动实现的，其中任何一个环节发生异常都可引起肾功能不全。所以肾小球滤过功能障碍、肾小管功能障碍和肾内分泌功能障碍是肾功能不全的基本发病环节。

### 一、肾小球滤过功能障碍

正常情况下，成人肾小球每天通过超滤形成 180 L 的超滤液（125 ml/min），其中 99% 被肾小管重吸收回血。肾小球仅允许水和小分子物质自由通过，而没有血浆蛋白等大分子的丢失，表现为选择性滤过功能。肾小球滤过率（glomerular filtration rate，GFR）降低和（或）肾小球滤过膜的面积以及通透性的改变，均可导致肾小球滤过功能障碍。

#### （一）肾小球滤过率降低

肾小球滤过功能通常以肾小球滤过率来衡量，正常成人约为 125 ml/min。使 GFR 降低的因素有：

**1. 肾血流量减少** 肾血流有自身调节机制，能够有效调节肾血流量。动脉血压维持在 80～160 mmHg 时，通过自身调节肾血流受血压变化的影响很小，肾小球滤过率相对稳定。但当休克、严重脱水、心力衰竭等使动脉血压低于 80 mmHg，或过敏反应引起的肾小球血管痉挛或高血压致肾小球动脉硬化等时，均可使肾血流失去自身调节能力而显著减少，GFR 随之降低。

**2. 肾小球有效滤过压降低**　肾小球有效滤过压 = 肾小球毛细血管血压 − (肾小球囊内压 + 血浆胶体渗透压)。大量失血、休克等引起全身动脉血压降低时,肾小球毛细血管血压也随之下降;尿路梗阻、肾小管阻塞、肾间质水肿压迫肾小管时,引起肾小球囊内压增高导致肾小球有效滤过压降低。

### (二) 肾小球滤过面积减小

广泛的肾小球病变可使肾小球滤过面积极度减小,如急性肾小球肾炎时炎性渗出物和内皮细胞肿胀、慢性肾炎、慢性肾盂肾炎使有功能的肾单位数量大大减少时,均可引起肾小球滤过面积减小,使滤过率明显下降,出现少尿,肾小球破坏严重时甚至无尿。

### (三) 肾小球滤过膜通透性改变

肾小球滤过膜是由毛细血管内皮细胞、基底膜和肾小球囊的脏层上皮细胞 (即足细胞) 三层结构组成。由于在基底膜和足突间被覆一层含黏多糖 (糖胺多糖) 并带负电荷的薄膜,所以正常肾小球滤过时带负电荷的分子 (如白蛋白) 因受同性电荷排斥作用,滤过极少。病理状态下,如肾炎、肾病综合征时,由于炎症及免疫损伤作用,可使基底膜和上皮细胞破坏,孔径增大,加之黏多糖减少,电荷屏障作用减弱,使血浆白蛋白滤出增多而出现蛋白尿和血尿。

## 二、肾小管功能障碍

肾小管的重吸收、分泌和排泄功能对维持机体内环境的恒定起着重要的调节作用。不同区段的肾小管结构功能各异,所以不同部位损伤后所表现的功能障碍也各异。

### (一) 近端小管功能障碍

近端小管能重吸收原尿中的水、葡萄糖、氨基酸、蛋白质、碳酸氢盐、磷酸盐、钠 (60%~70%)、钾 (绝大部分) 等,因此,当近端小管功能障碍时,就会出现肾性糖尿、氨基酸尿、蛋白尿以及因碳酸氢盐重吸收障碍而引起的肾小管性酸中毒。此外,近端小管具有排泄功能,能排泄对氨马尿酸、酚红、青霉素及某些泌尿系造影剂等,故其障碍时可导致上述物质在体内潴留。

### (二) 髓袢功能障碍

当原尿流经髓袢升支粗段时,$Cl^-$ 被肾小管上皮细胞主动重吸收,而 $Na^+$ 则随电化学梯度被动重吸收,但此处肾小管上皮细胞对水的通透性低,故形成了肾髓质间质的高渗状态,这是原尿浓缩的重要条件。所以髓袢功能障碍时,肾髓质高渗环境受破坏,原尿浓缩障碍,可出现多尿、低渗或等渗尿。

### (三) 远端小管和集合管功能障碍

远端小管和集合管在抗利尿激素 (antidiuretic hormone, ADH) 作用下,其对水的通透性增加,使得重吸收水增加,对尿液进行浓缩,故其功能障碍可出现肾性尿崩症。在醛固酮作用下,能分泌 $H^+$、$K^+$ 和 $NH_3$,并与原尿中 $Na^+$ 交换,在调节电解质和酸碱平衡中起重要作用,故其功能障碍可导致钠、钾代谢障碍和酸碱平衡紊乱。

## 三、肾内分泌功能障碍

肾也是人体重要的内分泌器官,可以产生和分泌多种激素和生物活性物质。它们在调节血压、水和电解质平衡、红细胞的生成以及钙磷代谢等方面起着重要的作用。因此,肾受损必然会引起内分泌功能障碍,使血液中多种活性物质浓度发生改变,出现多方面的病理变化。

### (一) 肾素 (renin) 分泌增多

肾素是由近球细胞分泌的一种蛋白水解酶,能使血浆中不具有活性的血管紧张素原 (14肽) 分解成血管紧张素 I (10肽),再经转换酶的作用而生成血管紧张素 II (8肽),后者被氨基肽酶催化变成血管紧张素Ⅲ（7肽）。其中血管紧张素Ⅱ具有较强的缩血管作用和促进醛固酮分泌的作用。

肾素的分泌受肾入球小动脉处的牵张感受器、致密斑和交感神经三方面的调节。当动脉血压降低引起肾缺血、肾动脉狭窄、脱水、低钠血症、交感神经紧张度增高时，均可引起肾素分泌增多，使血浆中血管紧张素Ⅱ和醛固酮的浓度增加，从而提高动脉血压和促进钠水潴留。

### （二）促红细胞生成素（erythropoietin，EPO）合成减少

正常人约有90%的EPO在肾合成。EPO是由肾皮质肾小管周围的间质细胞分泌的一种含有166个氨基酸残基的多肽类激素。EPO能促进红系祖细胞的增殖与分化，并促进网织红细胞释放入血，使红细胞生成增多。慢性肾病患者的肾组织被大量破坏，EPO合成减少，是造成其出现肾性贫血的主要原因。另外，肾功能不全时某些毒性物质（红细胞生成抑制因子）对促红细胞生成素具有抑制作用，可降低骨髓对促红细胞生成素的反应，从而引起贫血。

### （三）前列腺素（prostaglandin，PG）合成不足

肾是产生前列腺素的重要器官，主要产生$PGE_2$、$PGI_2$和$PGF_2$，由髓质的间质细胞和集合管上皮细胞合成。$PGE_2$、$PGI_2$主要具有以下两种作用：①作用于平滑肌，增加细胞内cAMP浓度，抑制结合钙转变为游离钙，从而抑制平滑肌收缩，使血管扩张，外周阻力降低。此外，还能抑制交感神经末梢释放儿茶酚胺，降低平滑肌对缩血管物质的反应性，间接促使血管扩张，外周阻力降低；②抑制ADH对集合管的作用，减少集合管对水的重吸收，促进水的排泄。此外，PG通过cAMP可以抑制近曲小管对钠的重吸收，从而促进钠的排出。因此，这两种PG具有强大的降压作用。肾功能障碍、肾受损时可使PG合成不足，这可能是高血压的一个重要发病环节。

### （四）肾激肽释放酶-激肽系统（renal kallikrein kinin system，RKKS）功能障碍

肾（尤其近端小管上皮细胞）富含激肽释放酶（kallikrein），可作用于血浆$\alpha_2$球蛋白（激肽原）生成激肽。激肽可以对抗血管紧张素的作用，扩张小血管，使血压降低，同时还可以作用于肾髓质乳头部的间质细胞，引起前列腺素释放。如果RKKS发生障碍，则易促进高血压发生。

### （五）1, 25-$(OH)_2$-$D_3$减少

肾是体内唯一产生1-α羟化酶的器官，由肾皮质细胞（主要是肾小管上皮细胞）所合成。维生素$D_3$本身并无生物学活性，其发挥生理作用前必须经过代谢转变。维生素$D_3$首先在肝细胞线粒体内经25-羟化酶的作用形成25-(OH)-$D_3$，再经肾皮质细胞内的1-α羟化酶作用，才能形成具有生物活性的1, 25-$(OH)_2$-$D_3$。肾实质损伤时，由于1-α羟化酶生成障碍，活化的1, 25-$(OH)_2$-$D_3$减少，影响了钙在肠道的吸收，从而诱发骨营养不良，在成人表现为肾性软骨病，在儿童则表现为肾性佝偻病。

### （六）对激素灭活作用减弱

正常情况下，甲状旁腺素（PTH）主要在肾灭活。肾严重损伤时，对该激素灭活减弱，致使其在血中的浓度升高，发生骨质疏松和软化。此外，胃泌素可部分在肾灭活，故肾严重受损时，血液中胃泌素浓度升高，胃黏膜易受蛋白酶的水解出现溃疡。

## 第二节　急性肾衰竭

急性肾衰竭（acute renal failure，ARF）是指各种病因在短时间内（通常数小时至数天）引起肾泌尿功能急剧降低，以致机体内环境出现严重紊乱的病理过程，临床表现主要为水中毒、氮质血症、高钾血症和代谢性酸中毒。多数患者还伴有少尿（成人每日尿量< 400 ml）或无尿（成人每日尿量< 100 ml）。ARF是临床较为常见的一种危重症，病情凶险，但若及时诊

断、治疗，肾功能可以完全恢复。近年来，国内外学者对于急性肾衰竭的概念进行了广泛而深入的论证。众多研究发现，急性、相对轻度的肾损伤或肾功能受损，即可导致患者并发症发生率及总体死亡率升高，基于此，国际肾脏病和急救医学界专家建议将 ARF 更名为急性肾损伤（acute kidney injury，AKI）。AKI 比 ARF 能更好地反映急性肾损伤的全过程，尤其是早期阶段。因此，AKI 的提出对于这一综合征的早期诊断、早期治疗和降低病死率具有更积极的意义。

知识拓展 急性肾损伤

## 一、分类与病因

### （一）分类

多数急性肾损伤都有少尿，但也有些患者尿量并不减少，所以临床上根据尿量变化分为：少尿型和非少尿型两种。非少尿型较少见，主要见于部分创伤引起，患者尿量无明显减少，重要的临床特征是氮质血症逐渐加重。其发生被认为是受损的和有管型阻塞的肾单位比少尿型者少，GFR 降低程度比少尿型者轻，而肾小管重吸收功能障碍及肾髓质形成高渗状态的能力则较 GFR 降低更为显著，所以，浓缩功能障碍比较突出，终尿占原尿的百分比增高，GFR 降低而无少尿。由于肾小管损害的程度较轻，预后较好，但若不及时治疗，病情加重可转化为少尿型。因为非少尿型少见，本章重点讨论少尿型 AKI。

根据有无肾实质损伤，将 AKI 分为：①功能性：由于各种原因引起的急性肾灌流量减少，如休克、外科手术、严重创伤、挤压伤、大面积烧伤、大出血、重症脱水、急性心力衰竭等，②器质性：病因作用于肾，引起肾实质急性损伤。

### （二）病因

引起急性肾损伤的病因很多，通常根据解剖部位分为肾前性、肾性、肾后性因素。相应地根据病因将急性肾损伤分为肾前性 AKI、肾性 AKI 和肾后性 AKI 三类。

**1. 肾前性 AKI** 指肾灌流量急剧降低引起肾小球滤过率下降所致的 AKI。由于肾血流减少，肾小球毛细血管血压降低，有效滤过压下降，引起滤过率降低而出现泌尿量减少。造成肾缺血的原因主要有：①血容量减少：见于大出血、外科手术、严重脱水、烧伤等；②严重心功能障碍：见于心肌炎、心肌梗死所致的急性心力衰竭，心源性休克时的心排血量急剧减少；③血管床容量增加：如过敏性休克，由于外周血管阻力降低导致微血管广泛扩张，血液淤滞在微血管中，有效循环血量减少。

由于肾前性 AKI 早期尚无肾实质的器质性病变，属功能性肾损伤。及时改善肾灌流量的不足，提高肾小球滤过率，肾泌尿功能多数可迅速恢复正常。但若肾缺血持续过久而得不到纠正，就会引起肾实质的损伤，发展为急性器质性肾损伤。

**2. 肾性 AKI** 由于各种原因引起肾实质病变而产生的急性肾损伤，又称器质性肾损伤（parenchymal kidney injury），是临床常见的危重病症。根据损伤的组织学部位可分为：肾小球、肾间质、肾血管和肾小管损伤，其主要病因概括如下：

（1）肾小球、肾间质、肾血管疾病：见于急性肾小球肾炎、狼疮性肾炎、多发性结节性动脉炎和过敏性紫癜性肾炎等引起的肾小球损伤；急性肾间质性肾炎、药物过敏及巨细胞病毒感染等导致的肾间质损伤；肾血管疾病见于肾小球毛细血管血栓形成和微血管闭塞等微血管疾病，以及肾动脉血栓形成、栓塞和肾动脉狭窄等大血管病变。

（2）急性肾小管坏死：急性肾小管坏死（acute tubular necrosis，ATN）是肾性 AKI 最常见、最重要的病因，占急性肾损伤的 80% 左右。导致 ATN 的因素主要包括：

1）肾缺血和再灌注损伤：肾前性肾损伤的各种原因（如休克）在早期未能得到及时的救治，肾小管因持续缺血而发生坏死，即由功能性肾损伤转为器质性肾损伤。此外，休克复苏后的再灌注损伤也是导致 ATN 的主要因素之一。

2）肾中毒：引起肾中毒的毒物很多，可概括为外源性肾毒物和内源性肾毒物两类。常见的外源性肾毒物包括：①重金属类：如汞、铅、镉、铀、锑、铋制剂等；②化学物质：四氯化碳、氯仿、三氧化二砷、甲醇、二甘醇、甲苯、酚类、有机磷农药等；③生物毒素：蛇毒、蕈毒（毒蘑菇）、生鱼胆等；④抗生素类：新霉素、庆大霉素、卡那霉素、万古霉素、巴龙霉素、先锋霉素、多黏菌素等。内源性肾毒物包括：血红蛋白、肌红蛋白和尿酸等。如输血时血型不合或疟疾等引起的溶血，挤压综合征等严重创伤引起的横纹肌溶解症，过度运动、中暑等引起的非创伤性横纹肌溶解症，从红细胞和肌肉分别释放出的血红蛋白和肌红蛋白，经肾小球滤过而形成肾小管色素管型，堵塞并损害肾小管，引起 ATN。

在多数情况下，肾毒素与肾缺血常紧密联系在一起。例如肾毒物可引起肾血管的收缩或痉挛而导致肾缺血，而肾缺血、缺氧又可增加毒性物质对肾实质的损伤，促进 AKI 的发生。

**3. 肾后性 AKI** 由尿路（从肾盂至尿道外口）梗阻引起的肾功能急剧下降称肾后性 AKI，又称为肾后性氮质血症（postrenal azotemia）。这类原因常见于双侧输尿管结石、盆腔肿瘤和前列腺肥大等。

此类原因引起的 AKI 早期并无肾实质的器质性损伤，故及时解除梗阻、增加排尿即可恢复肾的泌尿功能。因此，对这类患者尽早做出诊断，及时给予积极的治疗就可以有效地改善病理变化，防止进一步发展。

## 二、发病机制

AKI 的发病机制十分复杂，迄今尚未完全阐明。不同原因所致 AKI 的机制不尽相同，不同学者在进行了大量的实验研究和临床观察后得出的结论也不尽相同。以下主要围绕 ATN 引起的 AKI，且主要针对其少尿型的发病机制进行论述。

机制动画 急性肾损伤的发生机制

### （一）肾血管及血流动力学异常

虽然 ATN 时细胞损伤以肾小管上皮细胞为主，但引起肾功能障碍和内环境紊乱的中心环节仍是 GFR 降低。大量的动物实验和临床观察证明，在 AKI 的初期，许多因素作用于肾都会引起肾血流灌注不足和肾血流的分布异常，而且肾缺血的程度、形态学上的变化与肾功能障碍呈平行关系。肾血管及血流动力学异常是 AKI 初期 GFR 降低和少尿的主要机制。

**1. 肾灌注压降低** 从解剖学上看，肾动脉几乎成直角从腹主动脉分出，管径较粗、短，所以全身动脉血压的变化会立刻影响肾小球内压。当动脉血压低于 80 mmHg 时，有效循环血量减少程度超过肾的自身调节范围，肾血液灌注压降低，肾小球内压降低，GFR 随之降低。

**2. 肾血管收缩** 在全身血容量降低或有效循环血量减少时，都会引起肾入球小动脉收缩，特别是皮质肾单位的入球小动脉收缩尤为明显，出现肾血流重新分布。Kew 通过肾动脉注入 $^{133}$Xe 后进行体外扫描发现，入球动脉收缩先于全身血管收缩，而且比较持久，即使血压恢复，入球动脉痉挛仍然持续。入球动脉收缩的结果会影响肾小球滤过率以及引起相应肾单位的肾小管缺血。肾血管收缩的机制可能与下列因素有关：

（1）血液中儿茶酚胺（catecholamine，CA）增加：肾血管是受儿茶酚胺调节的。动物实验证明，肾皮质血管对儿茶酚胺非常敏感，经肾动脉灌注肾上腺素后再做肾动脉造影，皮质血管不显影，呈缺血改变，而髓质血管显影正常。机体因强烈刺激而致交感-肾上腺髓质系统兴奋，血中儿茶酚胺急剧增加，引起肾皮质，特别是皮质外侧带肾血管广泛收缩。

（2）肾素-血管紧张素系统激活：缺血时肾小球毛细血管内压减低，刺激近球细胞分泌肾素增加，使肾素-血管紧张素系统被激活，血管紧张素Ⅱ增加，引起肾入球小动脉挛缩而 GFR 降低。

（3）肾内收缩及舒张因子释放失衡：肾缺血、肾中毒使肾血管内皮细胞受损，引起血管内皮源性收缩因子如内皮素（endothelin，ET）等分泌增多，以及血管内皮源性舒张因子如一氧化氮（nitric oxide，NO）等释放减少。此外，肾实质细胞受损可导致前列腺素及激肽合成减少。收缩及舒张因子释放失衡可加强肾血管收缩，使 GFR 降低。

**3. 肾毛细血管内皮细胞肿胀** 肾缺血、缺氧及肾中毒时，导致肾细胞内线粒体生物氧化不能进行，ATP 产生减少，使 $Na^+$-$K^+$-ATP 酶活性减弱，细胞内钠、水潴留，发生细胞水肿。随着细胞水肿的发生，细胞膜通透性改变，大量 $Ca^{2+}$ 进入细胞，形成 $Ca^{2+}$ 超载。同时，$Ca^{2+}$-ATP 酶活性减弱使胞质 $Ca^{2+}$ 向胞外转运作用减弱，引起细胞内 $Ca^{2+}$ 进一步增加。细胞内 $Ca^{2+}$ 增加又可抑制线粒体的氧化磷酸化过程，使 ATP 生成更加减少，从而形成恶性循环。肾细胞水肿，尤其是肾毛细血管内皮细胞肿胀，可使血管管腔变窄，血流阻力增加，肾血流量减少。

### （二）肾小管损伤

**1. 肾小管阻塞** 在病理组织切片观察和微穿刺测定中发现肾小管内存在各种管型以及近曲小管扩张，压力明显增高。肾缺血、肾毒物引起肾小管坏死时脱落的上皮细胞碎片、急性溶血反应时的血红蛋白、挤压综合征时的肌红蛋白，均可在肾小管内形成各种管型，阻塞肾小管管腔。临床上不恰当地使用磺胺类药物导致 AKI 也时有发生，主要由于磺胺结晶析出，也引起肾小管广泛阻塞。肾小管腔被阻塞，使原尿不易通过，引起少尿。同时，由于管腔内压升高，使肾小球囊内压增加，有效滤过压降低，导致 GFR 减少。目前一般认为，肾小管阻塞导致 GFR 减少可能是某些急性肾衰竭患者持续少尿的重要因素。

**2. 原尿回漏** 动物实验发现，夹闭肾动脉造成肾缺血引起的 AKI 模型中，将不被肾小管重吸收的染料丽丝胺绿（lissamine green）注入肾小管后，染料出现在肾间质。注入分子量为 40 000 的辣根过氧化酶同样出现在肾间质。以上资料证实：① AKI 时尿液会反流入肾间质；② 受损的肾小管上皮通透性增加。另外实验还发现，肌内注射氯化汞、硝酸铀以及氨基苷类抗生素所致的 AKI，会发生肾小管上皮细胞广泛坏死，基底膜断裂等病理变化。在各种损害因素（如肾持续缺血和肾毒物）作用下，肾小管上皮细胞变性、坏死、脱落，原尿经受损肾小管壁处回漏入周围肾间质，除直接造成尿量减少外，还引起间质水肿，并压迫肾小管和周围的毛细血管，使小管阻塞加重。尿液回漏入肾间质，在某些类型 AKI 发病机制中起着重要作用。但最近有人在缺血性和中毒性 AKI 实验中发现，在肾小管上皮细胞出现坏死之前已经有原尿生成减少，可见肾小管坏死引起的原尿回漏不是 AKI 少尿的原发机制，只是会加重少尿。

**3. 管-球反馈异常激活** 管-球反馈（tubuloglomerular feedback，TGF）是在肾单位水平上的自身调节，即当肾小管液中的溶质浓度和流量改变时，其信号通过致密斑和肾小球旁器感受、放大和传递，从而改变肾小球的灌流和 GFR，使之达到平衡。在 ATN 时，近曲小管对 $Na^+$ 和 $Cl^-$ 的重吸收减少，使远曲小管内液中 NaCl 的浓度升高，可导致管-球反馈异常激活，使入球小动脉收缩，GFR 持续降低。

### （三）肾小球滤过系数降低

GFR 的大小不仅取决于肾小球有效滤过压，也与肾小球滤过系数（filtration coefficient，$K_f$）密切相关。肾小球滤过率 = 滤过系数 × 有效滤过压。$K_f$ 代表肾小球的通透能力，与滤过膜的面积及其通透性的状态有关。肾缺血和中毒时，肾小球毛细血管内皮细胞肿胀、足细胞足突结构变化、滤过膜上的窗孔大小及密度改变，使 $K_f$ 降低，也是导致 GFR 降低的机制之一。此外，肾缺血和中毒可促进许多内源性和外源性的活性因子释放，如血管紧张素 Ⅱ 和血栓素 $A_2$（thromboxane $A_2$，$TXA_2$）等可引起肾小球系膜细胞收缩，从而导致肾小球滤过面积减少，降低 $K_f$。用微穿刺法证明，庆大霉素等氨基苷类抗生素所致的急性肾衰竭，$K_f$ 可下降 50%；硝酸铀等毒物也可直接促使肾小球系膜细胞收缩，导致 $K_f$ 降低。

总之，肾缺血和肾中毒等因素导致肾血管及血流动力学改变、肾小管损伤和肾小球滤过系数降低，是 ATN 引起少尿型急性肾损伤的主要发病机制。

### 三、发病过程及功能代谢变化

典型的少尿型 AKI 的发生发展过程一般可分为反应期或起始期、少尿期、多尿期和恢复期。致病因素作用于机体后,首先会发生适应代偿性反应,此时可无任何临床表现,发展到一定程度以后才出现少尿,故把此阶段称为反应期或起始期。但多数患者该期持续时间很短,约在 24 小时以内,往往被认为属于少尿期。

#### (一)少尿期(oliguric phase)

少尿期为病情最危重的阶段,可持续数天至数周,持续时间越长,预后越差。此期患者除了有尿量显著减少外,还伴有严重的内环境紊乱。

**1. 尿液变化** ①少尿或无尿:发病后患者尿量迅速减少,出现少尿或无尿。少尿的发生是由于肾血管及血流动力学异常、肾小管损伤及滤过系数降低等因素所致;②低比重尿:尿比重常固定于 1.010~1.015,是由于肾小管损伤造成肾对尿的浓缩和稀释功能障碍所致;③尿钠高:肾小管对钠的重吸收障碍,致尿钠含量增高;④血尿、蛋白尿、管型尿:由于肾小球滤过功能障碍和肾小管受损,尿中可出现红细胞、白细胞和蛋白质等;尿沉渣检查可见透明、颗粒和细胞管型。

功能性 AKI 由于肾小管未受损,其少尿主要是由于 GFR 显著降低,以及远曲小管和集合管对钠、水的重吸收增加所致。因此,尽管二者都有少尿,但尿液成分有本质上的差异,这是临床鉴别诊断的主要依据。鉴别功能性与器质性 AKI,对于判断预后和指导治疗都具有重要意义(表 15-1)。

表15-1 功能性与器质性AKI尿液变化的不同特点

| | 功能性AKI(肾前性AKI) | 器质性AKI(ATN少尿期) |
|---|---|---|
| 尿比重 | > 1.020 | < 1.015 |
| 尿渗透压(mmol/L) | > 700 | < 250 |
| 尿钠(mmol/L) | < 20 | > 40 |
| 尿肌酐/血肌酐 | > 40 : 1 | < 20 : 1 |
| 尿蛋白 | 阴性或微量 | + ~ ++++ |
| 尿沉渣镜检 | 轻微 | 显著,褐色颗粒管型,红、白细胞及变性上皮细胞 |
| 甘露醇利尿效应 | 佳 | 差 |
| 肾衰竭指数 | < 1 | > 2 |
| 钠排泄分数 | < 1 | > 2 |

注:肾衰竭指数(RFI)=尿钠/(尿肌酐/血肌酐);钠排泄分数(FENa)=(尿钠/血钠)/(尿肌酐/血肌酐)

**2. 水中毒** 由于尿量减少,体内分解代谢加强致内生水增多,以及治疗不当、输入葡萄糖液过多等原因,可发生体内水潴留并引起稀释性低钠血症。由于血容量增加,心脏负荷加重可导致心功能不全及体液渗透压下降,水分向细胞内转移造成细胞水肿,严重者可并发肺水肿和脑水肿,是 AKI 的常见死因之一。

**3. 高钾血症** 是 AKI 患者最危险的并发症。因钾对心肌有毒性作用,严重高血钾会引起心律失常、室颤和心搏骤停,所以,高血钾是 AKI 少尿期死亡的主要原因。引起高血钾的原因有:①尿量减少,使钾随尿排出减少;②组织损伤和分解代谢增强,钾从细胞内大量释出;③酸中毒,使细胞内的钾向细胞外转移增加;④低钠血症,使肾小球滤出的钠减少,致使远端肾单位的钠、钾交换减弱,更加重了高血钾;⑤输入库存血或食入含钾量高的食物或药物等。

**4. 氮质血症**（azotemia） 由于泌尿功能障碍，使蛋白质代谢终产物不能从尿中排出体外，血中非蛋白氮（nor protein nitrogen，NPN），如尿素、尿酸、肌酐、肌酸、嘌呤、核苷酸、氨基酸等含量增高，称为氮质血症。一般在少尿期开始后几天血中 NPN 含量就明显增高，绝大部分患者在 35.75～107.25 mmol/L（500～1500 mg/L）之间，严重者可达 143 mmol/L（2000 mg/L）以上。

NPN 轻度升高者，无明显临床症状；中度升高者，出现厌食、恶心、呕吐，进而可有腹胀、腹泻等消化道症状；重度升高者，可有代谢性酸中毒、尿毒症性心包炎以及疲乏无力、头晕头痛、烦躁不安、嗜睡、记忆力减退、昏迷等精神症状。

**5. 代谢性酸中毒** 肾是调节酸碱平衡的主要器官。由于肾泌尿功能障碍，常出现代谢性酸中毒，这种酸中毒具有进行性且不易纠正的特点。其原因主要有：① GFR 降低，固定酸排出减少；②因进食少、易感染，使体内分解代谢加剧，固定酸产生增多；③肾小管产氨和泌氢能力降低，肾排酸障碍。酸中毒可抑制心血管系统和中枢神经系统，影响多种酶活性，并促进高钾血症的发生。临床上尽早纠正酸中毒，可以有效防止血钾增长过快，有利于患者度过少尿期，降低死亡率。

### （二）多尿期（diuretic phase）

当尿量增加到 400 ml/d 时，标志着患者已度过危险的少尿期而进入多尿期。尿量开始逐日增加，典型者每天增加一倍左右。此期尿量平均在 1000～3000 ml/d，有的患者尿量可高达 10 L/d，尿量进行性增加是肾功能逐渐恢复的重要标志。

多尿的发生机制可能与下列因素有关：①肾灌注量增加、肾小球滤过功能逐渐恢复；②坏死的肾小管上皮细胞开始再生和修复，但新生的肾小管上皮细胞功能尚不成熟，对钠、水的重吸收能力较差，故原尿不能被充分浓缩而排水多；③肾间质水肿消退，肾小管内管型被冲走，阻塞解除；④少尿期潴留在血中的尿素等代谢产物使原尿溶质的浓度增高，从而引起渗透性利尿。

多尿期早期阶段内环境紊乱并不能立即改善，水与电解质代谢紊乱、氮质血症和代谢性酸中毒仍然存在。后期由于水和电解质大量排出，易发生脱水、低钾血症和低钠血症。多尿期平均持续 1～2 周可进入恢复期。

进入多尿期表示多数患者已经脱离危险，但临床统计大约有 1/5 的 AKI 患者因继发感染（主要是泌尿系和肺部感染）而死亡。所以，绝不可掉以轻心，要密切观察患者的变化，有效控制感染是提高治愈率的关键。

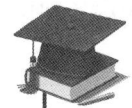

**案例 15-1**

患者男，19 岁，外出务工，不慎从高处坠落，事发后由他人救起急送医院。体检：面色苍白、脉搏细弱、四肢冷、出汗，左耻骨联合及大腿根部大片瘀斑、血肿。BP 65/50mmHg，HR 125 次/分，T 36.8℃。入院后给予止血、扩容、升压等处理，血压虽有所回升，但尿量进行性减少，每日 130～150 ml。化验：血 [$K^+$] 11.8 mmol/L，pH 7.24，$HCO_3^-$ 19.3 mmol/L，BE 8 mmol/L。血尿素氮 26.7 mmol/L（↑），血肌酐 346.6 μmol/L（↑）。尿检查：蛋白（+++），红细胞 10～12/Hp，白细胞 1～4/Hp，比重 1.010，24 小时尿蛋白定量 2.2 g。

问题：
1. 该患者有无急性肾损伤？判断依据是什么？
2. 患者发生急性肾损伤的机制是什么？

案例分析

### (三) 恢复期

此期患者尿量和非蛋白氮含量都基本恢复正常，水、电解质和酸碱平衡紊乱及其所引起的症状基本消失，前述病理变化也已不复存在。但肾小管功能完全恢复正常需要经过数月甚至更长时间。恢复期的初始阶段，由于尿的浓缩功能、尿酸化功能及清除尿素等代谢产物的功能尚不健全，一旦增加肾的负荷（如重体力劳动、感染等）则表现异常。一年后仍有2/3的患者GFR较正常低20%~40%。有少数患者，可因肾小管上皮和基底膜的严重破坏、再生和修复不全而转变为慢性肾功能不全。

## 四、急性肾损伤防治的病理生理基础

### (一) 治疗原发病、避免诱因

积极采取措施，治疗原发病，消除病因，如抗休克、抗感染，尽早恢复肾血液灌注；及时解除尿路阻塞；清除肾毒物。合理用药，避免使用对肾有损害的药物等。

### (二) 纠正内环境紊乱

**1. 严格控制补液量** 少尿期要严格控制补液量，维持体内水、电解质平衡，应按照"量出为入"的原则，严防水中毒的发生。多尿期注意补充水和钠、钾等电解质，防止脱水、低钠和低钾血症。输液总量可按下式估算：

24小时补液量 = 前一日尿量 + 额外丢失量 + 生理需要量（额外丢失量是指呕吐、腹泻、胃肠引流等丢失的体液量）。

**2. 处理高钾血症** 高钾血症是少尿期患者死亡的最主要原因，必须尽早处理。其措施包括：①纠正缺氧、酸中毒，以减少细胞内钾的释放；②限制使用含钾药物，避免摄入含钾高的食物；③静脉滴注葡萄糖和胰岛素，促使钾向细胞内转移；④静脉注射葡萄糖酸钙或氯化钙、碳酸氢钠，对抗高钾血症的心脏毒性作用；⑤透析治疗。

**3. 纠正酸中毒** 改善缺氧，补足热量，以减少体内的分解代谢，可遏制酸中毒的发展。治疗常用5% $NaHCO_3$、11.2%乳酸钠或三羟甲基氨基甲烷（THAM），以对抗酸中毒。

**4. 控制氮质血症** ①滴注葡萄糖，以减轻蛋白质分解；②静脉内缓慢滴注必需氨基酸，促进蛋白质合成和肾小管上皮再生；③采用透析疗法，以排除非蛋白氮。

**5. 透析 (dialysis) 疗法** 应用透析疗法是行之有效的治疗措施，可使患者安全度过少尿期。普遍采用的方法有：①腹膜透析：腹膜是生物性半透膜，利用其渗透、扩散特性达到物质交换的目的。②血液透析（人工肾）：人工肾是一种体外血液透析装置，将患者血液从动脉引出，通过透析膜的微细孔进行弥散，使血液中蓄积的代谢产物不断被清除。③结肠透析：利用直肠、结肠黏膜的渗透性进行物质交换，亦可收到一定的透析效果。

### (三) 抗感染和营养支持

AKI极易合并感染，且感染也是AKI的原因之一。因此抗感染治疗极为重要。补充适量的能量物质，如糖、维生素及其他必需物质，有助于损伤细胞的修复和再生。

（卢彦珍）

知识拓展 透析简介

# 第三节　慢性肾衰竭

由于各种原因引起的慢性肾实质损伤、肾单位进行性破坏，残存肾单位不能充分排出代谢废物和维持内环境恒定，引起泌尿功能障碍，水、电解质与酸碱平衡紊乱和肾内分泌功能紊乱的病理过程，称为慢性肾衰竭（chronic renal failure，CRF）。

2002年美国肾脏病基金会在慢性肾脏病及透析的临床实践指南中，首次提出了使用慢性肾脏病（chronic kidney disease，CKD）的概念，提出各种原因引起的肾损伤和肾功能下降或不明原因的 GFR 下降（< 60 ml/min），持续时间超过 3 个月，即可做出 CKD 的诊断。慢性肾脏病在疾病进展中 GFR 可逐渐下降，发展为慢性肾衰竭。此指南更为全面地关注了肾脏病发生发展的全过程，统一了 CKD 的分期并推荐了在各期延缓肾脏病进展、改善预后的方案。

## 一、病因

可引起肾单位进行性破坏的原因有很多，大致可分为两类：

### （一）肾脏疾患

慢性肾小球肾炎，慢性肾盂肾炎，多囊肾，肾发育不全，肾结核，急性肾衰竭转为慢性，肾毒性物质对肾的损伤等。在我国，以 IgA 肾病为主的原发性肾小球肾炎最为多见；在西方国家，慢性肾小球肾炎占第三位。

### （二）继发肾损伤

全身或其他系统疾病损害肾功能（如高血压性肾小动脉硬化、糖尿病性肾小球硬化症、系统性红斑狼疮、痛风性肾病等）。慢性尿路梗阻（如尿路结石、肿瘤、前列腺肥大等），因肾组织长期受压使肾实质萎缩也可引起慢性肾衰竭。在西方国家，糖尿病肾病占第一位，其次为高血压肾病；在我国，由于生活方式的改变，因糖尿病、高血压引起的肾继发性损伤逐年增多。

各种肾部疾患早期都有其相应的临床特征，但到了晚期，其临床表现大致相同，这表明它们具有共同的发病环节。慢性肾衰竭是各种慢性肾脏病的共同结局。慢性肾衰竭的病程是缓慢而渐进性的，可持续几年乃至几十年，临床上有些因素可作为慢性肾衰竭渐进性发展的危险因素，或使慢性肾衰竭急性加重，如高血压、高血糖、高血脂、蛋白尿、低蛋白血症、吸烟、营养不良、贫血、尿毒症毒素蓄积（甲基胍、甲状旁腺激素、酚类）、肾血流减少、应用肾毒性药物、尿路梗阻等。这些因素因可加速肾衰竭的进展，应尽量消除或控制。

## 二、病程变化及分期

当部分肾单位受损时，未受损的肾单位可通过适应代偿反应维持内环境的稳定，故不出现肾功能不全的征象，临床可无症状，为肾贮备能力降低期。两侧肾共有约 200 万个肾单位，实验证明，只要有 50 万个肾单位功能正常就能维持内环境的稳定。只有肾发生了广泛而严重损害时，才会出现肾功能不全的表现。随着病情的进展，肾功能的变化以及临床症状的出现也是相继发生的。根据肾受损的程度和功能的变化，美国肾脏基金会制定的指南将慢性肾脏病分为 1～5 期，见表 15-2。

表15-2　CKD分期及建议

| 分期 | 特征 | GFR[ml/(min·1.73m$^2$)] | 防治目标、措施 |
| --- | --- | --- | --- |
| 1 | GFR 正常或升高 | ≥ 90 | CKD 诊治，缓解症状，保护肾功能 |
| 2 | GFR 轻度降低 | 60～89 | 评估、延缓 CKD 进展，降低 CVD（心血管病风险） |
| 3a | GFR 轻到中度降低 | 45～59 | |
| 3b | GFR 中到重度降低 | 30～44 | 延缓 CKD 进展，评估、治疗并发症 |
| 4 | GFR 重度降低 | 15～29 | 综合治疗，透析前准备 |
| 5 | ESRD（肾衰竭） | < 15 或透析 | 如出现尿毒症，需及时替代治疗 |

知识拓展 肾小球滤过率的测定

### 三、发病机制

慢性肾衰竭是不断进展的病理过程，由于肾单位被广泛破坏，逐渐减少，病情呈进行性加重，可能与下列机制有关。

#### （一）肾小球病变

健存肾单位学说（intact nephron hypothesis）是 Bricker 于 1960 年提出的，1982 年 Brenner 和 Bricker 等又补充提出了肾小球过度滤过学说（glomerular hyperfiltration hypothesis）。在慢性肾疾病时，很多肾单位不断遭受破坏而丧失功能，残存的部分肾单位轻度受损或仍属正常，称为健存肾单位。在代偿期，健存肾单位可发生代偿性肥大，肾小球滤过功能、肾小管重吸收和分泌功能都相应增强，从而能够维持机体内环境基本稳定，临床上亦无症状。部分肾单位功能丧失后，单个健存肾单位的肾小球血流量增加，毛细血管内压增高，从而导致肾小球滤过率增多，形成肾小球高灌注、高压力、高滤过的"三高"状态。长期的过度负荷及原发疾病的损伤使健存的肾单位逐渐减少，肾小球发生纤维化和硬化。当肾单位过度减少，直至即使加倍工作也无法代偿时，临床上出现肾功能不全的症状。因此，健存肾单位的多少是决定肾功能的重要因素。

近期研究发现，肾小球系膜细胞的增殖和细胞外基质增多在肾小球硬化中起了重要作用。体内外多种物质（如内毒素、免疫复合物、多种炎症介质、某些细胞因子等）均可导致肾小球系膜细胞增殖和释放多种细胞因子，细胞外基质产生增加并沉积，进一步损伤肾小球，促进肾小球的纤维化和硬化。

#### （二）肾小管 - 肾间质病变

近年来对慢性肾疾病患者肾形态学研究表明，肾功能损害程度与慢性肾小管 - 间质的病理变化密切相关。肾间质的炎症、缺血及肾小管高代谢使炎症介质及自由基产生增多，补体旁路激活，直接损伤肾实质细胞，同时在多种细胞因子和生长因子（如 TGF-β）的作用下，肾部分细胞（如肾小管上皮细胞、肾小球上皮细胞、肾间质成纤维细胞等）转化为肌成纤维细胞，且细胞外基质产生增多，而某些降解细胞外基质的蛋白酶如基质金属蛋白酶（MMP）表达下调，金属蛋白酶组织抑制物（TIMP）、纤溶酶原激活抑制物（PAI-1）等表达上调，这些变化促进了肾的纤维化。

#### （三）蛋白尿的作用

在慢性肾衰竭过程中，蛋白尿的出现不仅造成营养物质的丢失，还可在肾小管中形成管型，阻塞肾小管，同时引发肾小管上皮发生蛋白应激反应，加重肾小管的损伤，并可使系膜细胞增生，促进肾纤维化的发生。

此外，在多种慢性肾疾病动物模型中发现，肾固有细胞的凋亡增多及血脂的增高在疾病的进展中也起到了不可忽视的促进作用。

### 四、机体变化

#### （一）泌尿功能变化

**1. 尿量变化**

（1）多尿（polyuria）：是慢性肾衰竭常见的变化。在 24 小时中尿量超过 2000 ml 时称为多尿，多数患者尿量在 2500 ml/d 以上。造成多尿的原因：①健存肾单位的代偿：由于部分肾单位遭到破坏，剩余有功能的健存肾单位血流量会代偿性增加，因而肾小球滤过率增加，原尿量超过正常，大量的原尿流经肾小管时流速加快，肾小管来不及重吸收而排出增加，出现多尿；②渗透性利尿：健存肾单位的肾小球滤出溶质代偿性增多，产生渗透性利尿；③肾小管功能障碍：有些疾病，如慢性肾盂肾炎导致慢性肾衰竭时，常有肾小管上皮细胞对 ADH 的反应减弱，因而对水的重吸收减少。此时仅有 80%～90% 的水被重吸收，因而出现多尿。但在晚期，有功能的肾单位极度减少时，GFR 明显减少，也会出现少尿。

(2) 夜尿（nocturia）：正常成人白天尿量占总尿量的 2/3，夜间尿量只占 1/3。慢性肾衰竭患者，早期即有夜间排尿增多的症状，出现夜间尿量和白天尿量相近，甚至超过白天尿量，这种现象称之为夜尿。其发生机制尚不明确，有研究者认为，正常人白天活动多，机体的代谢率高，肾小球滤过率也高，而肾小管重吸收能力却比夜间低（白天重吸收水 98.5%～99%，夜间 > 99%）；慢性肾衰竭患者，肾小球滤过率降低，但是夜间肾小管的重吸收能力反而比白天低（夜间仅重吸收水 60%），所以出现多尿。尿量昼夜颠倒是慢性肾衰竭的重要标志。

**2. 尿渗透压的变化**　正常尿的渗透压为 360～1450 mOsm/L（尿比重为 1.003～1.035）。慢性肾衰竭的早期，肾浓缩功能减退而稀释功能正常，使尿比重最高达到 1.020，因而出现低比重尿或低渗尿（hyposthenuria）。随着病情发展，肾浓缩和稀释功能均丧失，终尿的渗透压为 266～300 mOsm/L，接近血浆晶体渗透压，称为等渗尿（isosthenuria）。尿比重固定在 1.008～1.012 之间。

**3. 尿液成分的变化**

(1) 蛋白尿：慢性肾衰竭时，肾小球滤过膜通透性增强，使肾小球滤过蛋白增多；又因肾小管上皮细胞受损，使滤过的蛋白质重吸收减少，出现蛋白尿。

(2) 血尿：尿沉渣镜检每高倍视野红细胞数超过 3 个，称为血尿。一些慢性肾疾病，由于肾小球基底膜完整性被破坏，血中红细胞可从肾小球滤出，随后通过肾小管各段又受到不同渗透压的作用，形成变形红细胞血尿。

(3) 管型尿：管型尿是尿液中的蛋白质在远曲小管、集合管内凝固而形成的一种圆柱状结构物，管型的形成必需有蛋白尿，其形成基质物为 T-H 糖蛋白。管型尿的形成与尿蛋白的性质、浓度、尿液酸碱度以及尿量有密切关系，其出现往往提示有肾实质性损害。健康人尿中可见透明管型和颗粒管型，一般 12 小时尿液内小于 5000 个，如增多或出现其他管型则称为管型尿。慢性肾衰竭患者尿中可出现各种管型，若发现宽大而长的颗粒管型，提示预后差。

(二) 水、电解质代谢障碍

**1. 水、钠代谢障碍**　肾是机体水、钠代谢最重要的调节器官，对水、钠的排泄受肾小球滤过和肾小管重吸收的双重影响。慢性肾衰竭早期，健存的肾单位发挥代偿作用，肾小球滤过增强，而肾小管因原尿流速加快、渗透性利尿、体内代谢产物（如甲基胍）的蓄积抑制肾小管对钠的重吸收等原因，对水、钠的重吸收减少，因而水、钠的排出增多，引起细胞外液和血容量减少，加上患者消化系统功能降低，呕吐、腹泻及低钠饮食等，易引起失水和低钠血症。当健存肾单位极度减少，或机体水、钠摄入增多超过肾的排泄能力时，易引起钠潴留或水中毒，出现高血压、心力衰竭，甚至导致肺水肿和脑水肿。

**2. 钾代谢障碍**　在慢性肾衰竭的早期，常不出现钾潴留，血钾浓度仍维持正常。其原因是：①健存肾单位的肾小管可以代偿性地增加钾的排泌；②醛固酮的分泌增多，使远曲小管和集合管分泌钾增多；③肠道代偿性排泄钾增多。直到肾衰竭后期，当肾小球滤过率严重降低而发生少尿时，才会出现高血钾。而严重的酸中毒、应用含钾药物过多、使用保钾利尿剂或合并感染，均可加重高钾血症。部分慢性肾衰竭患者由于进食过少、严重腹泻、长期排钾利尿等原因可发生低血钾。高血钾和低血钾均可影响神经肌肉的兴奋性，并可引起心律失常，严重时危及生命。

**3. 钙、磷代谢障碍**　慢性肾衰竭患者常出现血磷增高和血钙降低。

(1) 高血磷：正常成人每天需要 1.0～1.5 g 磷，排出的量与入量基本相等，其中 60%～80% 的磷由尿排出。在慢性肾衰竭早期，血磷可正常，因为尽管肾小球滤过率下降引起了血磷上升，但高血磷引起的游离钙减少可刺激甲状旁腺分泌甲状旁腺激素（PTH）增多，抑制肾小管对磷的重吸收，使肾排磷增多。随着病情发展，肾小球滤过率极度下降（低于30 ml/min），继发性PTH分泌增多已不能促进磷的排出，并且由于PTH的溶骨作用，大量骨磷入血，使血磷进一步升高。而PTH的溶骨作用促进骨质脱钙，还可促进肾性骨营养不良的发生。

机制动画 慢性肾衰竭钙磷紊乱的发生机制

（2）低血钙：造成血钙降低的原因：①血磷升高：血液中钙、磷浓度的乘积 $[Ca]×[P]$ 为一常数，血磷升高，血钙必然降低；血磷过高时，肠道分泌磷酸根增多，与肠道内钙结合形成不易溶解的磷酸钙，从而妨碍肠道对钙的吸收；血磷升高还能刺激甲状旁腺C细胞分泌降钙素增多，抑制肠道对钙的吸收；②肾实质破坏：使 $1,25-(OH)_2-D_3$ 的活化发生障碍，影响了肠道对 $Ca^{2+}$ 的吸收；③体内某些毒性物质的潴留：可使肠黏膜受损，钙的吸收减少。

尽管慢性肾衰竭患者血钙降低，但很少出现手足搐搦，因患者常伴有酸中毒，使血中结合钙解离，游离钙浓度得以维持。故在酸中毒未纠正之前，不出现手足搐搦。

严重的钙磷代谢紊乱可诱发转移性钙化，在骨骼、牙齿以外的器官或组织出现钙化点（如皮肤、角膜、血管、关节、心脏、肺、肾、脑等），影响器官的正常功能。当钙磷乘积超过60～70时，转移性钙化的危险性明显增加。

（3）肾性骨营养不良（renal osteodystrophy）：是慢性肾衰竭严重的并发症。由于钙、磷代谢障碍，出现骨囊性纤维化、骨质疏松症、骨软化症（见于成人）、肾性佝偻病（见于儿童）。其发病机制可能与高血磷、低血钙、维生素 $D_3$ 羟化障碍、继发甲状旁腺功能亢进以及酸碱平衡紊乱有关。

### （三）氮质血症

慢性肾衰竭时，由于肾小球滤过率下降，尿量减少，含氮代谢产物不能充分排出，使血中非蛋白氮浓度增高。氮质血症是指血中尿素、尿酸、肌酐等增多，其中以尿素增多为主，故临床常用血尿素氮（BUN）作为氮质血症的指标。但BUN并非反映肾功能的灵敏指标，实验证明，肾单位有30%功能正常，BUN即可维持正常值，一旦BUN升高，就意味着肾功能已有严重损害。并且，BUN还受外源性（蛋白质摄入量）与内源性（感染、肾上腺皮质激素的使用、胃肠出血等）尿素负荷的大小影响，使用BUN判断肾功能变化时，应考虑机体的尿素负荷。

肌酐是肌肉在人体内代谢的产物，为小分子物质，可通过肾小球滤过，在肾小管内很少吸收，每日体内产生的肌酐几乎全部随尿排出，一般不受尿量影响。血中肌酐来自外源性和内源性两种，外源性肌酐是肉类食物在体内代谢后的产物，内源性肌酐是体内肌肉组织代谢的产物。血肌酐与体内肌肉总量关系密切，与蛋白质摄入量无关。血肌酐能较为准确地反应肾实质受损的情况，但并非敏感指标，只有当肾小球滤过率减低到30%以下时，血肌酐才会明显升高，其浓度还与剧烈运动、妊娠期、感冒有关。临床上常用内生肌酐清除率来反映肾小球滤过功能，并粗略估计有效肾单位数量。

### （四）代谢性酸中毒

在慢性肾衰竭的早期，常不出现酸碱平衡紊乱，当肾小球滤过率下降到正常的1/3以下时才发生酸中毒。其机制：①肾小管排 $H^+$ 和重吸收 $NaHCO_3$ 减少：慢性肾衰竭时，肾小管功能受损，上皮细胞产生 $NH_3$ 减少，排 $NH_4^+$ 减少，加上碳酸酐酶的活性受抑制，两者均使排 $H^+$ 减少，$NaHCO_3$ 重吸收也减少；②肾小球滤过率降低：当肾小球滤过率降至正常人的20%以下时，体内酸性代谢产物，如硫酸、磷酸、有机酸等非挥发性酸从肾小球滤过减少而蓄积在体内；③进食少和继发感染：使组织分解代谢加强，体内产酸增加，可加重酸中毒。

### （五）肾性高血压

因肾实质病变所引起的高血压称为肾性高血压（renal hypertension），是慢性肾衰竭常见的症状。发生机制如下：

**1. 钠水潴留** 慢性肾衰竭时，肾对钠和水的排泄能力减低，造成体内钠水潴留，导致血容量增多，使血压升高。只要限制钠、水摄入和进行利尿，均可收到较好的治疗效果。

**2. 肾素-血管紧张素系统活性增强**　某些肾疾病，因肾血流减少而导致肾素分泌增加，激活了肾素-血管紧张素系统，血液中血管紧张素Ⅱ形成增多，使血管广泛收缩，外周阻力增加。

**3. 肾产生舒血管物质减少**　肾髓质能产生前列腺素 $A_2$ 和 $E_2$ 等舒血管活性物质。此类物质具有舒张肾皮质血管及抑制肾素分泌的作用。另外，还有促使肾排钠、排水的效应。肾实质损伤使前列腺素合成减少。

### （六）肾性贫血和出血倾向

慢性肾衰竭患者常伴有不同程度的肾性贫血（renal anemia），发生机制：①促红细胞生成素减少：由于肾实质破坏，分泌促红细胞生成素减少，使骨髓红细胞生成减少；②毒性物质的作用：血液中潴留的毒性物质对骨髓造血功能具有抑制作用，如甲基胍能抑制红细胞的生成；③红细胞破坏增加：体内潴留的某些毒性物质作用于红细胞膜，使红细胞脆性增加，变形能力降低，易于破坏；④铁的吸收和再利用障碍：毒性物质抑制肠道对铁的吸收，使血浆铁浓度降低，虽然单核吞噬细胞内的铁储藏量正常，但释放受阻，从而发生铁的再利用障碍，此外，肠道对叶酸等造血原料的吸收减少也是影响红细胞生成的原因；⑤体内潴留的毒性物质可抑制血小板的止血功能，使患者易于出血，也可加重贫血。

有 17%～20% 的慢性肾衰竭患者有出血倾向（hemorrhagic tendency），尤其在晚期，临床表现不一，以鼻出血和胃肠道出血最常见。目前多数学者认为，出血主要是由于血小板功能异常而非数量减少所引起。血小板功能异常表现在：①血小板黏附性降低，且与血浆肌酐浓度有相关性；②尿毒症时血小板第三因子的释放受到抑制，这可能是慢性肾衰竭出血倾向的主要原因；③血小板聚集功能减弱，使出血时间延长。血小板的功能异常经过透析后常可以得到缓解。

## 第四节　尿 毒 症

尿毒症（uremia）是急性和慢性肾衰竭发展的最严重阶段，也是多种肾疾病发展的最终结局。由于肾衰竭，代谢终末产物和内源性毒性物质在体内潴留，水、电解质和酸碱平衡发生紊乱，某些内分泌功能失调，从而引起一系列自体中毒症状。

### 一、发病机制

慢性肾衰竭晚期，大量代谢终末产物和内源性毒性物质在体内潴留，引起一系列临床表现。目前已从尿毒症患者血中分离出 200 多种代谢产物。下面介绍几种公认的尿毒症毒性物质。

**1. 甲状旁腺激素（PTH）**　PTH 是引起尿毒症的主要毒素，因继发性甲状旁腺功能亢进而血浓度增高。PTH 能引起尿毒症的大部分症状和体征：①可使骨质脱钙，引起肾性骨营养不良；②可引起皮肤瘙痒，切除甲状旁腺后瘙痒即可减轻；③可刺激胃泌素释放，促使溃疡形成；④长期血浆 PTH 增高，能促进钙进入施万（Schwann）细胞或轴突，造成周围神经损伤；PTH 还能破坏血脑屏障的完整性，使钙进入脑细胞，脑内铝蓄积可产生痴呆，而铝在脑内沉积又与 PTH 有关；⑤软组织坏死是尿毒症严重而危及生命的病变，这种病变只有在甲状旁腺次全切除术后方能治愈；⑥PTH 能增加蛋白质的分解代谢，使含氮物质在血内大量蓄积；⑦PTH 还可引起高脂血症和贫血。

**2. 胍类化合物**　胍类化合物是体内精氨酸的代谢产物。正常情况下精氨酸主要在肝通过鸟氨酸循环生成尿素、胍乙酸和肌酐。肾衰竭晚期，这些物质的排泄发生障碍，精氨酸通过另一途径转变为甲基胍和胍基琥珀酸（图 15-1）。

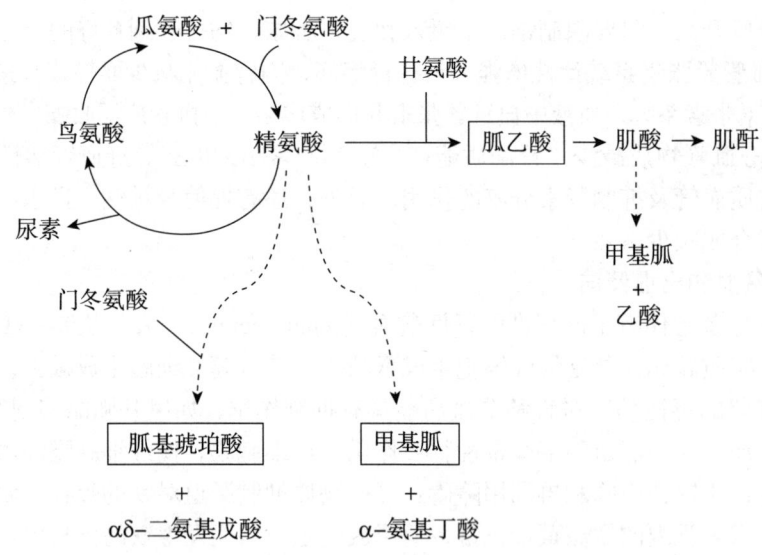

图 15-1 胍基琥珀酸和甲基胍产生的可能途径
⟶ 表示正常代谢途径；┈▶ 表示尿毒症时的异常代谢途径

甲基胍是毒性很强的小分子物质。正常人血浆中甲基胍含量甚微，而尿毒症时可高达 6 mg/L。甲基胍可引起体重减轻、血尿素氮增加、贫血、呕吐、腹泻、便血、运动失调、痉挛、嗜睡、心室传导阻滞等。

胍基琥珀酸的毒性比甲基胍弱，能抑制脑组织转酮醇酶的活性，影响脑细胞功能，引起脑病变。高浓度的胍基琥珀酸可引起红细胞溶解，尿毒症的贫血及出血倾向可能与之增加有关。将胍基琥珀酸注入动物体内，可引起抽搐、心动过速、溶血及血小板减少，且可抑制血小板第三因子的释放，引起出血。

**3. 尿素** 尿素浓度过高时可引起厌食、头痛、恶心、呕吐、糖耐量降低和出血倾向等症状。体外实验也表明，尿素可抑制单胺氧化酶、黄嘌呤氧化酶以及 ADP 对血小板第三因子的激活作用。近年的研究证实，尿素的毒性作用与其代谢产物——氰酸盐有关。

**4. 中分子物质** 指分子量在 500～5000 kD 的一类物质。高浓度中分子物质可引起周围神经病变、中枢神经病变、红细胞生长受抑制、降低胰岛素和脂蛋白酶活性、血小板功能受损、细胞免疫功能低下、性功能障碍和内分泌腺萎缩等。因其更易于透过腹膜，近年来腹膜透析重新受到重视。

**5. 胺类** 包括脂肪胺、芳香族胺和多胺。脂肪族胺可引起肌痉挛、扑翼样震颤、溶血，还可抑制某些酶活性；芳香族胺（苯丙胺、酪胺）能抑制脑组织氧化作用、琥珀酸氧化过程以及多巴羧化酶活性；多胺（精胺、腐胺、尸胺）可引起厌食、恶心、呕吐、蛋白尿，并能抑制促红细胞生成素的生成，促进红细胞溶解，抑制 $Na^+$-$K^+$-ATP 酶和 $Mg^{2+}$-ATP 酶的活性，还能增加微血管的通透性，促进肺水肿、脑水肿的发生和腹水的形成。

**6. 其他** 实验证明，肌酐可引起溶血、嗜睡，血尿酸高亦能并发心包炎。动物实验发现，酚类能促进溶血，抑制血小板第三因子的活性，阻碍血小板聚集。因此，有人认为，酚类可能是导致出血倾向的原因之一。

## 二、机体变化

尿毒症患者因机体内环境严重紊乱和内分泌障碍,临床表现出各种症状和体征。

### (一)神经系统

神经系统症状是尿毒症的主要症状,发生率高达86%。

**1. 中枢神经系统的变化** 以大脑被抑制为主。早期往往有疲乏、头晕、失眠、注意力不集中等。病情进一步加重出现记忆力、定向力、理解能力障碍以及烦躁不安,严重时出现欣快感、幻觉、肌肉抽搐、嗜睡,甚至昏迷。脑电波常有异常。病理变化可见脑实质出血、水肿、神经细胞变性、胶质细胞增生等。

**2. 外周神经系统症状** 患者常以感觉神经障碍为著,出现下肢麻木、刺痛和烧灼感,运动后缓解。进一步发展则出现运动障碍,表现为肢体无力、步态不稳、深腱反射减弱等。病理变化为神经脱髓鞘和轴索变性。其原因可能是血中胍基琥珀酸或PTH增多,抑制了神经中的转酮醇酶活性,使髓鞘发生变性。

### (二)心血管系统

充血性心力衰竭和心律不齐是慢性肾衰竭患者死亡的重要原因(约占50%)。钠、水潴留可引起高血压、肺水肿;钙磷代谢紊乱可引起血管钙化;高血压、低血钙、贫血、高脂血症、血管硬化可使心力衰竭加重;高钾血症和酸中毒造成对心肌的损害,导致心律失常。晚期可因尿素的刺激出现纤维素性心包炎(占40%~50%)。

### (三)呼吸系统

酸中毒使呼吸加深加快,严重时呼吸中枢兴奋性降低,呼吸变慢变深,出现Kussmaul呼吸。患者呼出的气体有氨味,这是由于尿素经唾液酶分解成氨所致。尿素渗出刺激胸膜可形成纤维素性胸膜炎,体检时常可听到粗糙的胸膜摩擦音,严重患者可发生肺水肿。

### (四)消化系统

消化系统的症状出现最早,也最为突出。尿毒症早期表现为食欲不振或消化不良,随着病情加重,出现厌食、恶心、呕吐、腹泻、口腔黏膜溃疡、消化道出血等症状,其发生可能与氨的作用有关。此外,因肾实质破坏使胃泌素灭活减少,PTH增多又刺激胃泌素释放,胃泌素刺激胃酸分泌,促使溃疡形成。

### (五)内分泌系统

尿毒症患者,除肾本身的内分泌功能发生障碍外,还可诱发多种性激素紊乱,女性患者可出现月经不规则或闭经,易流产;男性患者则常有阳痿、精子生成减少或活力降低。

### (六)皮肤变化

皮肤瘙痒是尿毒症患者的常见症状,可能与毒性产物对感觉神经末梢的刺激及继发甲状旁腺功能亢进,造成皮肤钙结节有关,当切除大部分甲状旁腺后,瘙痒症状减轻。因贫血而面色苍白,皮肤呈黄褐色,现已知是黑色素增多所致。由于尿素从汗腺排泄增多,在皮肤表面形成尿素结晶,称为尿素霜。

### (七)免疫功能障碍

尿毒症患者免疫功能严重降低,主要是细胞免疫功能明显受到抑制,而体液免疫反应正常或稍减弱,血中中性粒细胞吞噬和杀菌能力减弱,血淋巴细胞减少。严重感染常是主要死因之一。尿毒症患者因血中T细胞数量减少、功能下降而表现为迟发性过敏反应受抑制,器官移植物存活期延长,淋巴转化试验反应减弱。

### (八)物质代谢紊乱

**1. 糖代谢** 有50%~75%的尿毒症患者糖耐量降低,机制:①胰岛素分泌减少,可能与缺钾有关;②血中生长激素(可拮抗胰岛素)含量增多;③胰岛素与靶细胞受体结合障碍,作用减弱；④肝糖原合成酶活性降低，影响肝糖原的合成。

**2. 蛋白质代谢**　低蛋白血症是引起肾性水肿的主要原因之一。其特点是血浆白蛋白减少，而球蛋白基本正常。由于尿毒症毒素的作用，机体蛋白质合成障碍，分解增加；加之患者常有厌食、呕吐，蛋白质和热量摄入不足，而造成负氮平衡。患者常感无力、日渐消瘦、肌肉萎缩。

**3. 脂肪代谢**　患者常有高脂血症，主要是三酰甘油增高。其原因可能是脂蛋白增多加速了三酰甘油的合成及三酰甘油的清除率降低。

### 三、慢性肾衰竭及尿毒症防治的病理生理基础

**1. 治疗原发病**　积极治疗原发病，可有效防止肾实质继续损伤，使肾功能得到改善，从而缓解病情。

**2. 减轻肾负荷**　控制感染，减轻高血压，增加肾的血液供应，避免使用收缩血管药物和肾毒性药物，给予低蛋白、高热量和高必需氨基酸的饮食，合理休息等。

**3. 纠正水、电解质和酸碱平衡紊乱**　凡是有水肿、高血压、心力衰竭伴有少尿或无尿者，均应严格限制钠、水的入量；对慢性尿毒症伴有缺钙和肾性骨营养不良者，应补充钙剂。晚期常有高钾血症，应限制钾的摄入；尽早纠正酸中毒。

**4. 透析疗法**　透析治疗可以大大减轻尿毒症的各种症状，延长尿毒症患者的生命。透析的方法详见急性肾衰竭。

**5. 肾移植**　肾移植是治疗尿毒症最根本的方法。目前，供肾来源困难、移植肾排异反应、移植后感染仍是困扰医学界的问题。

知识拓展 肾移植

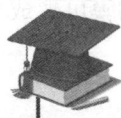

**案例 15-2**

患者男，60 岁，16 年来反复出现眼睑及双下肢水肿，查尿蛋白及潜血阳性。6 年前发现血压升高。近 2 年来伴乏力、夜尿增多，间断齿龈出血。2 周前因不洁饮食后出现腹泻，禁食 4 天。近 10 天出现恶心、呕吐，少尿及水肿加重，口服利尿剂效果不佳。近 2 天自觉呼吸困难。

体格检查：T 36.7℃，P 116 次／分，R 24 次／分，BP 170/105 mmHg。

发育正常，慢性病容。皮肤散在出血点，呼吸深大，双肺呼吸音稍粗，两肺底可闻及少量湿啰音伴哮鸣音。心尖搏动弥散，心浊音界向左扩大，心律齐，第一心音稍弱，心尖区闻及 II 级收缩期杂音。双肾区无叩痛。双下肢及腰骶部中度凹陷性水肿。血常规：WBC $7.7 \times 10^9$/L，Hb 60 g/L；尿常规：蛋白（+++），比重 1.010，红细胞 13 ~ 16/Hp；尿蛋白定量 1.8 g/d；血生化：BUN 20 mmol/L（↑），Scr 998 μmol/L（↑），$K^+$ 4.8 mmol/L，$Na^+$ 125 mmol/L，$Ca^{2+}$ 1.95 mmol/L，P 2.14 mmol/L；Ccr 6.5 ml/min；动脉血气分析：pH 7.254，$HCO_3^-$ 13.0 mmol/L，$PaCO_2$ 40 mmHg，$PaO_2$ 60 mmHg。

问题：
1. 患者本次病情加重的诱因是什么？分析其作用机制。
2. 患者的各种症状与肾脏疾病有何关系？

案例分析

（乔俊红）

## 小结

肾通过泌尿和内分泌功能维持人体内环境的恒定。当各种原因引起肾功能严重障碍时,就会出现多种代谢产物、药物和毒物在体内堆积,水、电解质和酸碱平衡紊乱,以及肾内分泌功能障碍,从而出现一系列肾衰竭的症状和体征。肾衰竭可分为急性和慢性两种,无论急性还是慢性肾衰竭,当发展到严重阶段时,均以终末期肾病尿毒症而告终。

急性肾衰竭(急性肾损伤)是指各种病因在短时间内(通常数小时至数天)引起肾泌尿功能急剧降低,以致机体内环境出现严重紊乱的病理过程。急性肾损伤按病因分为肾前性、肾性、肾后性三类。临床严重且常见的为肾性急性肾小管坏死。典型急性肾损伤病程可经历少尿期、多尿期和恢复期三期。少尿期病情最为危重,高钾血症常为该期患者致死原因。急性肾损伤的死亡率较高,改善预后、逆转病情的关键在于早期诊断和及时治疗。

慢性肾衰竭的特征是慢性肾实质损伤使肾单位进行性破坏,肾功能逐渐降低,引起水、电解质与酸碱平衡紊乱和肾内分泌功能紊乱。其病情渐进性加重,病程无可逆性。慢性肾衰竭可以由肾本身病变引起,也可以是其他器官或全身疾病继发的影响。在慢性肾脏病早期,患者可无临床症状,仅有尿液的异常,随着肾小球滤过率的进行性降低,晚期出现多系统的临床表现。临床上常用血尿素氮和肌酐来衡量肾功能。尿毒症是急性和慢性肾衰竭发展的最严重阶段,也是多种肾疾病发展的最终结局。尿毒症患者体内毒性产物潴留,内环境严重紊乱,临床出现多个系统的功能障碍,需要依靠透析维持内环境稳定,肾移植是其根本的解决方法。

Summary

## 思考题

1. 为什么临床上对功能性(肾前性)急性肾损伤和器质性(肾性)急性肾损伤需加以鉴别?两者如何鉴别?
2. 试比较急、慢性肾损伤时钾代谢的特点。
3. 慢性肾衰竭患者血浆钙、磷有何变化?其发生机制是什么?
4. 试述高血压与慢性肾衰竭的关系?
5. 慢性肾衰竭患者病程中尿液有哪些改变?为什么会有这些改变?

思考题参考答案

# 第16章 肝功能不全

学习目标

## 第一节 概 述

肝是人体内最大的实质器官,具有多种复杂的生理功能。主要分为两大方面:①体内物质代谢的中心:包括参与糖、蛋白质、脂肪、维生素和某些激素的中间代谢及营养物质的储存,促进胆汁的生成、分泌和排泄,参与胆红素、激素、药物和有毒物质的生物转化,参与凝血物质的合成和清除;②参与机体的免疫防御功能:包括产生免疫球蛋白、补体,对抗原、抗体进行处理,清除血液中的细菌、病毒、毒素和细胞碎片等物质。当肝细胞受各种致病因素的损害作用后,其生物学功能就可能出现障碍。但由于肝具有强大的代偿和再生能力,轻微或局部的病变通常不能在肝功能检查中反映出来,只有在病变严重或弥漫时,才能表现出明显的肝功能障碍。肝功能不全(hepatic insufficiency)是指肝受到各种致病因素作用后,其代谢、分泌、合成、解毒、免疫、凝血等功能严重障碍,并出现一系列功能、代谢和结构变化的临床综合征。肝衰竭(hepatic failure)通常是指肝功能不全的晚期阶段,患者的主要临床表现是肝性脑病(hepatic encephalopathy)和肝肾综合征(hepatorenal syndrome)。

### 一、肝功能不全的原因

#### (一)生物因素

**1. 病毒** 病毒感染是发展中国家,尤其是我国急性肝衰竭的常见原因。目前发现的能引起急性肝损伤的肝炎病毒有7种,分别是甲、乙、丙、丁、戊、己、庚型肝炎病毒。其中乙型肝炎病毒(HBV)引起的肝炎发病率高,危害大。病毒引起肝损害与机体感染病毒的数量、病毒的毒力、感染的途径有直接关系,也与机体感染病毒后表现出的免疫反应状态有一定的关系。

**2. 寄生虫** 肝吸虫、血吸虫、阿米巴等寄生虫在肝内或肝胆管系统寄生,引起肝损伤,肝功能受损。

**3. 细菌** 细菌感染是引起肝脓肿的主要原因,常见的细菌有革兰氏阴性菌(如大肠埃希菌、粪链球菌和变形杆菌),革兰氏阳性菌主要为金黄色葡萄球菌,其他细菌还有淋球菌、布鲁氏菌、产气荚膜梭状芽孢杆菌等。细菌感染常为混合性,其感染的途径可来自胆道疾病,门静脉血行感染,直接感染较少见。

#### (二)化学因素

**1. 药物** 在欧美等发达国家,药物是导致急性肝衰竭的主要原因。药物引起肝损害,可以是普通治疗剂量药物引起的不能预料的特异质反应,也可以是由于摄入大剂量肝毒性药物引起的中毒反应。有报道能引起肝细胞受损的常见药物见表16-1。

**2. 化学毒物** 常见的对肝损害作用较为严重的化学毒物有:作为溶剂和化工原料的氯代烃类化合物,如氯仿、四氯化碳、氯乙烯、三氯乙烯等,芳香族氨基及硝基类化合物,如苯胺、甲苯胺、硝基苯等,以及含砷的杀虫剂、磷、锑等。

表16-1　能引起肝细胞损伤的常见药物

| 药物种类 | 药物名称 |
|---|---|
| 解热镇痛药 | 对乙酰氨基酚、阿司匹林等 |
| 抗菌药 | 异烟肼、利福平、对氨水杨酸、磺胺、盐酸四环素、硝基呋喃类等 |
| 抗抑郁药 | 异丙异烟肼、反苯环丙胺、盐酸阿米替林等 |
| 抗肿瘤免疫抑制药 | 甲氨蝶呤、氟尿嘧啶、丝裂霉素、嘌呤霉素、环磷酰胺等 |
| 非类固醇抗炎药 | 保泰松、吲哚美辛、布洛芬、吡罗昔康等 |
| 麻醉精神用药 | 氟烷、苯妥英钠、丙戊酸等 |
| 心血管药 | 盐酸胺碘酮、拉贝洛尔、烟酸、阿义马林、甲基多巴等 |
| 口服降糖药 | 氯磺丙脲、甲苯磺丁脲、格列本脲等 |
| 抗甲状腺药 | 丙基硫氧嘧啶、卡比马唑、甲巯咪唑等 |
| 中药 | |
| 　单味药 | 雷公藤、黄药子等 |
| 　中成药 | 壮骨关节丸、积散、复方青黛丸等 |
| 　其他含有肝毒性的成分 | 马兜铃、贯众、黄芩、首乌、蜈蚣粉等 |

**3. 乙醇中毒**　机体摄入的乙醇90%在肝内经乙醇脱氢酶分解成乙醛，再由乙醛脱氢酶转化为乙酸，最终代谢为$CO_2$和$H_2O$。当各种原因引起乙醇代谢转化的关键酶—乙醛脱氢酶活性不足，使大量乙醛在肝内堆积，可导致肝及多种细胞损害。乙醇中毒引起的肝损害包括脂肪肝、酒精性肝炎、酒精性肝硬化。酒精性肝病已成为许多国家中青年死亡的主要原因之一，在我国也呈上升趋势，应引起高度重视。

### （三）营养因素

引起肝病的营养因素主要见于胆碱或蛋氨酸缺乏，导致体内卵磷脂合成减少，影响肝内脂肪的运出，易发生脂肪肝。目前在人群中由于营养过剩使脂肪在体内过多堆积而发生超重和肥胖，也是造成脂肪肝不可忽视的因素之一。另外，亚硝酸盐、黄曲霉毒素、毒草等毒物随食物一起摄入时也可引起人体中毒而促进肝病的发生。

### （四）遗传因素

某些肝病是由于遗传物质的改变所致。如肝豆状核变性，即Wilson's病，是由于常染色体异常导致铜代谢缺陷的隐性遗传病。由于肝合成铜蓝蛋白障碍，铜蓄积在肝内，造成肝炎、脂肪肝，甚至肝硬化。原发性血色病也是因常染色体异常引起的显性遗传性疾病，对肝有损害。主要与控制铁吸收的肠黏膜酶类存在遗传性缺陷以及转铁蛋白及其受体合成和表达异常有关，结果造成含铁血黄素在肝内沉积，导致肝受损。

### （五）免疫性因素

肝在多种免疫细胞分化及免疫应答中起重要的调节作用，但也能受到免疫因素的影响而损伤。近年来的研究显示肝细胞通过自分泌或旁分泌产生多种炎性细胞因子（如TNF-α、IL-6等），并进一步通过T淋巴细胞介导的细胞免疫在酒精性肝病、自身免疫性肝病、病毒性肝炎的发生发展中起重要作用。各种原因引起的严重免疫抑制状态，特别是器官移植后大量使用免疫抑制剂的肝炎病毒感染者可出现免疫抑制诱导性暴发性肝衰竭（fulminant hepatic failure，FHT）。

除以上因素外，心力衰竭时，由于心排血量减少，导致肝缺氧或肝淤血，可造成肝损害。胆道疾病如先天性胆道闭锁、胆道结石、胆道肿瘤等引起的胆道阻塞，肝肿瘤如原发性肝癌、继发性肝癌等也是引起肝功能障碍的常见原因。

## 二、肝功能不全时机体的代谢及功能变化

### (一) 物质代谢的变化

**1. 糖代谢障碍** 正常肝可利用葡萄糖合成糖原，将非糖物质如氨基酸、乳酸等异生为糖，当机体需要时再将糖原分解为葡萄糖以补充血糖，所以肝在维持血糖浓度的相对稳定中起重要作用。肝功能障碍时，糖原合成不足，糖异生能力降低，导致糖原储备减少，患者空腹时易出现低血糖（< 2.8 mmol/L）。急性重症病毒性肝炎、急性肝坏死可引起低血糖性昏迷。糖原合成障碍还可造成患者饱食后出现持续时间较长的血糖升高，即糖耐量降低。

**2. 脂代谢障碍** 肝是合成和清除血中脂类物质的主要器官。肝功能障碍时，可因磷脂、脂蛋白生成减少，影响肝内脂肪输出，导致脂肪肝。胆固醇的形成、酯化、排泄障碍，可引起血浆胆固醇升高。胆汁分泌和排泄减少，患者出现消化不良、脂肪泻、厌油腻食物等临床症状。

**3. 蛋白质代谢障碍** 肝是蛋白质合成的主要场所，尤其是白蛋白合成。肝受损不严重时，血浆蛋白总量和白蛋白/球蛋白比值（A/G）无明显变化。严重的急性肝功能损害或慢性肝疾病可导致血浆白蛋白明显减少。肝疾病时，免疫系统的刺激作用使网状内皮细胞和浆细胞增生，球蛋白特别是α-球蛋白生成增多，患者血浆蛋白总量可无明显变化，但A/G比值降低（< 1.5），甚至倒置。血浆白蛋白的减少是引起肝性腹水（hepatic ascites）的主要原因之一。

**4. 酶活性改变** 肝含有多种酶类，也是某些酶分泌、排泄的器官，肝受损或胆道梗阻可引起血中酶的浓度改变。如急性肝炎，患者血清中谷丙转氨酶（GPT）、乳酸脱氢酶（LDH）含量增加。胆道阻塞时，碱性磷酸酶（AKP）、γ-谷氨酰胺转肽酶（γ-GTP）含量增加。测定血清中酶的活性有助于诊断肝胆疾病。

### (二) 功能的变化

**1. 水、电解质及酸碱平衡紊乱**

（1）肝性腹水：慢性肝功能障碍及肝硬化患者可出现腹腔内漏出液积聚过多，即肝性腹水。主要机制为肝功能障碍使白蛋白合成减少，引起血浆胶体渗透压降低；门脉高压引起内脏静脉回流障碍，内脏毛细血管压增加，液体向腹腔内漏出；全身循环动力障碍和肾功能的损害导致钠水潴留。

（2）低钠血症：血钠浓度降低的主要机制有抗利尿激素分泌过多和灭活减少，使肾小管重吸收水增加；长期使用利尿药或大量放腹水导致钠丢失；长期低盐饮食或食欲不佳、腹泻、呕吐，导致钠摄入不足。

（3）低钾血症：低钾的主要原因与患者纳差、恶心、呕吐造成钾摄入不足及丢失过多有关。长期应用利尿剂造成钾经肾排出，继发性醛固酮分泌增多，也促进钾从肾排出。

（4）酸碱平衡紊乱：严重肝病时可出现呼吸性碱中毒，主要原因与肝功能不全时常合并有高氨血症、贫血及低氧血症，这些因素刺激呼吸中枢导致的通气过度有关。严重呕吐、应用利尿剂、低钾血症等可导致代谢性碱中毒。

**2. 胆汁分泌及排泄障碍** 胆汁分泌、排泄障碍既可以是肝功能障碍的原因，也可以是其后果。肝细胞损伤可影响胆汁的分泌和排泄，导致高胆红素血症和肝内胆汁淤积，患者巩膜和皮肤出现黄染。由于胆汁淤积，进入小肠内的胆汁减少，引起脂肪和脂溶性维生素吸收不良，肠道菌群紊乱，肠内细菌繁殖加快，使肠源性内毒素增多，促进内毒素血症发生。

**3. 凝血功能障碍** 肝是绝大多数凝血因子（如FⅡ、FⅦ、FⅨ、FⅩ等）、重要的抗凝物质（如蛋白C、抗凝血酶Ⅲ）、纤溶系统蛋白（如纤溶酶原、抗纤溶酶）合成的场所，也是许多活性因子及相应抑制剂的灭活场所。因此，肝功能障碍时，可引起凝血与抗凝血平衡紊乱，导致出血倾向或出血，严重时可诱发弥散性血管内凝血（DIC）的发生。

**4. 生物转化及屏障功能障碍** 肝是机体重要的屏障器官和解毒场所。来自肠道的细菌、

病毒、内毒素，血液中的药物、化学毒物，物质代谢的中间或终末产物，某些激素和神经递质等，通过肝库普弗（Kupffer）细胞的吞噬功能和肝实质细胞的生物转化功能被清除及灭活。当肝功能障碍时，对药物的代谢能力降低，药物的毒、副作用增强，易发生药物中毒。肝细胞和Kupffer细胞的损伤，使来自肠道的细菌、内毒素、异物等有害物质入血增多，可引起肠源性内毒素血症。对激素的灭活功能降低，可导致内分泌功能紊乱。如雌激素增多，雄激素减少，男性患者表现为乳房发育、睾丸萎缩等，女性患者表现为月经失调、闭经等。雌激素水平的增加可以引起小动脉扩张，患者出现肝掌和蜘蛛痣等体征。对醛固酮、抗利尿激素灭活作用减弱，可促进肝性水肿的发生。对胰岛素的灭活作用减弱，可导致糖代谢紊乱。

总之，肝功能障碍对机体各器官系统的结构及功能均有不同程度的影响，故患者可出现黄疸、腹水、出血、肾功能障碍、脑功能障碍、胃肠道应激性溃疡等一系列临床表现，即所谓的"肝功能不全临床综合征"。

## 第二节  肝性脑病

### 一、肝性脑病的概念、分类及分级

#### （一）概念

肝性脑病（hepatic encephalopathy）是指继发于严重的肝功能失调或障碍，以代谢紊乱为基础的一系列神经精神综合征。患者可表现为性格改变、行为异常、智力减弱、神经肌肉功能障碍和意识障碍等症状，晚期患者常发生昏迷，即肝昏迷（hepatic coma）。肝性脑病是慢性肝病及严重肝病患者常见的并发症和死亡原因。

知识拓展 轻微肝性脑病（MHE）

#### （二）分类

肝性脑病的分类有多种，如根据发病的速度分为急性、亚急性和慢性肝性脑病，根据毒性物质的来源分为内源性和外源性肝性脑病等。内源性肝性脑病（endogenous hepatic encephalopathy）主要指肝细胞广泛损伤或坏死，体内的毒物不能被肝解毒而进入体循环引发肝性脑病，此类型的特点是发病急，病情凶险，患者可无明显的前期表现而直接进入昏迷状态，发病前无明显诱因，预后差，病因主要为暴发性病毒性肝炎、伴有广泛肝细胞坏死的中毒或药物性肝炎等。外源性肝性脑病（exogenous hepatic encephalopathy）是指从肠道吸收入门脉系统的毒物，大部分经侧支循环绕过肝直接进入体循环引起肝性脑病，此类型的特点是发病缓慢，病情反复迁延，患者在昏迷前常出现行为、智力等方面的异常现象，常有明显的诱因，主要见于肝硬化伴有门脉高压的患者。

1998年在维也纳召开的第11届世界胃肠病大会，对肝性脑病的定义、命名、诊断和定量标准等方面达成了最新的专家共识。对肝性脑病的分类见表16-2。

表16-2  肝性脑病的类型

| 类型 | 特点 |
| --- | --- |
| A型（急性） | 急性肝衰竭相关的肝性脑病 |
| B型（旁路） | 门体分流相关的肝性脑病，不伴有内在肝细胞损害 |
| C型（肝硬化） | 肝硬化伴门脉高压或门体分流相关的肝性脑病 |
| C型肝性脑病亚类 | |
| 　发作型 | 诱因性，自发性，复发性 |
| 　持续型 | 轻型，重型，治疗依赖型 |
| 　轻微型（MHE） | |

### (三)分级

肝性脑病的传统分级为 4 期,即前驱期、昏迷前期、昏睡期及昏迷期。现代分级是根据患者的神志、智力、精神和神经改变的轻重程度,分为 5 级(表 16-3)。

表 16-3  肝性脑病的分级及特征

| 分级 | 意识 | 智力 | 行为 | 神经肌肉 |
|---|---|---|---|---|
| 0级(MHE) | — | 心理智能测试异常 | — | — |
| 1级(轻微异常) | 失眠、嗜睡,昼夜颠倒 | 计算能力轻微下降,注意力降低 | 举止行为夸张,欣快或抑郁 | 扑翼样震颤(+),共济失调,书写障碍 |
| 2级(中度异常) | 反应慢,嗜睡,定向力障碍 | 计算能力显著下降,记忆力下降 | 抑制力下降,性格改变,焦虑或淡漠,行为不恰当 | 扑翼样震颤(+),共济失调 |
| 3级(重度异常) | 昏睡可唤醒,明显精神错乱 | 空间定向力障碍,遗忘,计算能力完全丧失 | 行为举止怪异,偏执或易怒 | 反射亢进,Babinski 征(+),肌阵挛,僵直 |
| 4级(昏迷) | 昏迷,反应消失 | 无智力,不能辨认人 | — | 扑翼样震颤(−),角弓反张,瞳孔散大,反射消失 |

### 案例 16-1

患者男,54 岁,因腹胀 5 年余,反复行为异常 3 个半月,再发 1 天入院。既往病史:慢性乙型肝炎 28 年。饮酒史 30 年,酒精量 ≥ 40 g/d。查体:精神差,问答欠合理,时间地点定向力欠佳。

问题:
1. 患者发生的病理生理变化是什么?
2. 患者的表现属于哪一种类型?哪一级?

## 二、肝性脑病的发生机制

肝性脑病的发生机制较为复杂,到目前为止,没有一种理论能够全面解释肝功能异常、中枢神经系统功能紊乱和临床症状之间的相互关系。目前主要认为是毒物积聚和机体代谢严重紊乱协同作用所致。从病理生理学角度看,肝细胞功能衰竭以及门腔静脉之间有自然形成或手术造成的侧支分流,使来自肠道的许多可影响神经活动的毒性物质未被肝解毒和清除,经侧支进入体循环,通过通透性已改变的血脑屏障进入脑组织,引起脑组织的代谢和功能紊乱。目前认为与肝性脑病发生有关的机制主要包括氨中毒、假性神经递质、血浆氨基酸失衡等。每一机制从不同的角度对肝性脑病的发生发展进行了阐述,对肝性脑病临床的预防、诊断、治疗有重要的指导作用。

### (一)氨中毒与肝性脑病

大量的动物实验和临床观察都表明血氨浓度的升高能引起脑功能异常。肝功能障碍患者常伴有血氨浓度的升高,采用降氨治疗能改善肝性脑病患者的病情,表明血氨升高与肝性脑病有密切的关系。

**1. 血氨升高的原因**　正常人体内游离氨的浓度极低(≤ 59 μmol/L),这与氨的生成和清除之间保持着动态平衡有关。当肝功能障碍时，由于氨的清除不足和生成增多，使血氨浓度增加，导致肝性脑病发生。

（1）氨的清除不足：生理情况下，进入肝的氨绝大部分经过鸟氨酸循环合成尿素，再经肾排出体外，这是机体清除氨的主要途径。鸟氨酸循环（图 16-1）需要肝提供：①反应底物，如鸟氨酸、瓜氨酸和精氨酸；②能量，如 ATP；③催化物质反应的酶，如氨基甲酰磷酸合成酶Ⅰ（CPS-I）、鸟氨酸氨基甲酰转移酶（AGA）、精氨酸酶等。严重肝疾病时，因肝细胞损害，导致 ATP 产生不足、酶系统遭到破坏、精氨酸酶等活性降低，以及各种底物缺乏，致使鸟氨酸循环不能正常进行，尿素合成减少，血氨浓度升高。

肝硬化患者因门脉高压形成门腔静脉侧支循环，或为缓解门脉高压而行门腔静脉吻合术，使大量氨绕过肝未被转化，直接进入体循环，致使血氨浓度升高。

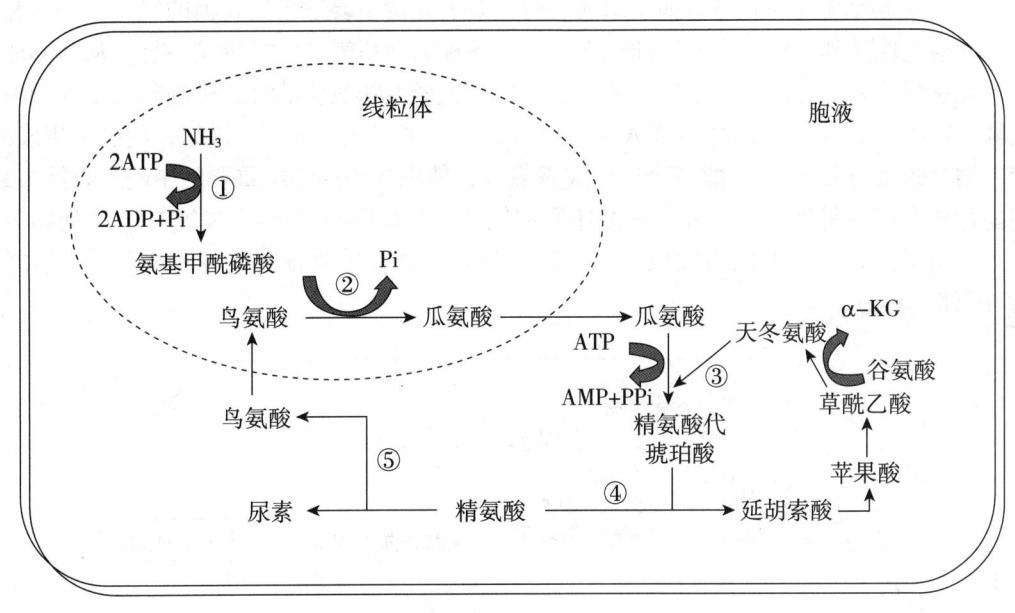

图 16-1　肝内鸟氨酸循环障碍导致氨清除不足示意图

（2）氨的生成增多：人体内的氨分别来自肝、肠道、肾和肌肉等组织。其中肠道是产氨的主要部位，在肠腔内，食物和脱落细胞中蛋白质的消化产物以及从血中弥散入结肠的尿素（约占体内尿素的 25%），经肠道细菌氨基酸氧化酶和尿素酶作用分解产生氨。氨在结肠内以非离子型的脂溶性 $NH_3$ 被动扩散入血到达肝，再合成尿素，只有非离子型的氨才能自由地透过血脑屏障。$NH_3$ 与 $NH_4^+$ 在溶液中的相对浓度在很大程度上取决于 pH 值，正常 pH 范围内仅有 2% 血氨以非离子状态存在，98% 呈离子状态。肝功能障碍时，各个来源的氨均有所增加，其中消化道是氨生成增多的主要来源。

1）肠道产氨增加：①慢性肝病患者常伴有门脉高压，门脉血流受阻使肠黏膜淤血水肿，肠蠕动减弱，或因胆汁分泌减少，食物消化吸收障碍，肠内容物停留时间延长，细菌生长活跃，产生大量的氨基酸氧化酶和尿素酶，使肠内含氮物质的腐败作用增强，氨产生增多；②肝功能障碍患者常合并消化道出血，血液蛋白质在肠道细菌作用下可产生大量氨；③肝硬化晚期，患者肾功能常受到累及，尿素等代谢产物排泄受阻，弥散至肠道，使氨的产生增加；④肠道中氨的吸收与肠道 pH 有密切关系，当肠道 pH 较低时，$NH_3$ 与 $H^+$ 结合生成 $NH_4^+$ 随粪便排出，有实验表明，当结肠 pH 低至 5.0 以下时，氨不但不再被吸收，反而可以向肠道排氨，此现象称为酸透析。但肝病患者常因通气过度引起呼吸性碱中毒，或因呕吐、腹泻、利尿过度和钾摄入不足引起低钾性碱中毒，肠道 pH 偏高，$NH_3$ 生成 $NH_4^+$ 减少，氨吸收增加。

2）肾产氨增加：生理情况下，血中的谷氨酰胺被肾小管上皮细胞摄取后，在谷氨酰胺酶水解作用下产生氨，肾小管上皮细胞亦进行氨基酸脱氨基反应生成氨。当尿液 pH 偏低时，氨向肾小管弥散，与 $H^+$ 结合生成 $NH_4^+$ 随尿排出。若尿中 $H^+$ 减少，则 $NH_3$ 会弥散入血。当肝病患者发生碱中毒时，肾小管上皮细胞向肾小管腔内分泌 $H^+$ 减少，$NH_3$ 弥散入血增多。

3）肌肉组织释放氨增加：肌肉中腺苷酸分解可以释放氨。当肌肉收缩加剧时，腺苷酸分解增加，氨的产生增多。肝性脑病初期患者出现躁动不安，肌肉活动增加，氨的产生增加。

**2. 氨对脑的毒性作用**　氨对所有细胞都是有毒性的，但其机制尚未肯定。氨对脑细胞的毒性作用主要表现在以下几方面：

（1）干扰脑细胞能量代谢：脑组织活动所需要的能量主要来自葡萄糖的氧化，当葡萄糖氧化相关的酶活性受到干扰，可导致神经细胞完成各种活动所需的能量供应不足，从而不能维持中枢神经系统的兴奋性，甚至出现昏迷。氨干扰葡萄糖生物氧化的可能机制是：①抑制丙酮酸脱氢酶（PD）的活性，使乙酰辅酶 A 生成减少，干扰了三羧酸循环的进行，使能量生成减少；②脑内增高的氨与 α-酮戊二酸结合，生成谷氨酸，使三羧酸循环中重要的中间产物严重缺乏，影响能量的合成。另外，此过程还需要还原型辅酶 I（NADH）参与，NADH 的消耗妨碍了呼吸链中的电子传递，ATP 的生成减少；③氨与谷氨酸结合生成谷氨酰胺，这个过程消耗了大量 ATP（图 16-2）。

机制动画 血氨升高干扰脑能量代谢及神经递质平衡的可能环节

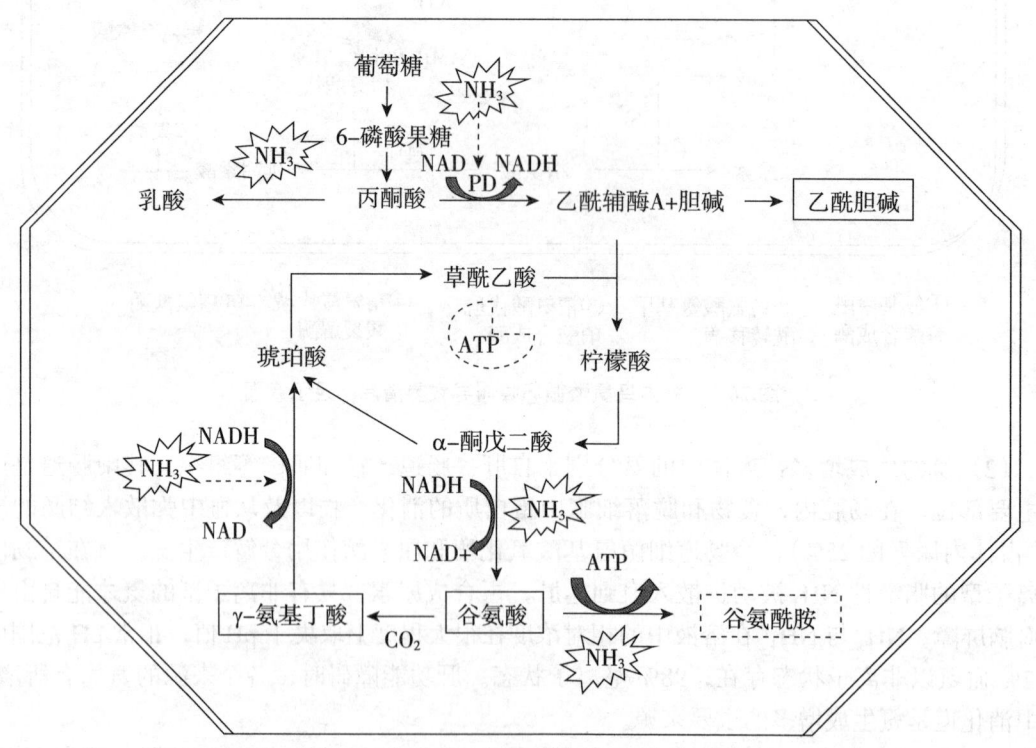

图 16-2　血氨升高干扰脑能量代谢及神经递质平衡的可能环节

（2）脑内神经递质的平衡改变：①兴奋性神经递质含量减少：乙酰胆碱是脑内重要的兴奋性神经递质，由于高浓度氨抑制了丙酮酸氧化脱羧过程，使乙酰辅酶 A 生成减少，从而影响了乙酰胆碱的合成，导致脑功能抑制。谷氨酸也是脑内的兴奋性神经递质之一，在肝性脑病初期，脑内氨浓度升高，能量供应尚能维持的条件下，谷氨酸与氨结合生成谷氨酰胺，起到降低脑内氨浓度的作用，但作为兴奋性神经递质因被消耗而使其含量相应减少；②抑制性神经递质含量增加：脑内抑制性神经递质主要有 γ- 氨基丁酸（γ-amino butyric acid，GABA）、5- 羟色胺、谷氨酰胺等。GABA 由谷氨酸经谷氨酸脱羧酶作用脱羧生成，经转氨酶作用再生成琥珀酸半醛，进一步氧化为琥珀酸进入三羧酸循环。一方面，在脑内氨增多的初期，由于谷氨酸被消耗，GABA 形成减少，可能引起患者躁动、精神错乱、抽搐等症状。肝性脑病晚期，由于能量极度减少，谷氨酸与氨结合反应减弱，促使谷氨酸相对聚集，转而生成 GABA。此外，高浓度氨能抑制 γ- 氨基丁酸转氨酶活性，使 GABA 分解不足，脑内 GABA 水平增加。也有研究表明，高浓度氨可降低星形胶质细胞对 GABA 的摄取，促进 GABA 的释放，即使在全脑 GABA 水平不变的情况下，也能导致突触间隙 GABA 增加。突触间隙的 GABA 与神经元突触后膜上的 GABA 受体结合，导致氯离子通道开放，氯离子进入细胞内，使细胞膜电位处于超极化状态，发挥突触后抑制效应。另一方面，氨能促进 GABA-A 受体（GABA-A receptor）复合物与其配体（包括 GABA、内源性苯二氮䓬类物质、巴比妥类药物）的结合以及诱导 GABA 受体激动剂的生成，变构调节 GABA-A 受体的活性，增强 GABA 的中枢抑制作用。脑内另一个抑制性神经递质谷氨酰胺也因为氨与谷氨酸的结合而增加。脑内神经递质含量的改变使神经递质之间的作用失去平衡，导致中枢神经系统功能发生紊乱（图 16-2，图 16-3）。

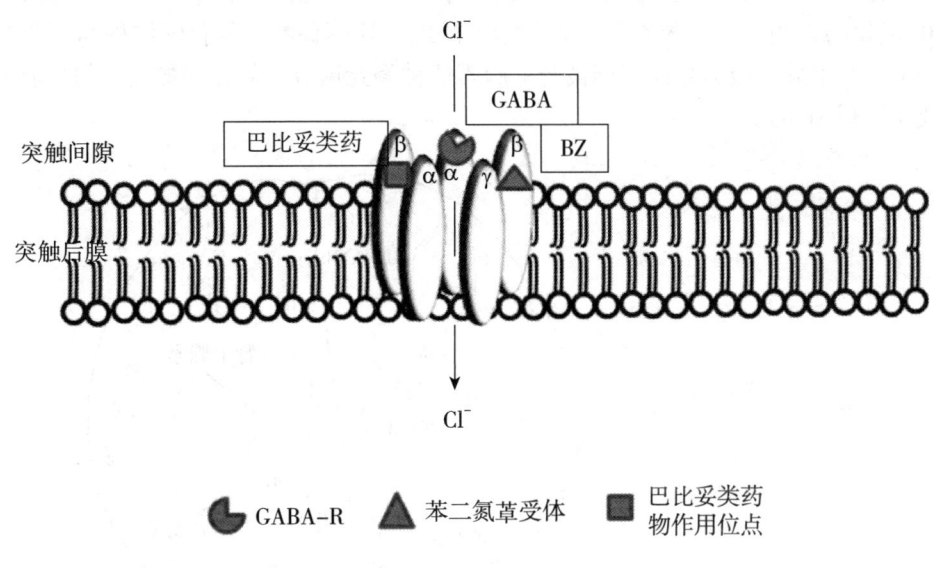

图 16-3　突触后膜 GABA-A 受体结构示意图及作用机制

（3）对神经细胞膜的抑制作用：氨能干扰神经细胞膜上的 $Na^+$-$K^+$-ATP 酶活性，影响复极后细胞膜的离子转运，使膜电位变化和兴奋异常。氨在钠泵中与钾竞争性进入细胞内，造成细胞内缺钾，使细胞活动发生障碍。

但是氨中毒不是肝性脑病的唯一发病机制，因为部分患者血氨并不增高，另一些血氨增高的肝病患者并不出现肝性脑病，昏迷程度也不与血氨升高呈平行关系，降低血氨的措施并非对每个病例都有效。

（二）假性神经递质与肝性脑病

20 世纪 70 年代，胺类递质紊乱在肝性脑病中的作用引起了学者们的重视，提出了假性神经递质学说（false neurotransmitter hypothesis）。该学说认为在正常脑干网状结构上行激动系统的唤醒功能中，作为神经突触间传递信息的神经递质具有十分重要的作用，其中以去甲肾上腺素和多巴胺为主要递质。当肝功能损害或（和）门 - 体静脉分流时，肠道产生的某些氨基酸及胺类，未经肝解毒便由血流带到外周及中枢神经系统，堆积在肾上腺素能神经元内，形成假性神经递质，竞争性取代了正常的神经递质，导致脑传导功能紊乱，大脑皮质从兴奋转入抑制，

知识拓展 肝性脑病机制的研究进展

发生肝性脑病。这种在结构上与真性神经递质相似，但不能完成真性神经递质功能的一类物质，称为假性神经递质（false neurotransmitter）。

**1. 苯丙氨酸、酪氨酸的代谢与儿茶酚胺神经元递质** 摄入的蛋白质经消化后在肠道内生成多种氨基酸，包括芳香族氨基酸，如苯丙氨酸和酪氨酸，一部分直接吸收入血，在肝内代谢脱氨，也有一部分由血道进入中枢神经系统，在中枢、交感神经末梢及肾上腺髓质先经羟化生成多巴，然后在小泡内脱羧生成多巴胺；多巴胺进入突触囊泡内经 β- 羟化酶作用生成去甲肾上腺素，在肾上腺内进一步甲基化形成肾上腺素。多巴胺、去甲肾上腺素、肾上腺素统称儿茶酚胺，作用于儿茶酚胺神经元，参与脑干网状结构上行激动系统信息的传递，来调节情绪、行为和运动的协调性。正常时，血液中的儿茶酚胺不能透过血脑屏障，脑内的儿茶酚胺由脑组织自行合成。另有一部分芳香族氨基酸在肠道内经细菌脱羧酶作用，生成苯乙胺和酪胺，在肝内经单胺氧化酶作用而解毒。

**2. 假性神经递质的形成** 食物中的蛋白质在肠道分解后产生芳香族氨基酸（如苯丙氨酸和酪氨酸），未被吸收的部分到达结肠，经细菌脱羧酶作用，生成苯乙胺和酪胺，这些胺类物质被吸收后，由于肝功能障碍或门 - 体静脉分流，未经肝的单胺氧化酶氧化分解解毒，直接进入体循环，并随血流到达中枢神经系统。在脑干网状结构神经细胞内，苯乙胺和酪胺分别被非特异的 β- 羟化酶作用，生成苯乙醇胺和羟苯乙醇胺。这两种物质的化学结构与正常神经递质多巴胺和去甲肾上腺素极为相似，能被肾上腺素能神经元摄取、储存和释放，但不能产生正常的生理效应（图 16-4）。

机制动画 假性神经递质的产生及对脑功能的影响

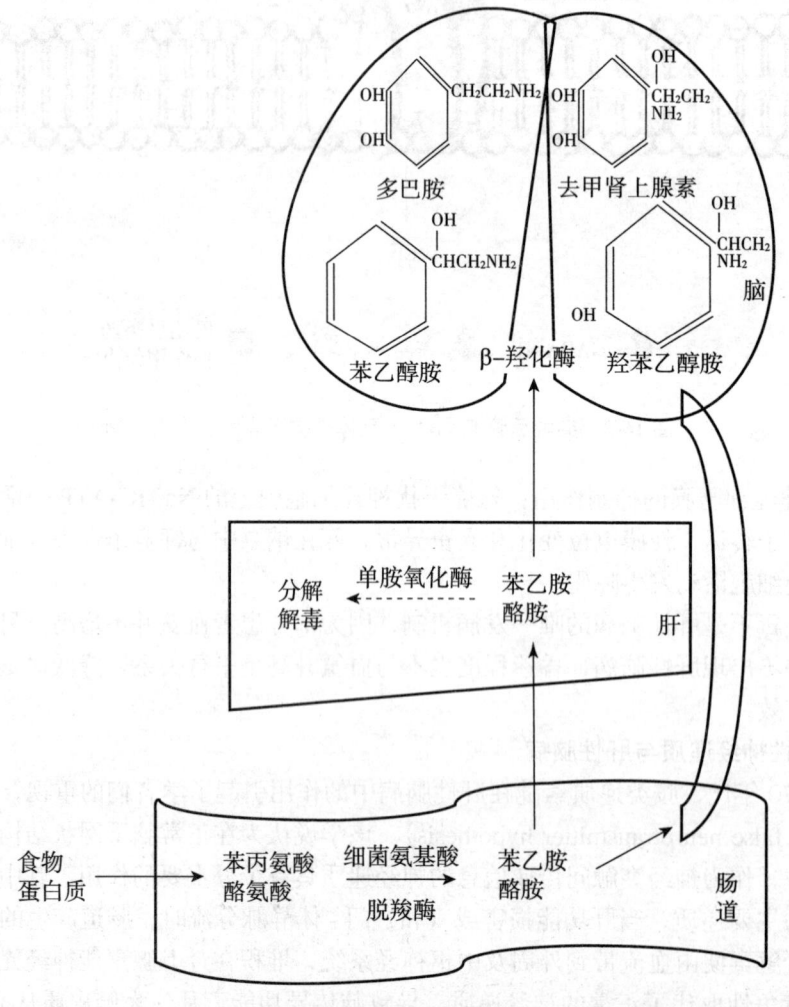

**图 16-4　假性神经递质的形成过程及对脑功能的影响**

**3. 假性神经递质的毒性作用** ①大脑皮质觉醒状态的维持,主要是中枢神经系统中的胆碱能神经元和儿茶酚胺能神经元的活动相互协调的结果。脑干网状结构中儿茶酚胺神经元最多,儿茶酚胺被苯乙醇胺和羟苯乙醇胺取代后,使传至大脑皮质的兴奋冲动受阻,大脑发生异常抑制,出现神志变化,甚至昏迷;②锥体外系基底神经节含有抑制性的多巴胺能神经元及兴奋性的乙酰胆碱能神经元,当多巴胺能神经元的作用丧失后,乙酰胆碱能神经元的活动占优势,于是出现扑翼样震颤;③当外周交感神经末梢的递质去甲肾上腺素被取代后,出现血管张力降低,有效循环血量减少,器官供血不足。

### (三) 血浆氨基酸失衡与肝性脑病

正常体内氨基酸的合成与分解处于动态平衡,体液内各种氨基酸的含量及比值保持相对恒定。正常血浆中支链氨基酸(branch-chain amino acid,BCAA)如缬氨酸、亮氨酸和异亮氨酸,与芳香族氨基酸(aromatic amino acid,AAA)如苯丙氨酸、酪氨酸和色氨酸的浓度比值为(3.0~3.5):1。肝功能严重障碍时,血浆氨基酸,尤其是 BCAA 和 AAA 的动态平衡发生紊乱,是导致肝性脑病的重要原因之一。

**1. 氨基酸的失衡** 肝能有效利用由肠道吸收的氨基酸,对大多数氨基酸进行脱氨。氨基酸失衡学说(amino acid imbalance hypothesis)认为,肝功能障碍时,多种氨基酸的利用发生障碍,血中氨基酸含量有很大改变,主要表现为 BCAA(缬氨酸、亮氨酸、异亮氨酸)减少,AAA(苯丙氨酸、酪氨酸)增加,两者比值由正常的(3.0~3.5):1 下降至(0.6~1.2):1。此外,血浆中游离色氨酸、γ-氨基丁酸及蛋氨酸也明显增多。

**2. 血浆氨基酸失衡的原因** 血中 AAA 的浓度与胰岛素和胰高血糖素比值有密切关系。肝功能障碍时,这两种激素灭活都减少,在血中的浓度升高,但胰高血糖素的升高较胰岛素升高更为显著,胰岛素/胰高血糖素比值下降,体内分解代谢大于合成代谢。由于蛋白质分解代谢占优势,大量 AAA 从肌肉和肝的蛋白质释出,同时受损的肝将 AAA 转化为糖(糖异生)的能力下降,于是血中 AAA 增多。胰岛素的灭活减少,血浆浓度升高,可促进肌肉和脂肪组织对 BCAA 的摄取和利用。高浓度的胰岛素还可灭活支链酮酸脱氢酶,使 BCAA 的降解增多,因此血浆中 BCAA 减少。

**3. 氨基酸失衡对脑功能的影响**

(1) BCAA 和 AAA 在生理 pH 下都是不电离的中性氨基酸,它们由同一载体转运,竞争性通过血脑屏障。因此脑内这些氨基酸的含量不仅取决于血中绝对浓度,也受其相互竞争的影响。当 BCAA/AAA 比值减少时,AAA 竞争性进入脑内。脑内 AAA 的增多使酪氨酸羟化酶受抑制,而酪氨酸脱羧酶活性增高,使酪氨酸不能合成多巴胺和去甲肾上腺素,转而生成酪胺,再经羟化生成羟苯乙醇胺。同时苯丙氨酸脱羧生成苯乙胺,经 β-羟化形成苯乙醇胺,最终导致脑内正常神经递质合成减少,假性神经递质生成增多,使中枢神经系统功能受到抑制。

(2) 肝功能障碍时,血中色氨酸浓度大量增加,而血浆白蛋白含量明显减少,使得游离型/结合型色氨酸比值升高,大量游离型色氨酸进入脑内,在色氨酸羟化酶作用下生成 5-羟色氨酸,再经芳香族氨基酸脱羧酶作用生成 5-羟色胺(5-HT)。5-HT 是中枢上行投射系统一些神经元的抑制性神经递质,起到抑制中枢神经系统功能的作用。此外,5-HT 还能抑制多巴脱羧酶活性,阻碍正常神经递质多巴胺及去甲肾上腺素的合成,也可以被儿茶酚胺神经元摄取而取代储存的去甲肾上腺素,并拮抗去甲肾上腺素的作用,促进肝性脑病的发生(图 16-5)。

从以上作用可以看出,血浆氨基酸失衡学说是对假性神经递质学说的补充和发展。

综上所述可知,有关肝性脑病的发病机制目前尚不能将各种说法统一起来,可能是不同因素起综合作用,或在不同阶段某一因素起主要作用。近年研究还发现,炎症反应、神经类固醇、氧化或硝基化应激以及锰中毒等因素也参与了肝性脑病的发生。这些机制和研究提示,在对肝性脑病的防治中,除降低血氨外,减轻炎症反应、抗氧化应激等措施也是重要的治疗策略。

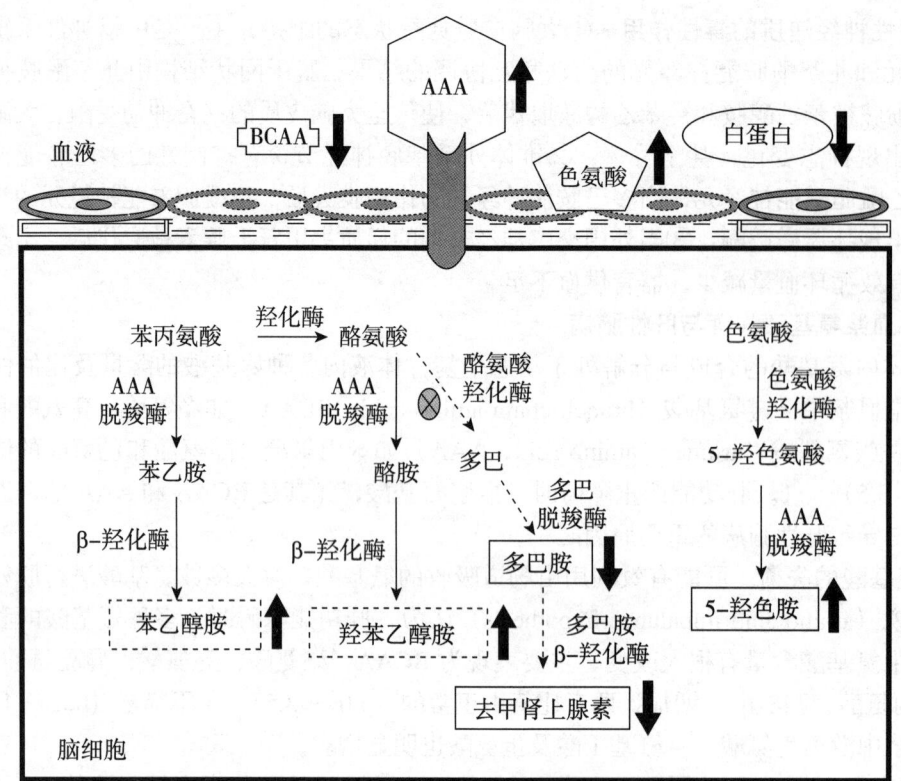

图 16-5 血浆氨基酸失衡导致肝性脑病的机制

## 三、肝性脑病的常见诱因

部分肝性脑病的发生无诱因可寻，但是在多数慢性肝性脑病患者，可找到明显的诱因。了解诱因对肝性脑病的预防、治疗和估计预后有重要的意义。

（一）氮负荷增加

**1. 上消化道出血** 消化道出血是肝性脑病最常见的诱因，多见于食管-胃底静脉曲张破裂。出血后大量血液进入胃肠道，血液中的蛋白质在肠道细菌酶的分解作用下产生氨等有毒物质。出血导致血容量减少，肾供血不足，肾排泄功能下降，尿素的肝肠循环增加，氨产生增多。大量出血导致血压降低、休克，使脑组织缺氧且对有害物质敏感性增加，可诱发肝性脑病。

**2. 摄入大量产氨物质** 过量食入蛋白质、铵盐等能促进氨的产生，诱发肝性脑病。

**3. 利尿剂使用不当** 利尿剂乙酰唑胺是一种碳酸酐酶抑制剂，可使肾小管上皮细胞中的二氧化碳和水生成碳酸的反应受到抑制，肾小管分泌 $H^+$ 减少，尿液 pH 偏高，肾小管上皮产生的氨不能形成铵盐由尿排出，而呈游离氨入血，使血氨升高。

**4. 腹腔穿刺抽腹水不当** 穿刺放腹水放液量过大或过快，可造成腹腔内压骤降，门脉血管床扩张、充血，使回流入肝的血液减少，肝细胞缺氧，功能进一步下降。同时大量蛋白质和电解质丢失，亦可诱发肝性脑病。

（二）感染

肝功能障碍患者，由于单核巨噬细胞系统功能减弱，机体抵抗力降低，易发生感染及内毒素血症，如自发性细菌性腹膜炎、败血症、肺炎以及泌尿系统感染等。细菌和毒素可加重肝细胞损害，增加肝吞噬、免疫和解毒等功能的负荷，感染还可引起发热、分解代谢增强，使内源性氨产生增多，诱发肝性脑病。

### (三) 某些药物使用不当

严重肝病患者使用地西泮（安定）、氯氮䓬（利眠宁）、哌替啶等镇静、麻醉药，因可加重肝损害或中枢抑制，常可诱发肝性脑病。

### (四) 肾功能障碍

肝功能不全晚期常伴发肾功能障碍，一旦肾功能下降，使得尿素等经肾排泄的毒性物质在血中含量增加，可诱发肝性脑病。

### (五) 其他诱因

便秘时结肠产氨增加，可以诱发肝性脑病。腹泻引起电解质紊乱、碱中毒等均可诱发肝性脑病。

## 四、肝性脑病防治的病理生理基础

### (一) 清除和预防诱因

**1. 预防上消化道出血**　避免进食粗糙、尖锐或刺激性食物，预防消化道出血，一旦发生消化道出血应及时止血，同时给予泻药或清洁灌肠，使积血迅速排出。

**2. 控制蛋白质的摄入**　控制与调整饮食中的蛋白质含量，是减少肠源性毒性物质的重要措施。

**3. 纠正碱中毒**　由于碱中毒能促进氨的生成与吸收，临床上对肝功能障碍患者经常检测体内酸碱变化，一旦出现碱中毒，应及时纠正，避免诱发肝性脑病。

**4. 防治便秘**　可口服泻剂或清洁灌肠防治便秘，以减少肠道有毒物质吸收入血。灌肠时可用生理盐水加适量的 0.25%～1.00% 醋酸灌肠，不宜使用肥皂水。

**5. 合理用药**　合理应用止痛、镇静、麻醉药和利尿剂等。

**6. 防治感染**　积极预防、控制各种感染。

**7. 避免快速、大量排钾利尿和放腹水。**

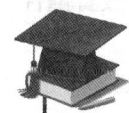

**案例 16-2**

患者男，62岁，因乏力、腹胀伴间断腹泻10余年，加重2个月余入院。患者10余年前无明显诱因出现乏力，腹胀伴间断腹泻，被诊断为酒精性肝硬化。9年前偶有黑便，胃镜检查示食管胃底静脉曲张，予脾切除，断流手术，症状好转。2个月前上述症状加重，于当地医院对症治疗，好转出院。半月前上述症状再发加重，饮食、睡眠差。查体：全身皮肤黏膜轻度黄染，右上腹轻压痛。主要检查：凝血酶原时间：20.6秒（↑）；肝功能：ALT（谷丙转氨酶）28 U/L，AST（谷草转氨酶）40 U/L，ALP（碱性磷酸酶）181 U/L（↑），γ-GT（γ-转肽酶）67 U/L（↑），白蛋白（ALB）28 g/L（↓），血清钠129 mmol/L，血清钾3.1 mmol/L。胸腹部CT：右侧大量胸腔积液伴右肺中下叶膨胀不全，少量心包积液，肝硬化，腹水。治疗：予降氨、抗感染、利尿等对症治疗。住院期间高蛋白饮食后出现嗜睡，定向力障碍，呼吸困难，予吸氧、灌肠、补钾、补蛋白、胸腔穿刺减压等治疗。患者症状好转，出院，定期随诊。

问题：

1．入院时患者发生的变化是什么？其病理生理机制是什么？

2．为何住院期间高蛋白饮食后患者症状加重？其病理生理机制是什么？

3．病情加重后治疗的病理生理基础是什么？

案例分析

## （二）针对肝性脑病发病机制进行治疗

1．口服不吸收抗生素，如新霉素、甲硝唑等，抑制肠道菌群繁殖，或服用微生态制剂调节肠道菌群；酸化肠道等方法，降低血氨。

2．应用左旋多巴取代假性神经递质。

3．应用氨基酸混合液，纠正氨基酸失衡。

4．应用苯二氮䓬受体拮抗剂氟马西尼，阻断GABA的毒性作用。

## （三）积极治疗肝疾病，改善肝功能

减轻或防止肝细胞继续损伤，改善肝功能，对内科治疗无效的患者可采用人工肝支持疗法，条件允许的情况下进行肝移植，以根本改善肝功能。

# 第三节 肝肾综合征

肝肾综合征（hepatorenal syndrome）是指因肝硬化或各种严重的肝疾病导致肝功能衰竭后发生的功能性肾衰竭。患者在缺乏明确的肾脏疾病的情况下，出现少尿、低钠尿、高渗透压尿和氮质血症等肾功能障碍的临床表现。肝肾综合征是肝衰竭晚期的一种严重的并发症，早期主要以肾功能障碍为主，不伴有肾结构的改变，故又称肝性功能性肾衰竭，如能及时治疗，肾衰竭是可逆的，如果不能得到及时治疗或病情进一步发展，肾将会发生器质性改变，导致器质性肾衰竭，造成肾衰竭不可逆。

## 一、肝肾综合征的发生机制

肝肾综合征的发病机制尚不十分清楚，可能与以下因素有关：

### （一）有效循环血量减少

多数肝肾综合征患者伴有严重的腹水、低蛋白血症、低钠血症，有的患者是在消化道出血、利尿、放腹水后出现肾功能障碍的。这些原因通常会引起有效循环血量减少，导致肾灌注量减少，肾小球滤过率降低，肾排泄功能障碍。

### （二）肾血管收缩

肝肾综合征时，肾血管的收缩可能与神经-体液调节机制的激活有关。

**1．肾交感神经活动增强** 由于肝病患者有效循环血量减少，反射性引起交感神经系统兴奋，继发性引起肾交感神经活动增强，使肾血管收缩，肾血流量减少，肾小球滤过率降低，肾功能障碍。

**2．肾素-血管紧张素-醛固酮系统激活** 肾血流量的减少能促使近球细胞分泌肾素，加之肝功能障碍对肾素的灭活减少，均能激活肾素-血管紧张素-醛固酮系统。肾素、血管紧张素Ⅱ都能使肾入球小动脉收缩，导致肾小球滤过率降低。醛固酮的分泌增多，使尿钠重吸收增加，导致钠水潴留和低钠尿。

一些研究还表明，激肽系统活性降低、前列腺素类与血栓素 $A_2$ 平衡失调、假性神经递质蓄积、内皮素增加以及内毒素血症等因素也能影响肾血管的舒缩活动，导致肾功能障碍。

### （三）肾小管损伤

肝功能障碍初期肾小管尚未受到严重影响，但随着肾灌注量的减少、继发感染、某些肾毒性药物的应用等因素的影响，可能会造成肾小管坏死，导致器质性肾衰竭发生。

## 二、肝肾综合征防治的病理生理基础

肝肾综合征的发病机制尚不十分清楚，目前没有特效的治疗办法。患者死亡率极高，少数患者得以恢复，主要是肝功能好转的结果。故肝肾综合征最重要的治疗措施是恢复肝功能。针对功能性肾功能障碍的发生机制可以应用扩血管药物、降低肾血管阻力的药物。

## 小 结

　　肝功能不全是指肝受到各种致病因素作用后，其代谢、分泌、合成、解毒、免疫、凝血等功能严重障碍，并出现一系列功能、代谢和结构变化的临床综合征。肝功能不全晚期临床上称为肝衰竭，患者常会出现一系列神经精神症状，即肝性脑病，也常常出现肾功能障碍的临床表现，即肝肾综合征。

　　目前对肝性脑病发病机制的认识集中于氨中毒学说、假性神经递质学说、氨基酸失衡学说。尽管单一的学说不能全面解释肝功能障碍患者出现的复杂神经精神症状，但是这些学说对肝性脑病的预防、控制和治疗有重要的指导作用。

　　肝肾综合征也是肝衰竭的一个严重的并发症，其发生机制与肝功能障碍导致的有效循环血量减少、调节肾血管舒缩活动的因素改变以及肾结构受损有关。

　　对肝功能不全的防治应以积极治疗肝疾病，预防诱发肝性脑病和加重肾功能障碍的因素和针对发病机制的治疗为主。最新的治疗进展为人工肝支持疗法和肝移植。

Summary

## 思考题

1. 肝功能障碍患者为什么会出现中枢神经系统功能障碍？
2. 请说明氨中毒学说、假性神经递质学说、氨基酸失衡学说及 γ-氨基丁酸在肝性脑病发病中的作用及其之间的相互关系。
3. 如何预防肝性脑病的发生？
4. 请说明肝肾综合征的主要发病机制。

思考题参考答案

（邢 嵘）

# 第17章 多器官功能障碍综合征

学习目标

知识拓展 MODS 命名的历史回顾

多器官功能障碍综合征（multiple organ dysfunction syndrome，MODS）是指机体在受到严重感染性和（或）非感染性因素损害24小时后，在短时间内通过原始损伤的直接作用和（或）继发性损伤的间接作用，同时或序贯出现两个或两个以上原无损伤的器官系统功能障碍，甚至功能衰竭的临床综合征。MODS 主要发生于严重感染、大手术、休克等急性危重患者，多数与休克有关。而在各类型的休克中，感染性休克引起的 MODS 发生率是最高的。目前认为 MODS 的发生机制主要与炎症反应失控密切相关，炎症细胞过度活化和炎症介质泛滥是 MODS 发生的主要环节。MODS 几乎可以累及各个重要器官及系统的功能和代谢，引起机体内环境严重紊乱，如果不能得到有效控制，病情进展，可引起多系统器官衰竭（multiple system organ failure，MSOF）。

MODS 的特点：① MODS 的原发致病因素是急性的，慢性疾病引起的器官退化性功能失代偿不属于 MODS，如慢性呼吸功能不全继发肺心病、慢性肝功能不全继发神经功能失调等，但冠心病、肝硬化、慢性肾疾病或免疫功能低下等基础病变更容易引起 MODS 发生；②由原发损伤到引起器官功能障碍之间有一定时间间隔，发病24小时之内因多个器官功能衰竭而死亡的患者一般归因于复苏失败，而不属于 MODS；③无论病因如何，受累脏器顺序均相似，1992年 Deitch 报告：一般先累及肺，继之为肝、胃肠道和肾功能不全，而血液学改变和心力衰竭常为后期表现，中枢神经系统表现则可早可晚；④病情发展到终末衰竭期之前，MODS 一般是可以逆转的，及时阻断发病环节，有望完全治愈，器官功能甚至可完全恢复而不留后遗症，也不会转为慢性阶段。

## 第一节 病因和发病经过

### 一、病因

MODS 的病因常是复合性的，可概括为感染性因素和非感染性因素两类。

#### （一）感染性因素

不同的学者调查显示，MODS 起源于感染者占50%～80%。致病菌主要是大肠埃希菌和铜绿假单胞菌。青壮年患者以腹腔脓肿或肺部侵袭性感染多见，而老年患者则多以肺部感染作为首发病因。

有些 MODS 患者虽有全身感染表现，但找不到感染灶，血细菌培养阳性，可能是肠源性细菌感染所致；而有些患者血细菌培养阴性，甚至 MODS 出现在感染病原菌消灭以后，可能是由肠源性内毒素或炎症介质引起，称为"非菌血症性临床脓毒症"（non-bacteremic clinical sepsis）。

#### （二）非感染性因素

如严重创伤、休克、心肺复苏、大手术和急性坏死性出血性胰腺炎等，多与休克有关。除上述原发病外，输液过多、大量反复输血、吸氧浓度过高和机体抵抗力明显下降等高危因素均可诱发或促进 MODS 的发生。

## 二、发病经过

从病因作用于机体到 MODS 的形成，往往是一个有规律的发病过程，从多器官功能障碍综合征的发病形式看，一般可分为两种不同的类型：

### （一）单相速发型

此种类型的患者常在休克和创伤后迅速发生（24 小时以后），损伤因子同时引起（如机械性暴力引起肝、肾等器官功能障碍）或在短时间内相继（如挤压伤引起急性肾衰竭后又引起尿毒症性消化道功能障碍）出现两个以上系统器官功能障碍。该型病情发展较快，病变进程只有一个时相，器官功能障碍出现早，病程中只有一个高峰，故又称为原发型。

### （二）双相迟发型

此型 MODS 并非由原发损伤直接引起，而是机体异常反应的结果。常出现在创伤、失血、感染等原发损伤因子作用（第一次打击）后，经过一个较稳定的缓解期后又因致炎因子引起的过度的全身炎症反应（第二次打击）继发造成多器官功能障碍甚至衰竭。第一次打击可能是较轻的、可以恢复的；而第二次打击常造成严重失控，发展迅速，引起 MODS 发生，病情较重，有致死危险。病情发展呈双相，原发损伤与多器官功能障碍发生存在一定的间歇期（几天或数周），器官功能损伤出现两个高峰，所以又称为继发型。如休克复苏后出现的肺功能障碍或肾功能障碍等（图 17-1）。

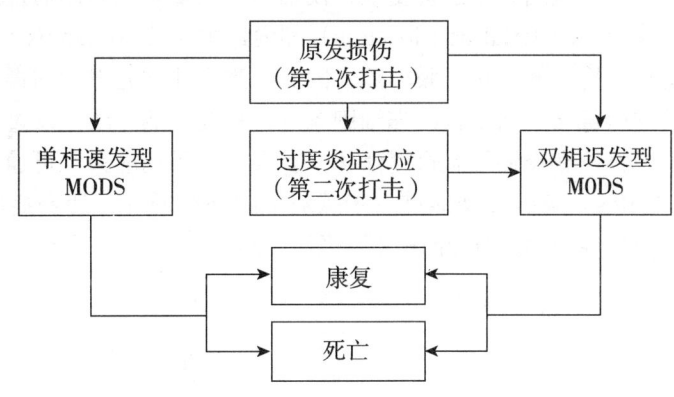

图 17-1　MODS 的分型及发病经过

## 第二节　多器官功能障碍综合征的发病机制

原发型 MODS 与继发型 MODS 的发病机制不完全相同。原发型 MODS 的器官功能障碍主要由损伤因素直接引起，而继发型 MODS 不完全由损伤因素本身引起，发病机制复杂，尚未完全阐明。目前主流研究认为失控的全身炎症反应是 MODS 最重要的发病机制。

### 一、体内炎症反应过度

全身炎症反应综合征（systemic inflammatory response syndrome，SIRS）是指在严重创伤、休克、感染或烧伤等严重损伤因素作用于机体时，由于炎症细胞过度活化，导致各种炎症介质大量释放而产生的一种难以控制的、持续放大的全身性瀑布式炎症反应。其中感染引起的

机制动画　多器官功能障碍综合征的发生机制

SIRS 称为脓毒症（sepsis），伴有器官功能障碍的脓毒症称为重症脓毒症，其中具有心血管功能障碍（如顽固性低血压）的脓毒症称为脓毒性休克。SIRS 的典型病理生理变化是继发于各种严重打击后所出现的持续高代谢、高动力循环状态以及过度的炎症反应。目前认为 MODS 是 SIRS 发展到严重阶段的必经之路。

### （一）炎症细胞过度活化

炎症细胞主要包括中性粒细胞、单核 - 巨噬细胞、血管内皮细胞和血小板等。在感染或非感染性因素作用于机体时，可通过不同途径激活炎症细胞，引起细胞变形、黏附、趋化、迁移、脱颗粒及释放等反应，称为炎症细胞活化（activation of inflammatory cells）。炎症细胞活化，可以清除病原体、增强机体防御能力，但过度的炎症细胞活化，持续聚集在组织中，释放大量促炎细胞因子、趋化因子和脂质炎症介质等，并表达多种黏附分子，引起组织细胞的损伤，促进休克和 MODS 的发生。

在激活炎症的诸多因素中，内毒素（endotoxin）是重要因素之一，其主要成分是脂多糖（lipopolysaccharide，LPS），入血后与脂多糖结合蛋白结合形成复合物，这种复合物通过与单核细胞或巨噬细胞表面高亲和力的受体 CD14 结合，然后作用于 Toll 样受体 4（Toll like receptor 4，TLR4），激活靶细胞。

细菌和内毒素除了从感染部位直接入血外，还有一个重要途径是肠道细菌移位。正常情况下，人体肠道内细菌量占到全身细菌携带量的 80%，而肠黏膜上皮细胞之间紧密连接构成的肠道机械屏障，能有效防止细菌、毒素进入血液，是机体非特异性免疫系统的重要组成部分。在创伤、感染和烧伤等应激情况下，肠道血管收缩引起的肠黏膜缺血和再灌注损伤等因素引起黏膜上皮损害，包括细胞间紧密连接受损，使细菌、内毒素等得以通过这些薄弱环节进入血液，称为肠道细菌移位（bacterial translocation）和内毒素移位（endotoxin translocation）。而内毒素比细菌分子更小，更容易穿过黏膜屏障，因此应激后往往先发生内毒素血症，然后才有细菌移位。进入循环的内毒素激活单核巨噬细胞系统，释放炎症介质，反过来又加重肠黏膜的损伤，进一步加重细菌移位和炎症细胞过度活化。有人认为肠功能紊乱可通过"肠屏障功能减弱—肠道细菌移位—SIRS—肠屏障功能进一步减弱"的恶性循环，使炎症反应不断放大，在病因和 MODS 发生之间起重要的"枢纽作用"（图 17-2）。

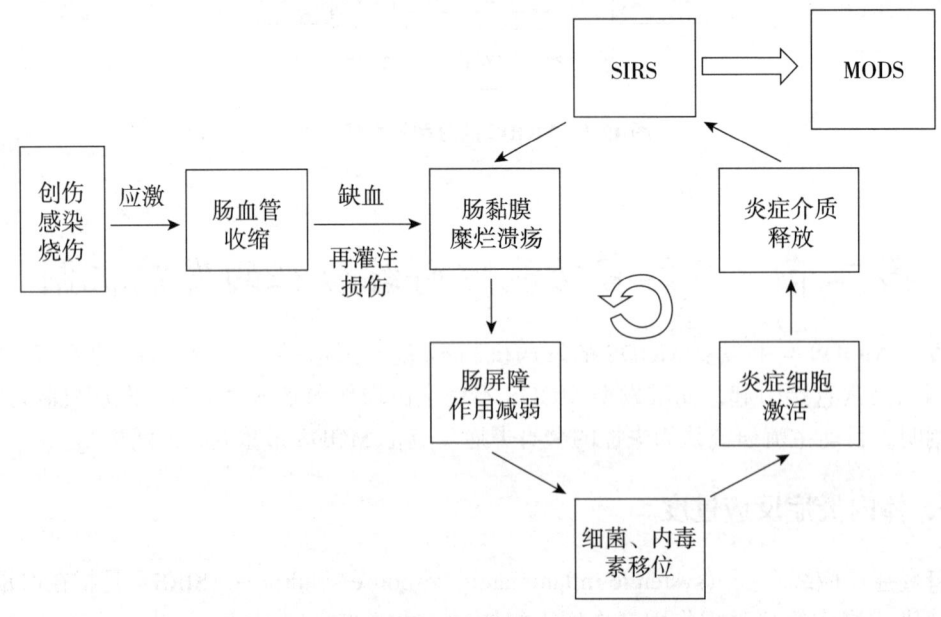

图 17-2　肠功能紊乱在 MODS 发生中的枢纽作用

## (二) 炎症介质大量释放

炎症介质 (inflammatory mediator) 是指在炎症过程中由炎症细胞释放或在体液中产生，参与和介导炎症反应的化学因子。SIRS 中，感染或非感染因素刺激引起炎症细胞过度活化，释放炎症介质，后者又进一步激活炎症细胞，二者互为因果，通过级联放大效应，引起炎症介质泛滥，形成炎症的"瀑布效应"。SIRS 时体内主要增加的、对组织损伤起主要作用的炎症介质有：

**1. 细胞因子** 指多种细胞产生的具有调节细胞生长分化、调节免疫功能、参与炎症发生和创伤愈合等功能的小分子多肽的统称。其中与炎症发生、发展有关的主要有肿瘤坏死因子 (tumor necrosis factor, TNF)、白细胞介素 (interleukin, IL)-1、IL-2、IL-5、IL-6、IL-8、IL-12、IL-17、干扰素 (interferon, IFN)、集落刺激因子、趋化因子及高迁移率族蛋白 (high mobility group box 1 protein, HMGB1) 等。这些炎症细胞因子主要的生物学作用有：①启动瀑布式炎症级联反应；②参与创伤后的高代谢反应；③损伤组织细胞。

**2. 黏附分子** 黏附分子 (adhesion molecule) 指介导细胞间或细胞与细胞外基质间相互接触和结合的分子的统称，是一种位于细胞表面或细胞基质中的糖蛋白，主要包括整合素、选择素和免疫球蛋白三个家族。在炎症介质刺激下，黏附分子介导白细胞与血管内皮细胞的黏附反应，黏附且激活的白细胞可释放氧自由基和溶酶体酶，导致内皮细胞和其他组织细胞损伤。采用黏附分子的单抗阻止中性粒细胞与血管内皮细胞的黏附反应，可明显减轻 SIRS 造成的组织损伤。

**3. 脂质炎症介质** 是细胞膜结构被破坏后，由膜上的磷脂降解而形成的一类炎症介质，主要包括：

(1) 二十烷类炎症介质：此类炎症介质均由花生四烯酸衍化而来，含二十个碳原子。主要包括：前列腺素类 (prostaglandins, PGs)、血栓烷类 (thromboxanes, TXs) 和白三烯类 (leukotrienes, LTs)。$PGE_2$ 可使小血管扩张、微血管壁通透性增高，引起局部炎性水肿，还可抑制巨噬细胞的功能，因此又是重要的抗炎介质。$PGI_2$ 可引起血管扩张，血管壁通透性增加，导致脓毒性休克时广泛的渗出和低血压的形成。$TXA_2$ 可促进血小板聚集和血管收缩，参与急性呼吸窘迫综合征 (ARDS) 时微循环内的血栓形成、肺动脉高压及通气/血流比例失调的发生。$LTB_4$ 的主要作用是活化白细胞，$LTC_4$ 和 $LTD_4$ 的作用主要是使支气管平滑肌收缩。

(2) 血小板活化因子 (platelet activating factor, PAF)：在炎症或缺血等急性刺激时，活化的磷脂酶 $A_2$ 可裂解膜磷脂上的脂肪酸生成溶血 PAF，再经过乙酰转移酶作用生成 PAF。PAF 具有广泛的生物活性，可引起血小板活化、黏附、聚集并释放组胺；可活化中性粒细胞和嗜酸性粒细胞，分泌细胞因子和脱颗粒；可活化内皮细胞，使其表达黏附分子。小剂量的 PAF 可使炎症细胞对炎症介质的敏感性升高，大剂量时可引起低血压和急性肺损伤。

**4. 血浆源性炎症介质** 指血浆中原无活性的某些蛋白质（如补体、激肽、凝血和纤溶因子等）在致炎因素的作用下发生裂解而生成的一类具有广泛活性的肽类物质，如 C3a、C5a、缓激肽、凝血酶和纤维蛋白降解产物等。它们可作用于全身各组织、器官而引起功能紊乱。如 C3a、C5a 可作为趋化因子吸引中性粒细胞到达炎症局部，促进呼吸爆发而产生大量氧自由基和溶酶体酶；还可以刺激嗜碱性粒细胞和肥大细胞释放组胺。组胺是一种很强的舒血管物质，同时引起血管通透性增加，引起微循环功能障碍。内、外源性凝血途径中激活的大量凝血酶，可以裂解纤维蛋白原，使凝血级联反应不断扩大，促进血栓形成。血浆激肽系统激活过程中产生的缓激肽可以扩张血管，增加微血管通透性，并且具有致痛作用。纤溶酶激活后可降解纤维蛋白（原）生成纤维蛋白降解产物 (FDP)，FDP 具有强烈的抗凝血活性，并可激活白细胞、增加微血管通透性和促进组胺和激肽的致炎作用。在 SIRS 发展过程中，补体、激肽、凝血和纤溶系统相互激活，产生级联放大效应，不断加重组织和器官功能障碍。

**5. 自由基** 组织缺血、缺氧及再灌注时，黄嘌呤氧化酶活化，产生超氧阴离子自由基；炎症反应中活化的白细胞通过呼吸爆发产生大量的氧自由基。氧自由基可以攻击细胞的脂质、蛋白质和核酸等各种成分，导致细胞质膜损伤、酶失活和染色体基因突变，甚至引起细胞凋亡或坏死。此外，自由基还可以作为信号分子诱导多种炎症细胞的信号转导活化，如促进黏附分子、TNF-α 释放，从而放大炎症效应。当然，自由基并不都是有害的，如内皮细胞产生的一氧化氮（NO）能够稳定溶酶体膜、减少白细胞和血小板的黏附、舒张血管平滑肌增加器官灌流，在炎症反应中对组织器官起到一定的保护作用。但如果 NO 产生过量，又会导致血管麻痹性扩张，是引起难治性低血压的重要原因。

## 二、体内的抗炎反应过强

SIRS 时过度活化的炎症细胞，在产生、释放大量炎症介质的同时，抗炎介质的产生也增加。适度的抗炎反应可以抑制炎症反应，防止免疫反应过度，但当抗炎介质释放过量并占优势时，可引起免疫功能的抑制和对感染易感性的增加，导致感染扩散，进一步诱发或加重器官损伤，称为代偿性抗炎反应综合征（compensatory anti-inflammatory response syndrome，CARS）。CARS 是细胞因子对抗级联反应，这种级联反应下调了由于细菌感染引起的炎症反应。当 SIRS 发展到 CARS 时，其主要特征为免疫功能广泛抑制，不少患者因持续的严重感染而死亡。当 SIRS 和 CARS 同时存在并相互加强时，可导致炎症反应和免疫功能更为严重的紊乱，称为混合性拮抗反应综合征（mixed antagonist response syndrome，MARS）。抗炎介质主要包括：

**1. 内源性抗炎介质** 创伤、感染的早期，单核巨噬细胞产生前列腺素 $E_2$（$PGE_2$），可诱导 2 型辅助性 T 细胞（helper T lymphocyte 2，Th2）和巨噬细胞释放 IL-4、IL-10 等，通过抑制促炎介质的释放而发挥抗炎作用。另外可溶性 TNF 受体、可溶性 IL-1 受体阻滞剂等也发挥着抗炎的作用。

**2. 抗炎性内分泌激素** 感染、创伤和致炎因子 TNF-α、IL-1 和 IL-6 等都能刺激下丘脑-垂体-肾上腺皮质轴，诱导下丘脑的促皮质激素释放激素、腺垂体的促皮质激素和糖皮质激素大量分泌。糖皮质激素有强烈的抗炎、免疫抑制作用。

# 第三节　多器官功能障碍时机体的变化

MODS 发生过程中几乎可以累及全身各个重要器官和系统的功能代谢。

## 一、肺功能障碍

肺既是 MODS 中最易受累的器官，往往又是最先受累的器官。据统计，其发生率高达 83%～100%。一般出现在发病 24～72 小时内，引起急性肺损伤（acute lung injury，ALI），甚至导致 ARDS，过去又称为休克肺（shock lung）。其临床表现为进行性呼吸困难、难治性低氧血症、发绀及肺水肿。

肺功能容易受损伤的原因为：①肺是全身静脉血液的滤器，来源于全身各器官组织的许多代谢产物、活性物质、血中的异物和活化的炎症细胞都要经过肺，有的被阻留在肺，有的被肺吞噬、灭活和转化；②血液中活化的粒细胞和单核巨噬细胞在此与内皮细胞黏附，释放活性氧、溶酶体酶及其他炎症介质；③肺富含巨噬细胞，活化后的巨噬细胞释放多种细胞因子，并引起级联放大，导致肺损伤。

ARDS 的主要病理变化为急性炎症导致呼吸膜损伤，有四个特征：①肺泡微萎缩；②透明膜形成；③肺毛细血管 DIC 形成；④出现肺水肿（详见休克讲述部分）。其结果造成 $\dot{V}/\dot{Q}$ 比值严重失调、气体弥散障碍、肺顺应性降低，引起进行性低氧血症和发绀。

## 二、肝功能障碍

MODS 时肝功能障碍发生率也很高，可高达 95% 左右。患者多在 5 天左右出现黄疸、血胆红素增加，但肝性脑病的发病率并不高。在感染引起的 MODS 患者中，如并发严重的肝损伤，死亡率可达 100%。

容易引起肝功能障碍的原因包括：①肠源性细菌和毒素经门脉循环首先到达肝，并造成损伤；②肝巨噬细胞（Kupffer 细胞）数量多，占全身巨噬细胞总量的 85% 左右，Kupffer 细胞活化分泌的 IL-8 可以引起多形核白细胞趋化黏附，分泌的 TNF-α、IL-1 和产生的氧自由基可损伤邻近的肝细胞；③肝细胞富含黄嘌呤氧化酶，在肝缺血 - 再灌注过程中可释放大量的氧自由基，损伤肝细胞；④严重感染可使单核 - 巨噬细胞系统封闭和功能抑制，使肝对毒素的清除能力下降，机体对感染的易感性增加。

## 三、肾功能障碍

MODS 易发生急性肾衰竭（ARF），过去称为休克肾（shock kidney）。其发生率为 40%~50%，仅次于肺损伤和肝损伤。患者一旦发生急性肾衰竭，预后较差。休克引起的急性肾衰竭多发生在休克后 1~5 天内，属于单相速发型。而脓毒症引起的急性肾衰竭常发生在感染 5 天后，患者一般经临床治疗，脓毒症病情稳定甚至好转后再次恶化而出现 ARF，属双相迟发型。肾功能障碍在病理学上出现急性肾小管坏死，肾小球毛细血管早期扩张、充血，晚期闭塞、缺血。临床表现为少尿、氮质血症、水电解质和酸碱平衡紊乱。但近年来由于临床上非少尿型急性肾衰竭的发生有增多趋势，因此少尿并不是肾衰竭的关键因素。

MODS 患者如并发急性肾衰竭，预后往往不好。据统计，即使有三个器官功能障碍，但没有肾衰竭的患者仍可能存活。而如果并发肾衰竭，患者往往难以存活。

## 四、胃肠道功能障碍

严重创伤和感染后，也常见胃肠道功能障碍，临床表现为消化不良、腹胀、肠麻痹、消化道出血等。内镜下可见急性糜烂性胃炎或应激性溃疡存在。病变早期出现黏膜表层损伤（糜烂），如损伤穿透到黏膜下层甚至破坏血管，可引起溃疡和出血。导致胃肠道功能障碍、胃肠道黏膜损伤的主要原因有：①严重创伤、感染、休克时的应激反应引起胃肠道缺血；②胃肠道富含黄嘌呤氧化酶，激活时产生大量氧自由基；③ SIRS 产生的炎症介质大量释放；④长期静脉高营养，没有食物经过消化道而引起胃肠道黏膜萎缩。各种胃肠道损伤导致肠黏膜通透性增高，肠道屏障功能障碍，引起细菌或内毒素移位。肠道中的细菌及内毒素经门脉系统激活肝 Kupffer 细胞或作用于全身，促进 SIRS 及 MODS 恶性循环的发生。因此，MODS 时如有胃肠道黏膜损害，则内毒素血症、败血症的发生率很高。目前认为，胃肠道功能障碍是 MODS 时决定病情转归的关键。

## 五、心功能障碍

与其他器官相比，MODS 时心功能障碍发生率相对较低，为 10%~23%。由于机体的内在调节以及心脏本身具有较大的储备能力，除了心源性休克外，其他各型的休克早期，心功能损伤一般较轻，晚期才发生心功能障碍。患者表现为低血压、心脏指数降低、对正性肌力药物反应性降低，还可引起心动过速、心搏缓慢甚至心搏骤停，心肌酶学指标升高。病理变化可见心肌局灶性坏死、线粒体减少和心内膜下出血。

心功能障碍发生的原因可能有：①冠状动脉血流量减少和心肌耗氧量增加。由于休克时血压降低，以及心率加快所引起的心室舒张期缩短，使冠脉灌流量减少和心肌供血不足；心率加快和心肌收缩力增强使心肌耗氧量增加，更加重了心肌缺氧；②酸中毒及高钾血症使心肌收缩力减弱；③休克时胰腺缺氧，胰腺产生的多种炎症因子和生物活性物质可以减弱心肌收缩性，促进心力衰竭的发生；④内毒素抑制心肌内质网对 $Ca^{2+}$ 的摄取，并抑制肌原纤维的 ATP 酶活性，引起心肌舒缩功能障碍；⑤心肌内 DIC，血栓形成加重心肌缺血，使心肌损伤加重。

## 六、其他功能障碍

**1. 免疫系统功能障碍** MODS 早期，免疫系统被激活，患者血浆 C3a 和 C5a 水平升高。C3a 和 C5a 可增加微血管壁通透性，激活白细胞和组织细胞。此外，革兰氏阴性菌产生的内毒素具有抗原性，能形成免疫复合物，激活补体，产生过敏毒素等一系列血管活性物质。免疫复合物可沉积于多个器官微血管内皮细胞上，吸引多形核白细胞，释放多种毒素，从而导致细胞变性坏死及器官功能障碍。

MODS 晚期，体内中性粒细胞的吞噬和杀菌功能下降，单核巨噬细胞功能受抑制，辅助性 T 细胞/抑制性 T 细胞比例降低，B 淋巴细胞分泌抗体能力减弱，机体免疫系统处于全面抑制状态，炎症反应无法局限化，感染容易扩散。

**2. 凝血功能障碍** 血小板计数进行性下降，凝血酶时间和凝血酶原时间均延长，纤维蛋白原减少，并有纤维蛋白降解产物增多，出现 DIC 的临床表现。

**3. 中枢神经系统功能障碍** 当血压降低到 50 mmHg 以下时，中枢神经系统血流失去自身调节能力。如脑血管内出现 DIC，可加重脑组织缺血、缺氧，导致中枢神经系统功能障碍。患者表现为反应迟钝、意识和定向力障碍，甚至出现昏迷（表17-1）。

表17-1 MODS的临床表现和实验室检查

| 器官障碍类型 | 临床表现 | 客观指标 |
| --- | --- | --- |
| 肺功能障碍 | 进行性呼吸困难伴发绀，严重时需吸氧、机械通气 | $PaO_2 < 50$ mmHg 或吸入 50% 以上氧才能维持 $PaO_2$ 45 mmHg |
| 肝功能障碍 | 黄疸或肝功能不全 | 血清总胆红素 > 34.2 μmol/L<br>肝血清酶谱在正常值上限的 2 倍 |
| 肾功能障碍 | 尿量可多可少，利尿剂反应差，严重时需进行透析血液净化 | 血清肌酐持续 > 177 μmol/L<br>血清尿素氮 > 18 mmol/L |
| 胃肠道功能障碍 | 腹痛、消化不良、呕血和黑便 | 内镜检查确定有胃肠道出血<br>24 小时内失血超过 600 ml |
| 心功能障碍 | 突发的低血压，对正性肌力药物反应性降低 | 平均动脉血压 < 60 mmHg<br>心脏指数低于正常人的 1/2 以下<br>血浆心肌酶学指标可升高 |
| 凝血功能障碍 | DIC、出血 | 血小板进行性下降，$< 50 \times 10^9$/L<br>凝血时间、凝血酶原时间延长达正常 2 倍<br>纤维蛋白原定量 < 2000 mg/L<br>可检测到纤维蛋白（原）降解产物 |

# 第17章 多器官功能障碍综合征

### 案例 17-1

患者男，32岁，建筑工人，工地施工中不慎从高空跌落，胸腹部疼痛1小时急诊入院。查体：T 36.3℃，P 120次/分，R 27次/分，BP 90/60 mmHg。神志清，急性面容，口唇稍苍白，四肢冰凉，板状腹，胸廓挤压征阳性，左上腹压痛，无反跳痛及肌紧张，脾区叩痛，移动性浊音（+）。实验室检查：胸片示多发性肋骨骨折，腹部B超示脾挫裂伤，诊断性腹腔穿刺抽出不凝血。补液扩容的同时急诊行"剖腹探查术+脾切除术"。术后患者转ICU观察。术后第2天患者神志清楚，乏力、恶心、头痛，血压 95/60 mmHg，24小时导尿 200 ml，给予快速输注5%葡萄糖盐水 500 ml 后尿量无增加。实验室检查：血生化 BUN 24 mmol/L（↑），Cr 264 μmol/L（↑）；血气分析 pH 7.32，$PaO_2$ 48.4 mmHg，$PaCO_2$ 56.9 mmHg，$HCO_3^-$ 31.5 mmol/L，其余化验检查无明显异常。

问题：
1. 患者入院时和术后2天，分别处于什么病理过程？简述其概念。
2. 患者术后2天出现了哪些脏器的损伤？诊断依据是什么？

案例分析

## 第四节 多器官功能障碍综合征防治的病理生理基础

MODS病因复杂、一旦发生不易控制，尽管救治手段不断改进，死亡率和病死率仍居高不下。据统计，MODS占ICU患者死亡率的85%～100%，是当今外科ICU危重患者第一位的死亡原因。脏器衰竭引起机体严重损伤，死亡率随受累脏器数目增多和功能障碍时间延长而增高。累及4个以上脏器时病死率可高达100%，因此对MODS的预防更显得尤为重要。在去除病因的前提下进行综合治疗，最大限度地保护各器官系统功能，阻断可能存在的恶性循环是MODS防治的基本原则。

### 一、防治感染和创伤

防治感染和创伤，以消除产生过度炎症反应的条件是MODS防治的关键。如有明确感染病灶要引流脓液，正确且及时使用有效的抗菌药，防止和治疗脓毒症。另外，可采用不易被肠道吸收的抗菌药抑制肠道革兰氏阴性菌，以达到降低肠源性感染的目的。严重创伤者应彻底清除创面坏死组织和血肿，以去除炎症灶；骨折要早期固定，以减少进一步的组织创伤及限制炎症反应；烧伤要及早切痂植皮，以及尽早去除炎症和感染源，减少致炎细胞因子产生。

### 二、防治休克和缺血-再灌注损伤

MODS的发生多数与休克有关，患者出现循环功能障碍时，如不及时治疗，将使其器官功能进一步恶化，最终导致患者死亡。MODS患者循环功能障碍的治疗除了给予改善微循环、抗凝、保护血管内皮、使用血管活性药物和改善心功能外，合理的液体复苏治疗是重中之重。可以有效扩张血容量而不增加血管外液体致组织水肿、不影响凝血功能、无过敏风险、无肾功能损害等副作用的理想的扩容药物研究一直是MODS防治研究中的一个重点。2001年提出脓毒症患者的早期目标指导性治疗（early goal-directed therapy，EGDT）要求6小时内液体复苏达到：中心静脉压（CVP）8～12 mmHg，平均动脉压（mean artery pressure，MAP）

≥65 mmHg，尿量≥0.5 ml/（h·kg），中心静脉血氧饱和度（ScvO$_2$）≥70%或混合动静脉血氧饱和度（SvO$_2$）≥65%。EGDT已被证实可以改善危重患者预后，因此得到肯定及强烈推荐。

延迟复苏容易发生再灌注损伤。使用多巴胺可改善内脏低灌注状态。在输液的同时给予抗氧化剂和细胞保护剂，对防治缺血-再灌注损伤有一定效果。

### 三、调控炎症反应和免疫功能紊乱

严重感染引起的MODS，根本原因在于炎性反应失控和免疫功能紊乱，由于SIRS是MODS的必经之路，早期发现和有效干预SIRS，通过调控炎性反应阻断其发展，是防治MODS的关键。适当使用炎症介质拮抗剂和阻断剂，可减轻组织损伤。大剂量糖皮质激素能否用于治疗严重感染目前仍存在很大争议，但疗程在1~2周的小剂量激素疗法有一定的治疗作用。

近年来，还采用血液净化疗法来清除血液循环中的炎症介质、内毒素和应激激素等，以控制炎症反应和免疫功能紊乱。

### 四、器官支持

密切监控各器官功能的变化，及时采取相应的措施改善器官功能。如发生肾功能障碍时尽早利尿、透析；发生ARDS应采用小潮气量机械通气，并正压给氧；发生急性心功能不全时应减少或停止输液、强心利尿；发生应激性溃疡的患者可使用组胺H$_2$受体阻滞剂。提倡尽早经口饮食，缩短患者禁食时间，保护肠黏膜屏障作用，防止细菌移位；使用谷氨酰胺可以保护肠道黏膜上皮，防止肠道黏膜萎缩，减少肠道细菌及毒素移位。

### 五、其他

SIRS时机体出现高代谢状态，所以应进行代谢支持以确保正氮平衡，在营养摄入时提高蛋白质和氨基酸，尤其是支链氨基酸的比例。

重症MODS患者常伴有应激性高血糖，且血糖水平随病情及治疗变化波动。高血糖可增加患者的病死率，而强化胰岛素治疗可通过防治高血糖的毒性作用，改善机体能量代谢和高凝状态，降低感染的发生，促进疾病的恢复。

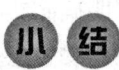

多器官功能障碍综合征（MODS）指机体在受到严重感染性和（或）非感染性因素的损害24小时后，在短时间内通过原始损伤的直接作用和（或）继发性损伤的间接作用，同时或序贯出现两个或两个以上器官系统的功能障碍，甚至功能衰竭的临床综合征。根据MODS的发病形式，一般可分为单相速发型和双相迟发型两种类型。MODS的病因常是复合性的，可分为感染性因素和非感染性因素两类，而感染性因素占到MODS病因的50%~80%。目前认为MODS主要发生机制与炎症反应失控密切相关，炎症细胞过度活化和炎症介质大量释放是MODS发生的主要环节。MODS发生过程中几乎可以累及各个重要器官及系统的功能和代谢，引起机体内环境严重紊乱。MODS病因复杂，一旦发生不易控制，病死率居高不下，因此对MODS的预防更显得尤为重要。在去除病因的前提下进行综合治疗，最大限度地保护各器官系统功能，阻断可能存在的恶性循环是MODS防治的基本原则。

## 思考题

1. 是否有两个以上的器官出现功能障碍就属于多器官功能障碍综合征？
2. 简述 MODS 的分型及发病经过。
3. MODS 中最易受累的脏器是哪一个？其机制为何？

（石 磊）

思考题参考答案

# 中英文专业词汇索引

2,3-二磷酸甘油酸（2,3-diphosphoglyceric acid，2,3-DPG） 88

3-羟-3-甲基戊二酰辅酶A还原酶（3-hydroxy-3-methyl glutaryl coenzyme A reductase，HMG-CoAR） 77

γ-氨基丁酸（γ-amino butyric acid，GABA） 229

## A

阿黑皮素（proopiomelanocortin，POMC） 111
氨基酸失衡学说（amino acid imbalance hypothesis） 231

## B

白细胞介素-1（interleukin-1，IL-1） 107
白细胞黏附分子（leukocyte adhesion molecule） 161
白细胞致热原（leukocyte pyrogen，LP） 107
败血症性休克（septic shock） 134
暴发性肝衰竭（fulminant hepatic failure，FHT） 223
本胆烷醇酮（etiocholanolone） 107
标准碳酸氢盐（standard bicarbonate，SB） 53
病理生理学（pathophysiology） 1
病因学（etiology） 6
不可逆休克期（irreversible phase of shock） 140
不完全代偿（incomplete compensation） 193

## C

肠源性发绀（enterogenous cyanosis） 91
超极化阻滞（hyperpolarized blocking） 34
充血性心力衰竭（congestive heart failure） 185
重塑（remodeling） 95
出血倾向（hemorrhagic tendency） 217
创伤性休克（traumatic shock） 133
促红细胞生成素（erythropoietin，EPO） 96, 206
促肾上腺皮质激素释放素（corticotrophin releasing hormone，CRH） 111
醋氨基酚（acetaminophen） 111

## D

大气性缺氧（atmospheric hypoxia） 89
代偿性抗炎反应综合征（compensatory anti-inflammatory response syndrome，CARS） 240
代谢性碱中毒（metabolic alkalosis） 52
代谢性酸中毒（metabolic acidosis） 52
单纯型酸碱平衡紊乱（simple acid-base disturbance） 52
单基因病（single gene disease） 10
胆固醇逆转运（reverse cholesterol transportation，RCT） 77
蛋白激酶C（protein kinase C，PKC） 69, 162
氮质血症（azotemia） 211
等渗尿（isosthenuria） 215
等渗性脱水（isotonic dehydration） 22
等压点（isobaric point，IP） 172
等张性低氧血症（isotonic hypoxemia） 90
低动力性缺氧（hypokinetic hypoxia） 92
低钙血症（hypocalcemia） 43
低钾血症（hypokalemia） 32
低磷血症（hypophosphatemia） 45
低镁血症（hypomagnesemia） 43
低密度脂蛋白（low-density lipoprotein，LDL） 76
低渗尿（hyposthenuria） 215
低渗性水过多（hypotonic water excess） 24
低渗性脱水（hypotonic dehydration） 21
低输出量性心力衰竭（low output heart failure） 187
低血容量性休克（hypovolemic shock） 134
低血糖症（hypoglycemia） 73
低氧通气反应（hypoxic ventilation reaction，HVR） 94
低张性低氧血症（hypotonic hypoxemia） 89
低张性缺氧（hypotonic hypoxia） 89
低脂血症（hypolipidemia） 76
电解质（electrolyte） 14
动脉血$CO_2$分压（arterial partial pressure of carbon dioxide，$PaCO_2$） 52
动脉血氧分压（arterial partial pressure of oxygen，$PaO_2$） 87, 169
动脉粥样硬化（atherosclerosis，As） 82
动脉粥样硬化性心血管疾病（atherosclerotic

cardiovascular disease，ASCVD）82
毒性休克综合征毒素-1（toxic shock syndrome toxin-1，TSST-1）106
端坐呼吸（orthopnea）200
多基因病（multiple gene disease）10
多尿（polyuria）214
多器官功能障碍综合征（multiple organ dysfunction syndrome，MODS）144, 163, 236
多系统器官衰竭（multiple systemic organ failure，MSOF）144, 236

## E

恶性循环（vicious cycle）7
二酰甘油（diacylglycerol，DG）69, 162

## F

发病学（pathogenesis）7
发绀（cyanosis）90
发热（fever）105
发热激活物（pyrogenic activator）106
乏氧性缺氧（hypoxic hypoxia）89
反常性碱性尿（paradoxical alkaline urine）39
反常性酸性尿（paradoxical acidic urine）36
芳香族氨基酸（aromatic amino acid，AAA）231
非酒精性脂肪性肝病（non-alcoholic fatty liver disease，NAFLD）83
分子伴侣（molecular chaperone）125
腹中隔（ventral septal area，VSA）110

## G

GABA-A受体（GABA-A receptor）229
钙（calcium）40
钙超载（calcium overload）161
钙反常（calcium paradox）157
干扰素（interferon，IFN）107
肝功能不全（hepatic insufficiency）222
肝昏迷（hepatic coma）225
肝肾综合征（hepatorenal syndrome）222, 234
肝衰竭（hepatic failure）222
肝性腹水（hepatic ascites）224
肝性脑病（hepatic encephalopathy）222, 225
感染性休克（infective shock）134
高钙血症（hypercalcemia）44
高钾血症（hyperkalemia）37
高磷血症（hyperphosphatemia）42, 45
高密度脂蛋白（high-density lipoprotein，HDL）76
高渗性非酮症糖尿病昏迷（hyperosmotic nonketotic diabetic coma）70
高渗性水过多（hypertonic water excess）25

高渗性脱水（hypertonic dehydration）19
高输出量性心力衰竭（high output heart failure）187
高铁血红蛋白血症（methemoglobinemia）91
高血糖症（hyperglycemia）66
高原病（high altitude disease，HAD）100
高原肺动脉高压（high altitude pulmonary hypertension，HAPH）102
高原肺水肿（high altitude pulmonary edema，HAPE）101
高原红细胞增多症（high altitude polycythemia，HAPC）101
高原脑水肿（high altitude cerebral edema，HACE）101
高原心脏病（high altitude heart disease，HAHD）102
高脂血症（hyperlipidemia）76
谷氨酸脱羧酶（glutamic acid decarboxylase，GAD）67
固定酸（fixed acid）48
管-球反馈（tubuloglomerular feedback，TGF）209
国际病理生理学会（International Society for Pathophysiology，ISP）4
过敏性休克（anaphylactic shock）134
过热（hyperthermia）105

## H

核因子κB（nuclear factor-κB，NF-κB）109
黑素细胞刺激素（α-melanocyte-stimulating hormone，α-MSH）111
呼气性呼吸困难（expiratory dyspnea）172
呼吸爆发（respiratory burst）159
呼吸功能不全（respiratory insufficiency）169
呼吸困难（dyspnea）200
呼吸衰竭（respiratory failure）169
呼吸性碱中毒（respiratory alkalosis）52
呼吸性酸中毒（respiratory acidosis）52
环磷酸腺苷（cyclic adenosine monophosphate，cAMP）110
缓冲碱（buffer base，BB）53
挥发性酸（volatile acid）48
混合型酸碱平衡紊乱（mixed acid-base disturbance）52
混合性拮抗反应综合征（mixed antagonist response syndrome，MARS）240
活性氧（reactive oxygen species，ROS）158

## J

机制（mechanism）9
肌源性扩张（myogenic dilatation）195

积水或积液（hydrops） 25
基本病理过程（fundamental pathological process） 2
基因病（gene disease） 10
基因工程动物模型（genetic engineering animal model） 3
稽留期（fastigium） 113
极低密度脂蛋白（very-low-density lipoprotein, VLDL） 76
急性肺损伤（acute lung injury, ALI） 143
急性高原病（acute high altitude disease, AMAD） 100
急性呼吸窘迫综合征（acute respiratory distress syndrome, ARDS） 143, 177
急性期反应（acute phase response, APR） 114, 123
急性期反应蛋白（acute phase protein, APP） 123
急性轻型高原病（acute mild high altitude disease, AMAD） 100
急性肾衰竭（acute renal failure, ARF） 143, 206
急性肾损伤（acute kidney injury, AKI） 207
急性肾小管坏死（acute tubular necrosis, ATN） 207
急性心力衰竭（acute heart failure） 187
急性心因性反应（acute psychogenic reaction） 130
疾病（disease） 5
家族性高脂血症（familial hypercholesterolemia, FH） 78
甲状旁腺功能减退（hypoparathyroidism） 43
甲状旁腺功能亢进（hyperparathyroidism） 44
甲状旁腺激素（parathyroid hormone, PTH） 41
甲状腺功能亢进（hyperthyroidism） 44
假性神经递质（false neurotransmitter） 230
假性神经递质学说（false neurotransmitter hypothesis） 229
碱剩余（base excess, BE） 53
碱血症（alkalemia） 52
碱中毒（alkalosis） 52
健存肾单位学说（intact nephron hypothesis） 214
健康（health） 5
降钙素（calcitonin） 42
胶体渗透压（colloid osmotic pressure） 15
睫状神经营养因子（ciliary neurotrophic factor, CNTF） 107
解剖分流（anatomic shunt） 177
金黄色葡萄球菌肠毒素（staphylococcal enterotoxin, SE） 106
紧张源性扩张（tonogenic dilatation） 195
晶体渗透压（crystalloid osmotic pressure） 15
精氨酸加压素（arginine vasopressin, AVP） 111
精准医学（precision medicine） 3

静脉血掺杂（venous admixture） 175
静脉血氧分压（venous partial pressure of oxygen, $PvO_2$） 87
巨噬细胞炎症蛋白-1（macrophage inflammatory protein-1, MIP-1） 107

## K

康复（rehabilitation） 10
抗利尿激素（antidiuretic hormone, ADH） 17, 194
抗凝血酶Ⅲ（antithrombin, AT-Ⅲ） 149

## L

LDL受体（LDL receptor, LDLR） 77
蓝斑-交感-肾上腺髓质系统（locus ceruleus-sympathetic-adrenal medulla system） 119
劳力性呼吸困难（dyspnea on exertion） 200
类固醇（steroid） 107
冷休克（cold shock） 135
离心性肥大（eccentric hypertrophy） 195
良性应激（eustress） 118
劣性应激（distress） 118
磷（phosphate） 40
磷脂酶$A_2$（phospholipase $A_2$, $PLA_2$） 99, 110, 160
磷脂酶C（phospholipase C, PLC） 99
漏出液（transudate） 29
滤过系数（filtration coefficient, Kf） 209

## M

慢性高原病（chronic mountain sickness, CMS） 101
慢性肾衰竭（chronic renal failure, CRF） 212
慢性肾脏病（chronic kidney disease, CKD） 213
慢性心力衰竭（chronic heart failure） 187
慢性阻塞性肺疾病（chronic obstructive pulmonary disease, COPD） 178
弥散性血管内凝血（disseminated intravascular coagulation, DIC） 133, 140, 147
弥散障碍（diffusion impairment） 173
膜联蛋白$A_1$（annexin $A_1$） 111

## N

脑死亡（brain death） 10
内毒素（endotoxin, ET） 106
内毒素性休克（endotoxic shock） 134
内皮素（endothelin, ET） 137
内生致热原（endogenous pyrogen, EP） 106
内源性肝性脑病（endogenous hepatic encephalopathy） 225
尿毒症（uremia） 204, 217
凝集素（hemagglutinin） 106

暖休克（warm shock） 135

## P

pH反常（pH paradox） 157
贫血性缺氧（anemic hypoxia） 90
葡萄糖转运体4（glucose transporter，GLUT-4） 67

## Q

器官病理学（organ pathology） 4
器质性肾损伤（parenchymal kidney injury） 207
前蛋白转化酶枯草溶菌素9（proprotein convertase subtilisin/Kexin type 9，PCSK9） 79
前列腺素E（prostaglandin E，PGE） 110
去极化阻滞（hypopolarized blocking） 38
全身炎症反应综合征（systemic inflammatory response syndrome，SIRS） 237
全心衰竭（whole heart failure） 187
缺血-再灌注损伤（ischemia-reperfusion injury，IRI） 157
缺血性缺氧（ischemic hypoxia） 92
缺血性缺氧期（ischemic hypoxic stage） 137
缺血预适应（ischemic preconditioning，IPC） 167
缺氧（hypoxia） 87
缺氧性肺血管收缩（hypoxic pulmonary vasoconstriction，HPV） 95
缺氧诱导因子-1（hypoxia inducible factor-1，HIF-1） 95

## R

热限（febrile ceiling） 112
热休克蛋白（heat shock protein，HSP） 124
热休克因子（heat shock factor，HSF） 126
热休克元件（heat shock element，HSE） 126
人白细胞抗原（human leukocyte antigen，HLA） 66
乳糜微粒（chylomicrons，CM） 76

## S

三磷酸肌醇（inositol triphosphate，$IP_3$） 161
三酰甘油（triacylglycerol，TAG） 76
烧伤性休克（burn shock） 133
射血分数（ejection fraction，EF） 187
射血分数保留的心力衰竭（heart failure with preserved ejection fraction，HFpEF） 188
射血分数降低的心力衰竭（heart failure with reduced ejection fraction，HFrEF） 187
射血分数中间范围的心力衰竭（heart failure with midrange ejection fraction，HFmrEF） 188
神经源性休克（neurogenic shock） 134
肾功能不全（renal insufficiency） 204
肾后性氮质血症（postrenal azotemia） 208
肾上腺糖皮质激素（glucocorticoid，GC） 120
肾衰竭（renal failure） 204
肾小管性酸中毒（renal tubular acidosis，RTA） 21
肾小球过度滤过学说（glomerular hyperfiltration hypothesis） 214
肾小球滤过分数（filtration fraction） 28
肾小球滤过率（glomerular filtration rate，GFR） 204
肾性高血压（renal hypertension） 216
肾性骨营养不良（renal osteodystrophy） 216
肾性贫血（renal anemia） 217
渗出液（exudate） 29
渗透压（osmotic pressure） 15
失代偿（decompensation） 193
失血性休克（hemorrhagic shock） 133
实际碳酸氢盐（actual bicarbonate，AB） 53
实验病理学（experimental pathology） 4
视前区-下丘脑前部（preoptic anterior hypothalamus，POAH 105
适应障碍（adjustment disorder） 130
收缩性心力衰竭（systolic heart failure） 187
舒张性心力衰竭（diastolic heart failure） 188
水、电解质平衡（water and electrolyte balance） 13
水过多（water excess） 24
水肿（edema） 25
死腔样通气（dead space like ventilation） 175
死亡（death） 10
酸碱平衡（acid-base balance） 48
酸碱平衡紊乱（acid-base disturbance） 52
酸血症（acidemia） 52
酸中毒（acidosis） 52

## T

Toll样受体（Toll-like receptors，TLR） 108
T细胞受体（T cell receptor，TCR） 108
肽聚糖（peptidoglycan） 106
碳酸酐酶（carbonic anhydrase，CA） 49
碳氧血红蛋白（carboxyhemo globin，HbCO） 90
糖基化终末产物（advanced glycation endproduct，AGE） 69
糖尿病（diabetes mellitus） 66
糖尿病肾病（diabetic nephropathy） 71
糖尿病视网膜病变（diabetic retinopathy） 71
糖尿病酮症酸中毒（diabetic ketoacidosis） 70
体液（body fluid） 13
体液因子（humoral factor） 9
调定点（set point，SP） 105
通气与血流比例失调（ventilationperfusion imbalance） 174

酮尿症（ketonuria） 70
酮血症（ketonemia） 70
酮症（ketosis） 70
透细胞液或跨细胞液（transcellular fluid） 13
脱水（dehydration） 19
脱水热（dehydration fever） 20

## W

外源性肝性脑病（exogenous hepatic encephalopathy） 225
外致热原（exogenous pyrogen） 106
完全代偿（complete compensation） 193
微循环（microcirculation） 135
微循环衰竭期（microcirculatory failure stage） 140
维生素$D_3$（vitamin $D_3$, $VitD_3$） 41
未折叠蛋白反应（unfold protein response, UPR） 126
无复流现象（no-reflow phenomenon） 140, 163

## X

吸气性呼吸困难（inspiratory dyspnea） 172
细胞病理学（cell pathology） 4
细胞因子（cytokine） 161
细胞应激（cell stress） 124
下丘脑-垂体-肾上腺皮质系统（hypothalamus-pituitary-adrenal cortex system, HPA） 120
纤维蛋白（原）降解产物（fibrin or fibrinogen degradation product, FDP） 150
显性水肿（frank edema） 26
限制性通气不足（restrictive hypoventilation） 170
腺苷三磷酸（adenosine triphosphate, ATP） 40
向心性肥大（concentric hypertrophy） 195
消耗性凝血病（consumption coagulopathy） 147
心房钠尿肽（atrial natriuretic peptide, ANP） 18, 194
心功能不全（cardiac insufficiency） 185
心肌顿抑（myocardial stunning） 164
心肌肥大（myocardial hypertrophy） 187
心肌衰竭（myocardial failure） 185
心力衰竭（heart failure） 185
心室重塑（ventricular remodeling） 188
心源性水肿（cardiac edema） 199
心源性哮喘（cardiac asthma） 200
心源性休克（cardiogenic shock） 134
休克（shock） 133
休克肾（shock kidney） 143
血管紧张素Ⅱ（angiotensin Ⅱ, AngⅡ） 137
血管内皮生长因子（vascular endothelial growth factor, VEGF） 95
血管源性休克（vasogenic shock） 135
血红蛋白（hemoglobin, Hb） 87
血栓素$A_2$（thromboxane $A_2$, $TXA_2$） 137
血氧饱和度（oxygen saturation, $SO_2$） 88
血氧分压（partial pressure of oxygen, $PO_2$） 87
血氧含量（oxygen content, $CO_2$） 88
血氧容量（oxygen binding capacity, $CO_2max$） 87
血氧张力（oxygen tension） 87
血液性缺氧（hemic hypoxia） 90
血脂代谢紊乱（dyslipidemia） 76
循环性缺氧（circulatory hypoxia） 92
循证医学（evidence based medicine, EBM） 3

## Y

亚健康（subhealth） 5
延迟性心因性反应（delayed psychogenic reaction） 130
氧爆发（oxygen burst） 159
氧反常（oxygen paradox） 157
氧化应激（oxidative stress） 159
氧利用障碍性缺氧（dysoxidative hypoxia） 93
氧中毒（oxygen intoxication） 103
氧自由基（oxygen free radical） 158
夜间阵发性呼吸困难（paroxysmal nocturnal dyspnea） 200
夜尿（nocturia） 215
一氧化氮（nitric oxide, NO） 111
胰岛素抵抗（insulin resistance） 67
胰岛素受体底物（insulin receptor substrate, IRS） 67
胰岛素自身抗体（insulin autoantibodies, IAA） 67
胰岛细胞抗体（islet cell antibodies, ICA） 67
胰岛细胞自身抗原（islet cell autoantigen, ICA） 67
阴离子间隙（anion gap, AG） 53
隐性水肿（recessive edema） 26
应激（stress） 118
应激性疾病（stress disease） 128
应激性溃疡（stress ulcer） 128
应激原（stressor） 118
游离脂肪酸（free fatty acid, FFA） 76
右心衰竭（right heart failure） 187
淤血性缺氧（congestive hypoxia） 92
淤血性缺氧期（stagnant hypoxic stage） 138

## Z

载脂蛋白（apolipoprotein, apo） 76
早期目标指导性治疗（early goal-directed therapy, EGDT） 243
支链氨基酸（branch-chain amino acid, BCAA） 231
脂代谢紊乱（lipid metabolism disorder） 76
脂蛋白（a）[lipoprotein（a）, Lp（a）] 76

脂蛋白（lipoprotein） 76
脂多糖（lipopolysaccharide，LPS） 106
脂多糖结合蛋白（lipopolysaccharide binding protein，LBP） 108
脂磷壁酸（lipoteichoic acid） 106
脂皮质蛋白-1（lipocortin-1） 111
脂质（lipid） 76
脂质过氧化（lipid peroxidation） 160
中国病理生理学会（Chinese Association of Pathophysiology，CAP） 4
中间密度脂蛋白（intermediate-density lipoprotein，IDL） 76
中杏仁核（medial amygdaloid nucleus，MAN） 110
终板血管器（organum vasculosum lamina terminalis，OVLT） 109

终末性肾病（end-stage renal disease，ESRD） 204
肿瘤坏死因子（tumor necrosis factor，TNF） 107
重症急性呼吸综合征（severe acute respiratory syndrome，SARS） 106
自然杀伤细胞（natural killer cell，NK cell） 108
自由基（free radical） 158
总胆固醇（total cholesterol，TC） 78
阻塞性睡眠呼吸暂停低通气综合征（obstructive sleep apnea-hypopnea syndrome，OSAHS） 89
阻塞性通气不足（obstructive hypoventilation） 171
组织性缺氧（histogenous hypoxia） 92
组织中毒性缺氧（histotoxic hypoxia） 93
左心室射血分数（left ventricular ejection fraction，LVEF） 187
左心衰竭（left heart failure） 187

# 主要参考文献

1. 吴立玲. 病理生理学. 2版. 北京：北京大学医学出版社，2011.
2. 王建枝，殷莲华. 病理生理学. 8版. 北京：人民卫生出版社，2013.
3. 唐朝枢，刘志跃. 病理生理学. 3版. 北京：北京大学医学出版社，2013.
4. 李桂源. 病理生理学. 3版. 北京：人民卫生出版社，2016.
5. 施秉银，陈璐璐. 内分泌与代谢系统疾病. 北京：人民卫生出版社，2015：182-210.
6. 姜志胜. 动脉粥样硬化学. 北京：科学出版社，2017.
7. 中国成人血脂异常防治指南修订联合委员会. 中国成人血脂异常防治指南（2016年修订版）. 中国循环杂志，2016，31（10）：937-953.
8. 格日力. 高原医学. 北京：北京大学医学出版社，2014.
9. 葛均波，徐永健. 内科学. 8版. 北京：人民卫生出版社，2013.
10. 王辰，王建安. 内科学（下册）. 3版. 北京：人民卫生出版社，2015.
11. 林果为，王吉耀，葛均波. 实用内科学（下册）. 15版. 北京：人民卫生出版社，2017.
12. McCance KL, Huether SE, Brashers VL, et al. Pathophysiology：The biologic basis for disease in adults and children. 7th ed. St. Louis, MO：Mosby Elsevier, 2014.
13. Guo S. Insulin signaling, resistance, and metabolic syndrome：Insights from mouse models into disease mechanisms. Endocrinology, 2014, 220（2）：T1-23.
14. Rhoades RA, Bell DR. Medical physiology：Principles for clinical medicine. 4th ed, 2013：451-470.
15. D'Ignazio L, Batie M, Rocha S. Hypoxia and inflammation in cancer, Focus on HIF and NF-kappaB. Biomedicines, 2017；5（2）：21.
16. Khorsandi M, Dougherty S, Bouamra O, et al. Extra-corporeal membrane oxygenation for refractory cardiogenic shock after adult cardiac surgery：A systematic review and meta-analysis. J Cardiothorac Surg, 2017, 17；12（1）：55.
17. Jecko T. Disseminated intravascular coagulation：New pathophysiological concepts and impact onmanagement. Expert Rev Hematol, 2016, 9（8）：803-14.
18. Satoshi G, Marcel L, Cheng-Hock T. Disseminated intravascular coagulation.Nat Rev Dis Primers, 2016, 2：16037.
19. Nardone R, et al. Minimal hepatic encephalopathy：A review. Neurosci Res, 2016, 111：1-12.
20. Global initiative for chronic obstructive lung disease（GOLD）：Global strategy the diagnosis, management, and prevention of chronic obstructive lung disease（2017 REPORT）.